U0396670

主编
张卫 姚琪远 楼征

肠造口手术治疗学

STOMA OPERATIVE TREATMENT AND CARE

上海科学技术出版社

内 容 提 要

本书从回顾造口手术、治疗的发展历史出发，介绍了肠造口相关的解剖生理知识和常见疾病，并详细阐述了各种造口手术的适应证、手术技巧和围手术期处理方法，特殊情况下肠造口的方法和注意事项，造口还纳手术的适应证、手术技巧、并发症及无法还纳的肠造口的治疗方案，造口手术和治疗中常用的相关器材。其中，重点介绍了多种造口并发症并分析了原因及处理办法。此外，针对造口中的一些特殊问题，如肥胖患者造口、孕妇造口、造口人生活质量等也有论述。

本书适合普外科、肛肠外科相关专业的医生、研究生、医学生和护士阅读与使用。

国家临床重点专科建设项目（2016 年）
上海市级医院新兴前沿技术联合攻关项目（SHDC12016122）

图书在版编目(CIP)数据

肠造口手术治疗学 / 张卫，姚琪远，楼征主编．— 上海：上海科学技术出版社，2019.6
ISBN 978－7－5478－4440－3

Ⅰ．①肠… Ⅱ．①张… ②姚… ③楼… Ⅲ．①肠疾病一造口术 Ⅳ．①R656

中国版本图书馆 CIP 数据核字（2019）第 086332 号

肠造口手术治疗学
主编　张卫　姚琪远　楼征

上海世纪出版（集团）有限公司
上 海 科 学 技 术 出 版 社　出版、发行
（上海钦州南路 71 号　邮政编码 200235　www.sstp.cn）
浙江新华印刷技术有限公司印刷
开本 889×1194　1/16　印张 16.5
字数 400 千字
2019 年 6 月第 1 版　2019 年 6 月第 1 次印刷
ISBN 978－7－5478－4440－3/R・1847
定价：160.00 元

编 者 名 单

主　　编 张　卫　姚琪远　楼　征

副 主 编 徐洪莲　陈文斌　郝立强

编　　委（按姓氏笔画排序）

丁建华　中国人民解放军北京火箭军总医院
于冠宇　海军军医大学附属长海医院
王　启　海军军医大学附属长海医院
王　泠　北京大学人民医院
王五艺　重庆医科大学附属第一医院
卢　云　青岛大学附属医院
叶新梅　中山大学附属第六医院
吕桂芬　海军军医大学附属长海医院
朱　军　中国人民解放军北京火箭军总医院
乔莉娜　西安交通大学第一附属医院
刘　鹏　海军军医大学附属长海医院
刘韦成　武汉大学中南医院
刘连杰　海军军医大学附属长海医院
刘启志　海军军医大学附属长海医院
江从庆　武汉大学中南医院
孙学军　西安交通大学第一附属医院
李会晨　天津市人民医院
杨春康　福建省肿瘤医院
邱　健　陕西省人民医院
邱　群　海军军医大学附属长海医院
何　凯　复旦大学附属华山医院

辛　诚　海军军医大学附属长海医院
张　卫　海军军医大学附属长海医院
张　杭　海军军医大学附属长海医院
张　波　空军军医大学西京医院
张　翔　山东大学齐鲁医院
张振声　海军军医大学附属长海医院
陈文斌　浙江大学附属第一医院
陈伊教　复旦大学附属中山医院
周继点　海军军医大学附属长海医院
郑　阔　海军军医大学附属长海医院
郑建勇　空军军医大学西京医院
郑楠薪　海军军医大学附属长海医院
官　申　福建省肿瘤医院
练　磊　中山大学附属第六医院
赵颖英　解放军联勤保障部队第 940 医院
郝立强　海军军医大学附属长海医院
洪永刚　海军军医大学附属长海医院
姚琪远　复旦大学附属华山医院
徐洪莲　海军军医大学附属长海医院
高　峰　解放军联勤保障部队第 940 医院
高显华　海军军医大学附属长海医院
曹　波　贵阳中医学院第一附属医院
曹付傲　海军军医大学附属长海医院
龚海峰　海军军医大学附属长海医院
常文举　复旦大学附属中山医院
隋金珂　海军军医大学附属长海医院
程　勇　重庆医科大学附属第一医院
傅亚平　解放军联勤保障部队第 940 医院
温镕博　海军军医大学附属长海医院
谢明颢　中山大学附属第六医院
楼　征　海军军医大学附属长海医院
樊　慧　西安交通大学第一附属医院
戴　勇　山东大学齐鲁医院
魏光兵　西安交通大学第一附属医院
Audrey Marietta　重庆医科大学附属第一医院

主编助理　王　启

序 一

中国是一个拥有近 14 亿人口的大国，每年至少有 10 万人因各种原因接受肠造口手术治疗，特别是近年来，我国结直肠癌发病率持续升高并表现为“三多”的特点：直肠癌多、中低位直肠癌多、年轻人多，因此我国肠造口人数会不断增加。肠造口术后的患者在生理和心理上均受到严重打击，他们需要社会和家人的关心和帮助，更需要医务人员精心的手术操作和护理指导。此外，文献报道，肠造口相关并发症发生率高达 50% 左右，这些并发症又会给患者带来巨大痛苦，而随着外科技术的不断进步以及人民群众对生活质量要求的不断提高，对结直肠外科医生和护士不断充实和更新肠造口手术及相关治疗学知识也提出了更高要求。海军军医大学附属长海医院肛肠外科喻德洪教授早在 20 世纪 80 年代就发现上述问题，并终身致力于造口手术和治疗事业。在 1988 年，他举办了全国第一期“肠造口培训班”，并在 2004 年出版了《肠造口治疗》，在当时极大推动了造口治疗事业的发展。

近十余年来，结直肠疾病的治疗理念、外科技术、药物和造口护理产品等各个方面均产生了巨大变化和进步，但不规范的肠造口手术及缺乏科学的术后肠造口护理，导致术后出现严重造口并发症的病例仍屡见不鲜。张卫教授团队在喻德洪教授主编的《肠造口治疗》一书的基础上，编写了这部有传承、有创新并且紧密联系临床实际需求的《肠造口手术治疗学》，可喜可贺！这部专著是在长海医院肛肠外科多年肠造口事业积淀基础上，联合国内结直肠外科多位医疗专家和护理专家结合自身多年临床经验、国内外最新进展共同撰写而成，正是我国当前急需的一部专著。

通读之余，深感全书内容丰富、新颖，结构严谨、有序，并且图文并茂，充分体现了科学性、全面性、系统性，更重要的是实用性突出。我相信此书的出版，必定会进一步推动我国肠造口手术及治疗事业的发展，特别是在规范肠造口手术和优质造口护理及造口治疗师的培训方面产生重要影响。

最后，在推荐此书给读者的同时，让我们一起缅怀喻德洪教授，并向喻老对中国造口事业的杰出贡献表示由衷的敬意！

万德森

2019 年 4 月

序　二

近年来，大肠癌发病率持续上升，随着对结直肠癌研究的不断深入，其治疗及手术方法在改进、手术范围在拓宽，甚至手术禁区在突破，例如，对距离肛缘 5 cm 以内的直肠癌患者进行保肛手术，以往被视为不可能的任务，而现在可以轻松地完成，甚至采用腹腔镜、达芬奇机器人完成手术。在完成这些手术的主要步骤后，肠造口手术可以说是整个手术的最后一道工序，制作不良的造口或缺乏良好的造口护理，将会给患者带来无尽的痛苦和烦恼。

张卫教授、姚琪远教授有鉴于此，组织全国长期从事造口相关医疗和护理工作的数十名专家、学者，编写了这部《肠造口手术治疗学》。在编写过程中，他们结合自己丰富的临床经验和科研成果，同时汲取了国外同行的先进理念和技术。《肠造口手术治疗学》既阐明了不同造口手术的方法步骤，又介绍了造口的护理及不同并发症的处理，同时还对不同造口手术和护理相关产品进行了细致的介绍。全书图文并茂，融造口手术学与治疗学为一体，是一本实用性很强的优秀专著。

我有幸先行阅读了本书的样稿，感到内容丰富、结构新颖，插图绘制清晰，文字精炼，对不同肠造口手术的适应证、并发症、优缺点的总结，使本书更具有临床指导意义。我十分高兴为本书作序，并推荐给广大肛肠外科医师、护士、造口治疗师和相关学员！

本书的出版，必将推动我国肠造口事业的发展！

高春芳

2019 年 5 月 2 日

前　言

外科造口治疗正式开始于1776年，经过几个世纪的不断发展，造口类型不断增加，造口技术也随之不断发展成熟。海军军医大学附属长海医院肛肠外科喻德洪教授在20世纪80年代率先开展了肠造口治疗的工作，并将毕生精力投入造口事业，开办了全国第一个造口治疗培训班，并出版了专著——《肠造口治疗》，开创了我国造口治疗事业的先河。

我们团队继承了喻德洪教授的事业，并肩负将之发扬光大的重任！近十余年来，虽然造口治疗得到了长足的发展，形成了专科化的造口医师队伍、专业的造口治疗师门诊和专情的“玫瑰之友”造口志愿者团体，从医疗、护理及心理方面给予造口患者全方位的关怀，极大地改善了造口人士的生活质量。但在笔者的从业生涯中，也屡屡发现“不适当”的肠造口导致的并发症及其给患者带来的痛苦，这些痛苦甚至要超过原发病本身。通过调研，笔者发现，原有的肠造口相关图书资料已不能满足日益增长的临床工作需求，有鉴于此，我们组织了数十位知名的肛肠外科专家和造口治疗师，他们结合国内外研究进展、自己研究成果以及临床实践编写了本书，以介绍肠造口手术技术和治疗方法。

本书共分26章，有插图近300幅，图文并茂，内容紧密结合临床实践，详细阐述了造口的选择、手术、护理、并发症及对造口人士的心理关怀等。在编写过程中，我们秉持实用性、先进性和可操作性的原则，但由于编者水平有限，内容难免存在不当之处，望同道批评指正，以期再版时修改。

本书在编写过程中得到了各位编者的大力支持，并得到了海军军医大学和长海医院领导、本科同事及上海科学技术出版社的帮助，在此一并表示衷心感谢！

张　卫

2019年4月

目　　录

第一章　肠造口手术与护理的发展历史　1

第一节　肠造口手术的历史　/ 1
第二节　肠造口护理的历史　/ 3

第二章　肠造口相关的解剖及生理　7

第一节　腹壁的解剖及生理　/ 7
第二节　小肠的解剖及生理　/ 10
第三节　大肠的解剖及生理　/ 13

第三章　结直肠、肛管恶性肿瘤　18

第一节　结肠癌　/ 18
第二节　直肠癌　/ 23
第三节　肛管癌　/ 27
第四节　结直肠、肛管其他少见恶性肿瘤　/ 30

第四章　炎性肠病　38

第一节　克罗恩病　/ 38
第二节　溃疡性结肠炎　/ 41

第五章　肠梗阻　48

第一节　梗阻性结直肠癌　/ 48
第二节　结肠扭转　/ 53
第三节　晚期癌性肠梗阻　/ 58

第四节　肠系膜血管血栓性肠梗阻 / 61
第五节　绞窄性肠梗阻 / 65

第六章　结直肠肛门外伤 70

第一节　结肠外伤 / 70
第二节　直肠外伤 / 75
第三节　肛门及肛管外伤 / 77

第七章　肛管、直肠及肛周感染性疾病 84

第一节　直肠尿道瘘 / 84
第二节　直肠阴道瘘 / 85
第三节　会阴部坏死性筋膜炎 / 87

第八章　便秘 91

第一节　慢传输型便秘 / 92
第二节　出口梗阻型便秘 / 94
第三节　混合型便秘 / 95

第九章　膀胱肿瘤 97

第一节　膀胱尿路上皮肿瘤 / 97
第二节　膀胱非尿路上皮肿瘤 / 102
第三节　其他少见的膀胱恶性肿瘤 / 103

第十章　回肠袢式造口术 107

第一节　回肠袢式造口手术适应证和手术技巧 / 107
第二节　回肠袢式造口的围手术期处理 / 108

第十一章　盲肠造口术 110

第一节　盲肠造口手术适应证和手术技巧 / 110
第二节　盲肠造口的围手术期处理 / 113

第十二章　横结肠袢式造口术 115

第一节　横结肠袢式造口手术适应证和手术技巧 / 115
第二节　横结肠袢式造口的围手术期处理 / 120

第十三章 乙状结肠袢式造口术 123

第一节 乙状结肠袢式造口手术适应证和手术技巧 / 123
第二节 乙状结肠袢式造口的围手术期处理 / 126

第十四章 乙状结肠单腔造口术 128

第一节 乙状结肠单腔造口手术适应证和手术技巧 / 128
第二节 乙状结肠单腔造口的围手术期处理 / 129

第十五章 隐性肠造口术 131

第一节 隐性肠造口手术适应证和手术技巧 / 131
第二节 隐性肠造口的围手术期处理 / 133

第十六章 节制性肠造口术 135

第一节 节制性回肠造口术 / 135
第二节 节制性结肠造口术 / 136

第十七章 特殊情况下的肠造口术 139

第一节 肥胖患者肠的肠造口术 / 139
第二节 结肠梗阻患者的肠造口术 / 141
第三节 急诊手术情况下的肠造口术 / 143
第四节 其他特殊情况下的肠造口术 / 143

第十八章 肠造口还纳术(关闭术) 147

第一节 肠造口还纳的手术时机和指征 / 147
第二节 结肠造口还纳的手术技巧 / 151
第三节 回肠造口还纳的手术技巧 / 158
第四节 造口还纳术后并发症的防治 / 160
第五节 无法还纳的预防性造口的处理 / 161

第十九章 肠造口本身的并发症 165

第一节 概述 / 165
第二节 肠造口近期并发症 / 167
第三节 肠造口远期并发症 / 173

第二十章 肠造口旁疝 180

第一节 腹腔镜回肠造口旁疝 Sugarbaker 补片修补术 / 181
第二节 全腹腔镜结肠造口旁疝补片修补术 / 183
第三节 腹腔镜结肠造口旁疝 Lap-re-Do 补片修补术 / 185

第二十一章 肠造口周围皮肤并发症 190

第一节 肠造口周围皮肤炎 / 190
第二节 肠造口皮肤黏膜分离 / 198
第三节 放、化疗相关肠造口周围皮肤并发症 / 201
第四节 肠造口周围皮肤脓皮病 / 203

第二十二章 肠造口相关全身并发症 210

第一节 造口相关的感染 / 210
第二节 水、电解质、酸碱平衡紊乱 / 212
第三节 肠造口相关的营养不良 / 213
第四节 肠梗阻 / 214
第五节 精神心理疾病 / 215
第六节 性功能障碍 / 217

第二十三章 肠造口新生物 221

第一节 肠造口息肉 / 221
第二节 肠造口癌 / 222

第二十四章 肠造口术前定位 225

第一节 肠造口术前定位的方法 / 225
第二节 特殊情况肠造口定位及困难肠造口定位案例分析 / 228

第二十五章 肠造口与生活质量 233

第一节 肠造口患者的生活质量评估 / 233
第二节 改善肠造口患者的生活质量的方法 / 237

第二十六章 肠造口手术及治疗相关产品 240

第一节 肠造口手术相关器械和产品 / 240
第二节 肠造口护理相关产品 / 244

第一章
肠造口手术与护理的发展历史

第一节　肠造口手术的历史

造口(stoma)一词来源于希腊语,意为“嘴”或“开口”。今天,我们医学上所说的造口应该定义为通过外科手段,将体内某器官连通于体表的开口。通常,我们所说的造口是用于排出粪便和尿液的,但从广义上讲,气管造口及胃的造口同样也应该属于造口范畴。

早在亚里士多德(公元前384—公元前322年)年代就已经有用外科手段处理肠梗阻的记载,但没有任何有关处理结果的记载。罗马学者塞尔苏斯(公元前55—公元7年)在他的医学著作中提到,腹部外伤若损伤结肠,预后极差,但修补仍然有尝试的价值。

有关造口记载的历史始于18世纪,当时的造口多是在战伤、外伤或嵌顿疝肠管坏死后自然愈合所形成。最早记录的造口长期生存患者是George Deppe,他于1706年在战斗中腹部受伤,粪便从口中流出,十分幸运的是他保住了性命,并带着从伤口中脱垂的结肠生活了14年(Cromar, 1968)。在当时,收集粪便只能靠小铁罐或小布袋,这给患者带来巨大的痛苦。最早有关造口手术的记载是1756年,73岁的Margaret White夫人因嵌顿性脐疝坏死,William Cheselden医师为她做了横结肠造口,之后她存活了许多年。以后不断有因各种疾病而进行的造口手术,1776年,Pillore医师为一位肿瘤导致梗阻的患者行盲肠造口;1798年,法国医师Duret为一位出生4天的肛门闭锁患儿行结肠造口并获得成功,该患儿一直活到40岁。

在这个过程中,造口护理及器材也在悄悄发生着变化。1795年,一位法国农民外伤后做了横结肠造口,此后他自己发明缝制了一个小的皮革袋,并用细绳拴于腰间收集粪便,大大方便了护理及生活。19世纪,外科医师虽然历经了种种失败却依然在探索中前行。1887年,William Allingham介绍了在结肠袢式造口中使用玻璃棒,该方法一直沿用到今天,只是玻璃棒被改成了塑料棒。到了20世纪,肠切除及吻合技术有了长足发展,1908年,Miles不但提出了整块切除的观点来治疗肿瘤,并且使“腹会阴联合切除+乙状结肠造口”成为直肠癌手术金标准,且“统治”了直肠癌手术治疗近50年。此后于1923年,Hartmann医师报道了直肠和乙状结肠交界肿瘤切除后单纯将远端封闭,近端结肠造口,即今天用他名字命名的手术方式:Hartmann手术。1949年,加拿大医师Miller最先报道了24例全结直肠切除,永久性末端回肠造口手术,并取得成功。由于回肠造口后护理异常困难,Bricker在1950年提出了做一个回肠管,从而便于管理。此后,1952年,英国医师Bryan Brooke设计了可节制的回肠造口,该造口的使用,大大减少了造口周围皮肤糜烂的发生。20世纪末,为了进一步提高患者的生活质量,外科医师设计了各种类型的储袋,1969年瑞士外科医师

Kock 设计了腹腔内储袋，起到储存粪便的作用，这种储袋由一个活瓣来控制排便，每次排便时需要从腹部造口处插入一导管帮助定时排出粪便；在此基础上，1978 年，Parks 对此进行了改进，使用了回肠储袋与肛管吻合，从而发挥储便和控便功能，并能通过肛门排便，成为目前广泛采用的手术方式。发展到今天，通常将造口根据患者的需要和造口目的、造口的部位等分型：根据造口的部位分为结肠造口（colostomy）、回肠造口（ileostomy）、空肠造口（jejunostomy）；根据造口形状分为端式造口（end stoma，包括小肠和结肠）、袢式造口（loop stoma）、分离造口（split/divided stoma）、双腔造口（double-barrelled stoma）；根据造口的功能和目的，分为去功能造口（defunctioning stoma）、环形切口造口（trephine stoma）、尿造口（urostomy）、黏膜造瘘（mucous fistula）；根据造口时间分为临时性造口（temporary stoma）、永久性造口（permanent stoma）。

随着造口在外科治疗中的应用越来越广泛，造口护理应运而生，早期关于造口的护理主要是患者之间的相互学习交流，并且依靠患者发挥各自的聪明才智。1930 年，Plumley 医师详细描述了一位造口患者如何护理他的回肠造口，这是关于造口护理最早的文献记载。最早开始有专业帮助的造口护理，是从 Norma Gill 开始，是她帮助美国克利夫兰医学中心的 Turnbull 医师共同开创了现代造口治疗事业，成立了美国造口协会，并于 1961 年第一次开始了旨在培养帮助造口患者的专业治疗人员的培训项目。1969 年，英国 Bartholomew 医院护士长 Barbara Saunders 和 Ian Todd 医师率先开设了造口门诊。此后，造口治疗及造口治疗师在国际上得以推广并蓬勃发展。目前，世界造口治疗协会（World Council of Enterostomal Therapists, WCET）是一个国际性造口组织，每隔数年会在不同国家组织论坛，帮助大家交流学习造口治疗的经验和知识；其他还有欧洲造口治疗协会（European Council of Enterostomal Therapy, ECET）。

中国造口事业的发展得益于喻德洪教授在 20 世纪 80 年代的大力推广和促进，他第一个在中国提出肠造口康复治疗理念并加以推广，在国内积极推进造口学校的建立，并最终在与万德森教授的共同努力下，于 2001 年在广州建立了国内第一所造口学校，上海造口学校成立于 2008 年，至今全国已陆续建立了 13 所造口学校，共培养了 2 000 多名造口专业的治疗师，逐步在全国建立了临床护士、半专业造口治疗护士及专职造口治疗师的造口护理治疗体系。近年，随着腹腔镜的应用，患者的住院时间进一步缩短，从而使患者在医院接受造口护理教育指导的时间不断缩短，这也要求我们以新的制度不断进行应对。

1988 年，喻德洪教授在上海首先成立了造口联谊会（图 1-1），并与许多国家和地区建立了广泛的交流与合作，促进了造口事业在国内的发展（图 1-2）。目前在全国已经有 33 个城市成立了造口联谊会。出于对造口事业的热爱，喻教授在长海医院内首建造口博物馆（图 1-3），博物馆已拥有 7 个国家的 100

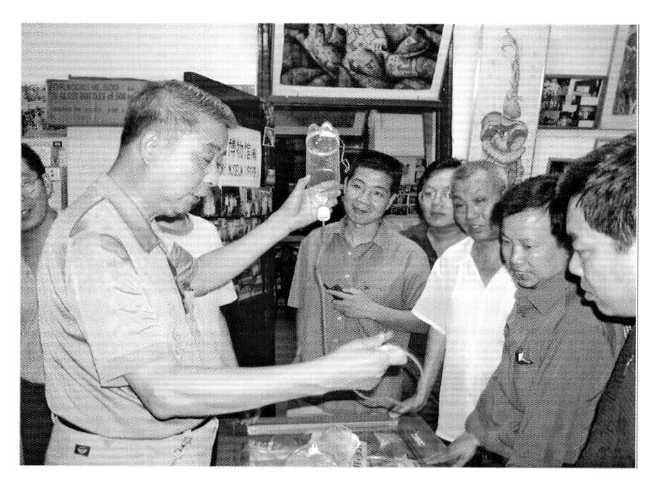

图 1-1 喻德洪教授为患者演示如何自制盥洗器进行结肠造口护理

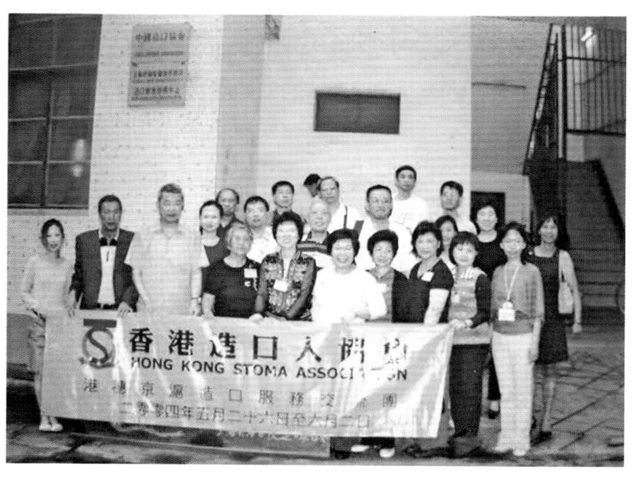

图 1-2 2004 年，喻德洪教授与来访的中国香港造口人协会人员合影

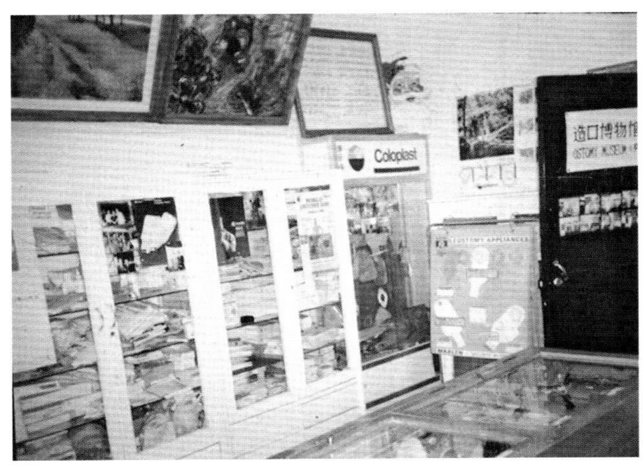

图 1-3　喻德洪教授创立的造口博物馆

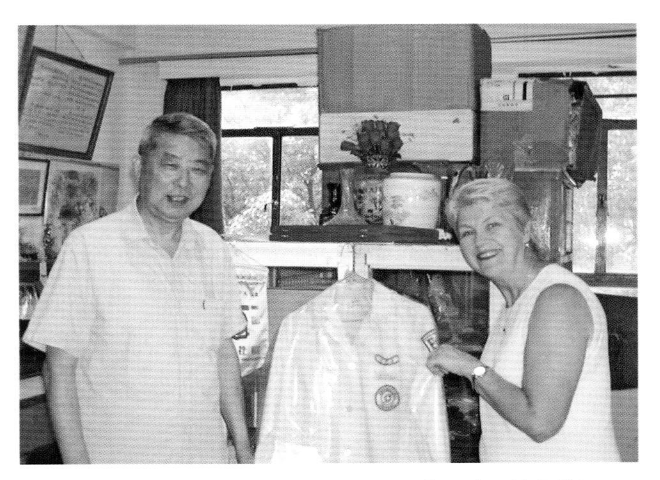

图 1-4　Norma Gill 用过的工作服(存于造口博物馆)

多种造口器材，来自 13 个造口公司。接待了国内外友人参观，如中国台湾地区、中国香港地区，以及日本、英国、美国、澳大利亚、丹麦、加拿大等国家的造口者及医护人员，参观的造口者每年约 300 人次，受到国内外同行高度评价，造口患者特别是对国内自行创造的简易造口器材更是称赞。此外，馆内存有两件世界造口界的珍品：一件是肠造口治疗之父 Turnbull 医师亲笔批注的肠造口手术图谱的校样本；另一件是世界上第一位肠造口治疗师 Norma Gill 最后穿过的白色工作服(图 1-4)，其上附有她的名字、克里夫兰医学中心符号及肠造口治疗师(ET)的标记，该珍品由前国际造口协会主席 Kenneth Aukett 代表 Norma Gill 全家所赠送。喻教授为中国造口事业发展做出了突出贡献，深受国内外同行广泛赞誉、认可和尊重，并被誉为“中国造口康复治疗之父”，2000 年，喻德洪教授在荷兰荣获“国际造口协会职业奉献奖”，成为世界上第三位获奖者和第一位荣获该奖项的华人。

第二节　肠造口护理的历史

一、肠造口护理起源

肠造口术是指暂时或永久地将肠管提至腹壁作为排泄出口的术式，是腹部外科最常施行的手术之一，是挽救、延续患者生命的主要手段，但它同时改变了患者的外在形象和排便途径，给患者的身心和社会功能造成了极大影响，特别是其术后并发症发生率很高，并发症发生主要与患者的身体状况、施术者的技术和术后的护理质量等有关。实际上，良好的造口技术加上完善的康复治疗可使造口无异味、并发症少、护理方便，造口者便可享有和正常人一样的生活。

Daguesceau 医师是最初提到使用“人工肛袋”(其实是一个“小皮囊”)的人，他为一位被木板车刺伤的农夫做了左腹股沟部的结肠造口术，自制一个小皮囊来收集粪便。1917 年，Lockhert-Murrery 总结了自己做的 50 例结肠造口手术病例，首先提出了“造口护理”的概念；10 年后他又提出结肠灌洗，但都未能推广使用。外科医师多着重造口手术，很少关注造口护理，而护士又缺乏相关知识、护理不当，所以在现代造口术产生的早期，医师把患者从死亡线上挽救回来后，由于造口带来的麻烦或出现并发症，又使患者陷入痛苦之中。

Norma Gill 是美国一位患有溃疡性结肠炎的家庭主妇，在经历了众多并发症后，1954 年，克利夫兰医学中心的 Turnbull 医师为其进行治疗，做了永久性回肠造口术，在 Turnbull 医师的帮助下，她完全康复了。Norma Gill 在与疾病斗争及护理自己与家人(母亲患直肠癌行结肠造口，女儿患溃疡性结肠炎行回肠造口）的过程中，深深感受到造口患者的痛苦，她开始非常热心地帮助其他肠造口患者。1958年，Norma Gill应Turnbull（图1-5）医师邀请到克利夫兰医学中心肛肠外科协助工作，成为世界上第一位造口治疗师（enterostomal therapist，ET）。当时的造口治疗师都是造口患者，同时又是护理其他造口患者的专业人员，主要负责指导造口患者如何进行造口护理，为其提供心理支持。

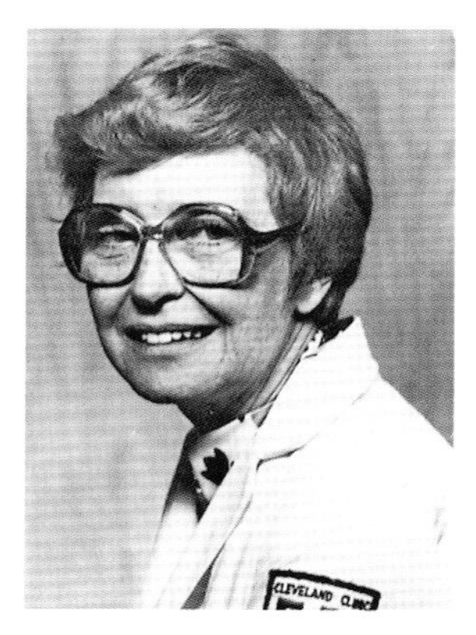
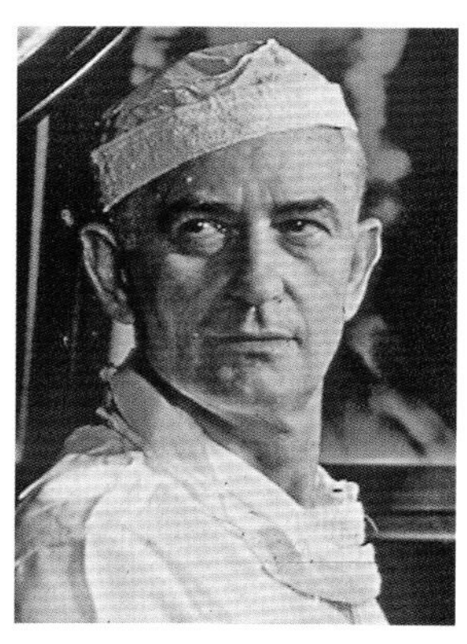

图1-5 Norma Gill和Turnbull医师

二、肠造口护理的发展

美国外科医师Turnbull为造口者倾注了极大的爱心，在他的策划下，1961年，克里夫兰医学中心开设了世界上第一所造口治疗师学校，开拓了现代造口护理的先河。作为世界首位造口治疗师，Norma Gill协助Turnbull医师培养了数百名专业造口治疗师。1976年，造口治疗师学校也由最初的造口治疗师都是肠造口患者，发展到只接受具有护士资格的人。造口治疗师成为专业的造口护理人员，不仅负责指导造口患者如何进行造口护理，为患者提供心理支持，同时协助患者选择合适的造口用品，制订出院计划并进行随访等工作。

在Turnbull和Norma Gill的共同推动下，国际造口协会（International Ostomy Association，IOA）成立，IOA会员主要是造口患者，医师和护士也可参加。它由58个正式协会和4个非正式协会组成，分布在欧洲、非洲、拉丁美洲、南太平洋、北美、中美等地，宗旨是通过在世界各国或地区建立造口组织的联盟，致力于改善造口或其他类似疾病患者的生活质量；1993年，它倡导了每3年一次的"世界造口日（World Ostomy Day，WOD）"，在10月的第一个星期六，每次都有不同的主题，2018年10月6日是第九个世界造口日，主题是"Speaking Out Changes Lives"。

1968年，美国造口治疗师协会成立，随后改名为国际造口治疗师协会（International Association of Enterostomal Therapist，IAET），1975年，IAET规定其会员必须具有护士资格才能参加；1978年，Norma Gill等商议成立世界造口治疗师协会（WCET），使热衷于推广造口治疗的非护理专业人士都能参加，正式会员是造口治疗师，副会员是医师和造口材料公司人员；宗旨是在全球范围内推广规范的造口治疗，培训相关的造口护理专业人员，为全球的造口、失禁及伤口患者提供良好的服务，协会每2年召开一次世界性学术会议。

1970年，日本滕胜久教授首先倡导用"造口康复治疗"这个名称，强调对造口者身体、生理、心理方面全面护理。1983年，日本造口康复治疗学会成立。

1992年，造口康复治疗由单纯肠造口护理扩展至造口护理、失禁护理以及皮肤瘘管和复杂伤口的处理，"造口治疗师"改称为"伤口、造口、失禁护理师（wound ostomy continence nurses，WOC）"，IAET也更名为目前使用的名称，即伤口、造口、失禁护理协会（Wound，Ostomy and Continence Nurse Society，WOCNS），主要任务为承担WOC的教育和认证发展。

近年来，由于超低位保肛手术容易发生吻合口瘘等并发症，为了确保手术成功，一般同时还要做临时性回肠造口，3～6个月后再还纳。回肠造口排泄物为小肠液，特点为量多、稀薄、对皮肤刺激性大、造口周围皮炎发生率高，而且造口回缩发生率也较高，所以虽然造口只临时保留，但是护理量却很大。同时，由于医护人员加强了肿瘤早期诊断、早期治疗的意识，患者生存期明显延长，但生存期越长则并发症可能就越多，患者对生活质量的要求也越高，因此，造口护理的工作量逐渐攀升，造口护理的工作内容也在日趋完善。

三、中国肠造口护理的发展

我国造口康复治疗起步较晚。1988 年，喻德洪教授访问了美国克里夫兰医学中心及其肠造口治疗学校（图 1－6），回国后立即在上海第二军医大学附属长海医院举办了首届“肠造口治疗学习班”，成立了上海造口联谊会，揭开我国造口康复治疗事业新的一页（图 1－7）。1998 年，长海医院创办了造口博物馆和造口图书室，博物馆内收藏了来自世界各地的肠造口护理器材，也有国内造口患者自制的器材；图书室内收藏有造口方面的各类图书、杂志，为医护人员尽快、全面了解肠造口治疗信息提供了方便。

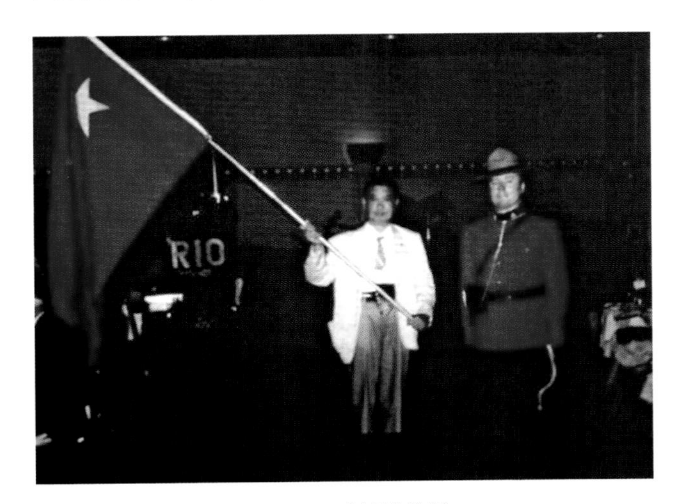

图 1－6　喻德洪教授

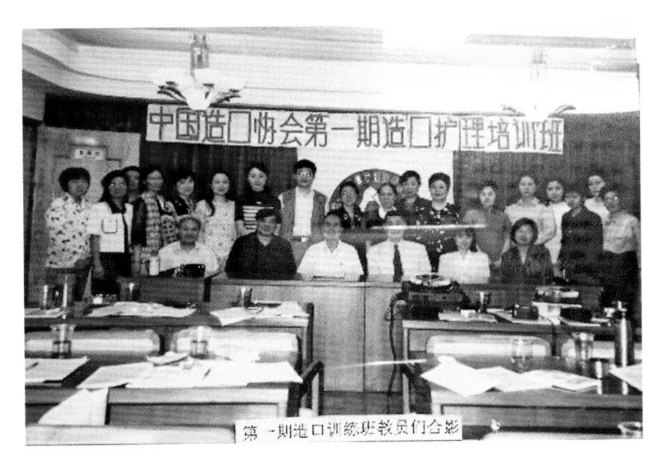

图 1－7　第一届造口治疗学习班

Norma Gill 对我国造口事业非常关心，1993 年，她亲自来我国上海及杭州讲学，经常给上海造口联谊会邮寄有关造口图书及杂志，并资助我国的王新兰、陈丹妮 2 名护士赴澳大利亚造口治疗师学校学习肠造口治疗，填补了我国没有造口治疗师的空白，促进了我国肠造口护理事业的发展。2000 年，广州、上海又派 4 名护士到中国香港学习 3 个月；还有护士到马来西亚、韩国等地接受伤口、造口、失禁护理培训。但语言及费用等问题制约着造口治疗师的培养，其并不能满足我国临床护理工作及患者的需求。在造口治疗教育的全球化发展中，Norma Gill 基金会倡导“结对工程”，即将一个发达国家或地区与一个发展中国家结成对子，由前者帮助后者发展造口治疗。2001 年，由中山大学肿瘤防治中心、中山大学护理学院、香港造瘘治疗师协会和香港大学专业进修学院 4 家单位合办的我国第一所造口治疗师学校在广州成立，这是我国造口治疗发展史上的里程碑。随后，2004 年在北京、2007 年在南京、2008 年在上海、2009 年在温州、2010 年在长沙、2012 年在西安、2013 年在安徽、2015 年在天津、2016 年在沈阳和济南、郑州又相继成立了造口治疗师学校，截至目前，中国大陆共有 12 所造口治疗师学校，培养了逾千名造口治疗师。同时，造口治疗师学校和省级伤口、造口、失禁专科护士资格认证培训班的出现，也培养了一批批临床一线伤口、造口、失禁专科护理骨干，为造口、慢性伤口及失禁患者提供专业的护理。

2001 年 7 月，中华护理学会召开了“造口治疗专科进展”研讨会，与会代表一致认为造口护理属于专科护理范畴，造口治疗师的培养对确立中国专科护士的地位起到了良好的推动作用，并于 2003 年 11 月成立中华护理学会造口、伤口、失禁护理专业委员会。专业委员会的定位：既是新理念的倡导者，又是专业知识、技能的传播者，更是造口、伤口、失禁护理专业及学术发展的推动者；专业委员会每年举办一次学术年会，就伤口、造口、失禁护理新进展及热点和难点问题、专科护士发展等内容进行介绍和研讨；分别于 2013 年颁布《中国造口护理指导意见》、2014 年颁布《中国压疮护理指导意见》，为规范专科工作起到指引作用；2018 年，《中华护理学会专科护士培训教材——伤口造口失禁专科护理》由人民卫生出版社正式出版发行，为全国各层级伤口、造口、失禁专科护士规范化培训的同质化、科学化提供依据，具有里程碑的意义。

我国大部分伤口、造口、失禁专科护士兼职或专职从事伤口、造口、失禁护理工作，承担着临床实践者、教育者、研究者及管理者等角色。作为临床实践者，他们要进行以下工作。① 造口护理：包括造口手术前定位、术前探访及心理辅导，术后造口观察、造口袋更换、造口患者术后健康指导及家属指导、造口并发症的预防和处理，以及组织造口者联谊会、实施健康教育、现场咨询和电话咨询等。② 慢性伤口护理：包括压力性损伤的预防及护理，糖尿病足溃疡的预防及护理，术后伤口感染、脂肪液化伤口的处理，瘘管渗液处理，动、静脉溃疡的处理，输液外渗的处理等。③ 失禁护理：包括大、小便失禁患者会阴、肛周及其周围皮肤问题的预防及处理，间歇性导尿，盆底肌肉训练和膀胱功能训练等。作为教育者，他们承担着专科护理知识普及的责任，除了对所在医院的护士开展相关护理课程的培训外，还担任造口治疗师学校及伤口、造口、失禁专科护士培训班的老师，承办本专业领域国家级、省市级继续教育项目，参加国内外学术交流等。另外，作为研究者和管理者，他们在临床护理工作中重视总结伤口、造口、失禁的护理经验，积极参与和开展相关护理研究，撰写和发表相关专科护理论文，申请省市级或院级科研基金，开拓了本专科的新领域并推动了学科的发展；同时，进行院内压力性损伤管理及护理会诊工作，以其工作认真负责、专业性和独立性强等特点，在解决患者实际问题的过程中赢得了医护人员及患者的理解和信任。

造口康复治疗作为一门完整的学科，正在我国蓬勃发展。

（张　卫　王　泠）

◇参◇考◇文◇献◇

[1] 王泠，胡爱玲. 中华护理学会专科护士培训教材——伤口造口失禁专科护理[J]. 北京：人民卫生出版社，2018.

[2] 王泠，马蕊，郑小伟，等. 我国造口治疗师培养与使用的思考[J]. 护理管理杂志，2013，13(11)：770－772.

[3] 杨爱花，严梅，秦亚辉. 国内外造口专科护理发展现状[J]. 护理研究，2016，30(1)：4－7.

[4] Boyle D K, Bergquist-Beringer S, Cramer E. Relationship of wound, ostomy, and continence certified nurses and healthcare-acquired conditions in acute care hospitals[J]. Journal of Wound, Ostomy and Continence Nursing, 2017, 44(3): 283－292.

[5] Liu X L, Wang L. A review of the development and current status of wound ostomy continence nurses in the mainland of China[J]. International Journal of Nursing Sciences, 2018, 5(2): 105－109.

[6] Medley J A. Cost-effectiveness of a WOC advanced practice nurse in the acute care and outpatient setting[J]. Journal of Wound, Ostomy and Continence Nursing, 2014, 41(4): 307－310.

第二章
肠造口相关的解剖及生理

肠造口主要涉及两个解剖结构：腹壁和肠管。腹壁与造口位置的选择密切相关，肠管则主要分小肠和大肠，司营养物质的消化、吸收和消化废物的储存排泄，对维持人体正常生活及健康状态起重要作用。肠造口手术、护理的改进，造口功能的改善以及造口术后并发症率的下降都离不开对腹壁、肠管结构及功能认识上的不断深化。因此，了解肠造口相关的腹壁、小肠和大肠的解剖及生理是肠造口手术和康复治疗的基础。

第一节　腹壁的解剖及生理

腹壁具有保护腹腔脏器、支持腹内器官、参与呼吸及躯干运动、产生腹压和维持身体平衡的作用。腹壁的上界为剑突-肋弓-第 11 肋前端-第 12 肋下缘-第 12 胸椎棘突的连线，下界为耻骨联合上缘-耻骨嵴-耻骨结节-腹股沟-髂嵴-第 5 腰椎棘突的连线。腹壁在两侧以腋后线为界，分为腹前外侧壁及腹后壁。腹前外侧壁平坦且富有伸展性，骨骼对其限制少，开腹后显露的范围较大，绝大部分腹部手术包括肠造口术在内，都从腹前外侧壁实施。因此本节主要讨论腹前外侧壁解剖结构与肠造口的关系。

一、腹前外侧壁表面解剖

在腹前外侧壁可触摸到剑突、肋弓、髂嵴、髂前上棘、耻骨结节及耻骨联合等骨性标志。髂嵴是髂骨翼的上缘，髂前上棘则是髂嵴的前端。平卧位时，经脐画水平线与正中线相交，以脐为起点向外下侧画一角平分线，在此平分线上向外下侧连续两次移放约 4 横指，最后拇指指腹触之坚硬处，即为髂前上棘。

腹前外侧壁软组织标志有以下几处。① 脐：位于腹前正中线上，大致位于第 3、第 4 腰椎之间的平面。② 白线：位于腹前壁正中线的皮下，由两侧的腹直肌鞘纤维彼此交织而成。③ 腹直肌及腱划：腹直肌发达者在正中线两侧可见到隆起的肌腹及其间的腱划。④ 半月线：位置与腹直肌外侧缘相当，表面自耻骨结节向上达第 9 肋软骨下缘，呈浅沟状。⑤ 腹股沟韧带：腹前壁与大腿相互移行处的浅沟为腹股沟，其深面即为腹股沟韧带。

腹部造口位置区域为脐向左、右髂前上棘的连线，再由左、右髂前上棘向耻骨划连线联合形成的菱形区域为最佳造口位置区。因此，对腹前外侧壁体表标志的认识有助于术前对造口体表的定位。

二、腹前外侧壁的基本层次

(一) 皮肤

腹前外侧壁的皮肤薄而富有弹性，与皮下组织的连接疏松，较易分离。除腹股沟区附近的皮肤移动性较小外，其他部位皮肤移动性均较大，可适应腹内压增大时腹部的膨胀。由于真皮内纤维的排列方向性，所以腹壁皮肤皮纹（Langer 线）有一定方向性。

造口处要求周围皮肤平整、健康，无凹陷、瘢痕、皱褶、骨性突起。造口处排泄物收集方式是粘贴造口袋，造口袋能较长时间地固定于身体的腹前外侧壁有赖于其黏性底板。造口周围皮肤不健康，如脱屑、感染等可影响底板的黏性。若皮肤不平整，底板不能紧贴皮肤，粪水易渗漏，皮肤皱褶处易发生粪水性皮炎。

（二）浅筋膜

浅筋膜由脂肪组织及疏松结缔组织构成。脐以上部分浅筋膜只有一层，主要含脂肪组织。脐以下浅筋膜分为两层，浅层为脂肪层，富有脂肪，称 Camper 筋膜；深层为富有弹性纤维的膜样组织，称 Scarpa 筋膜。浅筋膜内有腹壁浅动脉、浅静脉、浅淋巴管和皮神经走行。

浅筋膜主要含大量脂肪。对于肥胖患者，造口应在肚脐下方脂肪最高处。这样可有效防止造口被肥胖患者的腹部脂肪挡住视线。肠造口自我护理的重要原则之一是造口应位于患者可视、可触的区域。

（三）肌层

腹前外侧壁的肌层由腹前正中线两侧的腹直肌、腹外斜肌（从外上方走向内下方）、腹内斜肌（从外下方走向内上方）和腹横肌（从后向前横行方向走行）三层扁平肌共同组成（图 2-1）。

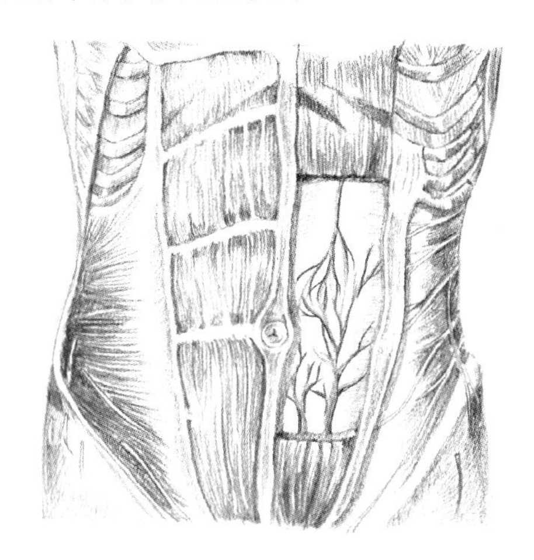

图 2-1 腹壁肌层

腹外斜肌位于胸下部和腹部的外侧皮下，为腹肌中最宽大的阔肌。通常以 8 个肌齿起自第 5～12 肋骨的外侧及下缘，肌束向内下方斜行，在髂前上棘与脐连线附近移行为腱膜，腱膜的纤维走行与腹外斜肌相似，仍以外上方斜向内下方。腱膜斜行至腹股沟区构成腹股沟管的前壁，并在耻骨结节的外上方形成一个三角形裂隙，即腹股沟管浅环（皮下环）。三角形上缘部分称为内侧脚，附着于耻骨联合，下缘部分称为外侧脚，附着于耻骨结节，浅环的底为耻骨嵴，环的外上方有脚间纤维连接两脚。腱膜的下缘卷曲增厚，形成腹股沟韧带，位于髂前上棘和耻骨结节之间。该韧带内侧端的部分纤维向后外扩展附着于耻骨梳的部分，称腔隙韧带（陷窝韧带）；向外侧延伸的部分，称耻骨梳韧带。腹外斜肌腱膜经过腹直肌前面、参与腹直肌鞘前层的构成，在腹正中线上与对侧腱膜会合形成白线。

腹内斜肌的肌纤维方向与腹外斜肌纤维方向交叉，起自腹股沟韧带的外侧 1/3、髂嵴前 2/3 及胸腰筋膜。腹内斜肌后部肌纤维斜向前上方，止于第 10～12 肋软骨及肋骨的下缘，中部的肌纤维水平向内，这两部分肌纤维在半月线附近，移行为腱膜。该腱膜分为前后两层，参与腹直肌鞘前后层的构成，再向内止于白线。下部肌纤维斜向内下方，经过精索（或子宫圆韧带）的前面移行于腱膜，下缘部的腱膜与腹横肌的腱膜形成联合腱（或称腹股沟镰）。联合腱向下止于耻骨梳的内侧端及耻骨结节附近。联合腱参与腹股沟管上壁和后壁的构成，向内侧也参与腹直肌鞘下部前壁的构成。

腹横肌位于腹内斜肌深面。起点广阔，自上而下起自第 7～12 肋软骨的内面、胸腰筋膜、髂嵴和腹股沟韧带外侧 1/3，肌纤维向内横行，于腹直肌外侧缘处移行为腱膜，然后经过腹直肌后面参与腹直肌鞘后层的构成，并止于白线。

腹直肌位于腹前壁正中线的两旁，居腹直肌鞘中，为上宽下窄的带形腹肌，起自耻骨联合和耻骨嵴，肌束向上止于胸骨剑突和第 5～7 肋软骨的前面。肌纤维多被数个锯齿状的腱划所分隔。腹直肌鞘由腹外斜肌、腹内斜肌以及腹横肌的腱膜构成，包绕腹直肌。腹直肌鞘分前、后两层，前层由腹外斜肌腱膜与腹内斜肌腱膜的前层融合而成；后层由腹内斜肌腱膜的后层与腹横肌腱膜融合而成。前层与腹直肌的腱划融合紧密，若将腹直肌切断，因有腱划的存在，也不易回缩。腹直肌鞘后层与腹直肌腱划愈着不紧密，并在脐下 4～5 cm 处，3 块扁平肌的腱膜全部转到腹直肌的前面构成腹直肌鞘的前层，使后层缺如。因此，腹直肌鞘的后层由于腱膜中断而形成一凸向上方的弧形分界线，称弓状线，此线以下腹直肌后面与腹横筋膜相贴。

腹直肌与腹外斜肌、腹内斜肌、腹横肌共同组成腹前外侧肌群，它的作用是拮抗背部肌群，可使脊柱前屈和侧屈。再者是保护腹腔脏器及维持腹内压，保持腹腔脏器位置的固定。腹肌收缩时，可增加腹内压力，挤压腹腔脏器，促使其内容物排空，以完成许多生理功能，如排大小便、分娩、咳嗽、呼气和腹腔静脉血液回流等。

四大肌群一般组合构成完整连续的腹壁屏障，但是造口术可能直接破坏腹壁肌群的连续性，且每次腹壁肌肉运动，又都会向骨性结构的起止点收缩，腹壁与造口肠管的愈合会由于这种张力而较差，导致局部缺损越来越大，形成造口旁疝。造口一般多位于腹直肌处，是考虑到腹直肌较为肥厚加上腱划的紧密愈着，可有效防止腹直肌收缩时较大幅度的移位。因此，腹直肌移动度较少，造口继发的局部缺损也相对较小，造口旁疝发生率远低于造口位于腹直肌外侧区。若造口位于腹直肌外，由于腹外斜肌、腹内斜肌、腹横肌是分层次的且移动性较大，发生造口旁疝的风险较高。再者，若造口位于腹直肌可使造口平时处于微微关闭状况，可预防造口脱垂、外界异物进入造口。

（四）腹横筋膜

腹横筋膜为深筋膜的最内层，是腹内筋膜衬于腹横肌深面的部分，为腹内筋膜的一部分。向上与膈下筋膜相续，后方连于髂腰筋膜和盆筋膜，向下附着于髂嵴内缘及腹股沟韧带，并在腹股沟韧带中点上方一横指处（约 2 cm）有一漏斗形裂孔，即内环。现代疝外科理论认为腹横筋膜实际上是由前、后两层组成。前层与腹横肌腱膜紧密相关，后层则位于前层和腹膜之间，不易与腹膜分开，有时并不完整。临床所使用的腹膜前间隙实际上是指在两层腹横筋膜之间的潜在间隙，里面含脂肪和疏松结缔组织，腹壁下血管在此间隙内走行。腹横筋膜某一部位存在缺损或裂口是疝发生的重要原因之一，如常见的腹股沟斜疝、腹股沟直疝、股疝、切口疝和造口旁疝等均与之有关，因此，腹横筋膜的修复在疝修补术和预防疝发生中具有重要的作用与意义。

（五）腹膜下筋膜

腹膜下筋膜为充填于壁腹膜和腹横筋膜之间的结缔组织，在肥胖者之中，此层内含有大量的脂肪组织，上腹部较薄弱，向下脂肪组织渐增多，将腹横筋膜与壁腹膜分隔开，形成潜在的间隙，称腹膜下间隙，其向后方与腹膜后隙、向下与盆部的腹膜下间隙相延续，当炎症发生时可互相蔓延。

（六）壁腹膜

壁腹膜即腹膜壁层，为腹前外侧壁的最内层，是一层薄而致密的结缔组织，向下移行于盆腔腹膜，向后与腹膜后间隙的疏松结缔组织相续，切开此层即为腹膜腔。壁腹膜移动性大，腹腔内脏器组织经腹壁缺损或薄弱处突出时，壁腹膜可形成袋状结构，即为疝囊。壁腹膜有躯体神经分布，故反应敏锐，疼痛定位准确。缝合腹部切口时，腹膜虽然提供的张力并不大，但其对防止腹腔感染有重要作用。

三、腹前外侧壁的血管

腹壁深层的动脉有穿行于腹内斜肌和腹横肌之间的下 5 对肋间后动脉、肋下动脉及 4 对腰动脉。腹上部还有腹壁上动脉，为胸廓内动脉的终支之一，位于腹直肌及腹直肌鞘后层之间。腹下部有腹壁下动脉及旋髂深动脉，两者在邻近腹股沟韧带处起自髂外动脉。腹壁下动脉行于腹横筋膜与壁腹膜之间，经深环的内侧斜向上内穿腹横筋膜，上行于腹直肌与腹直肌鞘后层之间，在脐附近与腹壁上动脉相吻合，并与肋间后动脉的终末支在腹直肌的外侧缘相吻合。腹壁下动脉的体表投影为腹股沟韧带中、内 1/3 交界处与脐的连线。做肠造口时宜避开此线，可避免损伤此动脉。

第二节　小肠的解剖及生理

一、小肠肠壁基本组织结构

小肠壁分为黏膜、黏膜下层、肌层及浆膜层。黏膜(包括部分黏膜下层)向肠腔内隆起形成多个环行皱襞,环行皱襞在空肠内高而且较多,走向回肠远段则变低,且逐渐减少。当肠腔充气膨胀时,这些环行皱襞并不消失,在临床上有助于与充气的结肠相鉴别。黏膜表面有大量小的突起,称小肠绒毛。这些绒毛表面覆有肠上皮,中间为黏膜固有层,内有中央乳糜管、毛细血管网、平滑肌束和神经纤维。肠上皮由柱状细胞、杯状细胞和内分泌细胞所构成,其中柱状细胞约占90%,具有吸收功能,又称吸收细胞,是肠上皮的主要功能细胞。吸收细胞的游离面有大量密集的微绒毛,构成上皮细胞的纹状缘。这些环形皱襞、绒毛和微绒毛使小肠的吸收面积扩大约600倍。杯状细胞的功能是合成与分泌黏蛋白。在固有层内有肠腺,其顶端开口于绒毛之间的黏膜表面,可分泌大量肠液。肠上皮除有柱状细胞和杯状细胞外,其底部还有Paneth细胞和未分化细胞。Paneth细胞分泌溶菌酶有助于控制肠道细菌。未分化细胞可以增殖分化、修复肠上皮,使肠上皮每分钟有几百万个细胞不断地更新,肠上皮细胞的更新周期为3～7天。在固有层的网状结缔组织间隙中,有很多淋巴细胞,包括T和B淋巴细胞,还有许多浆细胞、巨噬细胞等,因此小肠具有重要的免疫功能。黏膜底部为黏膜肌,是一层菲薄的环行肌,将黏膜与黏膜下层分隔。小肠黏膜还具有极强的修复能力,其上皮细胞平均寿命为2～5天,不断增殖的肠上皮细胞可迅速修复黏膜表面的损伤。黏膜下层由疏松的结缔组织组成,含有血管、淋巴管和神经丛。肌层包括内层环肌和外层纵肌两层,两层之间有肌肉神经丛。浆膜是空回肠的外膜,包被小肠,并与小肠系膜相连。

二、小肠的应用解剖

小肠始于十二指肠,止于回盲瓣,是食物消化吸收的主要器官。成人小肠全长3～5 m,可分为十二指肠、空肠及回肠三部分。除始、末两端外,十二指肠的大部分均位于腹膜后方,呈“C”形包绕胰头,通过其内的十二指肠乳头与胆总管及胰管相连,接受胆汁和胰液,与糖、脂肪及蛋白质的代谢均有密切关系。起始于十二指肠悬韧带1.5～2 m长的小肠(近段约2/5的小肠)为空肠,血运丰富,是糖、脂肪、蛋白质、维生素等营养物质消化、吸收的主要部位。空肠之后为回肠,全长3～4 m(远端约3/5的小肠)。空肠与回肠之间常无明显解剖学界限,两者的形态结构也不完全一致,两者之间的变化是逐渐发生的。靠近起始处的空肠与靠近末端的回肠在形态上有许多区别。空肠虽然较短,但由于其内的黏膜皱襞远较回肠高而密,黏膜表面积远大于回肠,是消化系统的主要部位。小肠的肠腔由十二指肠至回肠逐渐变小。空、回肠的肠系膜及其血管供应在形态上也有很大差别,空肠的肠系膜内脂肪少,其分布多局限于靠近系膜根处,故靠近肠壁处系膜内的血管袢清晰可见,血管弓大而疏,分级少,从系膜根到肠壁只有1～2级血管弓,从末级弓发出的直血管较长;回肠的肠系膜相反,从根部到肠壁均有脂肪,故系膜内的血管弓不易见,透过光线可见血管弓小而密,从根至肠壁有3～4级,直血管较短,血运不如空肠发达。空回肠的血液供应来自肠系膜上动脉,该动脉起源于腹主动脉,约在腹腔干开口处下方1 cm处分出,向下行越过胰腺钩突及十二指肠横部前方进入小肠系膜,再向右斜行至右髂窝部,在该处与自身的分支回结肠动脉相吻合。自肠系膜上动脉左侧发出10～20个小肠动脉支,这些动脉支在小肠系膜内再分支,彼此吻合形成动脉弓,自动脉弓再发出直血管到达肠壁。回盲瓣是位于回肠及大肠之间的单向活瓣,与回盲部括约肌一起控制食糜由小肠向大肠的排空,可以延缓食糜进入盲肠,对于那些有短肠综合征的患者来说,这一功能非常重要。

三、小肠的生理功能

(一) 小肠的运动

当食糜进入小肠后,便促进了小肠的运动,其主要的运动形式分三种，即紧张性收缩、分节运动和蠕动。小肠的运动一方面促进食糜在小肠内的化学性消化和吸收；另一方面不断将内容物推向大肠。

1. 紧张性收缩　紧张性收缩可以维持小肠的生理性紧张度，使肠腔内保持一定的压力。当小肠平滑肌的紧张性降低时，肠腔易于扩张，肠内容物的混合和转运减慢；相反，紧张性增高时，小肠的转运作用加快。

2. 分节运动　是肠管环形肌节律性的收缩和舒张而产生的运动。分节运动可以使食糜在一段肠管内往返移动和揉搓，使其与消化液充分混合，并能增加与肠壁黏膜表面的接触，同时，它还能挤压肠壁，促进血液与淋巴液的回流，有利于消化与吸收。

3. 蠕动　是指小肠环肌与纵肌自十二指肠向大肠方向依次发生的推进性收缩运动，每一个蠕动波包括食团前方的环肌舒张与纵肌收缩和食团后的环肌收缩、纵肌舒张。这种方式的运动有利于肠内容物的推进，但推进速度较慢，1～2 cm/min，每次推进 4～5 cm。小肠的蠕动常伴随分节运动进行，使经过分节运动后的食糜推进到下一段，再开始新的分节运动。有时也会发生逆蠕动。此外，还有一种以 2～5 cm/min 的速度推进的蠕动，称为蠕动冲，推进距离可达数十厘米或更长。

4. 小肠运动的调节　小肠运动受自主神经及肠壁内神经的支配，但肠道内局部因素对其的影响则更为重要，包括肠壁的牵张、肠内容物的渗透压、酸碱度及消化产物等。这些因素可刺激肠壁内神经，进而诱发肠壁运动。

(二) 小肠的消化与吸收

糖类、脂肪、蛋白质、水、电解质、维生素、胆盐等营养物质在小肠中可基本完全地消化、吸收。除了小肠的运动(机械性消化)，这还有赖于小肠中的液体成分、分泌吸收功能、小肠黏膜的特殊结构及丰富的血液循环。

1. 小肠中的液体成分

(1) 胆汁：胆汁是由肝细胞分泌的黏稠而味苦的液体，在非消化期间在胆囊中贮存。当消化时，胆囊收缩，胆道括约肌舒张，胆汁进入小肠。胆汁不含消化酶，但对于脂肪的消化吸收有重要意义。

(2) 胰液：胰液是胰腺分泌的无色碱性液体，内含胰蛋白酶原、糜蛋白酶原、胰肽酶、胰淀粉酶、胰脂肪酶以及碳酸氢钠等，具有强大的消化能力。

(3) 小肠液：小肠液是由小肠黏膜的肠腺分泌的碱性液体。其分泌量变动较大，成人每日分泌 1～3 L，大量的小肠液可以稀释消化产物，使其渗透压降低，有利于吸收的进行。小肠液中除了含有黏蛋白可保护肠黏膜外，还含有多种消化酶(如肠激活酶、肽酶、淀粉酶、脂肪酶、核酸酶和麦芽糖酶等)利于消化的进行。

2. 小肠的吸收功能　前述提及小肠肠壁基本组织结构的独特之处是与其吸收功能相适应的。小肠黏膜及黏膜下层形成环形皱襞，黏膜表面有绒毛，每个绒毛表面又有无数微绒毛。这些由大到小的凸起状结构可使小肠的内表面积扩增，增加了小肠对食物的吸收能力。小肠黏膜对物质(包括糖、蛋白质、脂肪、水、无机盐和维生素)的吸收有被动转运和主动转运两种形式。被动转运包括扩散、渗透等作用；主动转运是指那些靠泵蛋白或载体蛋白在代谢功能条件下逆浓度梯度或逆电位差的转运。另外，小肠绒毛的伸缩运动可挤压血液和淋巴液前进，有助于物质的吸收。多数营养物质的吸收均发生在近端小肠内，但当近端小肠因病变切除后，回肠也能胜任小肠的吸收功能。人对小肠切除的承受程度，主要取决于小肠切除的长度以及所剩肠管的长度及功能。例如，切除回盲瓣比切除同样长度的其他部位小肠对吸收功能的影响更为显著。此外，回肠可以消化吸收近端小肠尚未吸收的大部分营养。而且，只有回肠末端存在内因子及胆盐的受体，可以吸收内因子及消化脂肪后剩余的胆盐。

四、回肠造口对小肠的解剖及生理的影响

回肠造口术适用于结肠损伤或结肠穿孔。在修补结肠病变之后做暂时性回肠造口，可使结肠得到充分休息，保证结肠病变顺利恢复，减少结肠瘘的发生。回肠造口也可用于溃疡性结肠炎、克罗恩病、家族性腺瘤性息肉病及结肠憩室等疾病的治疗，一般选择性做回肠永久性造口。肠造口术后不仅患者心

理变化较大，消化道功能也会发生相应改变。了解这些变化，有助于患者克服心理恐惧，尽快适应术后生活，及时有效地纠正造口对消化道生理的负面影响，避免或减少造口并发症的产生。以下将就回肠造口对小肠的解剖及生理的影响进行讨论。

（一）排出量

造口术后早期回肠造口排出液较少且含较多胆汁，术后饮食从流质到半流质再到固体饮食，排出液由稀变稠，每天排出量也逐渐增多，至 10 天左右趋于平稳。造口术后初期，小肠能够逐渐适应之前，每天进入结肠的排出量为 1 500～2 000 ml 液体，之后逐渐减少。若小肠已适应良好且造口功能良好时，每天排出量可维持在 200～700 ml。术后 6 个月，回肠造口排出逐渐变少，排出液似粥样黏稠，呈黄棕色，有食物颗粒。由于排出液中 90% 为水分，故成形粪便比较少见。气体及粪便的排出是间歇性的。饮食的改变可导致每天排出量发生相应变化。餐后排出量较多、较快；感染、饮食不当及疾病复发（如克罗恩病）常致排出量增加。

（二）饮食

如前所述，回肠排出量及稠度与进食和饮水有关。不过，饮水量增加并不一定导致回肠排出液大量增加，因大部分水分可经小肠吸收，并经尿液排出。食物中钠含量与肠道水分吸收相关，进而与造口排出量有一定关系，但不影响大便干重。葡萄汁及其他水果汁会增加大便湿重，卷心菜及其他食物纤维则增加大便干重。要素饮食可使造口排出量减少。饥饿可明显降低排出量，有时可少至 50～100 ml。回肠造口若突然无粪便排出并伴有腹痛及造口肿胀，应考虑到梗阻的可能。

（三）营养

患者的营养状况与其对回肠造口术后的适应能力有关。正常情况下，营养物质摄入后经小肠吸收。末端回肠是胆盐吸收的主要部位，回肠造口术后有时会发生渗透性腹泻或脂肪泻，这与胆盐的吸收不良或胆盐储存量减少进而导致脂肪吸收不良有关。此外，这也可引发糖类及蛋白质的吸收不良。适当增加每天水分、食物及矿物质的摄入有利于保持体内营养环境的稳定，但大量切除末端回肠，即使加强营养摄入，脂肪的缺乏仍将难以弥补。虽然内因子主要在末端回肠吸收，但维生素 B_{12} 吸收不良较少见于回肠造口患者。暂时性吸收不良可能多与回肠内细菌的一过性改变有关，这种情况多不需补充外源性维生素 B_{12}。若出现明显的顽固性维生素 B_{12} 缺乏可能是因为回肠切除过多，远端梗阻或肠道菌落环境异常。

（四）代谢

肠内水分的吸收取决于肠液内溶质经上皮细胞的转运功能。其中，钠的主动转运是决定小肠吸收水分的重要因素。回肠造口术后适应良好的患者不会出现体内物质丢失过多等不良临床后果。这类患者排出液中往往是低钠、高钾，这是醛固酮水平的增高参与了回肠液组成的调节，是一种对慢性盐分丢失的适应。食物中钠含量减少时，可引发利尿作用，减少肾钠的排出，增加回肠钾的排出，以维持两种离子正常的血浆浓度。据估计，一般情况下，每天经回肠造口排出液丢失的钠约为 60 mmol/d（正常人为 2～10 mmol/d）。禁食情况下，造口钠丢失量每小时平均约为 1 mmol，进食后可增加到每小时 4 mmol。在已适应回肠造口的患者中，失盐并造成明显症状的情况不多见。全身性缺钾在无并发症的回肠造口患者同样少见。经回肠造口排出的钾每天为 6～12 mmol。慢性失盐时，回肠钾的分泌量增加，以最大限度地在回肠内进行钠-钾的吸收交换。回肠造口时并无明显钙、镁的丢失。但是，回肠广泛切除后会导致食物中钙吸收不良及胆盐和维生素 D 代谢紊乱。

（五）肠道运动功能

肠道运动功能是指回肠造口者的消化道运输时间，术后胃内容物排空速度并无改变，但胃肠运输时间较正常人明显延长。全结肠切除、回肠造口后，小肠的运动速度减慢，出现这种情况的原因尚不清楚，可能与结肠切除后近端小肠肠管代偿性肥厚，使吸收面积增大有关。

（六）细菌环境

回肠造口术后，回肠内细菌丛的组成与大肠相似。造口术末端回肠细菌数量增加约 80 倍，大肠埃希菌亦较正常回肠多见。但总的来说，回肠造口排出液中细菌数量较正常大便少。葡萄球菌、链球菌及真菌增加，脆弱拟杆菌少见。

第三节　大肠的解剖及生理

一、大肠肠壁的基本组织结构

结肠肠壁由内向外依次为黏膜层、黏膜下层、肌层和浆膜层。

1. *黏膜层*　结肠黏膜向肠腔内形成较高的半环形皱襞，因不形成绒毛，故黏膜层表面较光滑。黏膜层分为上皮和固有层。上皮为单层柱状上皮，内含大量的柱状细胞和杯状细胞，数量明显多于小肠；固有层含多而长的肠腺和较多淋巴组织，肠腺开口在黏膜表面，为直管状，内还含有少量未分化细胞和内分泌细胞，无潘氏细胞；固有层内淋巴组织发达，常可伸入黏膜下层。

2. *黏膜下层*　为疏松结缔组织，内含大量的血管、神经、淋巴管及成群脂肪细胞，无肠腺。

3. *肌层*　为呈内环、外纵排列的两层平滑肌，其厚度不一致，内层肌较厚，外纵肌局部增厚集中形成三条结肠带，带之间的纵行肌较薄。结肠之间的环行肌可独立收缩。结肠袋形成的主要因素是纵行肌和结肠长度发育速度不相称和分布不均。

4. *浆膜层*　为结肠外面，大部分以间皮覆盖，间皮下面含有大量脂肪细胞，形成肠脂垂(图 2－2)。

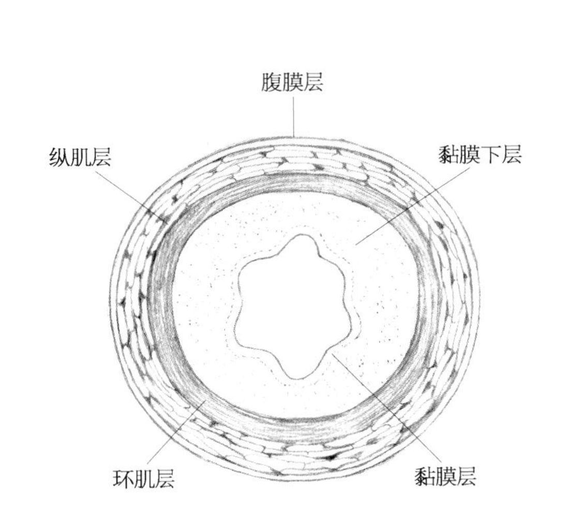

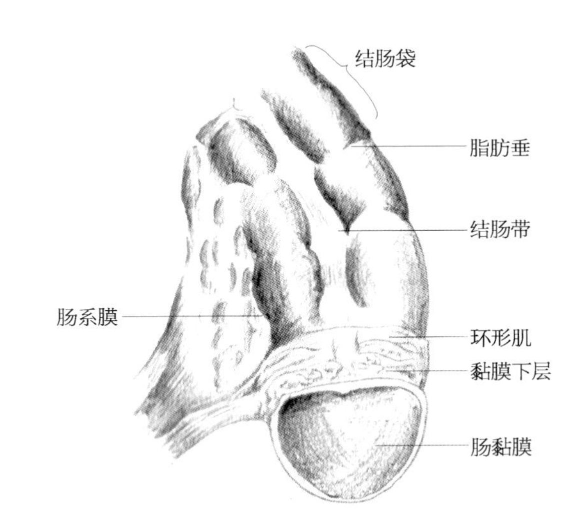

图 2－2　结肠的解剖

二、大肠的应用解剖

大肠是消化管的下段，起自盲肠，终于肛门，全长约 1.5 m，分为盲肠、阑尾、结肠、直肠和肛管。大肠管径较大，肠壁较薄，除直肠、肛管和阑尾外，在结肠和盲肠具有 3 种区别于小肠的特征性结构，即结肠带、结肠袋和肠脂垂。结肠带是由肠壁的纵行肌增厚而成，有 3 条，沿肠管的纵轴平行排列，结肠带与阑尾的根部相连。结肠袋是由于结肠带较肠管短，使得肠管形成许多由横沟隔开的囊状膨出，称结肠袋。肠脂垂为结肠带两侧的指状小突起，由浆膜包裹脂肪组织而形成。在结肠的内面，于结肠袋与袋之间，有增厚的环行肌，使黏膜突向肠腔内形成结肠半月襞。

(一) 盲肠

盲肠多位于右侧髂窝内，是大肠的起始部，呈囊袋状，长 6～8 cm。盲肠下端膨大的是盲端，上端左侧(内侧)有回肠末端的开口，称回盲口。开口处黏膜形成上、下两襞称为回盲瓣，可防止小肠内容物过快流入大肠，以便食物在小肠内充分吸收，亦可防止盲肠内容物反流到回肠。在回盲瓣下方 2～3 cm 处有阑尾的开口。盲肠向上延续为升结肠，两者之间以回盲瓣为界。盲肠为腹膜内位器官，但没有系膜，故有一定的活动度，高位时可达肝右叶下方，低位时可伸入小骨盆内(图 2－3)。

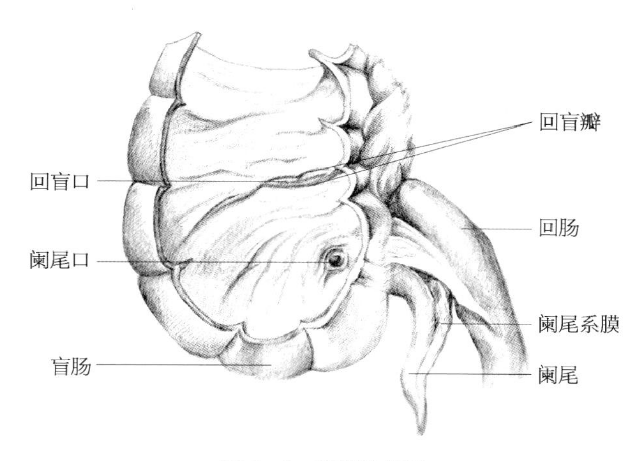

图 2-3 盲肠和阑尾

盲肠主要由回结肠动脉供血。回结肠动脉或其分支盲肠前、后动脉发出一支或多支阑尾动脉，经回肠末段的后方进入阑尾系膜，在系膜游离缘行走，沿途分支支配阑尾。由于阑尾动脉与其他动脉不吻合，发生栓塞或扭转后，阑尾易于发生坏疽和穿孔。盲肠与阑尾的静脉与动脉伴行，注入回结肠静脉，经肠系膜上静脉回流到门静脉。盲肠与阑尾的淋巴结多沿同名动脉排列。输出管汇入回结肠淋巴结，最后至肠系膜上淋巴结。

(二) 结肠

1. 升结肠　起于盲肠，长 12～20 cm，肠管沿右侧腹后壁上行至肝右叶下方转向左前下方形成结肠肝曲（又称为结肠右曲），再转向左移行于横结肠。结肠肝曲内侧靠近十二指肠球部。升结肠为腹膜间位器官，前面及两侧有腹膜遮盖，后面借疏松结缔组织与腹后壁相贴，活动性小，故当升结肠病变时常累及腹膜后间隙。升结肠内侧为右肠系膜窦及回肠肠袢；外侧与腹壁间形成右结肠旁沟，上通肝下间隙（肝肾隐窝），下达髂窝或盆腔。

2. 横结肠　自结肠肝曲起，先向左下横过腹中部再向左后上至脾下方，形成开口向上的弓形，在脾的内下方转向下形成结肠脾曲（又称结肠左曲），与降结肠相续。横结肠长 40～50 cm，为腹膜内位器官，后方借肠系膜附着胰腺，前方被大网膜覆盖，是结肠最长且活动的部分，其中部有不同程度下垂，老年或瘦长体型者可达脐下，甚至盆腔。横结肠上方与肝右叶、胆囊、胃和脾相邻，后方与胰腺及十二指肠水平部相邻，下方与空回肠相邻，因此常随胃肠的充盈变化而升降。

3. 降结肠　自结肠脾曲沿左肾外侧缘和腹后壁向下达左侧髂嵴水平移行为乙状结肠，长 20～25 cm。降结肠是腹膜间位器官，内侧为左侧肠系膜窦和空肠袢，后方借疏松结缔组织与腹后壁相连，外侧为左侧结肠旁沟，此沟上被膈结肠韧带阻隔，下与盆腔相通，此沟积液只能向下流入盆腔。

4. 乙状结肠　在水平左髂嵴处与降结肠相连，沿左髂窝下行跨过左侧髂腰肌、髂血管、精索内血管及输尿管前方降入盆腔，呈“乙”字形弯曲，平第 3 骶椎延续为直肠。上段较短，称髂结肠，下段较长，称盆结肠，其长度差异较大，长 20～70 cm。乙状结肠属腹膜内器官，有较长的同名系膜连于盆骨侧壁，活动性大，有时可发生肠扭转。

5. 血管　结肠的动脉包括发自肠系膜上动脉的回结肠动脉、右结肠动脉、中结肠动脉及发自肠系膜下动脉的左结肠动脉和乙状结肠动脉。肠系膜上下动脉各结肠支在结肠系膜内从内侧走向肠管，动脉分支间依次吻合，从回盲部至乙状结肠与直肠移行处，形成一个连续的动脉弓，称为边缘动脉。边缘动脉发出终末支直动脉，直动脉分短支和长支，短支在系膜带处穿入肠壁，长支在浆膜下环绕肠管后穿入肠壁，长、短支在穿入肠壁前很少吻合，因此结肠手术分离切除肠脂垂时，不可牵拉，以免将长支拉起切断，影响肠壁供血。结肠的静脉基本与动脉伴行。结肠左曲以上的静脉汇入肠系膜上静脉，结肠左曲以下汇入肠系膜下静脉，最后回流至门静脉（图 2-4）。

6. 淋巴　结肠的淋巴结按其回流的路径分为 4 群：① 结肠壁上淋巴结：位于结肠壁浆膜下，可邻近肠脂垂基部，数量少。② 结肠旁淋巴结：位于边缘动脉和肠壁之间。③ 中间群淋巴结：沿各结肠动脉排列。④ 肠系膜上、下淋巴结：位于肠系膜上、下动脉根部，最后汇入肠干。右半结肠的淋巴大多汇入肠系膜上淋巴结，左半结肠的淋巴大多汇入肠系膜下淋巴结。结肠中间淋巴结之间互相交通，切除结肠癌肿时，须将该部结肠动脉供应的整段肠管及系膜全部切除。

(三) 直肠

直肠上端于第 3 骶椎处连乙状结肠，沿骶骨与尾骨的前面下行，穿过盆膈移行为肛管，全长约

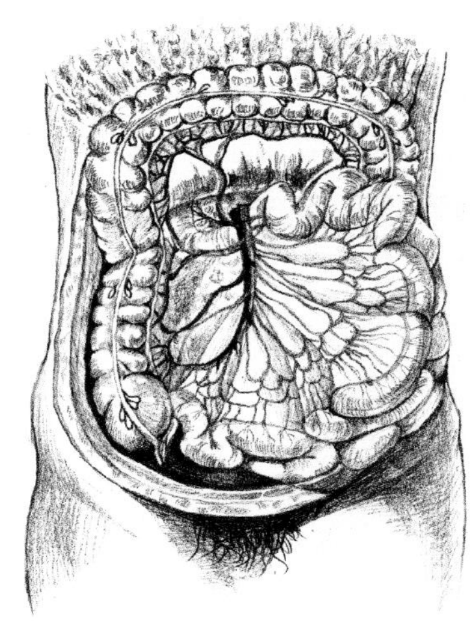

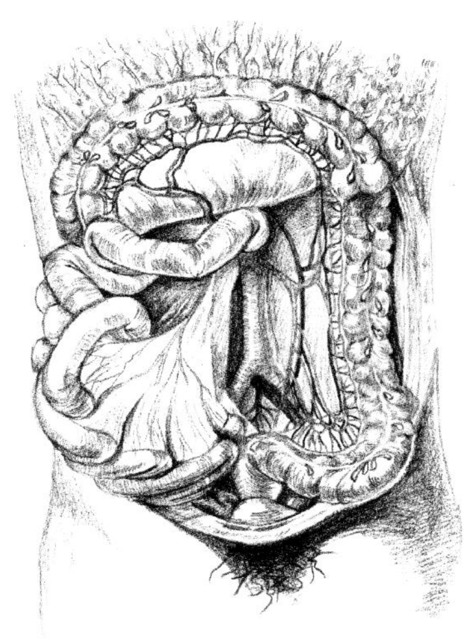

图 2-4 结肠的血供

15 cm。直肠并不直，在矢状面上有两个弯曲：一个在骶骨的前面，与骶骨弯曲一致，形成凸向后的弯曲，称骶曲，距肛门约 8 cm；另一个是直肠绕过尾骨尖，继而转向后下方形成凸向前的弯曲，称会阴曲，距肛门约 4 cm。直肠腔上段较窄，下段膨大成直肠壶腹。直肠内面有上、中、下三条半月形的直肠横襞，由黏膜和环行肌构成。上横襞，位于直肠左侧壁，距肛门约 11 cm；中横襞最明显，恒定地位于直肠右侧壁，距肛门约 7 cm；下横襞多位于直肠左侧壁，有时缺如。直肠横襞常作为直肠镜检查的定位标志，进行肠镜检查时，必须注意这些弯曲和横襞，以免损伤肠壁(图 2-5)。

直肠由直肠上动脉、直肠下动脉及骶正中动脉供应，彼此之间有吻合。直肠的静脉丛经直肠上静脉流入肝门静脉和经直肠下静脉回流到髂内静脉。

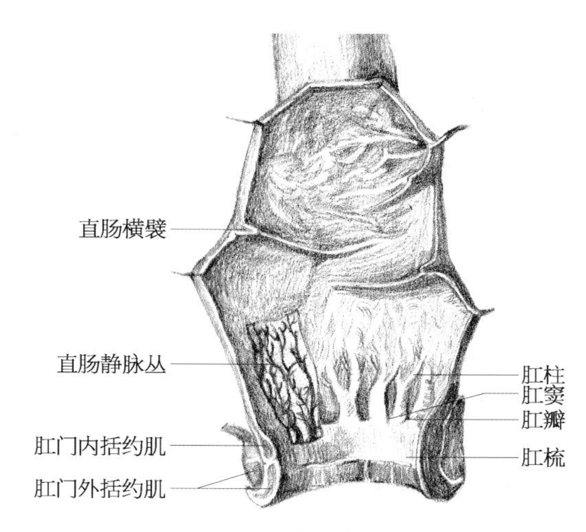

图 2-5 直肠内面观

直肠的淋巴多伴随相应的血管回流，直肠上部的淋巴管向上流入肠系膜下淋巴结。

(四) 肛管

1. 肛管 是盆膈以下的消化管，长 2～4 cm，上连直肠，下终止于肛门，为肛门括约肌所包绕，具有控制排便的功能，肛管的黏膜形成 6～10 条纵行的黏膜皱襞，称肛柱，柱内有动、静脉及纵行肌。肛柱的下端之间有半月形的黏膜皱襞相连，称肛瓣。肛瓣与肛柱下端共同围成开口朝上的小隐窝，称肛窦，肛门腺开口于此，窦内易存粪屑，感染时称肛窦炎。肛瓣与肛柱下端共同围成一锯齿状的环形线，称齿状线(或称肛皮线)。在齿状线的下方，肛管内面由于肛门内括约肌的紧缩，形成一条宽约 1 cm 略微凸起的环行带，称肛梳(或称痔环)，其深部为静脉丛。在肛管的黏膜下和肛梳的皮下组织内，有丰富的静脉丛，病理状况下静脉曲张而突起，称为痔。在齿状线以上形成的痔为内痔，而齿状线以下形成的痔为外痔。由于齿状线以上的部分受内脏神经支配，齿状线以下的部位受体神经支配，故内痔不痛，而外痔则有明显疼痛感。在肛梳的下缘距肛门 1.0～1.5 cm 处有一淡蓝色的环形线，称白线，其位置相当于肛门内、外括约肌的交界处，在活体上做肛门指诊可触及此处有一环形浅沟，故又称括约肌间沟。肛管周围有内、外括约肌环绕。肛门内括约肌是平滑肌，为肠壁的环形肌层增厚而成，可协助排便，但无括约肛门的功能。肛门外括约肌为骨骼肌，围绕在肛门内括约肌的外面，可分为皮下部、浅部和深部。

2. *肛门* 是肛管的下口，为一前后纵行的裂孔，前后径2～3 cm，肛门周围的皮肤呈暗褐色，成年男性肛门周围长有硬毛，并有汗腺和皮脂腺。

三、大肠的生理功能

(一) 大肠的运动

大肠的运动形式与小肠相似，但比较微弱和缓慢，这与其暂时贮存粪便的功能相适应。大肠的运动形式有以下4种。

1. *袋状往返运动* 这种运动由结肠环肌无规律的自发性收缩引起，是空腹时最常见的运动。其结果是使结肠袋中的内容物向两个相反方向做短距离的往返移动，而不是向远端结肠推进。袋状运动的功能是碾磨结肠内容物，使其与肠黏膜充分接触，以促进水和电解质的吸收，粪便变稠干燥。乙状结肠的袋状往返运动则与卵圆形粪块的形成有关。

2. *分节推进运动* 当一个结肠袋的环肌有规律地收缩时，可将其内容物推向远端相邻的结肠袋内。收缩结束后，肠内容物不返回原来的位置，从而产生分节推进运动。这种运动形式的功能，是在搓揉和挤压粪便的同时，缓慢地向远端推移粪便。

3. *集团运动* 是一种行进速度较快、推进距离较远的强烈收缩运动，又称多袋推进运动。集团运动一般从横结肠开始，把肠内容物迅速推进到降结肠或乙状结肠，甚至推入直肠，引起排粪的感觉。集团运动每日发生2～4次，多发生于饭后，最常发生在早饭后，可能是由于胃内容物进入十二指肠，称为十二指肠-结肠反射。

4. *蠕动* 由一些稳定向前的收缩波组成。发生蠕动时，数节肠段一致收缩，将肠内容物推进到远侧肠腔内，是结肠运动的主要形式。蠕动常自结肠肝曲开始，每分钟1～2 cm，将内容物推入左半结肠。如乙状结肠内存积粪块，可将粪块推入直肠，引发粪便反射。

5. *排便* 大肠除了上述4种运动方式外，还有直肠排便反射。大肠内容物到达降结肠时，水分和盐类已吸收完毕，形成半固体状的粪便，依靠大肠的蠕动，粪便经乙状结肠到达直肠，待直肠内达到一定的粪便量时，刺激直肠壁内的压力感受器，冲动经过传入神经到达腰骶部脊髓的初级排便中枢，并上传到大脑皮质，引起“便意”，同时大脑皮质在一定程度上可根据环境条件对脊髓的排便中枢进行控制。如果环境条件许可，大脑皮质可兴奋骶髓的排便中枢，冲动经骶髓传出，结肠、直肠收缩，肛门括约肌舒张，使粪便排出；如果条件不许可，大脑皮质抑制骶髓的排便中枢，通过传出神经使结肠、直肠舒张，肛门括约肌收缩，排便反射暂时受到抑制。

(二) 大肠的消化与吸收

食物经过小肠后，已经基本上完成了消化和吸收，剩余的食物残渣进入大肠。大肠的主要功能为吸收水分及无机盐、贮存食物残渣，形成粪便等。

1. *大肠液* 大肠黏膜可分泌少量碱性的黏稠液体，其中含有二肽酶和少量的淀粉酶，但对物质的分解作用不大，主要是保护肠黏膜并润滑粪便。

2. *细菌活动与消化* 结肠黏膜细胞不产生酶，其消化过程主要由结肠内的细菌完成。结肠内有很多种细菌，其中，大肠埃希菌占70%，厌氧杆菌占20%，其余包括粪链球菌、变形杆菌、乳酸杆菌、芽孢杆菌和酵母等。此外，结肠内还有少量原生动物及螺旋体。据研究，固态大便中10%～30%为细菌。这些细菌能产生多种酶使食物残渣和植物纤维分解，产生吲哚、胺类等有毒物质，也可合成维生素B_1、维生素B_2、维生素B_3、烟酸及维生素K。这些肠源性维生素对人体的营养有重要意义。食物中缺乏维生素时，这些维生素的合成和吸收增加，可起到一定的补偿作用。长期使用广谱抗生素，细菌被大量抑制，可导致体内维生素B、维生素K的缺乏，引起相应的症状。此外，大肠内的细菌有产气作用。正常人消化道中约含150 ml气体，约100 ml在大肠内。70%气体的来源主要为饮食及吞入的空气，其余的30%来自大肠内细菌对糖类的发酵。每天平均约有1 000 ml气体经肛门排出，如果大肠的某段发生梗阻或运动停滞，会很快发生气体积聚，引起腹胀、腹痛。

3. *大肠的吸收功能* 结肠吸收作用主要发生在升结肠内。其内容物为液体、半液体及软块样，主要吸收水分、无机盐、少量糖、胆酸和其他水溶性物质，但不能吸收蛋白质和脂肪。据统计，成人每天约有800～1 000 ml液体进入大肠，作为粪便排出的仅约150 ml，即每天至少600 ml水由大肠吸收。结肠有吸收钠和氯离子的功能，而钾和重碳酸盐则通过大肠排泄作用排出体外。正常人每天大肠的钠离子吸收量为 55～70 mmol，氯离子吸收量为 28～34 mmol。因直肠癌、膀胱癌行全盆腔切除术时，若以乙状结肠代膀胱，术后尿液中排出的氯离子可在乙状结肠内再次吸收，引起高氯血症。大肠也可吸收某些药物，如止痛药、激素等。大肠内细菌在分解食物残渣过程中产生的某些毒性物质也可在大肠内吸收，但经门静脉进入肝脏内解毒。

四、结肠造口对大肠的解剖及生理的影响

结肠本身的主要功能为储存粪便，最终缓慢将粪便排出，很少分泌液体。粪便从右半结肠到左半结肠过程中，是由稀变稠的。回肠的内容物进入右半结肠时主要呈液体状。其在右半结肠内的充分混合对水及电解质的吸收非常重要。盲肠及升结肠通过一系列环状收缩使肠内容物在其腔内滞留，并进行碾磨，而后通过较强的收缩将这些未完全成形的粪便推送至远端结肠。升结肠或近端横结肠造口将影响粪便的滞留时间及混合，进而影响结肠对水及电解质的吸收能力。此外，胆酸主要在结肠内吸收，回肠切除后进入结肠的胆酸增多，也可使结肠水及电解质的分泌量增加。因此，近端结肠造口时粪便的量较多，水及钠的含量较高，且排出无规律，不易控制。在中段结肠，其运动的特点是环状收缩可使粪便向远端推进并做来回往复运动。与近端结肠造口相比，横结肠远端或降结肠造口的吸收面积更大，粪便可充分混合，可有效地吸收钠，并形成渗透梯度，便于水分的被动吸收。因此，中段结肠造口的液体排出量较近端造口少。远端结肠造口，因大肠吸收功能多已发挥至尽，其排出量与正常人多无较大差异。

远端结肠的主要功能是储存粪便并适时排出。此段肠管并不经常出现强烈收缩，每天仅出现 1～2 次，从而引发排便动作。粪便在远端结肠通常呈半固体或固体状态，由不被吸收的食物残渣及细菌组成。远端结肠造口或乙状结肠造口后，每天可出现 1～2 次排粪。结肠的灌洗可刺激结肠出现蠕动及集团运动，促使粪便排出。但是，每次排便时造口肠管会对周围腹壁形成冲力，这样日积月累的力学效应可能会成为造口旁疝发生的因素之一。

结肠造口术后初次排便时，排出物多为黏液。此后大便量逐渐增多，排出不规则。至术后 10～14 天大便逐渐变稠。一般情况下，结肠造口术后的饮食不必限制，患者在自己的恢复中很快会知道哪些食物会增加粪便或气体的排出量。

（常文举　陈伊教）

参 考 文 献

[1] 何凯，姚琪远．从发病机制谈肠造口旁疝的治疗前景[J]．外科理论与实践，2016(2)：118－120.

[2] 刘浔阳．外科造口学[M]．长沙：中南大学出版社，2005.

[3] 斯坦丁．格氏解剖学[M]．北京：北京大学医学出版社，2008.

[4] 王启华，邱学才．临床人体解剖生理学[M]．广州：中山大学出版社，2007.

[5] 王雁．人体解剖生理学[M]．北京：北京师范大学出版社，2009.

[6] 卫莉，赵玉洲．造口并发症的防治[M]．郑州：河南科学技术出版社，2015.

[7] 吴玉林，颜天华．人体解剖生理学[M]．南京：东南大学出版社，2012.

[8] 杨茂有，王德山．解剖生理学[M]．上海：上海科学技术出版社，2015.

[9] 喻德洪．肠造口治疗[M]．北京：人民卫生出版社，2004.

[10] Fazio V W. Atlas of Intestinal Stomas[M]. Boston: Springer, 2012.

第三章
结直肠、肛管恶性肿瘤

结直肠癌(colorectal carcinoma, CRC)即大肠癌,包括结肠癌与直肠癌,是常见的恶性肿瘤之一。据世界卫生组织国际癌症研究中心(International Agency for Research on Cancer, IARC)资料显示,2012年全世界约有136万结直肠癌新发病例,居恶性肿瘤第3位,位于肺癌、乳腺癌之后;死亡约69万例,位于肺癌、肝癌和胃癌之后,居恶性肿瘤第4位。在地区分布上,大部分的结直肠癌发生在澳大利亚、欧洲及北美等发达国家,但是从近期发布的一系列流行病学研究数据结果来看,以美国为代表的发达国家的整体癌症发病率已经开始下降,其中近20年结直肠癌的发病率呈现出明显的下降,而在中国却表现为升高趋势,这一增长变化值得关注并进行深入的分析。数据显示我国2015年结直肠癌的新发病例数为37.63万人,其中男性患者21.57万人,女性患者16.06万人;因结直肠癌死亡患者19.10万人,其中包括男性11.11万人,女性8.00万人。中国人的结直肠癌与西方人相比存在三个特点:直肠癌比结肠癌发病率高,其中直肠癌中低位直肠癌所占比例高、青年人比例较高。

第一节　结　肠　癌

一、病因

目前一般认为结直肠癌的发生是遗传和环境等诸多因素相互作用所致的一个多步骤、多基因改变的复杂过程,可能与下列因素有关。

(一) 饮食因素

统计资料表明,结直肠癌发病率高的国家,其人均动物蛋白质、动物脂肪的消费量大,与结直肠癌呈正相关。所以目前认为动物脂肪和蛋白质摄入过高,食物纤维摄入不足,是结直肠癌的高危因素;而饮食中的其他营养素包括维生素A、维生素C、维生素D和钙等与结直肠癌发病率呈一定负相关。同时动物实验表明,二甲基肼可以诱发大鼠的结直肠癌。肉类、鱼类、高温食物、高温烹饪产生的热解物中含有多种能诱发大鼠结直肠癌的诱变剂及致癌物质。

(二) 体力活动、肥胖

能量摄入、新陈代谢率、体力活动和各种体型或肥胖的度量标准都是紧密相连、互相影响的。流行病学认为,长年久坐办公室而很少从事体力活动,是患大肠癌的一种危险因素,而体力活动可以降低大肠癌的危险性,是最重要的保护因素之一。既往研究发现BMI与结肠癌,尤其是男性结肠癌的危险性升高相关,而在女性中这种关系则表现得较弱。BMI与直肠癌的危险性之间未发现明显相关性。

(三) 遗传因素

有结直肠癌家族史的人群比一般人群患结直肠癌的危险性高,一级亲属患结直肠癌的人患该病的危险性比一般人群高2倍，而且患病年龄明显提前。由于家族遗传因素引发的大肠癌占10%～20%，这些遗传家族主要为家族性腺瘤性息肉病、林奇综合征(Lynch syndrome)等。除了这些外，还有部分散发性大肠癌具有遗传背景。

（四）疾病因素

大肠腺瘤性息肉史、慢性结肠炎性疾病及胆囊切除术史等也与大肠癌的发生有关。结直肠腺瘤中，绒毛状腺瘤、体积大、宽基腺瘤等癌变概率更高。炎性肠病如溃疡性结肠炎、克罗恩病患者发生肠癌的概率也高于一般人群，特别是随着患病年限的增加，其发生癌变的概率也随之上升。

（五）药物因素

尽管近年来有研究表明阿司匹林、二甲双胍似乎能降低结直肠癌发生率，但目前尚无确切证据表明药物对结直肠癌有预防作用。

二、病理及分期

（一）早期结肠癌

癌细胞穿透结直肠黏膜肌浸润至黏膜下，但未累及固有肌层，同时没有区域淋巴结和远处转移称为早期结肠癌。上皮重度异型增生及没有穿透黏膜肌层的癌称为高级别上皮内瘤变，包括局限于黏膜层，但有固有层浸润的黏膜内癌。

（二）进展期结肠癌的大体类型

1. 溃疡型　结肠癌中最常见的类型，好发于左半结肠。肿瘤向肠壁深层生长并向肠壁外浸润，早期即可出现溃疡、边缘隆起、底部深陷，易发生出血、感染，并易穿透肠壁。

2. 浸润型　好发于右半结肠以远的大肠，肿瘤环绕肠壁浸润，有显著的纤维组织反应，沿黏膜下生长，质地较硬，易引起肠腔狭窄和梗阻。

3. 隆起型　好发于右半结肠，肿瘤向肠腔内生长、瘤体较大，呈半球状或球状隆起，易溃烂出血并继发感染、坏死。

（三）组织学分型

1. 腺癌　大多数结肠癌是腺癌，约占3/4，包括管状腺癌、乳头状腺癌、黏液腺癌、印戒细胞癌。腺癌细胞可辨认，排列成腺管状或腺泡状，按其分化程度可分为三级，Ⅲ级分化最差，细胞排列为片状或索条状。黏液腺癌细胞由分泌黏液的癌细胞构成，癌组织内有大量黏液是其特征，恶性度较高；印戒细胞癌，在细胞内可将细胞核挤到一边，状似戒指，恶性程度高，预后差。

2. 腺鳞癌　亦称腺棘细胞癌，肿瘤由腺癌细胞和鳞癌细胞构成，分化多为中分化至低分化，主要见于直肠下段和肛管。较少见。

3. 未分化癌　癌细胞小，形状与排列不规则，易侵入小血管及淋巴管，浸润明显。分化很低，愈后最差。

（四）临床病理分期

UICC(国际抗癌联盟)发布了第八版的恶性肿瘤的TNM分期。由James Brierley教授、前UICC主席Mary Gospodarowicz James教授(加拿大多伦多大学玛格丽特公主癌症中心)和Christian Wittekind教授(德国莱比锡大学医院)编辑，它提供了最新的国际公认标准来描述和归类癌症的分期。其中结直肠癌新版本分期的改变不大，主要是肿瘤种植的定义及M(远处转移)分期有所改变，具体描述如下(表3-1)。

表3-1　UICC分期

分期	描述
原发肿瘤(T)	
Tx	原发肿瘤无法评价
T_0	无原发肿瘤证据
Tis	原位癌：局限于上皮内或侵犯黏膜固有层
T_1	肿瘤侵犯黏膜下层
T_2	肿瘤侵犯固有肌层
T_3	肿瘤穿透固有肌层到达浆膜下层，或侵犯无腹膜覆盖的结直肠旁组织
T_{4a}	肿瘤穿透腹膜脏层
T_{4b}	肿瘤直接侵犯或粘连于其他器官或结构
区域淋巴结(N)	
Nx	区域淋巴结无法评价
N_0	无区域淋巴结转移
N_1	有1～3枚区域淋巴结转移
N_{1a}	有1枚区域淋巴结转移
N_{1b}	有2～3枚区域淋巴结转移
N_{1c}	浆膜下、肠系膜、无腹膜覆盖结肠(直肠)周围组织内有肿瘤种植(TD，tumor deposit)，无区域淋巴结转移
N_2	有4枚以上区域淋巴结转移
N_{2a}	4～6枚区域淋巴结转移
N_{2b}	7枚及更多区域淋巴结转移
远处转移(M)	
M_0	无远处转移
M_1	有远处转移
M_{1a}	远处转移局限于单个器官(如肝、肺、卵巢、非区域淋巴结)，但没有腹膜转移
M_{1b}	远处转移分布于一个以上的器官
M_{1c}	腹膜转移有或没有其他器官转移

三、扩散和转移

结肠癌可通过直接浸润、种植转移、淋巴转移和血行转移四种途径扩散。

(一) 直接浸润

癌细胞常沿肠管呈环状浸润，估计癌肿浸润肠壁一圈需1～2年，半周需半年至1年，1/4周需3～6个月并向肠壁深层发展，侵及肌层、浆膜层，可与附近脏器或腹膜后组织粘连。乙状结肠癌在晚期常侵及膀胱、子宫、输尿管及髂动、静脉；横结肠癌可侵及胃壁，造成胃结肠瘘。

(二) 淋巴道转移

结肠癌主要经淋巴结转移。结肠的淋巴引流有4组：结肠上淋巴结，位于结肠壁的肠脂垂内；结肠旁淋巴结，在结肠系膜边缘血管旁；中间淋巴结，位于结肠系膜中部动脉旁；中央淋巴结，位于供应该段结肠和主干动脉根部。癌肿侵及肌层后，也可跨越前两组直接到中间或中央淋巴结，称为跳越转移。

(三) 血行转移

是大肠癌发生远处转移的主要途径，癌细胞可侵入毛细血管和小静脉，通过门脉系统转移到肝，通过腔静脉系统转移到肺、脑等部位。血行转移多见于肝脏，其次为肺、骨等。

(四) 种植转移

种植转移分为腹腔内种植和肠腔内脱落种植两类。前者指脱落的癌细胞可种植在壁层或脏腹膜上，转移肿瘤灶可位于大网膜、小肠系膜等任何部位(图3-1)，但由于重力的作用，盆腔的最低位置直肠膀胱窝及子宫直肠窝最为多见。后者指脱落的癌细胞在肠腔内种植大肠的远端部位。另外，在手术切除后，脱落的癌细胞可种植到吻合口处及腹部切口处，而在这些部位复发。

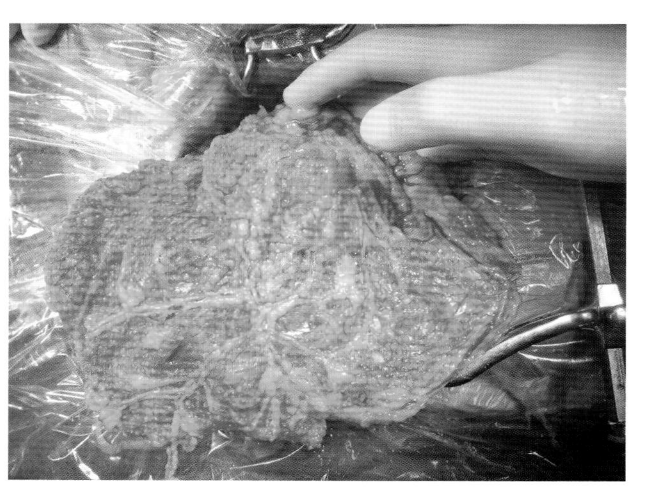

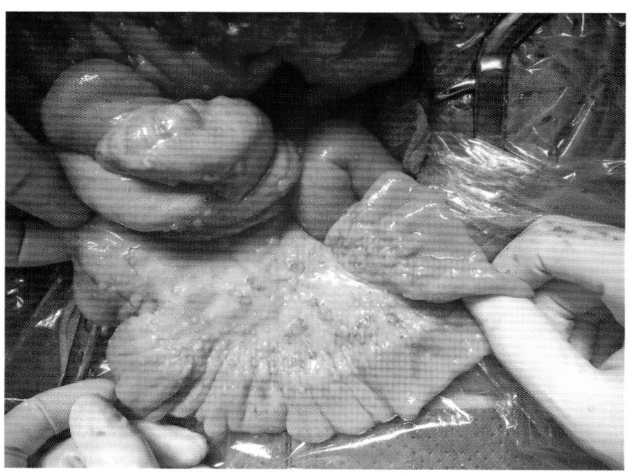

图3-1 结肠癌腹腔播散转移

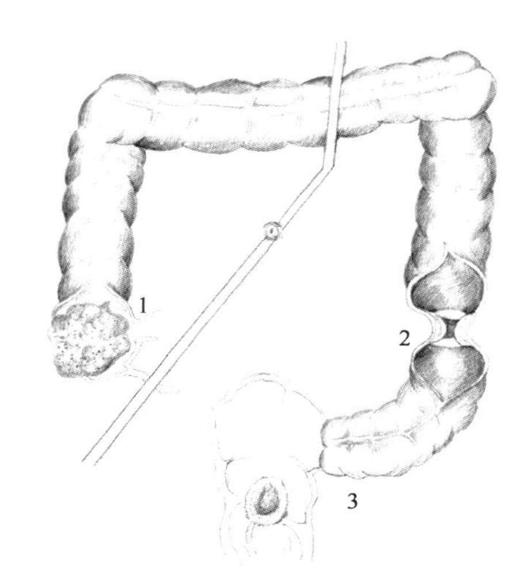

图3-2 大肠癌因部位不同可表现出不同类型

1：右半结肠癌，增生型多见，如菜花样，又称软癌；2：左半结肠癌，狭窄型多见，又称硬癌；3：直肠癌，溃疡型最常见

四、临床表现

结肠癌患者早期可毫无症状，随着病程的发展，可出现排便习惯和粪便性质的改变、腹痛、腹胀、腹部肿块、便血、肠梗阻及全身乏力、消瘦、贫血等全身症状。临床上一般以横结肠近脾曲为界，将结肠分成右半及左半两部分。由于癌肿的部位及病理类型不同，临床表现亦不同(图3-2)，按肿瘤发生部位分述如下。

(一) 右半结肠癌

早期常有上腹部不适，由于右半结肠癌瘤体较大，易发生溃疡、出血及感染，常出现肠道刺激症状，为腹部持续性隐痛、腹泻，有黏液血便。右半结肠血液循环较丰富，淋巴结较多，吸收功能好，故中毒症状一般较明显，表现为全身乏力、发热、消瘦、贫血等。贫血常是右半结肠癌的突发症状之一。腹部肿块也是右半结肠癌最常见表现，患者早期可无症状，仅在体检时发现肿块。肿块多由瘤体本身引起，早期尚可推动，当肿块侵及周围组织，则肿块粘连固定，若肿瘤继发感染或肿瘤周围有炎症反应时则肿块局部有压痛。因右半结肠肠腔较大，粪便较稀，早期很少有梗阻症状，随着病情的发展，可以出现不完全性肠梗阻的症状，表现为右下腹隐痛、腹胀、便秘等。

(二) 左半结肠癌

左半结肠癌多为浸润性腺癌，虽然瘤体较小，但因肿瘤常环绕肠壁生长，而致肠腔环形狭窄。另外，由于左半结肠肠腔狭小，粪便已形成粪块，所以当肿瘤发展到一定程度时，易出现低位肠梗阻的症状，表现为腹痛、腹胀、便秘等。有时甚至出现急性完全性肠梗阻的表现。由于左半结肠的大便逐渐干结成型，摩擦病灶造成出血和感染，更易引起肠道刺激症状，表现为腹痛、腹泻、粪便带脓血或黏液，称黏液血便。如癌肿位于乙状结肠，这些症状更为明显，常被误诊为肠炎或痢疾。

五、诊断与鉴别诊断

结肠癌的早期症状多不明显，凡患者有下列表现者，应考虑有结肠癌的可能。① 近期出现持续性腹部不适、隐痛、腹胀，经一般治疗症状不缓解；② 无明显诱因的大便习惯改变，如腹泻或便秘或腹泻便秘交替出现；③ 粪便带脓血、黏液或血便，而无痢疾、溃疡性结肠炎、痔等病史；④ 腹部结肠部位出现肿块；⑤ 原因不明的贫血或体重减轻。如粪便检查发现脓细胞和红细胞，或隐血试验阳性也有大肠癌的可能。进一步明确诊断可做下列检查。

(一) 乙状结肠镜检查

乙状结肠镜检查能直接看到距肛缘 25 cm 以内的肠壁，可以发现指诊摸不到的肿块，不但可以观察到癌肿的形状和大小，而且可以切取组织做病理检查，以明确诊断。

(二) X 线钡灌肠或气钡双重造影

在癌肿部位可发现不变形的充盈缺损，黏膜中断破坏，肠壁僵硬，肠腔狭窄或梗阻，低张气钡双重造影，可显示钡灌肠所不能发现的微小肿块及黏膜破坏，对提高大肠癌的早期诊断率很有帮助。结肠有梗阻时不能做钡餐造影，因钡剂在结肠凝结后可使梗阻变为完全，且不易清除。

(三) 纤维结肠镜检查

近年来，纤维结肠镜检查应用较多，是诊断大肠疾病的重要手段，能直接窥视整个肠腔的情况，并可摄像、活检。这使大肠肿瘤的诊断率明显提高，并且可将大肠息肉样变经内镜摘除，可降低大肠癌的发病率。

(四) CT、MRI 及 PET - CT

CT 能显示结直肠的解剖特点及病灶部位、大小、形态，还能反映肿瘤肠管侵犯深度、局部淋巴结转移及远处转移等情况。故临床推荐行胸部 + 全腹 + 盆腔 CT 增强扫描，用于以下几个方面：① 进行结肠癌 TNM 分期；② 随访中筛查结直肠癌吻合口复发及远处转移；③ 判断结肠癌原发灶及转移瘤新辅助治疗、转化治疗、姑息治疗的效果；④ 阐明钡剂灌肠或内镜发现的肠壁内和外在性压迫性病变的内部结构，明确其性质；⑤ 有 MRI 禁忌证的直肠癌患者；但 CT 评价直肠系膜筋膜的价值有限，尤其是低位直肠癌。

MRI：推荐 MRI 作为直肠癌常规检查项目。在 T 分上 MRI 较 CT 有明显优势，能分辨 CT 无法分辨的肿瘤侵犯肌层的情况，低信号的 T2WI 能诊断癌组织在脂肪与浆膜的侵犯情况。对于局部进展期直肠癌患者，需在新辅助治疗前后分别行基线 MRI 检查，以评价新辅助治疗的效果。如无禁忌，建议直肠癌行 MEI 扫描前肌内注射山莨菪碱抑制肠蠕动；建议行非抑脂、小视野轴位高分辨 T2WI 扫描；推荐行磁共振弥散加权成像扫描，尤其是新辅助治疗后的直肠癌患者；对于有 MRI 禁忌证的患者，可行 CT 增强扫描。

PET - CT：不推荐常规使用，但对于病情复杂、常规检查无法明确诊断的患者可作为有效的辅助检查手段。

(五) 肿瘤标志物检查

肿瘤标志物是指在癌变过程中由癌细胞产生、

分泌或释放的细胞成分，并以抗原、酶、激素或代谢产物的形式存在于宿主的细胞或体液中。目前认为血清癌胚抗原（CEA）对中、晚期大肠癌有一定诊断价值，而无早期诊断价值，对预后的判断有一定价值。连续测定血清CEA可用于观察手术或化疗效果，手术或化疗后CEA明显降低，表示治疗效果良好；如手术不彻底或化疗无效，血清CEA常维持在较高水平；大肠癌患者手术前血清CEA水平与术后复发有关，CEA测定临床应用最有价值的是监测手术后患者有无复发或转移。

六、鉴别诊断

结肠癌的鉴别诊断主要是有慢性肠道刺激症状的结肠炎性疾病，如肠结核、血吸虫病肉芽肿、阿米巴肉芽肿、溃疡性结肠炎、克罗恩病及结肠息肉病等，临床上鉴别主要是根据病程的长短、粪便检查寄生虫、肿瘤标志物检查、钡灌肠检查等，最可靠的鉴别方法还是通过纤维结肠镜切取活组织检查。直肠癌主要应与痔、慢性痢疾、溃疡性结肠炎、直肠息肉、肛裂、肛窦炎等疾病相鉴别，虽然均可表现为腹泻、便秘或腹泻与便秘交替、便血等，与直肠癌表现相似，但只要加以注意做必要的检查，特别是直肠指诊和直肠镜检查，就不难做出鉴别。

七、治疗

大肠癌的治疗原则仍是以手术治疗为主，配合化疗、放疗、免疫治疗、中医中药治疗以提高大肠癌的治疗效果。

（一）手术治疗

对于早期而又能够切除的大肠癌（Ⅲ期以内），应力争进行根治性手术。根治手术原则是癌肿和足够的近、远端肠段、有关的肠系膜和淋巴结，以及可能有浸润的周围组织做整块切除；对于部分有远处转移的患者，仍应争取切除原发癌或姑息手术，以解决梗阻、出血、感染、营养等问题；对于患者全身情况极差，不能耐受手术，或有广泛转移的晚期癌肿，则不易手术。手术方式如下。

1. *右半结肠切除术*　适用于盲肠、升结肠、结肠肝曲的癌肿，切除范围包括右侧一半横结肠、结肠肝曲、升结肠、盲肠、长15～20 cm的末端回肠，以及所属肠系膜和淋巴结，如切除横结肠所属大网膜、右侧腹膜的脂肪淋巴组织。切除后做回肠与横结肠端端、端侧吻合术或侧侧吻合术。

2. *横结肠切除术*　适用于横结肠中段癌，切除范围为部分横结肠、所属系膜和淋巴结，包括胃结肠韧带及淋巴结。切除后行横结肠端端吻合术。

3. *左半结肠切除术*　适用于结肠脾曲、降结肠、降结肠乙状结肠交界处癌肿。切除范围包括横结肠的左1/3、结肠脾曲、降结肠，并根据降结肠癌位置的高低，切除部分或全部乙状结肠，以及切除结肠的系膜和淋巴结，切除横结肠所属的胃结肠韧带，然后行结肠间或结肠与直肠端端吻合术。

4. *乙状结肠癌根治术*　根据乙状结肠癌的长短和癌肿所在的部位，采用切除整个乙状结肠和全部降结肠，或切除整个乙状结肠及部分降结肠和部分直肠。总之要切除距癌肿边缘10 cm以上的肠管，以及所属的肠系膜和淋巴结。然后行结肠直肠吻合术。

5. *姑息性手术*　适用于大肠癌晚期。并发肠梗阻；大肠癌继发穿孔，腹腔污染严重的患者；或情况极差而不能耐受根治手术的患者。此类手术只能暂时缓解患者的症状，纠正患者的全身情况。对于有切除可能的大肠癌患者，还要进行二期大肠癌根治性切除术。若肿瘤不能切除，也可行短路手术，恢复肠道通畅。

（二）化学治疗

辅助化疗可提高远期无疾病进展时间及生存时间，化疗可以延长结直肠癌患者根治性手术后的无疾病进展时间、总生存时间；全身化疗可延长转移性结直肠癌患者的生存时间，提高生活质量，并可使部分无法手术切除的转移灶转变为可手术切除。

1. *辅助化疗的适应证*　Ⅲ期结肠癌术后应行辅助化疗。辅助化疗可使Ⅲ期结肠癌患者术后的总生存率提高10%～15%。Ⅱ期结肠癌的术后辅助治疗尚无肯定的结论，一般认为辅助治疗对生存率的提高小于5%。对具有以下预后不良因素的高危Ⅱ期结肠癌患者应推荐术后辅助化疗，包括T4（ⅡB期）、组织学分级3或4级、脉管瘤栓、术前肠梗阻或穿孔、淋巴结检出数目<12个或切缘不净。Ⅱ期及Ⅲ期直肠癌术后均推荐辅助化疗。同时应该进行微卫星不稳定检测以指导Ⅱ期辅助化疗。

2. *化疗方案及化疗的时间*　5-Fu/CF、卡培他滨单药；奥沙利铂 + 5 - Fu/CF、奥沙利铂 + 卡培他滨；不推荐伊立替康作为结直肠癌术后的辅助治疗。目前推荐结直肠癌术后辅助化疗的时间为6个月。

3. 转移性结直肠癌的全身化疗　转移性结直肠癌化疗最常用的药物包括氟尿嘧啶类化合物(5 - 氟尿嘧啶和卡培他滨)、奥沙利铂和伊立替康。氟尿嘧啶类药物往往与奥沙利铂或伊立替康组成联合方案应用。奥沙利铂和伊立替康治疗转移性结直肠癌的疗效相近，与氟尿嘧啶联合的有效率为30%～50%。但两者的不良反应不同，奥沙利铂的剂量限制性毒性是外周神经毒性，而伊立替康的剂量限制性毒性是迟发性腹泻和中性粒细胞减少。

(三) 放射治疗

放射治疗主要用于与手术治疗相结合，作为大肠癌的综合治疗。术前放疗可控制原发病灶，对淋巴结转移灶也有杀伤作用，可以提高手术切除率；术后放疗可用于有淋巴结转移者或手术无法切除的残余病灶；单纯放疗主要用于无法手术切除的病例，手术后复发转移的病灶。但放疗目前在结肠癌中的治疗因为不良反应等问题作用有限，还处于探索中。

(四) 结肠癌需要造口的情况

结肠癌患者无需常规行肠造口术，但若存在以下情况需考虑行预防性造口或治疗性造口。

(1) 首先，是术前评估全身状况，对年龄偏大、全身情况欠佳、血糖波动糖尿病倾向、营养不良(如低蛋白血症、贫血等)、高凝血状态、有肠道出血史、术前合并感染及炎症反应者，由于其基础条件较差，术中可能影响肠道吻合效果，故术前需预备造口术。

(2) 第二，从术中局部情况来看，若肿瘤所致梗阻的严重程度(图3 - 3)、肠壁水肿情况、梗阻近端肠管扩张情况、术中肠道准备不理想及肿瘤的侵袭范围为中、晚期均是吻合口瘘发生的相关因素。凡存在一项或多项局部或(和)全身影响吻合口愈合的因素，或吻合欠满意(吻合后观察肠管吻合口张力大或血运不佳等)，为减少术后吻合口瘘的风险，则行肿瘤切除一期吻合术，同时需加行近端预防性肠造口术。

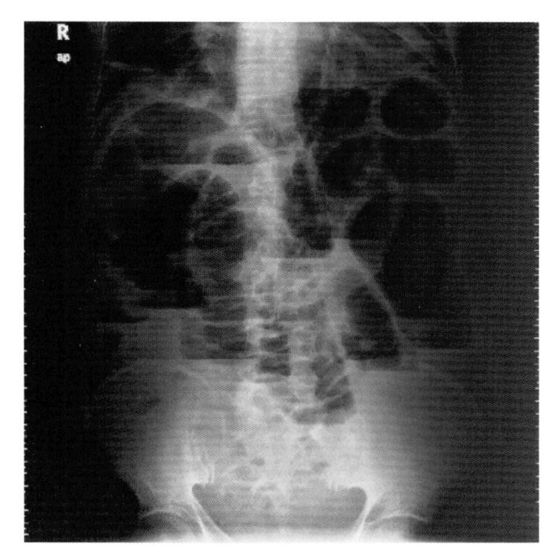

图3 - 3　腹部正位片下的肠管扩张

(3) 此外，治疗性造口术主要是运用于急腹症患者如结肠穿孔腹腔感染明显而全身情况差无法耐受一期吻合、肿瘤局部晚期无法切除、肿瘤腹腔内广泛种植转移粘连，上述情况建议先行近端肠造口，利于短期内改善一般情况及后续综合治疗。特别要提出的是，对于部分 M_{1c} 合并肠梗阻的患者，由于转移灶导致小肠多处的节段性梗阻，从而使造口肠段的选择特别困难或者由系膜的挛缩导致造口肠管拉出腹壁外极为困难，因此，对于结肠癌腹腔广泛转移合并肠梗阻的患者在术前应充分评估并与家属详细沟通相关病情及治疗预案。

上述情况可选择的造口部位有横结肠造口、盲肠造口以及末端回肠造口等，相关适应证、禁忌证、注意事项以及并发症详见后续章节。

第二节　直　肠　癌

一、病因

直肠癌是指直肠齿线以上至乙状结肠起始部之间的癌肿。病因与直肠腺瘤、息肉病、慢性炎症性病变有关，与饮食结构的关系主要是与致癌物质如非饱和多环烃类物质的增多，以及少纤维、高脂肪食物有关；少数与家族性遗传因素有关，如家族性息肉病。

二、病理及分期

病理大体、组织分型及病理分期参见结肠癌。

三、扩散与转移

1. *直接浸润* 癌肿首先直接向肠管周围及向肠壁深层浸润生长，向肠壁纵轴浸润发生较晚，癌肿浸润肠壁一周需 1～2 年。直接浸润可穿透浆膜层侵入邻近脏器如子宫、膀胱等，下段直肠癌由于缺乏浆膜层的屏障，易向四周浸润，侵入前列腺、精囊腺、阴道、输尿管等。

2. *淋巴转移* 此为主要转移途径。上段直肠癌向上沿直肠上动脉、肠系膜下动脉及腹主动脉周围淋巴结转移。发生逆行转移的现象非常少见，如淋巴液正常流向的淋巴结发生转移且流出受阻时，可逆行向下转移。下段直肠癌（以腹膜反折为界）向上方和侧方发生转移为主。大量的现代研究表明，肿瘤下缘 2 cm 淋巴结阳性者非常少见。齿状线周围的癌肿可向上、侧、下方转移。向下方转移可表现为腹股沟淋巴结肿大。淋巴转移途径是决定直肠癌手术方式的依据。

3. *血行转移* 癌肿侵入静脉后沿门静脉转移至肝脏；也可由髂静脉至腔静脉，然后转移至肺、骨、脑等。直肠癌手术时有 10%～15%已有肝转移，直肠癌梗阻时和手术中挤压易造成血行转移。

4. *种植转移* 相对少见，上段直肠癌时偶有种植发生。

四、临床表现

直肠癌早期无明显症状，癌肿破溃形成溃疡或感染时才出现症状。一般症状出现的频率依次为便血（80%～90%）、便频（60%～70%）、便细（40%）、黏液便（35%）、肛门疼痛（20%）、里急后重（20%）、便秘（10%）。

（一）肿瘤出血引起的症状

1. *便血* 肿瘤表面与正常黏膜不同，与粪便摩擦后容易出血。尤其是直肠内大便干硬，为常见症状。

2. *贫血* 长期失血超过机体代偿从而出现。

（二）肿瘤阻塞引起的症状

肿瘤部位因肠蠕动加强，可发生腹痛，侵及肠壁或生长到相当体积时可发隐痛。肠管狭窄时可出现肠鸣、腹痛、腹胀、便秘、排便困难。大便变形、变细。

（三）肿瘤继发炎症引起的症状

肿瘤本身可分泌黏液，当继发炎症后，不仅使粪便中黏液增加，还可出现排便次数增多、腹痛，病灶越低，症状越明显。

（四）其他原发灶引起的症状

当肿瘤位于直肠时常无痛觉，当肿瘤侵及肛管或原发灶起于肛管时可出现肛门疼痛，排便时加剧，有时误认为肛裂。

（五）肿瘤转移引起的症状

1. *肿瘤局部浸润引发症状* 直肠癌盆腔有较广泛浸润时，可引起腰骶部酸痛、坠胀感；肿瘤浸润或压迫坐骨神经、闭孔神经根，可引起坐骨神经痛及闭孔神经痛；侵及阴道或膀胱可出现阴道流血或血尿；累及两侧输尿管引起尿路梗阻时可引起无尿、尿毒症。

2. *肿瘤血行播散引起的症状* 距肛门 6 cm 以下的直肠癌，其血行播散的机会比上段直肠癌高 7 倍。相应的出现肺、骨、脑等器官的症状。

3. *种植引起的症状* 肿瘤穿透浆膜层进入游离腹腔，种植于腹膜面、膀胱直肠窝或子宫直肠窝等部位，直肠指检可触及该区有种植结节。当有腹膜广泛种植时，可出现腹水及肠梗阻。

4. *淋巴转移症状* 左锁骨上淋巴结转移为晚期表现，也可有腹股沟区淋巴结肿大。

五、诊断

直肠癌的诊断根据病史、体检、影像学、内镜检查和病理学诊断准确率可达 95%以上。临床上不同程度的误诊或延误诊断，常常是患者或医师对大便习惯或性状的改变不够重视，或警惕性不高造成的。通常对上述患者如进行肛门指检或电子结肠镜检查，发现有直肠新生物后结合活检病理检查即可明确诊断。

（一）直肠肛门指检

直肠肛门指检简单易行，是直肠癌检查最基本和最重要的检查方法。一般可发现距肛门 7～8 cm

的直肠内肿物，若嘱患者屏气增加腹压则可达更高的部位。检查时了解肛门是否有狭窄，如有肿块应注意其位置、大小、硬度、基底活动度、黏膜是否光滑、有无溃疡、有无压痛、是否固定于骶骨或盆骨。如病灶位于前壁，男性必须查明与前列腺的关系，女性应查明是否累及阴道后壁。了解肿瘤下缘距肛门的距离有助于手术方式的选择。

（二）实验室检查

1. 大便隐血试验 简便易行，可作为肠癌普查初筛方法。

2. 肿瘤标志物检查 目前公认最有意义的是癌胚抗原 CEA，主要用于预测直肠癌的预后和监测复发。

3. 内镜检查 凡有便血或大便习惯性状改变、经直肠指检无异常发现者，应常规行电子结肠镜检查。内镜检查可直接观察病灶情况并能取活体组织做病理学诊断。

4. 腔内 B 超检查（图 3－4） 用腔内探头可检查癌肿浸润肠壁的深度及有无侵犯邻近脏器，可在术前对直肠癌的局部浸润程度进行临床分期。

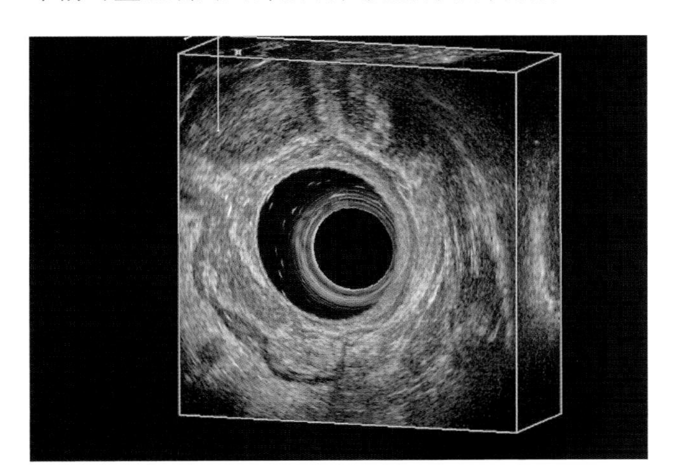

图 3－4 直肠腔内超声

5. 腹部超声检查 由于结、直肠癌手术时有10%～15%同时存在肝转移，腹部 B 超应列为常规。

6. CT 及 MRI 检查（图 3－5） 可以了解直肠癌盆腔内扩散情况，有无侵犯膀胱、子宫及盆壁，是术前常用的检查方法。腹部的 CT 或 MRI 检查可扫描有无肝转移瘤。对肿瘤的分期以及手术方案的设计均有帮助。《中国结直肠癌诊疗规范（2017版）》推荐在中低位直肠癌进行 MRI，以评估肿瘤在

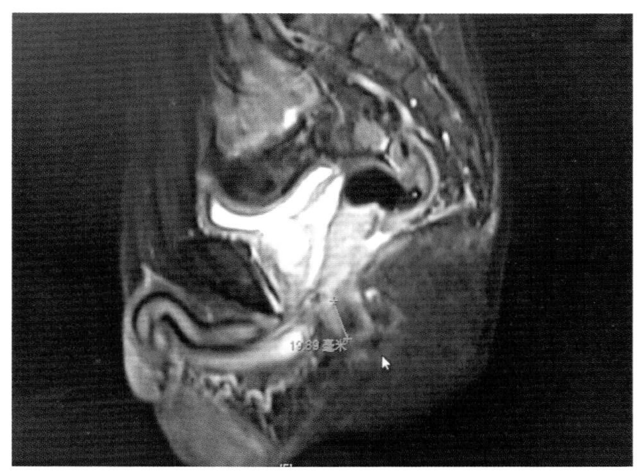

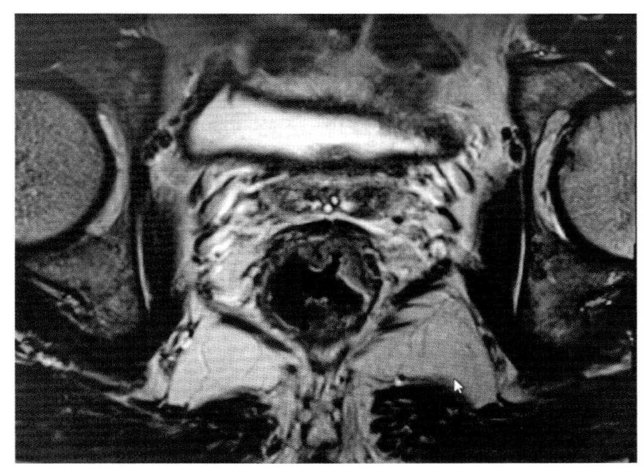

图 3－5 直肠癌 MRI

肠壁内的浸润深度，对中低位直肠癌的诊断和术前分期有重要价值。

7. PET 正电子发射计算机断层显像（positron emission computed tomography, PET－CT） PET－CT 是目前可在活体上显示生物分子代谢、受体及神经介质活动的新型影像技术，是一种代谢功能显像，能在分子水平上反映人体的生理或病理变化。其特点是灵敏度高、特异性高、全身显像、安全可靠，对微小癌灶有较高的检出率。但由于其费用昂贵，目前尚不能在临床上普及。针对病程长、怀疑有多发远处转移或评价手术价值时，可进行 PET－CT 检查。

六、鉴别诊断

1. 痔疮、菌痢、慢性直肠炎等 直肠癌易被误诊为痔疮、菌痢、阿米巴痢疾、血吸虫病和慢性直肠炎，主要原因是患者和医师忽视病史及直肠指检。

对于经久不愈的肛瘘需注意恶变的可能性，钳取活体组织病理检查有助诊断。

2. *直肠腺瘤* 直肠黏膜上任何可见的突起，不论其大小、形状及组织学类型，均称为息肉，与直肠癌发病有关的仅为新生物性息肉，即腺瘤。直肠腺瘤为一重要的癌前病变，包括管状腺瘤、绒毛状腺瘤、混合性腺瘤等。早期的直肠癌需要与之鉴别，主要是通过内镜下观察形态及活检病理以鉴别。

3. *神经内分泌肿瘤* 可见于胃底至肛门整个消化道，起于近肠腺腺管底部的嗜银细胞。神经内分泌肿瘤侵入黏膜下层时，一般认为不致转移，可以局部切除治疗，但当侵入肠壁肌层时，则可发生转移。肿瘤小于 2 cm 常无转移，大于 2 cm 可有转移。部分患者可合并类癌综合征，这是由于 5-羟色胺水平异常而表现为皮肤潮红、腹泻、哮喘、发绀、呼吸困难、指间关节疼痛、精神失常及心内膜纤维病变。类癌综合征在临床上十分罕见。直肠癌和直肠神经内分泌肿瘤可通过病理诊断鉴别。

七、治疗

直肠癌的治疗方法目前公认的为外科手术、化疗、放疗等，采取外科为中心的综合疗法使得直肠癌的 5 年生存率大为提高。

(一) 手术治疗

手术切除仍然是直肠癌的主要治疗方法。凡是能切除的直肠癌，如无手术禁忌证，都应尽早实施直肠癌根治术，切除的范围包括癌肿、足够的两端肠段、已侵犯的邻近器官的全部或部分、四周可能被浸润的组织及全直肠系膜和淋巴结。如不能进行根治性切除时，也应该进行姑息性切除，使症状得到缓解；如伴发能切除的肝转移癌，应该同时切除。Heald 等在 1982 年提出全直肠系膜切除术（total mesorectal excision，TME），正得到越来越广泛的认可和应用，并已成为直肠癌手术的“金标准”。多年临床实践表明，TME 的操作原则为低位直肠癌手术治疗带来了 4 个结果：降低了局部复发率，提高了保肛手术成功率，保全了术后排尿生殖功能，提高了术后 5 年生存率。

临床上将直肠癌分为低位直肠癌（距齿状线 5 cm 以内）、中位直肠癌（距齿状线 5～10 cm）、高位直肠癌（距齿状线 10 cm 以上）。手术方式的选择根据癌肿所在部位、大小、活动度、细胞分化程度以及术前的排便控制能力等综合因素判断。

1. *局部切除术* 适用于早期瘤体小于 3 cm、局限于黏膜或黏膜下层、分化程度高的直肠癌。手术方式主要有：① 经肛门径路手术；② 经肛门括约肌径路手术；③ 经骶部径路（Kraske）手术；④ 经肛门内镜微创手术（transanal endoscopical microsurgery，TEM）。

2. *腹会阴联合直肠癌根治切除术（Miles 手术）* 适用低位直肠癌无法保留肛门者。① 癌肿下缘距肛缘 5 cm 以内；② 恶性程度高；③ 肛管、肛周的恶性肿瘤。切除范围包括乙状结肠远端、全部直肠、肠系膜下动脉及其区域淋巴结、全直肠系膜、肛提肌、坐骨直肠窝内脂肪、肛管及肛门周围 3～5 cm 的皮肤、皮下组织及全部肛门括约肌，于左下腹永久性乙状结肠单腔造口。

3. *经腹直肠癌切除、结肠直肠骶前吻合术（Dixon 手术）* 是目前最多的直肠癌根治术式，适用于中高位直肠癌。遵循 TME 原则。由于吻合口位于齿状线附近，在术后一段时间内大便次数增多，排便控制较差。

4. *腹腔镜直肠癌切除术（腹腔镜 Miles 或 Dixon 手术）* 为近年来逐渐成熟的术式，具有创伤小、解剖精密清晰、术后恢复快等优点，使得患者总体保肛可能性增加，改善了术后生存质量。遵循 TME 原则，需要掌握适应证。近年来随着微创技术不断发展，演变出如机器人腹腔镜手术、腹腔镜 NOSES 手术（natural orifice specimen extraction surgery），即腹腔镜经自然腔道取标本手术，又称腹腔镜腹部无辅助切口手术、经肛全直肠系膜切除手术（transanal total mesorectal excision，TaTME）等，其各自适应证、可行性及安全性仍需进一步研究。

5. *经腹直肠癌切除、近端造口、远端封闭手术（Hartmann 手术）* 适用于全身一般情况很差、不能耐受 Miles 手术或急性梗阻不宜行 Dixon 手术的直肠癌患者。

6. *晚期直肠癌患者当发生排便困难或肠梗阻时* 可行乙状结肠双腔造口。

（二）化学治疗

化疗方案同结肠癌。

（三）放射治疗

放疗作为手术切除的辅助疗法，有提高疗效的作用。对于无法手术的患者，也可单独或联合化疗使用。术前的放疗可以令癌症降期提高手术切除率，减低术后的复发率。术后放疗仅适用于晚期或手术未达到根治或术后复发的患者。

（四）直肠癌需要造口的情况

直肠癌治疗中关于肠造口主要可分为临时性造口（亦可称为预防性造口）及永久性造口。当直肠肿瘤一期切除吻合后，是否追加行近端肠道临时性造口术主要取决一下情况：① 吻合口低位、超低位；② 术前接受新辅助放疗的患者；③ 吻合欠满意如吻合口张力大、吻合口血运不佳；④ 术前肠道梗阻导致术中肠壁水肿、梗阻近端肠管扩张或肠道准备不理想等，上述情况均为直肠癌术后吻合口瘘的高危因素，建议行近端肠道预防性造口术。

永久性造口主要运用于腹会阴联合直肠癌根治切除术（Miles 手术）、腹直肠癌切除、近端造口、远端封闭手术（Hartmann 手术）、直肠癌术后局部复发等，其造口方式多选择近端乙状结肠造口，造口方式有单腔、双腔、经腹膜外造口等，相关内容详见后面章节。

第三节　肛　管　癌

肛管癌指起源于肛管或主要位于肛管的肿瘤。最常见的类型是与 HPV 相关的鳞状细胞癌和腺癌。肛管癌是少见的肿瘤，通常发生在中年，在下消化道肿瘤中占 4%。在肛管癌中，75%～80%的患者是鳞状细胞癌，约 15%为腺癌。资料表明，1998 年，美国有 3 300 例新发的肛管癌患者，包括 1 400 例男性和 1 900 例妇女。据估计每年有约 500 人死于本病。肛管癌的发生率大约是 1/100 000。英国每年约有新发病例 500 例，美国大约为 3 500 例。近 50 年来，肛管鳞状细胞癌的发病率显著上升。人类免疫缺陷病毒（HIV）阳性的患者中，肛管癌的发生率高于阴性患者的 2 倍，大多数肛管鳞状细胞癌可检测到 HPV DNA，在有肛门性交的男性患者中，肛管癌的发生率高达 35/100 000（图 3－6）。

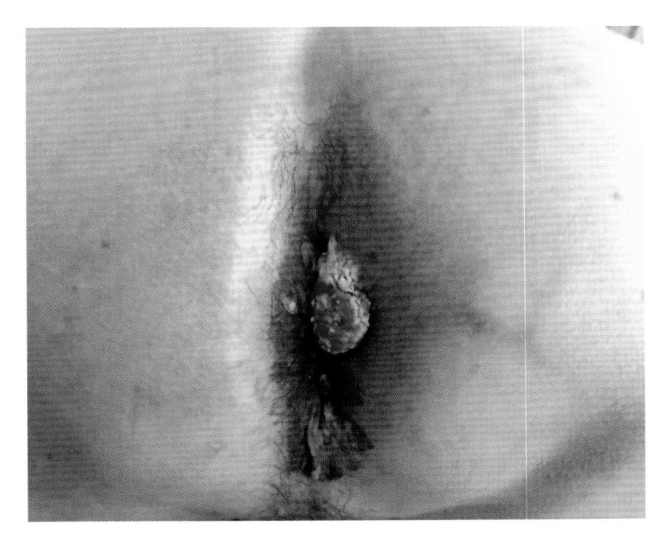

图 3－6　肛管癌

一、病因

（一）感染

肛管癌的发病因素并不清楚，其中人类乳头瘤病毒（HPV）的感染是肛管癌最重要的发病因素。在 HPV 的众多亚型中，HPV216 与肛管癌的关系最为密切。在肛管的鳞癌中，HPV216 的阳性率有文献报道可以达到 56%，应用分子技术，相当多的肛管癌可以检测到 HPV 的 DNA。

（二）免疫功能低下

患者的免疫功能与肛管癌有明显的相关性，获得性免疫缺陷综合征（AIDS，艾滋病）患者的肛管癌发病率明显增加。患者危险度的增加一般认为可能是因为患者免疫功能低下，在这种情况下增加了 HPV 的易感性；同样，进行肾移植的患者罹患肛管癌的危险明显增加，是普通人群的 100 倍。此外放射治疗是肛管癌的危险因素，可能是因为机体的免疫系统受到抑制的缘故。

（三）肛门周围的慢性疾病、局部刺激和损伤

这类人群中肛管癌的危险度较普通人群明显增加。有研究显示，41%的患者在出现肛管癌之前存在肛瘘和其他良性疾病，但是这些疾病与肛管癌的直接关系还存在争论。

二、病理

肛管癌的肿瘤中心位于齿状线的 2 cm 以内。按组织学分，发生于黏膜上皮，无论是腺上皮、移行上皮，还是鳞状上皮，均称为肛管癌；发生于皮肤或远端黏膜皮肤交界处的，称为肛缘癌。

WHO 肛管癌的病理分类：鳞状细胞癌、腺癌、黏液腺癌、小细胞癌和未分化癌。病理类型有地域的变化，例如，在北美和欧洲，鳞癌占 80%；在日本仅 20%的肛管癌是鳞癌。在 WHO 分类中，除了 80%的鳞癌外，剩下的 20%上皮肿瘤主要为结直肠黏膜型的腺癌，以及少见的，来自肛管腺体或肛窦的黏液腺癌、小细胞癌和未分化癌。

肛管上皮性癌的播散方式主要是直接浸润和淋巴转移，血行转移较少见。早期即可有括约肌和肛周组织的直接侵犯。约有半数的病例肿瘤侵犯到直肠和（或）肛周区域。进展期的肿瘤可浸润骶骨或骨盆壁。女性常浸润至阴道，然而，男性的前列腺浸润则不常见。进展期肿瘤的局部转移较盆腔外转移更常见，仅 10%的患者在诊断时发现已有远处转移，发生远处转移的常见部位是肝脏和肺。

齿状线以上肿瘤的淋巴主要引流到直肠周围、髂外、闭孔和髂内。Boman 的报道显示，在经腹会阴切除术中，30%的肛管癌有盆腔淋巴结转移，16%有腹股沟淋巴结转移。位于远端肛管的肿瘤引流至腹股沟-股骨区域、髂外和髂总淋巴结。15%～20%的患者在就诊时已有腹股沟淋巴结转移，通常是单侧腹股沟转移，而 10%～20%是在以后的检查时发现的。

三、临床症状

1. 肛门部刺激症状　早期肛管癌可无症状，至溃疡形成后可出现局部疼痛，疼痛常是肛管癌的主要特征，疼痛呈持续性，便后加重。另外常有肛门不适、异物感、瘙痒等。累及肛门括约肌时可出现便意频频、里急后重、排便困难、大便失禁，同时有粪条变细、变窄，粪中有黏液及脓血等，开始有少量便血，随着病情发展而逐渐加重。

2. 肛门部肿块表现　初起，肛管部出现小的硬结，逐渐长大后表面溃烂，形成溃疡，其边缘隆起，并向外翻转，呈紫红色，有颗粒结节，底部不平整，呈灰白色，质地较硬，有触痛。也有的呈息肉状或蕈状。

3. 晚期消耗衰竭及转移症状　晚期患者有消瘦、贫血、乏力等恶病质表现。腹股沟淋巴结肿大。若转移至肝脏、肺及侵犯前列腺、膀胱、阴道后壁、宫颈等周围组织器官时，可出现相应症状。

四、辅助诊断

影像学检查对于肿瘤的分期有很大的帮助，进行这些检查的目的在于了解肿瘤对于周围组织的侵犯情况、是否存在区域淋巴结的转移、是否存在远处的转移。包括胸部的 X 线检查、腹部的超声或者 CT 检查，以及盆腔的 CT、MRI 检查，有条件的单位可以进行肛管直肠内的腔内超声检查，对于判断病变的侵犯深度有帮助。盆腔的 CT 检查对于判断肛管癌的侵犯深度和区域淋巴结的情况有很大帮助。

五、临床分期

目前肛管癌的分期最为公认的是 AJCC/UICC 的 TNM 分期系统。与肠道系统的其他的 T 的分期不同，肛管癌分期中 T 采用的是肿瘤的大小而非肿瘤的侵犯深度（表 3－2）。

表 3－2　AJCC/UICC 的 TNM 分期

分期	描述
原发肿瘤（T）	
Tx	原发肿瘤无法评价
T_0	没有原发肿瘤
Tis	原位癌
T_1	肿瘤最大直径≤2 cm
T_2	肿瘤最大直径>2 cm，但<5 cm
T_3	肿瘤的最大直径>5 cm
T_4	肿瘤侵犯邻近器官（阴道、尿道、膀胱），不论肿瘤的大小
淋巴结转移（N）	
Nx	区域淋巴结无法评价
N_0	区域淋巴结无转移
N_1	直肠系膜、腹股沟、髂内和（或）髂外淋巴结存在转移
N_{1a}	直肠系膜、腹股沟或髂内淋巴结存在转移
N_{1b}	髂外淋巴结存在转移
N_{1c}	髂外淋巴结和任意 N_{1a} 淋巴结存在转移

续　表

远处转移(M)
M_0　无远处转移
M_1　存在远处转移
TNM 临床分期
0 期　$TisN_0M_0$
Ⅰ期　$T_1N_0M_0$
ⅡA 期　$T_2N_0M_0$
ⅡB 期　$T_3N_0M_0$
ⅢA 期　$T_{1\sim2}N_1M_0$
ⅢB 期　$T_4N_0M_0$
ⅢC 期　$T_{3\sim4}N_1M_0$
Ⅳ期　T 任何 N 任何 M_1

六、诊断和鉴别诊断

(一) 诊断

(1) 对有肛门刺激症状、肿块结节等或原有肛门部疾患者,局部出现硬结或溃疡时应考虑到有本病的可能性而进行进一步检查。

(2) 肛门部视诊、肛门指诊、肛门镜检查可见肛管部有硬结或癌性溃疡,晚期肛门括约功能松弛,肛门指诊可明确癌肿的性质、扩展范围及固定程度等。

(3) 本病的最后确诊需要组织活检病理检查,阳性者即可确定诊断。

(4) 腹股沟淋巴结触诊检查,若发现淋巴结肿大而坚韧者,应进行淋巴结活检,明确其性质。

(二) 鉴别诊断

本病应注意与下列疾病相鉴别。

1. *直肠癌*　直肠癌可以侵犯到肛管,甚至可以到达齿线处。诊断要靠病理检查。但直肠腺癌的预后较鳞状细胞癌为佳。

2. *肛瘘*　感染性肛瘘的表现有时类似肛管癌,肛瘘多在肛管后、前正中处,并与齿线处相连,肛管黏膜完整,探针检查有助于鉴别。

3. *恶性黑色素瘤*　该肿瘤在肛管处少见。典型的黑色素瘤外观似血栓性痔,但触诊为硬性结节,偶有压痛。若表面有色素及溃疡,则诊断不难,但半数黑色素瘤无色素,易误诊,活检可明确诊断。

七、治疗

目前的治疗方式是以放疗和化疗为主的综合治疗,特别是肛管鳞癌,以放疗为主。手术治疗适用于疾病的组织病理活检确诊或者在综合治疗效果不佳的情况下的补救措施。单纯放疗在有明显的化疗禁忌证的情况下采用,一般不将化疗单独作为肛管癌的治疗方法。

(一) 手术治疗

手术治疗是治疗肛管腺癌的主要方法。影响术式选择的因素主要有肿瘤大小、浸润深度、淋巴结转移及患者全身情况等。

1. *局部切除术*　原发瘤≤2 cm 的肛管癌行局部肿瘤切除,多可获治愈性效果。但目前,临床诊断时肛管癌原发瘤<2 cm 者仅占少数。尽管局部肿瘤切除是患者最易接受的术式,但作为肛管癌治疗的唯一手段(不加术后放疗等)时应严格掌握其指征。对原发瘤>2 cm 者,效果不理想。

2. *腹会阴联合切除*　20 世纪 70 年代以前,肛管癌的最主要的治疗方式是广泛的腹会阴联合切除术。对大多数肛管癌来说,腹会阴联合切除是标准而有效的治疗手段。其手术切除范围与直肠癌腹会阴联合切除相似。但肛管癌的淋巴转移途径有上方向、侧方向和下方向三个方向,其上方向的淋巴转移率较直肠癌为低,且多发生于左结肠动脉分支以下。但其侧方向的淋巴转移明显,且还有相当数量的下方向的腹股沟淋巴结转移,这种淋巴转移方式决定了肛管癌根治术与直肠癌根治术不可能完全相同。肛管癌的腹会阴联合切除术对上方向的淋巴清扫只清除到左结肠动脉分支以下即可,而对侧,同方向的淋巴清扫则必须彻底。对于下方向淋巴清扫首先要充分切除肛周的皮肤,至少要切除肛门周围 3 cm 以上的皮肤。一般前方应切至阴囊基部与皮肤交界处,女性为阴道口同与肛门之间的中点,若癌肿位于肛管前壁,应将阴道后壁一并切除。后方应切至尾骨,两侧切至坐骨结节内侧,皮下组织及坐骨直肠窝 1 cm 内脂肪也应充分切除。

对于肛管下方向的腹股沟淋巴结转移,由于腹股沟淋巴清扫术后常发生淋巴漏、下肢水肿、下肢感染、会阴部肿胀等明显影响生活质量的并发症,因此一般不主张常规做腹股沟淋巴结清扫。对无明显淋巴结转移者,原发瘤治疗后对腹股沟淋巴结随诊即可,一般术后 6 个月内应每月检查一次,6 个月后至

2年内应每2个月复查一次。对临床已有腹股沟淋巴结转移可疑的病例，局限的腹股沟淋巴结清除加术后放疗并不比扩大的髂腹股沟淋巴结清除效果差，但可明显降低下肢水肿等并发症。

（二）放射治疗

20世纪70年代以前，放射治疗仅作为那些不能手术的晚期或复发后病例的姑息性治疗。自从Nigro等提出对于肛管鳞癌进行术前放疗同时行化疗的综合治疗方法后，对肛管癌的治疗观念发生了根本性的变化，肛管癌的治疗从以手术为主转变为放化疗结合的综合治疗。其优势在于可以保留肛门，提高患者的生活质量，而疗效与手术治疗是相似的。越来越多的放射治疗结果显示了其对肛管癌的良好疗效及其保留肛门功能方面的作用。对于T_1、T_2及较小的T_3期肿瘤，放疗治愈率较高，对于较大的肿瘤，采用放疗加手术的联合治疗方法可使部分病例达到根治目的。

（三）化学治疗

肛管癌对化疗有一定敏感性。常用的化疗药物有5-Fu、MMC、博莱霉素等。5-Fu作为放疗的增敏剂可明显延长无瘤生存期及远期生存率。5-Fu与MMC联合应用可减少单药的剂量而提高局部控制率及远期生存率。

（四）放化疗联合治疗

放疗与化疗结合的方案可以获得满意的无病生存和总体生存率，被认为是肛管癌的标准治疗方案。目前在欧美，综合治疗作为肛管癌的治疗措施已经得到公认。对T_1、N_0的患者，《NCCN指南》要求采用放射治疗（RT 50～59 Gy）± 丝裂霉素（MMC）或5-Fu。对$T_{2\sim4}$、N_0或任何T淋巴结阳性的患者，主张采用MMC或5-Fu+放射治疗（RT 50～59 Gy），并包括腹股沟淋巴结的照射。

目前在美国，被广泛接受的综合治疗方案是患者接受持续的盆部放疗，总剂量达到45 Gy（其中30Gy为全盆照射，15 Gy为真骨盆照射），并且同时进行两个周期（第1周和第5周）的持续的5-Fu输注（1 000 mg/m^2，第1～4天），以及单次的MMC（10 mg/m^2，D1）给药；如果在治疗结束6周以后没有达到完全缓解，患者接受为期1周的补充治疗，具体包括1个周期的化疗[持续的5-Fu输注，1 000 mg/m^2，第1～4天；单次给予顺铂（CDDP）10 mg/m^2，第2天，同时进行9 Gy的原发肿瘤的照射]，在经过补充治疗后6周如果进行活检仍然存在残余病灶，则进行补救性手术。手术方式为腹会阴联合切除。

综合治疗可以同时进行或顺序进行。若顺序治疗，化疗先于放疗。有报道显示，顺序治疗的效果差于同时进行的效果，因此对于肛管癌的综合治疗多数是同时进行。需要强调的是，尽管同时进行综合治疗的患者施行补救性手术的机会较低，但是在这方面有随机性的前瞻性研究资料。对于某些存在高危因素患者（如T_4期肿瘤），首先进行诱导化疗，然后同时进行放疗和化疗可能效果更好，这方面需要更加深入的研究。

第四节　结直肠、肛管其他少见恶性肿瘤

一、结直肠神经内分泌肿瘤

（一）流行病学

胃肠道神经内分泌肿瘤（GI-NEN），NEN包括胃、十二指肠、小肠、阑尾、结肠以及直肠NEN，其中回肠、直肠和阑尾NEN最为常见。结直肠NEN的发病部位主要在直肠（51.08%），其次为升结肠（33.04%，包括盲肠）、乙状结肠（5.94%）、直乙交界处（4.54%），横结肠（1.88%）和降结肠（1.10%）则相对少见。在我国尚缺乏全面的统计信息，2012年郭林杰等汇总1954—2011年国内发表的所有相关文献，总结GEP-NET共11 671例，其中直肠NEN 2 835例，占24.3%；阑尾NEN 1 298例，占11.1%；其他部位NEN所占比例均未超过10%。

（二）病理

自1907年德国病理学家Oberndorfer提出类癌（carcinoid）的概念以来，“类癌”一直是临床医师

和病理学家对消化道 NEN 的总称。1907 年，Oberndoffer 首次发现胃肠道一种上皮性肿瘤，结构较单一，侵袭行为比普通癌低，因此认为这是一种类似于癌的良性肿瘤，所以将其命名为“类癌”。但后来，众多研究表明这是一种恶性肿瘤，并可发生转移，具有从惰性的缓慢生长、低度恶性，直至高转移性等明显恶性的一系列生物学行为。2000 年的 WHO 分类依据不同的生物学行为将 NEN 分成 3 个基本类型：高分化神经内分泌肿瘤（well-differentiated endocrine tumor，WDET）、高分化神经内分泌癌（well-differentiated endocrine carcinoma，WDEC）和低分化神经内分泌癌/小细胞癌（poorly-differentiated endocrine carcinoma/small cell carcinoma，PDEC），并于 2004 年按肿瘤的大小、增生指数、原发部位、分化和所分泌的激素、有无血管浸润和侵犯周围脏器、有无淋巴结和肝脏转移等对 NEN 进行详细分类。该分类在分级系统中加入了分期的相关信息，并列出生物学行为不确定的类型，使分类系统复杂难懂，妨碍了其应用。欧洲神经内分泌肿瘤协会（European Neuroen Docrine Tumor Society，ENDTS）在 2006 年细化了 NEN 的病理分级标准，按肿瘤的组织学特点（细胞分裂指数及 ki67 指数）对肿瘤恶性程度进行分级（G1、G2、G3），并同时按肿瘤所在部位不同进行分级。在此基础上，WHO 2010 年消化系统肿瘤分类对 NEN 提出了新的分类系统，将胃肠道 NEN 分为 NET、NEC、混合性腺神经内分泌癌（mixed adenoendocrine carcinoma，MANEC）、部位特异性和功能性 NEN。

2013 年 4 月 11 日，我国在北京举行了“2013 年中国胃肠胰神经内分泌肿瘤病理学诊断共识专家研讨会”，撰写了新一版的《中国胃肠胰神经内分泌肿瘤病理诊断共识（2013 版）》，进一步强调和说明 GEP - NEN 诊断和分级的部分细则，增加近年在 GEP - NEN 诊断、分类和分级方面的最新研究结果。

（三）临床表现

根据激素分泌功能，NEN 可分为功能性和非功能性两大类。功能性 NEN 常表现为相关激素过量分泌引起的症状。非功能性的 NEN 一般无明显临床症状。结直肠 NEN 多为非功能性，早期难以发现，常由于腹部疼痛、肛周坠胀、贫血、便血、大便习惯改变、大便性状改变、体重下降等原因就诊而发现，或通过直肠指检或肠镜检查发现。

（四）辅助检查

结肠镜是诊断结直肠 NEN 的常用检查，通过肠镜检查并可取活检进行病理检查以明确有无肿瘤。报道表明术前活检可以对 59.3%的患者做出正确诊断。CT、MRI、PET - CT 和血管造影都可以帮助确定肿瘤位置、估计临床分期和监测转移。这些检查通常可以发现直径为 1～3 cm 的肿瘤，因此对直径<1 cm 的肿瘤敏感性不高，此时可以使用超声内镜，能清晰地显示肿瘤原发灶及血管浸润和淋巴结转移情况，其敏感性和特异性分别为 87%和 93%。由于大部分结直肠 NEN 局限于黏膜下，常规内镜不便于进行组织活检，超声内镜引导下进行穿刺取组织活检成为诊断结直肠 NEN 的一项重要手段。病理诊断：组织病理学形态是诊断 NEN 的基础，判断组织学分化程度是 NEN 诊断的重要步骤。免疫组织化学是诊断 NEN 的一项重要手段。结直肠 NEN 对嗜铬蛋白 A（chromogranin A，CgA）、神经烯醇化酶（neuron-specific enolase，NSE）、囊泡突触素（synaptophysin，Syn）等多种神经内分泌标志物反应阳性。其中血清 CgA 在 81%的 NEN 患者中表达水平高于正常，是目前诊断 NEN 的最佳标志物。但是，CgA 的敏感性一般，它在 NEN 中的表达不一致，甚至在一些低分化 NEN 中不表达。因此，根据 2010 年第 4 版 WHO 消化肿瘤分类，NEN 应当按组织分化程度和细胞增殖活性进行分级。增殖活性分级推荐采用核分裂象数和（或）Ki - 67 标记率两项指标（表 3 - 3）。通常核分裂象数与 Ki - 67 标记率呈正相关；少数情况下，两者可能出现不一致，应采纳分级较高的结果。在手术切除的标本中，核分裂象数和（或）Ki67 标记率均可使用；在活检小标本中，若计数不足 50 个高倍视野，依据 Ki67 标记率评估分级更为可靠。对于细针穿刺行细胞学检查的标本，则难以进行组织学分级。对于临床判断与病理组织学结果不符的，建议再次活检。

表 3-3　2010 年 WHO 神经内分泌肿瘤分级

分　级	核分裂象数(/10HPF)	Ki-67 标记率(%)
G1(低级别)	<2	≤2
G2(中级别)	2～20	3～20
G3(高级别)	>20	>20

(五) 治疗

1. 手术治疗

(1) 结肠 NEN 的根治性手术与结肠腺癌的手术切除范围及淋巴结清扫类似。对<2 cm 的 NEN 可以考虑内镜下切除。对于切除不完整或者是 G3 的患者,应按照结直肠腺癌的规范进行手术。对于转移性结肠 NEN,手术理念与腺癌不同,由于易出现肠梗阻,通常需要切除原发灶,再针对转移灶行进一步处理。

(2) 直肠 NEN 如>2 cm、T_3/T_4、分级为 G,或者存在区域淋巴结转移者,治疗方法同直肠腺癌,可考虑全直肠系膜切除(total mesorectal excision, TME)的直肠前切除术(anterior resection, AR)或腹会阴联合切除术(abdominoperineal resection, APR)。对于<2 cm 的肿瘤建议先超声内镜检查,明确肿瘤侵犯深度,再决定是否经肛门或内镜下行局部切除。对于高级别转移性结直肠 NETs,有研究表明,切除原发灶对患者总生存并没有获益。

2. 药物治疗

(1) 化疗:对于分化良好(G1/G2)的 NEN,化疗效果较差,在缺乏其他治疗方案或者其他方案疗效不佳时可考虑化疗,常用药物为链脲霉素,可联合氟尿嘧啶、多柔比星(阿霉素)、铂类进行全身静脉化疗,也可使用口服化疗药替莫唑胺。由于低分化(G3)NEN 的形态和生物学特性与肺小细胞癌相似,顺铂联合依托泊苷(EP 方案)已被证实有明确疗效,在治疗低分化的结直肠神经内分泌癌时有效率为 53%～67%,但是缓解期不长(8～9 个月),生存期也<16 个月。

(2) 生物治疗:生长抑素类似物(somatostatin analogs, SSA)治疗 NEN 的主要作用在于缓解肿瘤症状以及减缓肿瘤进展。有研究表明,长效 SSA 还具有抑制肿瘤增殖,直接抗肿瘤的作用。

(3) 分子靶向治疗:常见的分子靶向治疗药物有抗血管生成药物舒尼替尼和 mTOR 抑制剂依维莫司。舒尼替尼是一种多靶点酪氨酸激酶抑制剂,通过作用于生长因子受体如血管内皮生长因子受体、血小板源性生长因子受体等抑制生长因子的效果,从而影响新血管的生成,抑制肿瘤细胞生长、扩散,延长患者总体生存期的目的。依维莫司能够持续抑制 mTOR 信号通路、阻断信号传导,具有抑制肿瘤生长与增殖,抑制肿瘤营养代谢和抑制肿瘤血管生成等抗肿瘤作用。

二、结直肠淋巴瘤

(一) 流行病学

胃肠道含有十分丰富的淋巴组织,这种淋巴组织称为黏膜相关淋巴样组织(mucosa-associated lymphoid, MAL),其原发性淋巴瘤占结外淋巴瘤的 30%～60%,胃肠道淋巴瘤以非霍奇金淋巴瘤(NHL)为多,占人体非霍奇金淋巴瘤的 5%～40%,极少数为霍奇金淋巴瘤。其中原发性结直肠恶性淋巴瘤(primary colorectal malignant lymphorna, PCML)在临床上极为罕见,在所有结外胃肠道淋巴瘤中占 10%～20%,占结直肠恶性肿瘤的 0.2%～0.6%。据西方国家的文献报道,原发性结直肠淋巴瘤的发病者中男性多于女性,大致为 1.5∶1 或 2∶1,发病年龄多为 40～60 岁,而我国香港学者报道的结直肠淋巴瘤的发病年龄相对偏大,主要为 60～70 岁,这可能与不同区域之间淋巴瘤发病的病理类型及发病趋势有关。

(二) 病理

2000 年,WHO 淋巴瘤分类中将 MALT 淋巴瘤正式划归为结外边缘区 B 细胞淋巴瘤,目前文献所用的分类多采用 REAL 或 WHO 分类。结直肠淋巴瘤的病理分型同样参照 2008 年 WHO 制定的淋巴瘤新分类:低度恶性 B 细胞淋巴瘤包括边缘带 MALT 淋巴瘤(黏膜相关组织淋巴瘤)、滤泡淋巴瘤、套细胞淋巴瘤、浆细胞瘤。高度恶性 B 细胞淋巴瘤包括弥漫性大 B 细胞淋巴瘤(diffuse large B cell lymphoma, DLBCL)伴有 MALT 淋巴瘤(指从前的高度恶性 MALT 淋巴瘤)、DLBCL 不伴有 MALT 淋巴瘤、伯基特(Burkitt)淋巴瘤或淋巴母细胞性淋巴瘤及 T 细胞淋巴瘤。

大多数结直肠淋巴瘤患者的初期症状不典型，这主要是由于结直肠淋巴瘤常发生于肠壁的黏膜下层，呈膨胀性生长，很少侵及黏膜，主要表现为慢性的消化道反应，包括消化不良、贫血、体重减轻、腹泻、便血等，因此在临床上更加容易漏诊和误诊，从而错过早期最佳的治疗时机。

（三）临床表现

原位结直肠淋巴瘤的体征不明显，若触及腹部包块或已发展至恶病质则病程已进展至终末期，当肿瘤累及直肠时可有便血及排便习惯等的改变，部分直肠淋巴瘤的患者在直肠指诊时可触及软组织肿块。临床上常见的症状常常可以提示胃肠道病变所在的位置，多合并贫血、发热、盗汗、恶病质少见。这是由于虽然结直肠淋巴瘤是恶性发病但大多数局限于黏膜下层，对食物消化吸收影响较小，因此大多数患者的临床症状不典型但病情分期较晚。

（四）辅助检查

大多数患者表现出消化系统的症状，在例行常规体检时发现，如超声、结肠镜、钡灌肠、CT 等检查手段多能发现病变，其中常用的检查手段中结肠镜的确诊率最高，结直肠淋巴瘤有其特征性的镜下表现，包括受累肠段有息肉状的肿块、弥漫性肠炎、黏膜下的结节或癌外观，有时伴有大量肠腔内息肉状赘生物，但缺乏特异性。结直肠淋巴瘤由于其黏膜下发病的特点使肠镜下取活检确诊淋巴瘤的概率较低，直到晚期肿瘤才累及黏膜表面，并且内镜下活检取材不当，量少、组织受挤压、深度不够，均易造成漏诊、误诊。也有学者认为术前采用多次、多部位的深取材，钳至黏膜下层可以提高活检率，但更增加了肠道穿孔、出血等并发症的发生率，尤其是易发生于经过淋巴瘤化学治疗后的患者。

超声和 CT 是首选的无创检查手段，CT 可以为淋巴瘤的治疗提供准确的治疗前分期，为各种治疗手段的评估提供依据。超声可以发现结直肠病灶并且发现肝脾的转移灶，或提示腹膜后及远处有无转移肿大的淋巴结。临床上确诊原位结直肠淋巴瘤仍主要依据手术后的最终病理标本得以证实，很少是通过取活检时发现病变再选择性进行手术治疗。免疫组化方法在淋巴瘤的诊断与细胞分型方面起重要作用，它有助于与反应性淋巴细胞增生鉴别，临床上常见的检查项目有 LCA、L26、CEA、IgM、IgG、CD20、CD3、Kappa、Lambda、c-myc 等。

（五）治疗

结直肠恶性淋巴瘤应采取以外科手术为主的联合治疗最为合理，而不仅将外科治疗局限于处理急腹症等急诊手术。主要体现在：① 外科手术切除肿瘤后可获得更多肿瘤组织，行下一步病理免疫组化及分子基因等相关检测，有助于确诊、验证术前诊断。② 术后的病理结果可获得精准的临床病理分期，有助于制订个体化抗肿瘤治疗方案及评估预后情况。③ 肿瘤切除后减轻全身肿瘤负荷，有助于提高全身化疗的疗效。④ 对于不拒绝接受全身化疗或不耐受化疗的患者，外科手术是唯一有可能治愈疾病的手段。

通过手术还可明确诊断并对病变做出精确分期，为制订合理的治疗方案提供依据。可选用的治疗方案有：① 手术 + 术后化疗和放疗：适合于局部肿瘤较小的Ⅰ期和Ⅱ期患者。② 术前化疗 + 手术 + 术后化疗和放疗：对于临床Ⅲ、Ⅳ期患者或局部肿瘤较大，手术清除肿瘤困难者，以及第一次手术未切除肿瘤者，应先进行 2～4 个疗程的化疗，然后尽可能地将原发肿瘤根治性切除，术后再行巩固化疗和辅助放疗。对无法切除的肿瘤也应尽可能做“减负荷”手术，并在有肿瘤残留或疑有残留的部位放置银圈标记，术后辅以化疗和放疗。③ 单纯化疗：适应于晚期或不能耐受手术者，可酌情辅以放疗。近年来针对 CD20 阳性的淋巴瘤的分子靶向药物——利妥昔单抗（美罗华）的应用使淋巴瘤的治疗进入了一个新阶段。

结直肠恶性淋巴瘤的预后与肿瘤分类、浸润范围、有无转移、能否切除及术后是否放疗、化疗等有关。凡肿瘤侵犯广泛、肠系膜淋巴结或膈上淋巴瘤都受侵犯、不能根治切除及术后未能采用综合治疗者预后差。一般结直肠恶性淋巴瘤的 5 年生存率约为 39%，手术切除后辅以化疗和（或）放疗者的 5 年、10 年生存率分别为 67% 和 61%。

三、肛管直肠黑色素瘤

肛管直肠恶性黑色素瘤（anorectal malignant

melanoma，ARMM)是一种临床罕见的恶性肿瘤，由 Moore 等于 1857 年首次报道，占全部黑色素瘤的 0.4%～1.6%，占肛管直肠恶性肿瘤的 0.05%～4.6%。该病好发于老年、女性，恶性程度高，67%患者确诊时已出现远处转移。目前病因尚未明确，可能与良性黑痣史、HIV 感染有关(图 3－7)。

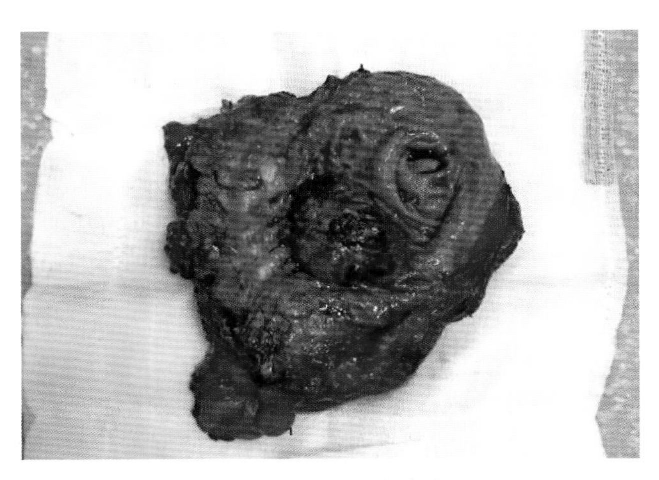

图 3－7 直肠黑色素瘤

(一) 肛管直肠恶性黑色素瘤的病因与病理

肛管直肠恶性黑色素瘤病因现尚不清楚，良性痣被认为是肛管直肠恶性黑色素瘤的原因和其重复性机械性刺激或损伤后形成的疾病。一般认为黏膜鳞状上皮基底层的黑色素母细胞恶变可导致肛管恶性黑色素瘤发生，其来源一种认为是直肠黏膜存在黑色素母细胞，在多种刺激因素下发生恶变，另一种认为是肛门部的黑色素细胞恶变向上发展，以转移的形式传播。也有部分学者认为恶性黑色素瘤的发生与人乳头瘤病毒(HPV)感染有关。病理形态上，恶性黑色素瘤具有明显的多形性和异型性，常见的病理类型为腺癌、鳞状细胞癌。细胞形态上以上皮样细胞为主，可混有如巨核细胞、多核细胞、梭形细胞等，免疫组化对无色素性黑色素瘤的诊断有意义。S100、Vimentin 是恶性黑色素瘤敏感的免疫组化标记。

(二) 肛管直肠恶性黑色素瘤的临床表现与分期

相比于其他恶性直肠疾病，肛管直肠恶性黑色素瘤患者没有明显的临床表现。肛管直肠恶性黑色素瘤患者常见于中老年人，以老年女性患者多见，主要症状为便血，其他症状如肛门肿块、疼痛、排便习惯改变、腹泻等，相关检查时行病理诊断而确诊此病。因肿瘤位于直肠，粪便摩擦后类似于痔疮出血，一般多为鲜血，有时可见黏液血便。肛管直肠刺激症状如肛门坠胀不适、排便习惯改变，常有排不净感、里急后重感。肛管直肠恶性黑色素瘤可分为三个阶段：局限性、区域性和全身性。局限性指病灶局限于肠腔、肠壁内，区域性指肿瘤穿破肠壁侵犯邻近组织，或见于区域性淋巴结转移，全身性指肿瘤转移至远处器官。转移方式有：① 直接浸润：肿瘤可沿黏膜下侵犯近端直肠，很少侵犯阴道、子宫、前列腺、膀胱等器官；② 淋巴转移：淋巴系统的转移较常见，见于肠系膜淋巴结和腹股沟淋巴结的转移，其他淋巴结转移可见，如髂淋巴结、腹主动脉旁淋巴结；③ 血行转移：发生较早，主要的远处转移器官依次为肝、肺、骨，脑是最终转移器官。

(三) 肛管直肠恶性黑色素瘤的诊断与鉴别诊断

此病在临床上较少见，且临床表现缺乏特异性。此病的诊断主要依靠临床表现、肛门指检、相关辅助检查及病理诊断，其中病理诊断是确定此病的可靠方法。结肠镜检查可发现病灶，确定病灶位置、大小、性状，可夹取局部组织行病理检查。CT 检查对早期的病灶检出敏感性较低。晚期患者因肿瘤较大，CT 表现一般不典型，表现为凸入肠腔的息肉状、蕈伞状肿块，也可表现为肠壁不均匀增厚，肠周脂肪间隙模糊，晚期患者多有淋巴结、远处器官的转移。CT 检查还可根据局部受累、淋巴结转移、远处转移情况来评估患者一般状态及分期，从而制订不同的诊疗计划。在 MRI 上，早期患者表现为肿块局限在肠腔内，脂肪间隙完整，而晚期患者肿瘤已突破肠腔，累及直肠系膜及邻近组织，可见淋巴结转移和远处器官转移。黑色素瘤的典型 MRJ 信号表现有一定特征：即在 T1WI 上呈现高信号，T2WI 呈现低信号。由于肛管直肠恶性黑色素瘤临床表现不典型，且与结直肠肿瘤临床表现类似，故主要与直肠癌相鉴别，同时还需和痔、息肉等相鉴别，确诊需行病理检查。

(四) 直肠肛管恶性黑色素瘤的治疗

治疗直肠肛管恶性黑色素瘤的主要目标是尽可

能延长患者生存期，提高生活质量。但该病治疗尚缺乏大宗的循证医学证据，暂时没有标准的诊治方案。现有治疗仍依靠手术及辅助治疗，其中外科手术治疗是目前公认的首选治疗方案。术后可予高剂量干扰素或辅助化疗，包括仍可切除的晚期患者，目前辅助放疗的作用仍有争议；对不适合切除的晚期病变可行 CTLA－4 单抗（ipilimumab）、PD－1 单抗（nivolumab、pembrolizumab）、高剂量 IL－2、达卡巴嗪、紫杉醇联合卡铂化疗等方案。免疫治疗是现阶段针对此病的重要治疗方法。据文献报道，三期临床试验结果表明，针对 CTLA4 和 PD－1 靶点的免疫治疗，提高了黑色素瘤患者 3 年生存期至 70%，总生存期至 30%。应用免疫调节剂来改善机体的免疫状态，是今后对直肠肛管恶性黑色素瘤治疗的研究。

四、大肠平滑肌瘤、间质瘤

胃肠间质瘤（gastrointestinal stromal tumor，GIST）是消化道最常见的间叶组织来源的肿瘤，其标志性地表达 KIT 蛋白（CD117），目前研究认为 KIT 或 PDGFRα（血小板源性生长因子 α）基因突变导致了 GIST 的发生。结直肠间质瘤较少见，发病率为 1/200 万～1/100 万，占胃肠间质瘤的 2.5%～11%。大多数发生在成年人，多见于 50～70 岁，但各个年龄段均有报道，男性稍多于女性。相关研究表明，其发生与地域、种族、职业等无相关性。

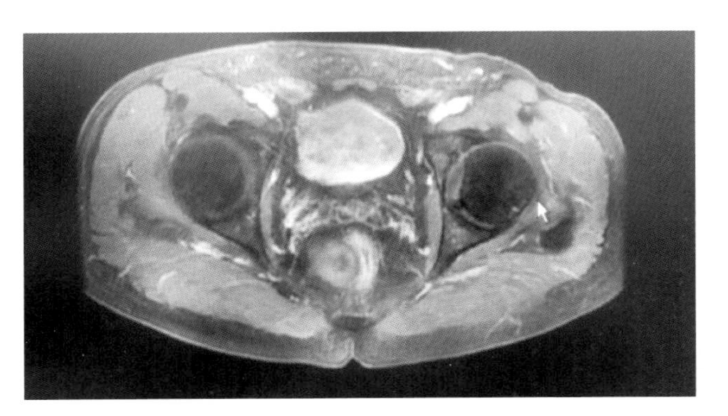

图 3－8　直肠间质瘤

（一）临床表现

结直肠间质瘤的临床表现与肿瘤的部位、大小及生长方式等有关，早期多无任何临床表现和体征。右半结肠间质瘤多以腹部包块、腹胀、腹痛等症状为主，左半结肠间质瘤多以大便习惯及性状改变、血便为主。当肿瘤体积较大时，肿瘤无论位于任何部位，都可能会有肠梗阻的表现。

（二）影像学及病理检查

CT 检查多表现为边界清晰的外生性肿块，密度中等，可见出血、坏死、囊变，其具有较高的定位诊断价值，可较清晰显示出肿瘤对周围组织的侵犯及远处转移情况。结肠镜检查可发现黏膜下肿块，超声内镜可进一步判断肿物是否为来源肌层的低回声肿块。腹部 B 超、超声内镜及 CT 引导下穿刺活检可大大提高该病的术前诊断率，但有造成肿瘤破裂、引起腹腔内种植转移的危险。

结直肠间质瘤可位于黏膜下、肠壁固有肌层或浆膜下，大多边界清楚，可有假包膜，切面呈灰白色或灰红色，可有出血、坏死、囊变等。组织细胞学分为梭形细胞型、上皮细胞型、混合型。目前认为，CD117 是诊断 GIST 的特异性抗体，常用于鉴别 GIST 与其他消化道间叶组织肿瘤。CD34 在 70%～80%的 GIST 患者中有表达，虽然其特异性低于 CD117，但其对 GIST 也具有较高的诊断价值。而 SMA、destin、S－100、NSE 及 nestin 等免疫标记物的检测有助于 GIST 的鉴别诊断。

（三）结直肠间质瘤的治疗

对于局限性结直肠间质瘤，外科手术为首选治疗方法。其治疗目标是完整切除肿块，防止肿瘤破裂播散。完整切除可提高 48%～65%的 5 年生存率；而对于进展期的结直肠间质瘤，应全面评估患者病情，视复发转移灶确定能否完整切除：若能完全切除，外科手术仍是首选的治疗措施；而对于不能完全切除的患者，首要任务是明确患者首次手术的病理情况，特别是免疫组化中 CD117、CD34 的表达情况，如果 CD117 为阳性，可考虑给予酪氨酸激酶受体抑制剂-伊马替尼（格列卫）进行辅助治疗，对于治疗有效的患者，可在治疗过程中继续评估患者手术的可行性，争取完整切除肿瘤。评估期间还需要包括外科、肿瘤科、病理科以及放射科等多学科协助共同完成，优化手术时机，加强术前、术后的管理，从而提高患者的生存率，延长其生存时间。

（杨春康　官　申）

◇参◇考◇文◇献◇

[1] 顾晋.全直肠系膜切除术[J].中华外科杂志,2004,42(15):950-952.

[2] 郭林杰,唐承薇.中国胃肠胰神经内分泌肿瘤临床研究现状分析[J].胃肠病学,2012,17(5):276-278.

[3] 何流,肖毅.经肛门全直肠系膜切除术在直肠癌根治中的应用[J].中华胃肠外科杂志,2017.

[4] 黄忠诚.直肠癌局部切除术[J].结直肠肛门外科,2013,19(6).

[5] 李鹏,钟进,刘筠,等.不典型肛管直肠恶性黑色素瘤诊断并文献复习[J].国际医学放射学杂志,2016,39(2):175-178.

[6] 刘宝华.直肠癌局部切除术的国内外进展[J].中国普外基础与临床杂志,2011,18(11).

[7] 王锡山.肛管直肠恶性黑色素瘤诊治指南解读[J].中华结直肠疾病电子杂志,2015,4(2):132-134.

[8] 王锡山.结直肠肿瘤微创外科的进展[J].中华胃肠外科杂志,2016.

[9] 王锡山.中美结直肠癌流行病学特征及防诊治策略的对比分析[J].中华结直肠疾病电子杂志,2017,6(6).

[10] 赵志勋,王锡山.直肠肛管恶性黑色素瘤的研究进展[J].中华结直肠疾病电子杂志,2015,4(3):314-317.

[11] 中国抗癌协会大肠癌专业委员会遗传学组.遗传性结直肠癌临床诊治和家系管理中国专家共识[J].中华肿瘤杂志,2018,40(1):64-77.

[12] 中国临床肿瘤学会神经内分泌肿瘤专家委员会.中国胃肠胰神经内分泌肿瘤专家共识(2016年版)[J].临床肿瘤学杂志,2016,21(10):927-946.

[13] 中华人民共和国卫生和计划生育委员会医政医管局,中华医学会肿瘤学分会.中国结直肠癌诊疗规范(2017年版)[J].中华外科杂志,2018,56(4):241-225.

[14] 周皎琳,邱辉忠,孙健,等.结直肠非霍奇金淋巴瘤32例诊治分析[J].中华外科杂志,2011,49:290-293.

[15] 中国胃肠胰神经内分泌肿瘤病理诊断共识专家组.中国胃肠胰神经内分泌肿瘤病理诊断共识(2013版)[J].中华病理学杂志,2013,42(10):691-694.

[16] 中国胃肠胰神经内分泌肿瘤病理诊断共识专家组.中国胃肠胰神经内分泌肿瘤病理诊断共识(2013版)[J].中华病理学杂志,2013,42(10):691-694.

[17] Anthony L B, Strosberg J R, Klimstra D S, et al. The nanets consensus guidelines for the diagnosis and management of gastrointestinal neuroendocrine tumors (nets): Well-differentiated nets of the distal colon and rectum[D]. Pancreas, 2010, 39(6): 767-774.

[18] Avihingsanon A, Tongkobpetch S, Kerr S J, et al. Pharmacogenetic testing can identify patients taking atazanavir at risk for hyper-bilirubinaemia[J]. J Acquir Immune Defic Syndr, 2015, 69(1): e36-e37.

[19] Ayac E, Ozdemir Y, Ozuner G. Long term outcomes of neuroendocrine carcinomas (high-grade neuroendocrine tumors) of the colon, rectum, and anal cancer[J]. J Visc Surg, 2014, 151(1): 3-7.

[20] Bernick P E, Klimstra D S, Shia J, et al. Neuroendocrine carcinomas of the colon and rectum[J]. Dis Colon Rectum, 2004, 47(2): 163-169.

[21] Boot H, Fischbach W. Gastrointestinal lymphomas[J]. Best Pract Res Clin Gastroenterol, 2010, 24: 1.

[22] Buissin D, Sterle A, Schmiegelow P, et al. Primary anorectal malignant melanoma: a rare but aggressive tumor: report of a case[J]. World J Surg Oncol, 2015, 13: 12.

[23] Circchi R, Farinella E, Trastulli S, et al. Surgical treatment of primitive gastro-intestinal lymphomas: a systematic review[J]. World J Surg Oncol, 2011, 7: 139-145.

[24] Couzin-Frankel J. Nutrition diet studies challenge thinking on proteins versus carbs[J]. Science, 2014, 343(6175): 1068.

[25] De Haan M C, Pickhardt P J, Stoker J. CT colonography: accuracy, acceptance, safety and position in organised population screening [J]. Gut, 2015, 64(2): 342-350. DOI: 10.1136/gutjnl-2014-308696.

[26] Del Orande F, Santini F, I-lerzka D A, et al. Fat-suppression tectmiques for 3-T MR imaging of the musculoskeletal system[J]. Radiographics, 2014, 34(1): 217-233.

[27] Dionigi G, Annoni M, Rovera F, et al. Primary colorectal lymphomas: review of the literature[J]. Surg Oncol, 2007, 16: S169-171.

[28] Dionigi G, Annoni M, Rovera F. Primary colorectal lymphomas: review of the literature[J]. Surgical Oncology, 2007, 16: 169-171.

[29] Dirnhofer S, Zimpfer A, Went P. The diagnostic and predictive role of kit(CD117)[J]. Ther Umsch, 2006, 63(4): 273-278.

[30] Drolet S, Maclean A R, Stewart D A, et al. Primary colorectal lymphoma-clinical outcomes in a population-based series[J]. J Gastrointest Surg, 2011, 15: 1851-1857.

[31] Falch C, Stojadinovic A, Hann-von-Weyhern C, et al. Anorectal malignant melanoma: extensive 45-year review and proposal for a novel staging lassification[J]. J Am Coll Surg, 2013, 217(2): 324-335.

[32] Furey E, Jhaveri K S. Magnetic resonance imaging in rectal cancer[J]. Magn Reson Imaging Clin N Am, 2014, 22(2): 165-190, V-VI. DOI: 10.1016/j.mric.2014.01.004.

[33] Ghittoni R, Accardi R, Chiocca S, et al, Role of human papillomaviruses in carcinogenesis[J]. Ecancermedicalscience, 2015, (9): 526.

[34] Glancy D G, Pullyblank A M, Thomas M G. The role of colonoscopic endoanal ultrasound scanning (EUS) in selecting patients suitable for resection by transanal endoscopic midrosurgery(TEM)[J]. Col-orectal Dis, 2005, 7(2): 148-150.

[35] Iacopetta B, Grieu F, Amanuel B. Microsatellite instability in colorectal cancer[J]. Asia Pac J Clin Oncol, 2010, 6(4): 260-269.

[36] Jake S. O'Donnell, Georgina V_Long D, Richard A. Scolyer E, et al. Resistance to PDI/PDLl checkpoint inhibition[J]. Cancer Treatment Reviews, 2017, (52): 71-81.

[37] Kim Y H, Lee J R, Yang S K, et al. Primary colon

lymphoma in korea: A KASID(Korean Association for the Study of Intestinal Diseases) Study[J]. Dig Dis Sci, 2005, 50: 2243 - 2247.

[38] Lawrence B, Gustafsson B I, Chan A, et al. The epidemiology of gastroenteropancreatic neumendocriine tumors [J]. Endocrinol Metab Clin North Am, 2011, 40(1): 1 - 18, vii.

[39] Miettinen M, Sobin L H, Lasota J. Gastrointestinal stromal tumors of the stomach: a clinicopathologic, immunohistochemical, and molecular genetic study of 1765 cases with long-term follow-up[J]. Am J Surg Pathol, 2005, 29(1): 52 - 68.

[40] Moore W D. Recurrent melanosis of the rectum, after previous removal from the verge of the anus, in a man aged sixty-five[J]. Lancet, 1857, 1: 290.

[41] NCCN clinical practice guidelines in Oncology: Anal Carcinoma(2018. V2).

[42] Oberg K, Akerstrom G, Rindi G, et al. Neuroendocriine gastroen-teropancreatic tumors: Esmo clinical practice guidelines for diagnosis, treatment and follow-up[J]. Ann Oncol, 2010, 21 Suppl 5: v223 - 227.

[43] Parfitt J R, Streutker C J, Riddell R H, et al. Gastrointestinal stromal tumors: a contemporary review[J]. Pathol Respract, 2006, 202(12): 837 - 847.

[44] Podnos Y D, Tsai N C, Smith D, et al. Factors affecting survival in patients with anal melanoma[J]. Am Surg, 2006, 72(10): 917 - 920.

[45] Rindi G, Kloppel G, Couvelard A, et al. TNM staging of midgut and hindgut (neuro) endocrine tumors: a consensus proposal including a grading system[J]. Virchows Archiv, 2007, 451(4): 757 - 762.

[46] Rinke A, Muller H H, Schade-Bfittinger C, et al. Placebo-controlled, double-blind, prospective, randomized study on the effect of octreotide lar in the control of tumor growth in patients with metastatic neuroendocrine midgut tumors: A report from the promid study group[J]. J Clin Oncol, 2009, 27(28): 4656 - 4663.

[47] Schadendorf D, Fisher D E, Garbe C, et al. Melanoma[J]. Nat Rev Dis Primers, 2015, 1: 15003.

[48] Smith J D, Reidy D L, Goodman K A, et al. A retrospective review of 126 high-grade neuroendocrine carcinomas of the colon and rectum[J]. Ann Surg Oncol, 2014, 21(9): 2956 - 2962.

[49] Stoidis C N, Spyropoulos B G, Misiakos E P, et al. Diffuse anorectal melanoma; review of the current diagnostic and treatment aspects based on a case report[J]. World J Surg Oneol, 2009,(7): 64.

[50] Strosberg J R, Coppola D, Klimstra D S, et al. The nanets consensus guidelines for the diagnosis and management of poorly differentiat-ed (high-grade) extrapulmonary neuroendocriine carcinomas[J]. Pancreas, 2010, 39(6): 799 - 800.

[51] Wang X S. Guideline interpretation of diagnosis and treatment of anorectal malignant melanoma [J]. Chin J Colorec Dis (Electronic Edition), 2015.

[52] Wong M T C, Eu K W. Primary colorectal lymphoma[J]. Colorectal Dis, 2006, 8: 586 - 591.

[53] Yoon Y S, Yu C S, Kim T W, et al. Mismatch repair status in sporadic colorectal cancer: immunohistochemistry and microsatellite instability analyses [J]. J Gastroenterol Hepatol, 2011, 26(12): 1733 - 1739.

[54] Zhao Z X, Wang X S. Advances in anorectal malignant melanoma[J]. Chin J Colorec Dis (Electronic Edition), 2015, 4(3): 314 - 317.

第四章
炎 性 肠 病

溃疡性结肠炎(ulcerative colitis, UC)与克罗恩病(Crohn's disease, CD)统称为炎性肠病(inflammatory bowel diseases, IBD)。当今世界范围内,UC和CD的发病率和患病率均呈上升的趋势。一般认为,UC以大肠黏膜炎症和深层溃疡为特征,病变从直肠开始逐步向近端累及,呈连续性病变,通常表现为血便、里急后重和排便失禁等;CD以肠壁透壁性炎症、非干酪样肉芽肿、淋巴细胞聚集为特征,可累及消化道任何部位(大多以小肠病变为主),且病变呈跳跃性节段分布,临床表现为腹痛、腹泻和体重减轻,血便较为少见。UC的病变过程并非只局限于黏膜上皮细胞,同时也可侵及固有层、黏膜肌层,并且在重症UC患者中可达到黏膜下层。此外,严重的或暴发型UC可能会导致深溃疡和伴水肿或淋巴细胞聚集的透壁性炎症,尤其是在深溃疡区域下方更易发生透壁性炎症。在深溃疡下发生透壁性炎症的情况下,即使是专业的病理学家也很难与CD相鉴别区分。这种情况通常使用不确定性肠炎(indeterminate colitis, IC)来命名。

结肠镜检并行黏膜活检是IBD诊断的最重要方式,且长期IBD炎症状态的患者容易发生肠道肿瘤性疾病,用结肠镜广泛组织活检监测病变非常必要。组织学上的病变分布特征和肠道慢性炎症是确诊UC或CD的关键因素。临床上,IBD的诊断需要结合临床症状和体征、内镜检查、组织学诊断和腹部影像学检查来做综合性评估。

近70%的CD以及约30%的UC患者最终需要外科干预。目前IBD的治疗强调多学科相结合的综合治疗模式。外科干预是IBD治疗的重要部分,有经验的外科医师能够准确掌握手术时机、采用正确的手术方法,这对IBD患者的治疗效果至关重要。总体来说,UC患者可经全结直肠切除术治愈,而CD的手术治疗常常仅是对其并发症的处理,并不能治愈疾病本身,且术后疾病复发率相当高(一年内达28.0%~93.0%)。CD手术治疗的目的是消除或缓解症状,改善病情,提高患者的生活质量。

第一节 克 罗 恩 病

CD的病因、临床表现及历史发展较UC更为复杂。1932年是CD历史发展的里程碑年。美国西奈山医院的外科医师Burrill Bernard Crohn首次完整系统描述了CD的病变特征并将其命名为“节段性回肠炎”。为了表示对Crohn医师贡献的尊重,1933年,Harris在其文章中使用CD作为“节段性回肠炎”的同义词。1936年,Edwards首次使用CD替代“节段性回肠炎”的命名。此后,CD的命名开始被广泛使用(图 4－1)。

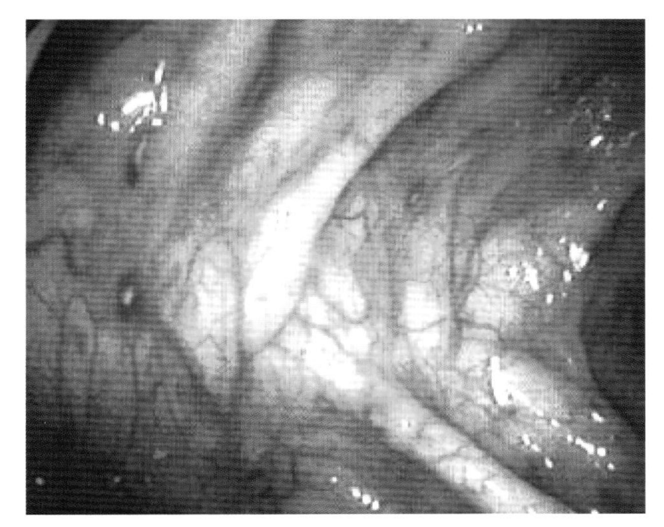

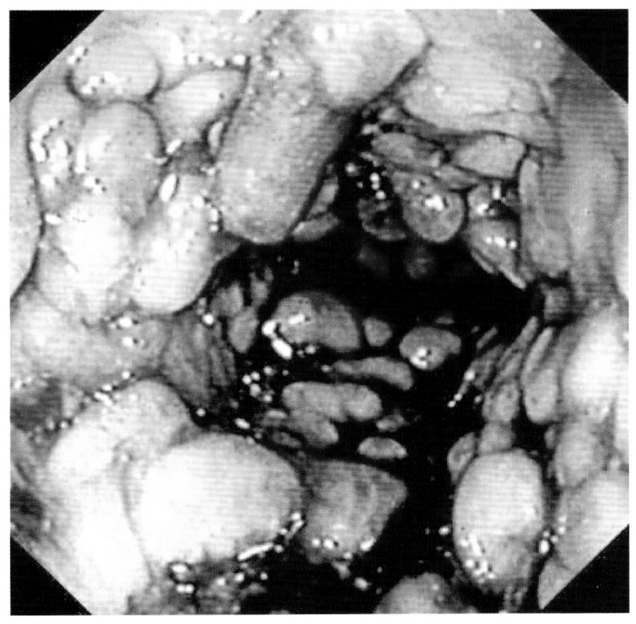

图 4－1　克罗恩病肠镜表现

Fazio 和 Wu 为 CD 总结出几个主要特征：大多数病例在某时需要手术治疗；永远有再次手术的可能；始发病的类型不同，预后和复发也不同。由于小肠 CD 病变的多节段性以及因复发需经历多次小肠切除手术可能导致短肠综合征，“肠管保留”是 CD 手术治疗的核心理念。后经一项随机对照临床试验证实，CD 的复发率未因显微镜下病变的存在而增加，由此认为切除至肉眼正常的肠管已足够。由于 CD 本身不可治愈，因此其手术目的不是治疗疾病本身，而是针对并发症采取的最后措施，其手术指征必须严格掌握。外科医生应与消化科等多学科的医师展开协作，在充分了解患者病情的情况下，准确掌握手术适应证并选择应用合理有效的手术方式。注意纠正水、电解质和酸碱平衡。由于 CD 疾病特点以及多种药物的使用，造口在 CD 的外科治疗中具有举足轻重的作用。

急性并发症、慢性并发症及内科治疗失败是 CD 的三大主要手术适应证。急性并发症是指中毒性结肠炎伴或不伴巨结肠、腹腔感染、出血、穿孔。慢性并发症是指不典型增生、生长迟缓、慢性肠梗阻以及肠外表现等。内科治疗无效有几种情况，包括药物治疗无反应、不完全反应、不良反应及顺应性差。外科治疗的目的是解决并发症给患者带来的症状，提高生活质量。而并发症的发生往往伴随着患者全身情况较差的状态，因此，必须做好充分的术前准备，如感染控制、营养支持等。除伴有大出血外，一般不宜施行急诊手术，且除急诊手术外，择期手术都应在非活动期进行。此外，10%的 CD 患者会合并肛周病变，包括肛瘘、肛裂、皮赘等，如没有临床症状或症状较轻时可不做处理，予以随访观察。

在本节内容中，我们将就克罗恩病患者的造口适应证、手术技巧、CD 患者特殊的造口相关并发症等问题进行探讨。

一、CD 造口适应证

(一) 保护性造口

CD 患者常使用免疫抑制剂、激素或生物制剂治疗，手术时肠管炎症未必已经得到理想控制、梗阻时合并有近端肠管扩张水肿，CD 患者常合并营养不良。因此，进行肠段切除后，保护性造口是一个有价值的选择。因感染并发症而行手术治疗，发生吻合口瘘、脓肿复发或形成瘘管的风险明显增加。在这种情况下可考虑行分期手术：一期行病变肠段切除、脓肿引流和肠造口，二期再行肠段吻合。对于明显营养不良又需手术者，也推荐分期手术：一期行病变肠管切除＋造口，之后二期再恢复肠管的连续性。总的说来，造口可以在 CD 手术治疗中起到调节手术时机的作用，如营养状况差而又需要限期手术改善症状或生活质量的时候，可以考虑提早手术，同时做保护性造口以保证手术安全；而在能够充分改善营养、减轻炎症的情况下，则可以避免造口。

(二) 急诊手术行肠管切除或穿孔修补

CD患者有可能发生小肠或大肠的自发性穿孔，单纯缝合的失败率相对较高，且术后死亡率也会升高。切除小肠穿孔后，通常做肠段吻合。在处理小肠穿孔时，需行转流术或肠造口术的指征主要根据临床表现和术中所见进行判断，伴严重血流动力学不稳定、明显肠道水肿或吻合口构建技术困难的患者通常需要做转流性或肠造口术。此外，小肠穿孔合并其他一些危险因素如严重营养不良或严重腹腔污染的患者需行造口。应始终权衡造口所带来的低风险、小肠吻合的益处与造口需要再次手术关闭所带来的风险。

伴有自发结肠穿孔的患者，应考虑一期吻合+粪便转流或近端肠造口术，尤其是合并感染性腹膜炎、血流动力学不稳定、中度至重度营养不良、长期使用激素或抗TNF药物以及手术时机延误的患者。其他因素如结肠切除范围、吻合口位置、控便能力以及伴或不伴直肠炎或肛周疾病也应作为考虑的因素。

(三) 严重肛周病变

肛周脓肿和肛瘘(图4-2)是CD的常见并发症，特别是在病变累及结肠或直肠时。严重时还会合并肛门狭窄、大便失禁或直肠阴道瘘或肛门阴道瘘。在这些情况下，若内科药物治疗和长期挂线均无法控制，可能需要实行临时性或者永久性回肠造口或结肠造口。由于直肠切除可能出现的肛周并发症、慢性盆腔窦道或肛周创口延期愈合，造口相对于直肠切除更可取。临时转流性造口对于严重、复杂而难治的克罗恩病肛瘘是一种可行的治疗方案。粪便转流可以有效缓解约2/3 CD患者的肛周症状以及改善生活质量，但其中只有1/5的患者可以行造口还纳。直肠切除术及永久造口是对严重而难治的瘘管疾病的最后手段。

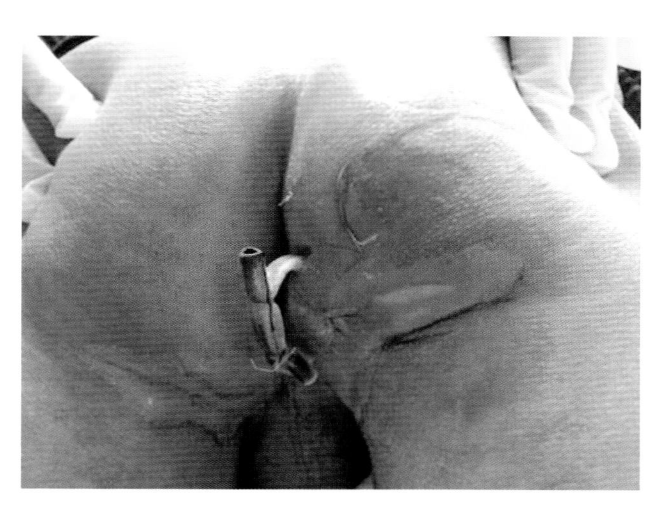

图4-2 CD合并肛瘘

对于复杂、难治的肛周疾病，保留功能的造口术是可考虑的治疗手段。回顾性研究数据显示，早期缓解率很高(81%)；然而只有26%～50%的患者可以获得持续缓解。许多接受造口术的患者最终需要接受直肠切除术治疗，少数患者可以恢复肠道的连续性。一般来说，对于并发不可控制的败血症及组织损伤或保守治疗失败的患者，应做好行肠造口术的准备。另外，对于结肠和肛门没有受累的患者，可以用结肠肛管拖出式直肠切除术代替粪便永久转流术。

有证据表明，生物制剂的应用使永久性造口率明显下降，从60.8%下降到19.2%。单变量和多变量统计分析表明，生物制剂的使用与直肠保留率的增加有明显相关性($P<0.05$)。

(四) 严重衰竭的病例

双腔回肠造口可作为唯一初始手术方式应用于严重衰弱的克罗恩病患者，有效率高达91%，且后续可再行切除性手术治疗。有相当一部分应行结直肠切除的患者，有了在以后恢复胃肠道连续性的可能。Winslet等发现，44例因结肠克罗恩病而行粪便转流手术的患者中的70%保持了持续的缓解期。而且，转流手术明显地使类固醇激素的用量降低，并且使患者的血细胞计数和血清白蛋白水平明显升高。他们认为，对于这些患者恢复肠道连续性存在着很多问题。其他的研究也认为，单纯的粪便转流与大多数克罗恩病结肠炎和严重肛周疾病患者急性症状迅速的临床缓解有关，但大多无法持续获益，仍出现疾病进展。

二、造口技术

回肠末端的外翻式双腔造口是CD患者最常用的造口方式。本书另有章节对造口技术进行专门论述，在此只针对CD的特殊情况作简要叙述。由于皮下缝合术已取代全层缝合，斜向切除皮将使皮下缝合容易操作。切开腹直肌将回肠取出 4～5 cm。造口外翻长度约 2 cm。对回肠远端肠系膜的裁剪对于肠系膜增厚或部分梗阻的克罗恩病需谨慎，注意血运。

三、造口并发症

(一) 造口周围坏疽性脓皮病

该病表现为回肠造口周围的溃疡和瘘管。其在造口的周围常围绕着多发的皮肤缺损，并引起流脓以及强烈的疼痛。可使用探针从外口探查瘘管，但常没有明显与其他瘘管相通的表现。造口周围坏疽性脓皮病常在造口的黏膜-皮肤结合处相通，而一般的脓皮病常发生于远离黏膜-皮肤结合处的位置。造口周围坏疽性脓皮病的治疗包括病变的去顶术，严重时还需要做皮肤的环形切除，但其后残余的缺损将影响到造口袋的安全。皮下组织的缺损有丰富的肉芽组织，这些肉芽组织需要用刮匙刮下来，直到溃疡的基底。可在缺损上方分层覆盖浸湿硝酸铝溶液的棉花敷料，每日更换。缺损伤口的二期愈合一般需 4～6 周。很少需要更换造口部位。

(二) 造口部位复发

克罗恩病行结直肠切除术后在回肠或回肠造口处可出现病变复发。虽然当克罗恩病局限在结肠、直肠和肛门处时结直肠切除常是治愈性的，但仍有 10%～20% 的病例出现近端肠管复发，复发部经常在回肠造口处或就在造口附近的肠管(图 4－3)。已行手术切除治疗的克罗恩病患者出现回肠造口旁的脓肿常提示克罗恩病复发。评估方法可包括纤维内镜检查回肠造口及经造口行钡灌肠检查。

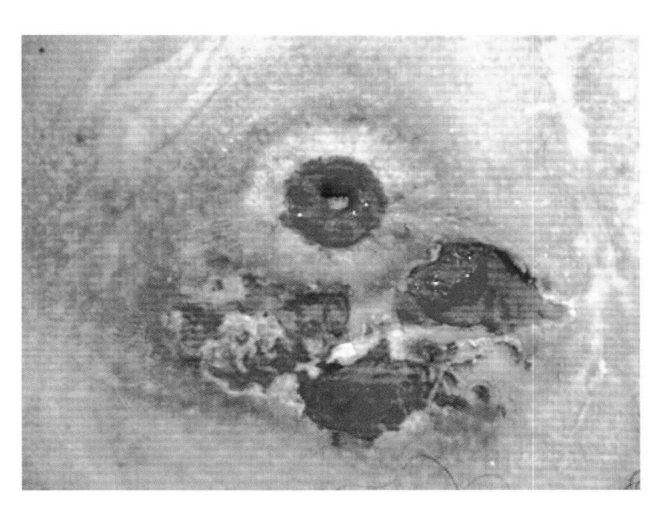

图 4－3　造口克罗恩病

对于复发病变的治疗需要切除受累的肠管和回肠造口，在另一侧重新行造口术。急性期可通过在皮肤黏膜结合处插入止血钳引流脓肿，然后在脓腔内放置引流管引流，并可与回肠造口袋组装在一起。另一种情况是，脓肿的部位与造口之间有一定距离，在这种情况下，有效的引流部位要位于造口袋的底盘之外。要尽可能地避免直接在底盘的范围之内进行脓肿引流，这样做将不可避免地造成回肠造口排出困难。

第二节　溃疡性结肠炎

大部分溃疡性结肠炎(UC)患者通过内科治疗能够有效地控制病情，但仍有 15%～30% 的 UC 患者需要手术治疗。国外数据表明，高达 10% 的患者在确诊第 1 年内就需要进行择期或急诊手术。疾病严重程度高、病变范围广、对激素抵抗的 UC 患者，更需要进行手术治疗。选择合适的手术时机对 UC 患者至关重要。推延手术的时间可能导致生理储备恶化，使患者营养不良的状况进一步加重；不适当地延迟手术反而令患者失去最佳的手术治疗时机和降低患者的获益。国内 UC 患者近年来呈明显增加的趋势，2006 年中国炎症性肠病协作组曾对全国 11 个地区 23 家医院的 3 100 例 UC 患者进行回顾性研究，发现我国 UC 患者多以内科治疗为主，手术率仅占 3%。1998 年 8 月至 2009 年 9 月期间，北京协和医院住院 UC 患者 312 例，住院 UC 患者手术率为 10.9%，手术死亡率为 5.9%。不难看出，目前国内 UC 患者手术率较低。一般认为，通过手术可以治愈 UC，降低医疗费用，术后并发症大多可以避免，术后生活质量也可以得到明显改善。因此，我国也应该重视 UC 的手术治疗价值。

一、UC 手术适应证和手术时机

药物治疗无效的顽固性 UC、激素依赖或不耐受的患者以及在结肠炎基础上发生黏膜不典型增生或恶变，合并严重并发症或药物治疗无效的 UC 急性发作者，通常需要急诊进行结肠全/次全切除术，然后分期行结直肠切除及回肠储袋肛管吻合术。2015 年，欧洲克罗恩病和溃疡性结肠炎组织(European Crohn's and Colitis Organisation，ECCO)共识强调了两个时间点，即第 3 天和第 7 天：重度 UC 的主要治疗手段通常是静脉给予甲泼尼龙（甲基强的松龙）60 mg/24 h 或氢化可的松 100 mg 每天 4 次；静脉激素是否有效一般最好在使用后 3 天左右进行客观评估，在这个时候，对于激素效果欠佳的患者应该讨论手术的选择，对于未使用过硫唑嘌呤的患者，若不愿意手术，可以采用二线药物治疗，包括英夫利昔单抗和环孢素；在以上药物方案治疗 7 天后，如果临床情况仍然没有缓解，推荐手术切除结肠，进一步延长药物治疗时间不但不能给患者带来好处，反而会增加不可避免的手术并发症。指南还强调，在治疗的整个过程当中，只要临床上需要调整药物方案，都应该请外科医师一起讨论手术的必要性。

二、手术策略以及手术方式

根据患者不同疾病情况，手术选择可分为急诊手术和择期手术。急诊手术的主要目的是制止病情继续恶化，挽救生命；择期手术的目的是将病变肠段完全切除，以期治愈疾病。急诊手术常用于中毒性巨结肠、肠穿孔、暴发性 UC 和急性大出血的患者；择期手术用于大部分 UC 患者。急诊手术的患者病情危重，全身状况差，不能耐受范围较广的手术；择期手术的患者病情较轻，全身状况良好，能够耐受手术。急诊手术多采用三期手术，而择期手术多采用二期手术。

可疑 CD、肛门括约肌功能差或已切除肛门括约肌者为全大肠切除术 + 回肠储袋肛管吻合术(IPAA)的禁忌证；而肥胖、急诊手术、使用类固醇药物以及可疑结肠炎的患者为 IPAA 的相对禁忌证。对于有心理问题、情绪不稳定、积极性差和依从性差的患者在适应储袋相关心理压力方面有一定困难，术前应该慎重评估。关于老年 UC 患者是否适合进行 IPAA，2014 年美国结直肠外科医师协会规范工作组制定的溃疡性结肠炎手术治疗指南认为，全大肠切除术 + IPAA 是适用于老年 UC 患者的，生理年龄不能单纯作为排除标准，更多需要考虑潜在的合并症以及患者的精神状态和肛门括约肌功能。

（一）三期手术

三期手术多用于需要急诊手术或手术风险高的患者。进行三期手术时首先一期进行结肠次全切除和回肠末端造口，然后二期进行残余结直肠切除和 IPAA 并做回肠转流性造口，最后三期进行造口还纳。三期手术策略在临床上能够提供时间以改善患者的营养状态，调整术前贫血情况及避免系统性炎症反应。结肠次全切除术后如何处理直肠残端目前仍存在一定争议。一种做法是腹膜内直肠残端闭合，即在腹腔内直肠上段水平横断肠管，并进行 Hartmann 封闭，这种做法残留病变的肠段较短，但由于直肠腔内高压，残端容易出现破溃，形成盆腔脓肿，其发生率为 3%～12%；另一种做法是将直肠乙状结肠残端放置于腹膜外，即在乙状结肠中远端水平横断肠管，然后将残留的直肠乙状结肠拖出置于腹膜外，把远端肠段作为一个单独造口由腹壁表面带出，即所谓的黏液瘘(mucous fistula)。这种做法能够减少盆腔脓肿并发症的发生率，文献报道其发生率为 0～4%，并且有利于二期手术时盆腔的游离。Gu J 等对直肠残端处理这一问题进行了回顾性分析，研究纳入 99 例腹膜内放置和 105 例腹膜外放置的患者，发现两者术后总体并发症发生率、盆腔脓肿发生率、住院时间以及残端漏均没有统计学差异，腹膜外放置残端漏发生相对较多但症状较轻，腹膜内放置具有手术时间短、术中出血少和肠道恢复功能快的优势。

（二）二期手术

择期的 IPAA 手术通常分两期进行。首先一期进行全结直肠切除、构建储袋以及转流性回肠造口，然后二期进行造口还纳。与三期手术相比，二期手术避免多一次手术，住院时间更短，麻醉药物使用更少，造口还纳更早。近期一项关于改良二期 IPAA 手术（先进行结肠次全切除和回肠造口，接着进行直肠切除和无转流性造口的 IPAA）的研究表明，与传统二期手术相比，改良二期手术的吻合口瘘发生率显著减少。

（三）一期手术

目前，有人认为符合一定条件的UC患者行IPAA手术时可以不进行预防性造口，直接进行一期的IPAA。研究表明，相对其他结直肠手术，IPAA患者转流性造口关闭后术后肠梗阻发生率以及30天内再住院率都更高。另有研究认为，符合一定标准的患者，IPAA手术时不进行转流性造口不会增加储袋失败率，也不会影响生活质量。有研究发现，对于无术中并发症或技术困难，并且无吻合口瘘风险如贫血（血红蛋白＜100 g/L）、营养不良（白蛋白＜35 g/L）和长期使用激素（使用泼尼松≥20 mg超过3个月）病史的患者，进行IPAA手术时可不做预防性造口；此外，在患者总费用包括IPAA手术、造口还纳和并发症处理费用方面，造口组比无造口组高25%。一般来说，进行一期IPAA手术的患者通常更年轻、更健康、无肥胖、不伴有贫血或低蛋白血症，未使用或低剂量使用免疫抑制剂以及手术过程顺利，术中失血少、储袋血供好、吻合口无张力并且吻合完整。

三、IPAA手术操作技术要点

（一）全结肠切除

游离结肠时，注意排除小肠CD或者恶性肿瘤，除非合并有结直肠肿瘤，否则肠系膜血管结扎和切断在方便操作的前提下都应该尽量贴近肠管。游离直肠时，注意避免损伤输尿管与盆腔自主神经：在直肠后方应与直肠癌全直肠系膜切除手术一样，沿神圣平面游离直肠达肛提肌水平。在儿童手术时如残留部分直肠系膜，可能在将来增大进而影响储袋排空。游离直肠前壁时，游离层位于Denonvilliers筋膜后方，尽量靠近直肠游离，这有助于保护Denonvilliers筋膜前方的自主神经丛。两侧的直肠侧韧带也应贴近直肠切断，继续向下游离至前列腺下缘或阴道的下1/3水平，此时直肠被充分游离到达肛提肌平面。最后根据吻合方式选择直肠的离断位置。术区充分止血，剖开切除标本检查是否存在CD或结直肠癌的表现。

（二）IPAA储袋的选择与制作

制作储袋前至关重要的一步是判断能否顺利完成储袋与肛管的吻合。首先要保证小肠的长度，离断结肠和回肠应该尽量靠近结肠。判断能否顺利完成储袋与肛管的吻合最准确的办法是通过虚拟储袋的形状后一手拉至盆底，另一手采用双合诊会师。也可以采用耻骨联合作为判断依据（储袋最低点超过耻骨联合6 cm），但有时可能不够准确。

储袋的构建有多种类型，目前主要有J、S和W型等储袋，无论设计哪种类型的储袋，其主要目的都是减少储袋并发症和改善储袋功能。储袋的大小与其术后功能密切相关，储袋过小储便功能差，过大则容易导致排便困难。储袋的容量一般在术后1年增大到最初的2～4倍。在构建J型储袋时，首先将末端30～40 cm的回肠折叠成两段，每段15～20 cm，最短不小于12 cm，然后在储袋最低处做一小切口，置入直线切割缝合器行两段回肠侧-侧吻合，接着用线性切割闭合器封闭J型储袋的顶端，并以缝线加固。最后检查吻合口判断有无出血，用生理盐水或稀碘灌洗来确定储袋的完整性。

但某些情况下，S型储袋可能是更好的选择，例如患者肠系膜较短、脂肪组织较多或骨盆深窄。与J型储袋相比，S型储袋一般能够提供更长的肠管长度（2～4 cm），系膜下拉较少即可到达吻合部位，有利于降低吻合口张力。S型储袋制作需要3段12～15 cm长的末段回肠。首先在3段肠袢间行浆肌层缝合，然后"S"形切开肠管前壁，分别连续缝合后壁和前壁全层，前壁浆肌层包埋，注入生理盐水试漏。但S型储袋的输出袢可能随着时间而逐渐增长，进而导致排粪梗阻的发生。因此，S型储袋的出口不可超过2 cm。

另外还有所谓的四重肠袢或W型储袋。构建这种储袋时需把小肠末端50 cm折叠成4个肠袢，每个长12 cm，形成W型的构型。因制作繁杂，临床上已经较少使用（图4-4，图4-5）。

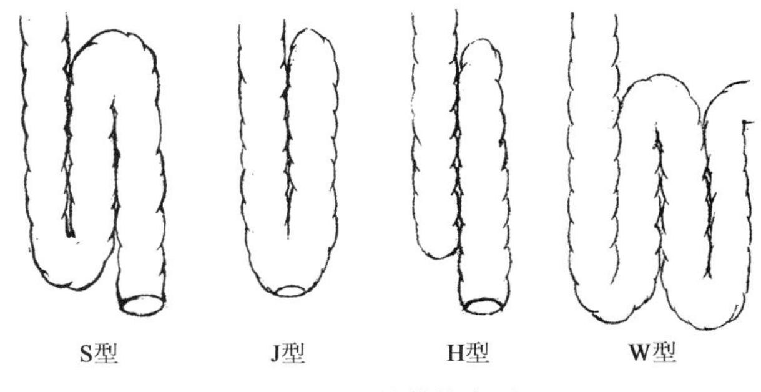

图4-4 储袋的分型

（三）储袋-肛管吻合

储袋-肛管吻合可以采用吻合器法或手工缝合法。如果采用双吻合器法，吻合完成前注意理顺小肠的方向，避免小肠系膜扭转。对女性患者应注意避免误将阴道后壁夹入。吻合时，应将吻合器放置于肛缘以上 2～3 cm，大约等于示指远端两节指骨的长度。此做法能够避免因吻合位置过高导致储袋-直肠吻合的错误判断。如果采用手工缝合法，在肛门的四个象限以牵引线牵开肛缘，置于肛门拉钩，避免过度牵拉肛管以免损伤肛门括约肌。缝合时为避免储袋-阴道瘘的发生，在女性患者直肠前壁缝合时不宜过深。完成吻合后都需要经肛门注入空气或生理盐水进行试漏试验。

（四）降低吻合张力的方法

IPAA 手术成功的关键在于使储袋无张力地到达吻合口。储袋的成功构建往往需要充分游离小肠系膜。在 IPAA 手术中造成吻合口张力的原因可能包括：① 过度肥胖；② 既往腹部手术导致的广泛粘连；③ 既往小肠切除；④ 患者需要直肠黏膜剥除，手工缝合。目前，除了充分游离小肠系膜直到十二指肠水平的肠系膜上动脉根部，解决吻合口张力过大有以下几种方法。

1. *系膜切口（开窗）* 为了获取更长的肠管，可以在覆盖于肠系膜上动脉的系膜做多个横行切口，前后均可。一般来说，5 个或 6 个这样的横行切口即可。这种做法可以增加大约 2 cm 的长度，尤其适用于既往腹部手术史导致肠粘连和腹膜一定程度纤维化的患者。

2. *肠系膜血管离断* 通过血管离断也可以增加肠管的长度以达到无张力吻合。Smith 等通过对尸体的研究观察到，如果肠管末端（或储袋）在耻骨联合下达到 6 cm，那么储袋基本都可以有效地到达

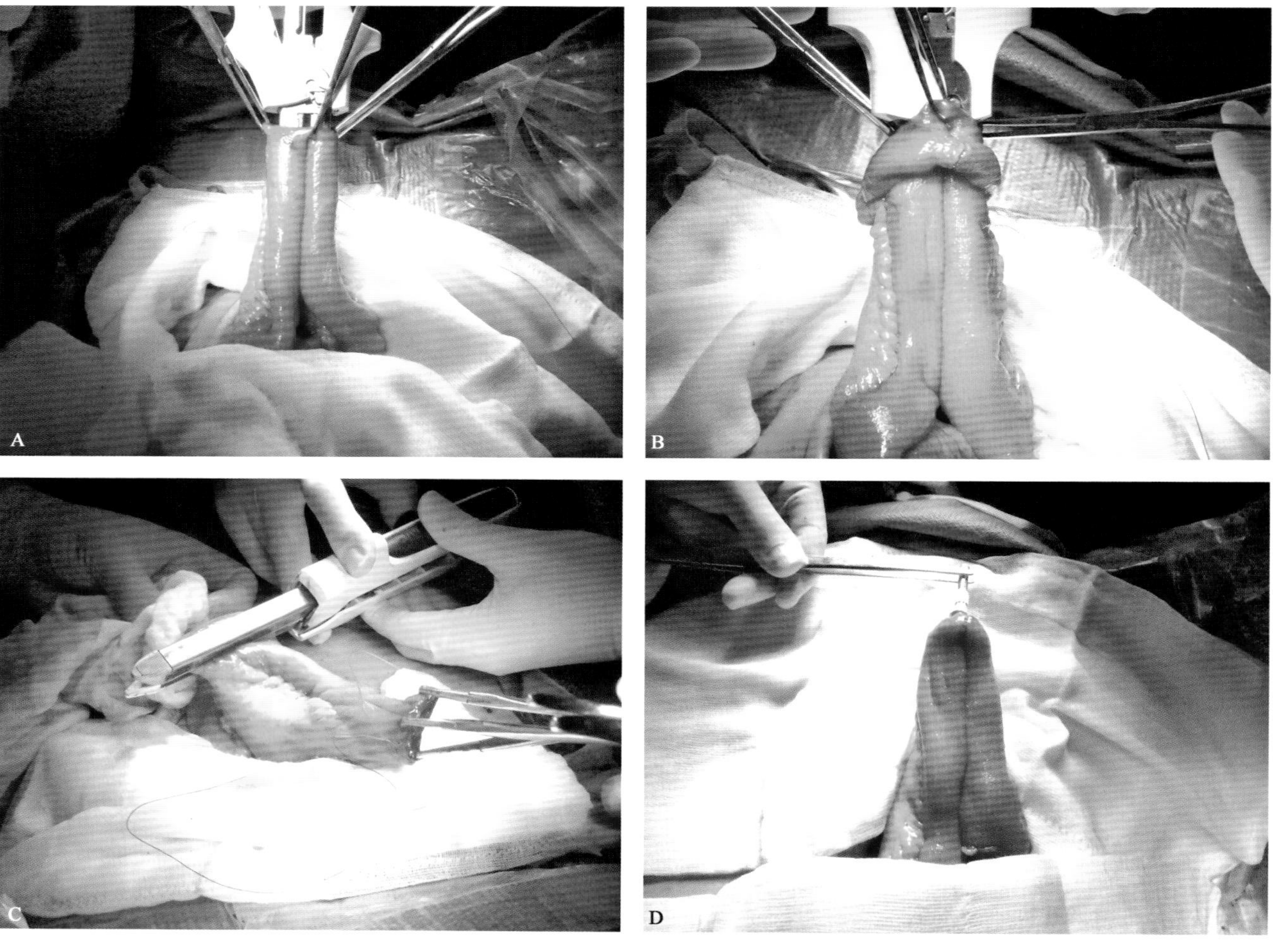

图 4-5　J 型回肠储袋的制作

齿状线，完成无张力吻合。Martel 等发现，在新鲜尸体上离断肠系膜上血管根部系膜所增加的长度（平均 6.5 cm）比游离回结肠血管根部系膜所增加的长度（平均 3 cm）明显更多。而 Burnstein 则认为，离断肠系膜的主要血管，即回结肠动脉，通常是不必要的。他们常用的做法是离断 2 支或 3 支一级和二级血管弓之间的回肠系膜小血管。这种做法可以增加 2～5 cm 的长度。一些学者认为，该做法风险比较高，容易导致肠段坏死，他们赞同离断回结肠动脉，一般能够增加 4～7 cm 的长度。Goes 等建议保留结肠中动脉的右侧分支及右半结肠和盲肠的边缘血管弓，同时在右结肠动脉和回结肠动脉起始处及肠系膜上动脉主干远端 1/3 处离断血管，以获取更长的肠管。该做法需要离断较多血管，所需时间长和技术难度较大，平均能够多获取 11.2 cm 的长度。然而，这种做法可能导致储袋套叠伴排空障碍或脱垂，还可能增加储袋缺血梗死的风险。

四、存在的争议与前景

（一）手工缝合与吻合器吻合

IPAA 可以通过手工缝合或吻合器完成，关于采取何种方式吻合，目前仍存在一定争议。争议的核心在于是否需要切除肛管移行区（anal transitional zone，ATZ）。ATZ 是指齿状线上方 0.6～2 cm 的环形上皮带，该区域存在许多的躯体神经末梢，也是 IPAA 术后储袋袖套炎多发部位。吻合器法在肛管直肠环水平切断直肠，保留了 1～2 cm 肛管移行区黏膜以便插入吻合器头部，因此使肛管的感觉上皮得以保留，同时降低了吻合口的张力。其优点是操作简便、并发症发生率较低和排便功能更好。其缺点在于保留了移行区上皮，存在恶变可能。但一项 meta 分析结果表明两种方法术后并发症并没有显著差异。尽管排便频率相似，但是手工缝合 IPAA 的大便失禁和渗漏更多。同时，肛门直肠测压显示，手工缝合 IPAA 的患者的静息和紧缩压力显著降低。IPAA 术后性功能障碍、生活质量和肛管移行区异型增生发生率两者基本类似。

（二）黏膜切除术与癌变风险

储袋手术时进行黏膜切除术时的获益目前仍存在争议。UC 患者 IPAA 术后发生储袋相关肿瘤是比较罕见的，目前文献详细报道的发生于储袋或肛门直肠残留黏膜的肿瘤案例并不多。接受黏膜切除术患者的大多数肿瘤主要发生在回肠储袋黏膜，而吻合器 IPAA 患者则多发生于肛管移行区。IPAA 术后 20 年肿瘤累积发生率一般不超过 0.4%。既往研究报道显示，黏膜切除术并不能够消除储袋相关肿瘤的风险。大约 20% 的患者接受黏膜切除术后仍残留微小的直肠黏膜岛，以致在储袋与肌层之间发生肿瘤。一项关于 3 245 例北美患者的荟萃分析表明，黏膜切除术后储袋相关的肿瘤发生率明显更高。总的来说，黏膜切除是否能够消除肿瘤发生的风险并不确切，因此一般情况下较少使用。

（三）腹腔镜下 IPAA 和开腹 IPAA

腹腔镜下 IPAA 的出现是该手术术式的一个重要进步。在 1992 年，Peters 首次应用腹腔镜技术在 UC 患者上进行 IPAA 手术。然而由于慢性疾病的复杂病程以及慢性营养不良、肠系膜的短缩增厚及肠壁脆弱等因素，外科医师早期对腹腔镜手术并不看好。与此同时，外科医师没有足够的腹腔镜结肠手术经验和合适的设备如专用的吻合器，此外，腹腔镜 IPAA 的手术技术难度高。由于这些原因，通过腹腔镜进行 IPAA 这种做法未被广泛应用，仅局限于一些中心。随着后来手术经验的积累以及专用的腹腔镜手术设备的出现，腹腔镜 IPAA 手术逐渐广泛开展起来。

目前，IPAA 无论通过开腹还是腹腔镜进行，都是安全可行的。Ahmed 等纳入 11 项比较两者优劣的研究进行荟萃分析显示，开腹 IPAA 和腹腔镜下 IPAA 在住院时间、并发症发生率、再手术率、再次住院率和死亡率方面均没有明显差异。在美容效果、创伤小方面，腹腔镜更有优势，然而其手术时间更长。此外，腹腔镜手术对造口回纳、恢复肠道连续性所需时间更少，同时有助于减少切口、腹腔或附件等部位的粘连。对于女性患者，腹腔镜手术还能够降低不孕不育率，其受孕率为 31%～73%，其可能原因是腹腔镜手术减少卵巢和输卵管及盆腔的粘连。

随着技术的进步，近年还出现联合腹腔镜和经肛全系膜切除(transanal total mesorectal Excision,TaTME)的方式完成 IPAA。Leo 等在 UC 患者 IPAA 手术中尝试使用经肛全系膜切除联合单孔腹腔镜腹部手术的方式,结果显示,这种做法可作为开腹或多孔腹腔镜手术进行全结直肠切除之外的另一种可行方式。TaTME 避免反复使用吻合器,并能够更安全地切除低位直肠。TaTME 联合单孔腹腔镜手术方式的创伤更小、切口更少,可减少术后疼痛以及降低切口疝的发生。这种技术目前尚不成熟,其临床应用前景有待进一步观察。

(练　磊　谢明颢)

◇参◇考◇文◇献◇

[1] 练磊,吴小剑,谢明颢,等.炎症性肠病外科百年发展历程[J].中华胃肠外科杂志,2016,19(1): 31-36.

[2] 汪建平.中华结直肠肛门外科学[M].北京: 人民卫生出版社,2014,393-394.

[3] 中国炎症性肠病协作组.3 100 例溃疡性结肠炎住院病例回顾分析[J].中华消化杂志,2006, 26(6): 368-372.

[4] Ahmed A U, Keus F, Heikens J T, et al. Open versus laparoscopic (assisted) ileo pouch anal anastomosis for ulcerative colitis and familial adenomatous polyposis[J]. Cochrane Database Syst Rev, 2009(1): D6267.

[5] Burnstein M J, Schoetz D J, Coller J A, et al. Technique of mesenteric lengthening in ileal reservoir-anal anastomosis [J]. Dis Colon Rectum, 1987, 30(11): 863-866.

[6] Coscia M, Gentilini L, Laureti S, et al. Risk of permanent stoma in extensive Crohn's colitis: the impact of biological drugs[J]. Colorectal Dis, 2013, 15(9): 1115-1122.

[7] Edwards C M, George B D, Jewell D P, et al. Role of a defunctioning stoma in the management of large bowel Crohn's disease[J]. Br J Surg, 2000, 87(8): 1063-1066.

[8] Fazio V W, Marchetti F, Church M, et al. Effect of resection margins on the recurrence of Crohn's disease in the small bowel. A randomized controlled trial[J]. Ann Surg, 1996, 224(4): 563-571, 571-573.

[9] Fazio V W, Wu J S. Surgical therapy for Crohn's disease of the colon and rectum[J]. Surg Clin North Am, 1997, 77(1): 197-210.

[10] Goes R N, Nguyen P, Huang D, et al. Lengthening of the mesentery using the marginal vascular arcade of the right colon as the blood supply to the ileal pouch[J]. Dis Colon Rectum, 1995, 38(8): 893-895.

[11] Gu J, Stocchi L, Remzi F, et al. Intraperitoneal or subcutaneous: does location of the (colo) rectal stump influence outcomes after laparoscopic total abdominal colectomy for ulcerative colitis? [J]. Dis Colon Rectum, 2013, 56(5): 615-621.

[12] Joyce M R, Kiran R P, Remzi F H, et al. In a select group of patients meeting strict clinical criteria and undergoing ileal pouch-anal anastomosis, the omission of a diverting ileostomy offers cost savings to the hospital[J]. Dis Colon Rectum, 2010, 53(6): 905-910.

[13] Koga T, Shin M, Maruyama K, et al. Integration of corticospinal tractography reduces motor complications after radiosurgery[J]. Int J Radiat Oncol Biol Phys, 2012, 83(1): 129-133.

[14] Lavryk O, Remzi F, Ashburn J, et al. What are the consequences of omission of diverting ileostomy if pelvic sepsis occurs? [J]. Diseases Of The Colon & Rectum, 2016, 59(5): E115-E116.

[15] Leo C A, Samaranayake S, Perry-Woodford Z L, et al. Initial experience of restorative proctocolectomy for ulcerative colitis by trans anal total mesorectal rectal excision and single incision abdominal laparoscopic surgery [J]. Colorectal Dis, 2016.

[16] Lovegrove R E, Constantinides V A, Heriot A G, et al. A comparison of hand-sewn versus stapled ileal pouch anal anastomosis (IPAA) following proctocolectomy: a meta-analysis of 4183 patients[J]. Ann Surg, 2006, 244(1): 18-26.

[17] Martel P, Blanc P, Bothereau H, et al. Comparative anatomical study of division of the ileocolic pedicle or the superior mesenteric pedicle for mesenteric lengthening[J]. Br J Surg, 2002, 89(6): 775-778.

[18] Oresland T, Bemelman W A, Sampietro G M, et al. European evidence based consensus on surgery for ulcerative colitis[J]. J Crohns Colitis, 2015, 9(1): 4-25.

[19] Selvaggi F, Pellino G, Canonico S, et al. Systematic review of cuff and pouch cancer in patients with ileal pelvic pouch for ulcerative colitis[J]. Inflamm Bowel Dis, 2014, 20(7): 1296-1308.

[20] Smith L, Friend W G, Medwell S J. The superior mesenteric artery. The critical factor in the pouch pull-through procedure[J]. Dis Colon Rectum, 1984, 27(11): 741-744.

[21] Stokes A, Mirkin K, Hollenbeak C, et al. Patients with restorative proctocolectomy experience higher rates of postoperative ileus and readmission after diverting ileostomy closure[J]. Diseases Of The Colon & Rectum, 2016, 59(5): E314.

[22] Tulchinsky H, Dotan I, Halpern Z, et al. A longitudinal study of quality of life and functional outcome of patients with ulcerative colitis after proctocolectomy with ileal pouch-

anal anastomosis[J]. Dis Colon Rectum, 2010, 53(6): 866-873.

[23] Winslet M C, Andrews H, Allan R N, et al. Fecal diversion in the management of Crohn's disease of the colon[J]. Dis Colon Rectum, 1993, 36(8): 757-762.

[24] Zittan E, Wong-Chong N, Ma G W, et al. Modified two-stage ileal pouch-anal anastomosis results in lower rate of anastomotic leak compared with traditional two-stage surgery for ulcerative colitis[J]. J Crohns Colitis, 2016, 10(7): 766-772.

第五章
肠　梗　阻

第一节　梗阻性结直肠癌

虽然强调结直肠癌的早诊早治，目前仍然有10%～30%的结直肠癌出现肠梗阻的症状。结直肠梗阻占所有肠梗阻的63%，85%的急性结直肠梗阻由恶性肿瘤引起。多数结直肠梗阻需要手术治疗。大量研究结果显示：梗阻性结直肠癌与非梗阻性结直肠癌比较，前者手术效果和肿瘤学预后较差。因既往研究对于结直肠癌梗阻的定义不同、研究目的不同，导致数据一致性较差，甚至有不同的结论。很多数据多来源于10年前。近年来疾病谱已发生变化，左、右半结肠癌的发病率、生物学特点等方面的差异已逐渐被揭示。因此，研究严格定义梗阻性结直肠癌的临床和预后特点显得尤为重要。本节探讨梗阻性结直肠癌的临床病理特征及治疗、预后情况。

一、临床表现

发病年龄和结直肠癌的发病年龄相同，男女发病率相等，但梗阻性结直肠癌更多见于老年人，开始仅表现为持续数周或者数月的便秘。腹痛、腹胀、恶心、呕吐是梗阻的晚期征象。部分患者出现体重下降。少数患者以急腹症入院，剖腹探查时得以诊断。就诊时梗阻性结直肠癌的主要症状依次为腹痛（81%～85%）、恶心和呕吐（65%）、便秘（35%～47%）。

腹部包块是结肠梗阻的常见体征。结直肠癌梗阻时肿块局部压痛较轻、活动性较好。远处转移的征象有：浅表淋巴结肿大、肝大、腹水，直肠指诊可发现子宫直肠凹或者膀胱子宫陷凹的转移结节。体格检查常见的体征依次为：肌紧张（69%～80%）、腹部压痛（44%），部分患者（30%）出现腹膜炎症状，发热较为少见。

结肠对慢性狭窄有很强的代偿能力，即使肠腔直径狭窄到几厘米也可能只有轻度症状甚至没有症状。在梗阻性结直肠癌患者中，20%～30%的患者伴发穿孔，出现腹膜炎的症状，这些症状可能掩盖了原发病变，直到剖腹探查才发现结直肠肿瘤。因此，对于急腹症的患者，应该仔细询问病史，注意病程中是否存在顽固性便秘及腹胀，以排除梗阻性结直肠癌。

二、病理生理

梗阻性结直肠癌的病理生理是由梗阻的部位、程度和时间决定的。长期的结肠梗阻使小肠的吸收功能转变成分泌功能，导致第三腔隙液体潴留、电解质紊乱、血容量减少、细菌繁殖、营养不良，增加治疗和死亡的风险。

在梗阻性结直肠癌，在肠腔内的细菌产物、体液因子等作用下，引起结肠动力紊乱，手术解除梗阻后相当长的时间内出现低动力状态。和小肠肠梗阻不同，由于回盲瓣的单向阀门作用，急性结肠梗阻能引起肠腔内压力的急剧增高，形成闭袢性梗阻。此时结肠血流的自我调控机制被打破，黏膜完整性受损。此外，肠腔内压力急剧升高，导致肠壁血流减少，最后导致肠壁溃疡、坏疽甚至穿孔。

慢性结肠梗阻肠袢的血流增加，肠壁增厚，同时合并充血性炎症。在这种情况下发生肠道急性穿孔的概率反而下降。

三、诊断

梗阻性结直肠癌患者的术前检查包括以下几个方面：结直肠梗阻对全身其他器官系统的影响，如血常规、电解质、血清淀粉酶、肝肾功能等，一旦发现异常就要立即纠正；结直肠梗阻的性质、部位和程度，进行内镜检查或者影像学检查时注意诊断及鉴别诊断；如果确定为结直肠癌引起的梗阻，在治疗肿瘤前完成 TNM 分期。

假性肠梗阻是一组综合征，其特点是在没有肠管闭塞的情况下，因为肠道蠕动减弱而表现出小肠或者结直肠梗阻的症状和体征。主要的症状和体征就是腹胀，恶心、呕吐少。典型表现为在持续腹胀的同时持续排气，腹胀不缓解。假性肠梗阻好发于高龄、心脏疾病、大手术、外伤和感染的患者，常常作为单独的结肠疾病而发生。腹部 X 线显示巨大而扩张的结肠，同时少量的小肠积气。钡灌肠和肠镜可排除肠腔狭窄，和机械性肠梗阻的鉴别主要依赖上述两种检查。联合几种检查方法有助于肠梗阻的诊断和治疗（表 5－1）。

表 5－1 结直肠梗阻的诊断方法

腹部平片	小肠造影
卧位/立位腹部 X 线片	CT
胸片（立位）	肠镜
碘水灌肠	

碘水灌肠可以区分真性和假性结直肠梗阻，明确梗阻的位置、类型和程度，判断是否存在近段肠道病变。怀疑穿孔、腹膜炎是灌肠的禁忌。如果检查发现盲肠扩张直径大于 10 cm，即将穿孔的概率极大，也不适合碘水灌肠。碘水从穿孔处漏入腹腔，将增加感染、败血症的风险。腹部平片不出现肠管扩张，无需进行钡灌肠检查。

肠梗阻可发生于结直肠癌各分期，肿瘤 T 分期偏晚并不完全是肠梗阻的原因。这与已有的研究结果相似。Tis、T_1 期肿瘤仍可发生梗阻。这说明结直肠癌患者发生肠梗阻可能还与其他因素有关，如便秘、结肠冗长、粘连、炎症等。治疗方式的选择需结合患者状态、梗阻部位、探查结果，以及医师经验和医疗条件制订。

CT 可以准确预测出 95% 的机械性肠梗阻，可以发现 73% 的梗阻的病因（图 5－1）。从梗阻性结直肠癌治疗前分期的角度衡量，CT 检查是不可替代的，可以发现腹腔内淋巴结肿大、侵犯邻近组织器官、肝和肺转移。CT 发现腹腔内微小转移灶的概率不大，有时需要借助 MRI 或 PET－CT。

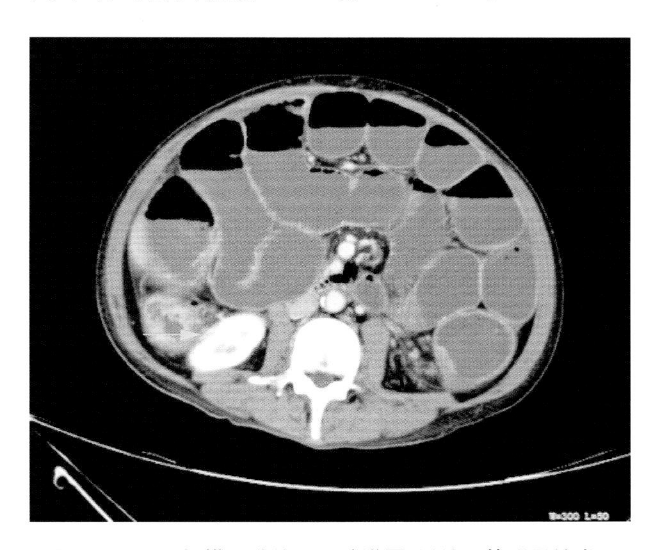

图 5－1 CT 扫描见升结肠肠壁增厚，近端肠管明显扩张、积气、积液，术后证实升结肠癌伴梗阻

四、治疗

梗阻性结直肠癌需要手术治疗。在充分完善术前准备的基础上，对于合适的梗阻性结直肠癌患者行腹腔镜根治性切除术安全可行。术前要充分评估手术的风险和益处。患者的年龄、一般情况、梗阻的部位、肿瘤进展情况、手术医生的经验等都是决定手术方案的重要因素。必须综合加以考虑，争取能同时达到解除梗阻和切除原发病灶的目的。非梗阻性结直肠癌患者根治性切除率更高、清扫的淋巴结数量更多。结合其病理学特征及预后情况，梗阻性结直肠癌患者预后较差，这可能与急诊手术淋巴结获

取数量少、N分期偏晚等因素有关。本节将自回盲瓣结肠起始到横结肠中右2/3归为右半结肠，自横结肠左1/3到乙状结肠归为左半结肠。

虽然多数结肠梗阻的患者的一般情况要好于小肠梗阻，但是也存在大量的液体和电解质的丢失。由于腹内压力升高，可出现呼吸受限，许多患者还表现为营养不良。因此在进行梗阻性结直肠癌的术前准备时，首先要评估患者的全身情况和完成术前肿瘤的TNM分期。急诊剖腹探查的患者，必须补充液体维持水、电解质平衡和全身循环，适当输血可以提高麻醉安全性。梗阻性结直肠癌可诱发小肠痉挛，应常规胃肠减压。常规使用广谱抗生素，以降低感染和死亡的风险。如果患者有慢性心肺疾病、内分泌疾病，需要多科会诊，充分权衡治疗合并症的益处和推迟手术的风险。

有部分梗阻性结直肠癌的患者，结直肠梗阻的症状通过适当的治疗，症状可稳定或者显著缓解。注意在开腹前纠正水电解质紊乱，尽可能进行肠道准备，由此患者可以选择相对安全的择期手术。

(一) 右半结肠梗阻

右半结肠癌的手术相对固定，Ⅰ期右半结肠切除+回肠-结肠吻合是普遍采用的手术方法。回结肠吻合的方法有三种：端端、端侧、侧侧吻合。和回肠造口、回肠横结肠短路等减压方法相比，Ⅰ期切除吻合可以避免因回盲瓣引起的盲肠穿孔等并发症。在结肠闭袢梗阻、盲肠显著扩张时，可以在开腹时先进行减压，再行Ⅰ期切除吻合。减压的方法如下：在预定切除的末端回肠内开一个小口，将吸引器头或者Foley尿管经过回盲瓣插入盲肠，抽吸结肠内潴留的粪便和气体。右半结肠切除时将此开口一并切除。

Ⅰ期切除吻合是治疗梗阻性右半结肠癌的理想术式。在特定的情况下仍然需要进行结肠造口，如果术者经验不足，还可以选择盲肠造口、结肠袢造口、回肠造口等术式。选择回肠造口时要注意的是，为避免回盲瓣的单向阀门作用，需要将Foley尿管从造口的远端回肠经过回盲瓣插入盲肠内。

2003年以来，腹腔镜治疗结直肠癌的效果被欧美多个临床试验所验证。也有使用腹腔镜治疗梗阻性结直肠癌的报道，不再赘述。

(二) 左半结肠梗阻

梗阻性左半结直肠癌的手术方式较多，如传统的Ⅲ期手术(Ⅰ期右半结肠造口+Ⅱ期肿瘤切除吻合+Ⅲ期造口口闭合)、Hartmann手术(左半结肠切除+右半结肠造口)和更为积极的Ⅰ期切除吻合。但由于左半结肠动脉分别来自肠系膜下动脉，与结肠中动脉左支吻合支少、直肠上动脉间侧支循环不丰富，故左半结肠的血供较差；左半结肠梗阻时肠壁菲薄，肠壁水肿，愈合能力差；左侧结肠内积聚的多为稠厚大便，肿瘤切除一期吻合会有稠厚大便难以通过吻合口，或积聚于吻合口远侧肠管，术后肠功能恢复缓慢，从而引起粪块性肠梗阻，增加吻合口张力，影响吻合口愈合，增加吻合口漏的机会；同时患者多为高龄、并发症多、病情多处于严重阶段，需急诊手术处理，属非计划性手术，会并有较高的手术并发症，愈后较差；因此左半结肠癌性梗阻，治疗方式在肿瘤是否一期切除和是否一期吻合方面的选择面临许多困难。

1. *单纯改道*　目前虽然有对左半结肠梗阻主张积极的手术切除的趋势，但是单纯改道仍然有特定的适应证：如一般情况差，不能耐受麻醉；肿瘤局部侵犯广泛，无法切除；肿瘤远处转移；直肠癌引起的梗阻等。

单纯结肠改道包括盲肠造口术、结肠袢式造口和短路术。其原理是将肠内容由结肠近端引流到结肠远端，使之不再经过肿瘤引起的梗阻部位。考虑到回盲瓣的功能，回肠造口解除结直肠梗阻并不可靠。

(1) 盲肠造口术：盲肠造口术一般指盲肠置管造口，也可以将盲肠直接固定在右下腹皮肤。将带有蘑菇头的管子或者Foley导尿管经腹壁置管放入盲肠，可以局麻或者开腹完成。盲肠置管造口是在远端梗阻或者假性梗阻时减压的最有效的方法。由于结直肠梗阻的高并发症和死亡率，置管造口只在暂时减压或者不适合结肠袢造口的情况下使用。

(2) 结肠袢式造口：结肠袢式造口是传统远端梗阻性结直肠癌Ⅲ期切除的Ⅰ期手术内容，也是无法切除的肿瘤患者的一种姑息性疗法。目前也有学者将之作为吻合口瘘的一种保护手段。对于预防性造口能否降低吻合口瘘的发生率仍存在争议，但目前多数学者认为，预防性造口能够降低吻合口瘘导致的感染的严重程度，也能降低吻合口瘘发生后二次手术的概率。左半结肠梗阻性结肠癌的袢式造口一般选择横结肠右侧，可进右上腹经腹直肌切口进行造口。

（3）短路手术：短路手术可以避免肠造口术给患者带来的负担。对不能手术切除的梗阻性结直肠癌可以选择这种方法。选择侧侧吻合肠段的原则是两侧肠管分别位于肿瘤的远近两侧，如降结肠癌伴梗阻可考虑盲肠-乙状结肠侧侧吻合。

2. Ⅰ期切除吻合　Ⅰ期肠切除吻合的临床基础来自穿通性结肠损伤的修复效果，在结肠相对健康、腹腔内污染较轻的条件下，结肠修补的死亡率不超过3%。根据最初的关于梗阻性左半结肠癌Ⅰ期切除吻合的报道，Ⅰ期吻合的吻合口瘘发生率不高，而败血症的发生率高达60%。如何降低Ⅰ期切除吻合的并发症和死亡率成为围手术期处理的关键。本节主要讨论急诊手术下的Ⅰ期切除吻合。

结直肠癌急诊手术的主要原因是急性肠梗阻和肿瘤部位、肿瘤近端大肠的穿孔。结直肠癌8%～29%因为肠梗阻、3%～8%因为穿孔需要急诊手术。术前应按照ASA、APACHE Ⅱ评估手术风险。膈下游离气体是消化道穿孔的典型影像学表现，结直肠癌伴穿孔可以表现为游离性穿孔从而出现膈下游离气体影，也可以表现为包裹性穿孔而缺乏典型的弥漫性腹膜炎体征及膈下游离气体影。总体而言，结直肠癌急症手术的指征如下：① 病史和查体确认的持续性腹膜炎；② 腹腔内脓肿，出现全身感染症状（发热、白细胞计数升高、血流动力学指标不稳定）；③ 出现梗阻的临床征象，如便秘、呕吐、腹胀，放射性检查证实存在完全肠梗阻，住院96小时不缓解。

如前所述，对梗阻性结直肠癌的病理研究发现，梗阻近段如存在溃疡、穿孔、非特异性炎症，如果切除范围不足，则并发症发生概率极大。在未进行结肠准备的情况下进行梗阻性结直肠癌的Ⅰ期切除急诊手术，手术并发症可能和肠道内大量潴留的粪便有关。术中降低肠道粪便的方法主要有三种。

（1）结肠次全切除术：广泛结肠切除＋回结肠吻合的优点是吻合口的完整性和愈合主要取决于吻合肠管壁的性质和血流，小肠血运丰富、胶原蛋白含量高，有利于吻合口的愈合；如果切除了所有的扩张和受损的结肠及肠腔内的肠内容，就能降低术中伤口污染的风险；结肠次全切除也减少了异时性结直肠癌的发生，特别是对那些年轻患者、同时有大肠息肉的患者，因此术后随访相对简单。梗阻性左半结肠癌接受上述手术，手术死亡率约11%，但是吻合口瘘生率较低，术后死亡多半不是由吻合口瘘引起。因此只要选择得当，结肠次全切除＋Ⅰ期吻合是治疗未进行肠道准备的梗阻性左半结肠癌的效果较好的方案。

结肠次全切除的不足：手术范围较大，麻醉和手术时间较长，术后粘连性肠梗阻发生率较高；大范围的结肠切除后，残存结肠的水吸收和大便贮存功能不足，术后排便功能较差，排便功能的恢复需要较长的时间。

（2）术中肠道灌洗：为了降低拟行Ⅰ期切除吻合的梗阻性结直肠癌患者的并发症，Muir、Dudley等建立了结肠单管灌洗的方法。通过术中结肠灌洗清除结肠内容、促进吻合口及其周围胶原蛋白的沉积，保留了肠管，从而降低了结肠造口和结肠次全切除的比例。利用这项技术，约80%的远端结直肠梗阻的患者可行Ⅰ期切除吻合。

术中肠道灌洗需要10 L盐水才能达到冲洗液清亮的程度，因此整个手术过程持续时间较长，只有近端肠管存活、能耐受较长时间麻醉的患者才能考虑采用此项技术。

（3）术中肠道减压：由中国台湾地区Hsu等倡导，适合梗阻性乙状结肠癌和直肠癌。方法如下：完全游离乙状结肠、降结肠、结肠脾曲，向下游离到肿瘤下方，将游离的结肠置于腹腔外的一个盆内，在意向切除的肿瘤近端结肠打孔，排出近段肠道内潴留的大量粪便。减压结束后切除肿瘤及已开孔的结肠，结-直肠端端吻合。该方法的优势是：和术中肠道灌洗相比，手术时间短、操作简单、术中污染机会小、不需要其他器械。

和分期手术相比，Ⅰ期切除吻合能够节省住院时间和费用，避免二次手术的危险，消除等待二次手术的时间，没有因结肠造口带来的麻烦，以期得到更高的生活质量，是目前梗阻性左半结直肠癌主要的治疗方法。

3. 肿瘤切除＋远端封闭＋近端造口(Hartmann手术) Hartmann手术是临床常用的治疗梗阻性左半结直肠癌的常用术式。切除结直肠癌原发病灶,封闭远端直肠或结肠,然后进行近端结肠造口。主要适合肿瘤穿孔已引起局限性或者弥漫性腹膜炎。对于已经引起严重肠管损伤的梗阻,须将肠管切除到正常的部位,术中决定进行肠道吻合或者肠道造口。Hartmann手术大大降低了手术死亡率(<10%),是安全的术式,但其代价是近40%的患者造口口无法还纳。相对于结肠造口,有meta分析更支持回肠造口术。

(三) 肠道支架(图5-2)

如前所述,约85%急性结直肠梗阻是由恶性肿瘤引起的。结直肠梗阻的急诊手术死亡率、手术并发症较高,常常需要结肠造口。结肠造口不提高手术安全性,而且只有60%的患者造口可以还纳,对患者的生活质量产生严重不良影响。UK National Audit 1990—2000年的资料,左半结肠梗阻患者59%行Ⅰ期切除吻合、49%行Hartmann手术。没有肠道准备的梗阻性结直肠癌急症手术并发症10%～36%、死亡率6%～30%,而择期手术并发症只有4%左右,围手术期死亡率1%～6%。因此,能否采取一种以更加微创的方式解决梗阻、将急症手术变为限期手术的治疗策略呢?1991年,Dohmoto等首选描述了结肠支架治疗结肠梗阻的技术优势。1994年,Tejero等提出了利用支架作为手术前的过渡(过渡支架,stent as “bridge to surgery”)的概念。过渡支架的基本设想是,在开腹手术前通过支架解除肠道梗阻,给患者创造接受择期手术的条件,从而避免造口、降低手术并发症。

治疗结直肠梗阻的支架分为两类,即姑息支架(整个治疗只缓解梗阻、不切除肿瘤)和过渡支架(放置支架是意向肿瘤切除手术的过渡)。为了评价支架放置的有效性,又将支架放置成功分成技术成功和临床成功两个层次。技术成功定义为支架成功放置在梗阻的位置,临床成功定义为支架放置后96小时内结肠得到减压,无须借助内镜或者外科干预。

肠道支架放置失败的原因主要是:导丝不能穿越梗阻部位、穿孔、肠管和支架粘连;少数患者虽然支架放置在梗阻部位,但是不能缓解梗阻症状。严重并发症发生率5%,主要为出血、穿孔,死亡率为0.5%。部分患者放置成功后出现支架移位(8%)和堵塞(9%)。

Baik等比较了急性梗阻性左半结直肠癌手术前放置金属支架和结肠造口的效果。金属支架的并发症略高于结肠造口(支架组∶造口组＝17%∶11%,$P=0.66$)。但是随后择期肿瘤切除手术的手术并发症,支架组为0、造口组为26%($P=0.046$)。放置支架的平均住院时间和支架组择期手术后的住院时间均显著短于造口组。从治疗安全性和住院时间两个方面看,支架组都显示了优势。

其他解决梗阻的方法如气囊扩张、激光、减压管等解除恶性结直肠梗阻的效果目前还没有肯定。

术后治疗重点:结直肠梗阻并发症包括腹腔和全身感染,吻合口漏、水、电解质及酸碱平衡紊乱,以腹腔和全身感染、吻合口漏最为严重,是预防和治疗的重点。腹腔感染多为混合性细菌感染,细菌数量多、毒力强,同时合并厌氧菌感染,可引起严重的高危的腹腔感染,文献报道其术后明显提高医院获得性肺炎感染的机会和病死率,因此应给予高度重视。2010年,美国外科感染学会与美国感染病学会发布的第2版《复杂腹腔内感染指南》推荐:在控制感染源后,抗感染治疗应用抗生素要量足、有效,以快速控制感染;在经验性单一用药时,选用亚胺培南或美罗培南等;联合用药可选用第三代头孢菌素或头孢吡肟＋抗厌氧菌药物;根据细菌培养和药敏试验结果适当调整。吻合口漏的原因有吻合技术因素和术后营养不良,因此强调术中缝合质量及术后营养支持治疗。结直肠肿瘤梗阻患者多合并营养不良、低蛋白血症、贫血等,抵抗力差,术后营养是免疫维持和增强基础,是吻合口组织生长的保证。术后给予肠外营养(parenteral nutrition, PN)应以高蛋白质、高能量为主。如行预防性造口者尽早恢复经口饮食,辅以部分PN,以保证组织生长,增强免疫力。研究表明,肠内营养(enteral nutrition, EN)营养指标恢复快,优于PN。

总之,右半结肠梗阻首选一期切除吻合,左半结肠及直肠肿瘤梗阻应遵循损伤控制理论,并根据肿瘤能否切除,合理选择术式,尽可能一期切除;术后给以加强抗感染及营养支持等治疗。

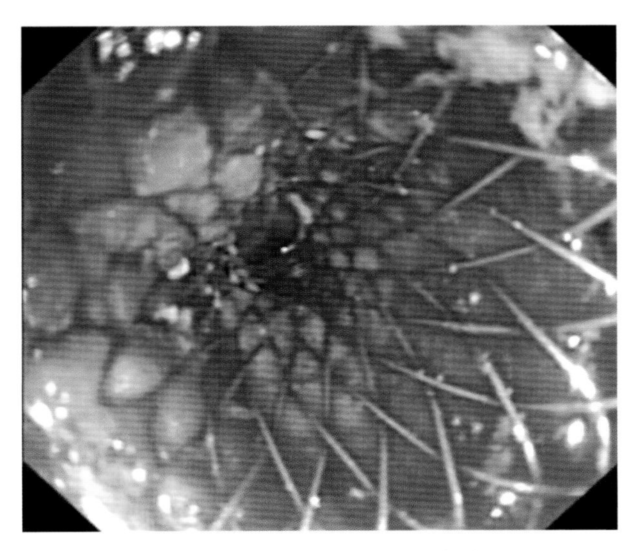

图 5-2　结肠梗阻支架植入术后

五、预后

梗阻性结直肠癌的根治性切除率为 50%～70%，较无梗阻的患者低 20%左右。即使存在小肠梗阻、腹膜炎，右半结肠梗阻或者穿孔选择的术式往往是右半结肠切除＋回肠结肠吻合。不重建肠道连续性的 Hartmann 手术主要应用于左半结肠癌。Ⅰ期切除吻合也逐渐应用于梗阻性左半结肠癌的治疗。急症手术的并发症、手术死亡率相对较高，手术死亡主要由败血症引起。梗阻性、穿孔性结直肠癌的急症手术方式存在争论。

梗阻性结直肠癌外科治疗的预后取决于手术方式、肿瘤的可切除性、患者的一般情况和外科医生的经验。Ⅰ期切除吻合和分期手术各有优势，实际上很难比较相互的优劣。单纯从术后生存的角度考虑，Ⅰ期切除吻合要优于分期手术，但是还没有循证医学的证据。总体术后 5 年生存率约为未梗阻患者的一半（22%～49%）。

梗阻性结直肠癌预后差的影响因素较多，包括其具有淋巴分期更晚、分化更差、侵袭性更强的表现。但脉管癌栓、神经侵犯、肿瘤沉积等预后不良因素结果并不支持。这可能需要结合分子分型等方法探索梗阻性结直肠癌的生物学本质，亟待新的影像学技术、预测模型用于精准诊断。外科医师应加深对梗阻性结直肠癌的认识，合理选择急诊手术或金属支架，加强手术质量控制，积极参与多学科协作，从多方面改善患者预后。

第二节　结肠扭转

扭转（volvulus）来源于拉丁文“volvere”，意思是“扭曲、缠绕”。只要肠管足够长，扭转可以围绕一个固定点而发生在消化道的任何部位。结肠扭转一般发生在游离的、具有一个狭窄的、固定的肠系膜根部的肠袢。肠系膜狭窄有可能是先天性的，也有可能是后天形成的，后者常常是因为肠系膜附近有手术后的瘢痕粘连而造成的。最常发生结肠扭转的部位是乙状结肠和盲肠。发生结肠扭转的主要高危因素有慢性便秘、腹部手术史和巨结肠。

超过一半的结肠扭转患者表现的主要症状有急性腹部绞痛，明显的腹胀以及停止排气、排便。一些就诊的患者可能没有疼痛的主诉，但可以发现与显著腹胀有关的明显变长的肠蠕动间歇。可能没有逐渐加重的便秘病史，但可以发现渐进性的机械性肠梗阻。呕吐在病变早期并不常见。由肠系膜血管扭转导致肠坏死的症状逐渐加重时，腹痛将成为伴随疾病发展的主要症状。也有些患者会发生复发性亚急性扭转，主要症状是轻微的腹痛，随着排出大量水样便和气体，症状可自行患者。这些患者大部分是结肠慢传输和巨结肠，当出现这些情况时可以选择手术治疗。因为巨结肠患者肠扭转的复发率非常高，故巨结肠治疗时可选择性地行全结肠切除术。

儿童发生结肠扭转的情况非常少见，以男性居多，通常是复发性亚急性肠扭转，病死率较低，但发生肠坏死时病死率很高。发生结肠扭转的儿童很多都存在并发症和一些发育异常。

肠扭转在妊娠妇女中的发病也受到了特殊关注。孕妇很少发生肠梗阻，几乎 45%是由于乙状结肠扭转所致。目前公认的发病机制是增大的子宫抬高了乙状结肠和盲肠，使这两段游离的肠管超出了盆腔而更容易发生扭转。孕妇发生肠扭转时病死率极高，主要是因为此时不能进行放射学检查而造成延误诊断。所以当孕妇出现便秘和腹痛的症状时，应该高度怀疑肠扭转，从而采取更合理的治疗策略以保住孕妇和胎儿的生命。

一、乙状结肠扭转

(一) 发病机制

乙状结肠扭转的发病机制尚不清楚。绝大多数患者年龄较大，且多伴有其他内科或精神疾病，慢性便秘也是重要因素。乙状结肠扭转与结肠冗长有关，也见于其他病变的患者，如 Chagas 病、帕金森病、瘫痪患者、缺血性肠炎、溃疡病等。乙状结肠扭转发病的地区差异目前主要考虑与当地饮食结构中的高纤维含量有关，高纤维饮食会导致乙状结肠冗长，从而诱发肠扭转。

其他手术时改变结肠位置，易引起肠扭转。例如直肠脱垂的患者其乙状结非常冗长，如果没有切除，可能在冗长结肠的一端出现固定而发生肠扭转。

解剖学因素也与乙状结肠扭转相关，如乙状结肠袢长而游离，且输入输出袢很靠近，系膜基底狭窄，就容易发生扭转。一项关于乙状结肠系膜的解剖学研究提示，女性肠系膜的宽度大于长度，而男性刚好相反。这也部分解释了乙状结肠扭转患者中男性比例高于女性的原因。

还有学者考虑乙状结肠扭转可能是因为缺少副交感神经细胞而导致的巨结肠病的一种变异情况。一项相关研究发现结肠扭转患者切除的肠管中扩张肠管中肠系膜神经丛中副交感神经节的含量远小于未扩张肠管。而另一项研究中对比了扭转结肠和未扭转结肠的副交感神经节细胞的含量，发现纠正了急性扩张后，两种肠管并不存在区别。这可能提示在不伴有巨结肠的乙状结肠扭转患者的扭转肠管中，并不存在副交感神经节细胞缺失。乙状结肠扭转的扭转方向大多是沿着肠系膜轴向逆时针旋转(图 5－3)。

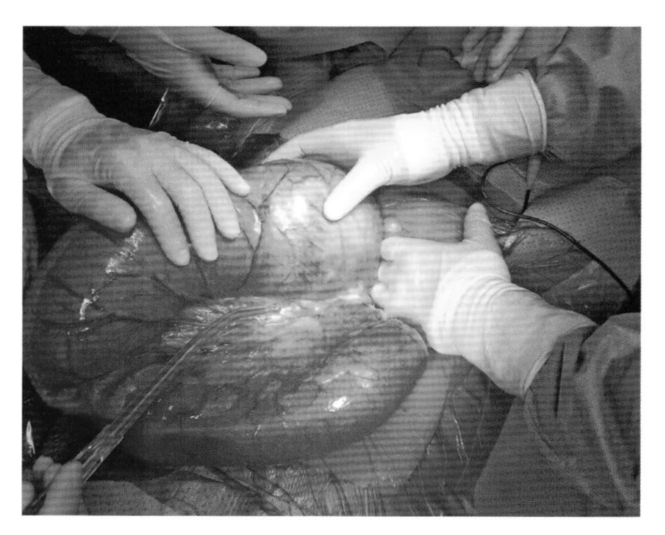

图 5－3　乙状结肠扭转

(二) 诊断

乙状结肠患者通常有典型的结肠梗阻表现，包括肠蠕动消失，无肛门排气，腹部绞痛，恶心和呕吐。只有当扭转度数超过 180°时，才会出现临床上的肠梗阻症状。乙状结肠相比于其他肠断的肠管可以承受更大的官腔内压力，所以肠壁可以在扭转后几天仍保持活力。而绞窄最后仍会发生，首先是静脉闭塞，然后紧接着是动脉闭塞、血栓形成，最后是肠坏死。由于结肠腔内压力迅速升高，肠坏死会在系膜血管出现急性绞窄性闭塞时迅速发生。

体格检查会发现腹胀，轻或中度压痛，除非发生肠坏死，一般无腹膜刺激症状，直肠指检示直肠空虚。Ravventhiran 等将临床表现分为两组：典型表现和非典型表现。典型表现是急性或暴发性的，突然出现严重腹痛或早期呕吐是常见症状。非典型表现往往呈惰性表现，提示病情进展缓慢迁延，疼痛轻微，呕吐延迟。当自发或治疗性扭转复位后如果出现复发，症状和体征会再次出现。

线平片检查可见明显扩张的乙状结肠和近端结肠，而直肠内仅有少量气体。Agrez 和 Cameron 总结 20 例乙状结肠扭转患者的放射学检查所见，典型的表现是环状扩张的乙状结肠。而 40% 的病例中，腹部 X 线片并不能完全明确诊断，这种情况下钡灌肠和 CT 扫描可以进一步明确诊断。

钡灌肠选择水溶性造影剂，检查见钡剂在扭转部位不能通过，可显示为"鸟嘴征"。如梗阻不完全或近期松懈，可见肠狭窄，而近端肠扩张。

腹部 CT 扫描在结肠扭转的鉴别诊断中很有帮助。扭转的肠系膜和肠管在 CT 表现为"回旋征"。

对于孕妇，诊断乙状结肠扭转更多依靠临床判断，结合内镜确认，或者由于病情恶化而进行手术探查时发现。内镜既是诊断手段，又可以是治疗手段（后续介绍）。

（三）治疗和结局

1. *非手术治疗*　最初的处理取决于医师对是否有肠血运障碍的判断。如无血运障碍，可尝试用直肠乙状结肠镜和插入肛管来复位，如扭转得以复位，气和粪便就会立即排出。肛管需要放置48小时，以免很快复发。电子乙状结肠镜和结肠镜也可以用于乙状结肠扭转的治疗，并能了解大范围的结肠黏膜有无坏死。但是整个过程应该尽量减少操作，特别是减少空气入量以使扩张和水肿的肠道发生穿孔的风险降至最低。内镜必须保证要到达梗阻的远端和近端肠腔，以此彻底减少肠扭转。还可以通过使用纤维塑料管道或钝头的导丝来放置腔内支架以预防早期复发。60%～80%的扭转复位可取得成功，成功后会表现为大量排便、排气，伴腹部压力减小。术后应再次复查腹部X线片以确认扭转解除，并排除腹腔内游离气体。如果内镜下发现有肠坏死，应立即手术探查。

如果患者有发热，或者扩张肠管局部压痛明显等高度怀疑为肠管坏死的临床表现时，禁止扭转复位。

虽然非手术治疗使患者避免了急诊手术，但是复发率较高，有学者报道在149例成功复位的乙状结肠扭转患者中，复发率约为42%。因此，患者在扭转复位后，应经肠道准备择期行手术。

2. *手术治疗*　如果非手术治疗不能使扭转复位，应考虑手术，手术方式依据是否有肠坏死而定。可能的方式包括：切除吻合（全切或部分切除；同时做或不做近端的肠造口）、Hartmann术、切除外置、复位、复位加结肠固定，以及经皮结肠造口术及经皮内镜下乙状结肠固定术。对梗阻患者，Gurel等采用术中灌肠，一期肠切除吻合。

Daniels等选择性地利用经皮内镜肠造口术，对14例不适合做传统手术的患者成功进行了内镜复位。手术过程与经皮内镜下胃造口术（percutaneous endoscopic gastrostomy，PEG）相似，使用局部麻醉加静脉镇静。没有患者死亡，但3例患者撤除管道后复发。Gordon-Weeks等描述了一项腹腔镜辅助的内镜下乙状结肠固定术。他们在内镜下对扭转进行解压，然后腹腔镜下松解了粘连并使乙状结肠贴近前腹壁。他们放置了两个经皮内镜下结肠造口管。这些管道使乙状结肠固定，然后于4～6周后取掉。

如果术中发现结肠失活，显然只能切除。同样在发现结肠穿孔时，不论什么原因（憩室或肿瘤），也行切除。手术目的主要是切除坏死组织，是否实施吻合，Hartmann术或其他术式由术者根据情况决定，可参考以下标准：血供良好、无或仅有轻微腹腔污染、营养状况尚可、不存在休克时可以选择吻合术。

对于孕妇，增大的宫体是盆腔手术的主要挑战。因此，当乙状结肠未完全坏死时，术者更倾向于选择扭转反转或乙状结肠固定术，但很有可能再次发送扭转，需要再次手术。对于妊娠期前3个月的孕妇，如果肠黏膜是有活力的，是进行内镜下肠管扭转复位，还是推迟到妊娠4～6个月对胎儿影响很小时性确定性手术，仍存在争议。在妊娠的7～9个月，乙状结肠扭转只能进行保守治疗以待胎儿的成熟。一旦胎儿成熟，则要立即分娩并行Hartmann术治疗缺血的结肠。

乙状结肠扭转的急诊手术术后病死率和并发症发生率相比于择期手术或半择期手术要高得多。Grossmann等关于乙状结肠扭转的研究提示，乙状结肠扭转患者急诊手术会有24%的病死率，而减压后行择期手术的患者病死率只有6%。该研究提示病死率与急诊手术和肠坏死都有关系。Morrissey报道29例乙状结肠扭转患者的术后情况，扭转复发率达36%。当患者有其他正常肠管时，扭转复发率只有6%；而巨结肠患者的扭转复发率则为82%，巨结肠患者接受结肠次全切除术后无扭转复发。Storm等跟踪报道了163例乙状结肠扭转患者中的129例治疗后30年的情况，指出乙状结肠切除术解决了扭转问题，巨结肠患者则应行结肠次全切除术以预防扭转复发。相比于肠切除手术，所有非切除技术都有很高的死亡率和复发率。Oren等在乙状结肠扭转的研究中报道31例接受乙状结肠系膜固定术的患者扭转复发率高达16.1%。Khanna等的一项回顾性研究表明，只行结肠固定术的乙状结肠扭转患者的扭转复发率达38.5%。一项关于经皮内镜下结肠造口术，8/27的结肠造口管在位者无乙状结肠扭转复发。在整个研究组中，病死率高达26%，2例死于腹膜炎；并发症发生率也极高，77%出现感染，导致44%拔除导管。

根据现有研究报道的综合分析，对肠扭转的治疗更倾向于限制性的手术切除，是否一期吻合取决于患者的全身情况和是择期还是急诊手术，以及肠管是否有活性。扭转复位或乙状结肠固定术不是长久之计。当肠扭转伴有巨结肠时，且患者可以耐受的情况下，应考虑行结肠次全切除术。

二、回肠乙状结肠扭转

(一) 发病机制

回乙状结肠扭转是回肠缠绕过长的乙状结肠根部，这导致闭袢肠梗阻的出现。目前关于这种疾病的发病机制主要还是跟饮食结构有关，大块糖类伴大量的液体摄入是主要的致病因素。

(二) 诊断

患者多以腹胀、恶心、呕吐及急性腹痛等急症情况就诊。相比于其他形式的扭转，这种扭转通常没有既往病史。患者通常表现为腹腔急症的休克状态，包括酸中毒、低血压及心动过速。特征性的影像学诊断表型为同时存在两段梗阻的肠管，乙状结肠被推向右侧，而小肠肠管则被扭转向左侧。

(三) 治疗和结局

当患者出现回肠乙状结肠扭转时，多需要急诊手术。推荐的切除范围包括从单纯的双扭转复位到两段梗阻肠管切除。选择肠管切除时因为解开扭转的过程非常困难且耗时过长，有可能导致内毒素的全身释放，从而加重休克，增大腹腔内感染及肠穿孔的风险。抽吸梗阻部位肠管内的气体可以帮助扭转复位并降低穿孔的风险。单纯扭转复位仍有再发扭转的可能性，故目前这种治疗存在争议。一些学者支持对所有病例均行乙状结肠切除。

小肠坏死机会都会行一期小肠吻合，如果乙状结肠失去活力，Hartmann术曾是大多数外科医师的选择，而现在更多的医师倾向于一期吻合。所有外科治疗的病死率为30%～50%，如果不存在肠坏死，病死率降低到10%～30%。症状的持续时间与病死率呈反比。

三、盲肠扭转

(一) 发病机制

盲肠扭转比乙状结肠扭转少见，占肠扭转的25%～30%，居结肠扭转的第二位。虽然两者可能同时存在，但盲肠扭转形成的主要因素是胚胎发育中壁腹膜未能与盲肠和升结肠融合。正常人群中10%～20%的人会出现异常游离的盲肠和升结肠。这就使盲肠易发生沿其肠轴的扭转，或向上折叠。如影响血运，则会导致肠坏死和穿孔。

盲肠扭转在年轻人中相对多见，女性与男性之比为1.4∶1。发生原因包括远端肠梗阻、腹胀、妊娠、以往腹部手术的粘连、先天性腹膜束带、剧烈呕吐、间歇性正压呼吸、系膜炎、便秘、远端梗阻性病变、结肠无力。

(二) 诊断

腹痛是常见的主要症状，它可以是不太重的绞痛。常见的体征是不对称的腹胀，下腹部或右侧腹部包块。听诊有梗阻性肠鸣音。有些患者呈慢性表现，如间歇性腹痛或腹胀，常能自行松解。

放射学检查有特征性改变。盲肠和升结肠位于腹部其他位置，但最常见的是在上腹部和左上腹部。有时盲肠和升结肠斜向横跨腹腔。典型的X线表现有“咖啡豆样征”及在梗阻部位以上可见黏膜皱襞。通常在梗阻远端不见气体，而在近端见多个气液面。钡灌肠可见因盲肠部位梗阻而显现“鸟嘴征”。当出现器官轴向扭曲，X线表现为左上腹部和中腹部结肠膨胀。CT扫描越来越普遍应用于没有明显腹痛及腹胀的患者，其诊断包括：盲肠在腹腔内定位、“鸟嘴征”切断及肠系膜的回旋征。

(三) 治疗和结局

如同对乙状结肠扭转的治疗，结肠镜也成功地用于盲肠扭转的复位，但应该在发病早期，而操作不要持续时间太长，否则弊大于利。通过文献复习，Madiba和Thomson发现内镜解压通常难以实现。事实上，对盲肠扭转尝试通过内镜复位可能会导致情况更糟，因为折叠点可能成为一个单向活瓣，从而使膨胀恶化，并使盲肠有穿孔风险。

对无坏死或穿孔的盲肠扭转患者，手术治疗的方法有：复位（可同时切除阑尾）、盲肠固定术、盲肠造口（可同时行固定术）及切除。Ryan等建议另一术式：盲肠固定，同时经盲肠置入一根长管（Baker管）减压。理论上这能提供术后结肠减压，也可使盲肠固定线承受的压力减低，避免污染。如果出现肠坏死或穿孔，则必须手术切除。

单纯手术复位或同时切除阑尾的术式，复发率高，因此目前不被提倡。对其他术式的效果评价是困难的，因为多数文献只提及死亡率和复发率，而无并发症的发生率。

O'Mara 等报道了 50 例盲肠扭转手术治疗的患者。对 41 例无肠坏死征象的患者，做了各式手术：4 例行盲肠置管造口，1 例死亡；7 例行一期盲肠切除吻合，无死亡；12 例行单纯扭转复位，2 例死亡；18 例行盲肠固定术，无死亡。9 例患者手术时有肠坏死的患者，3 例死亡（33%）。Todd 和 Forde 复习了许多文献，发现单纯盲肠固定术的复发率高达 28%，置管盲肠造口术无复发，手术切除后也无复发。因而他们主张用置管盲肠造口术，因为这比切除术更安全。Rabinovici 等研究指出，手术扭转复位、盲肠固定及盲肠造口术后的扭转复发率为 12%～14%，并且指出实施盲肠造口术患者病死率为 32%，是单纯性盲肠固定术（10%）或单纯性扭转复位术（13%）的 3 倍。Anderson 和 Lee 报道了 41 例急性盲肠扭转的患者。他们强调，及时手术是必要的。Madiba 和 Thomson 认为切除和吻合对坏死和有活力的肠管都是好的选择。是否恢复肠道的连续性要根据当时的外科情况判断。Ostergaard 和 Halvorsen 的结果证明在死亡率方面，结肠造口术（66.6%）和复位术（14.2%）比盲肠切除术（7.2%）更高。他们的结果支持盲肠切除术。

根据以上讨论，在无肠坏死的情况下，盲肠固定和造口术是相对安全和有效的方法，但置管盲肠造口术存在严重的潜在并发症，并不是最理想的方法。因此，更推荐盲肠切除术，这一术式也适用于急诊情况下处理其他病理性结肠炎。

四、横结肠及脾曲扭转

（一）发病机制

横结肠扭转及脾曲扭转很少见，占整个肠扭转的 10%以下。引起横结肠扭转的疾病包括慢性便秘、既往腹部手术史、高纤维饮食、复发的远端肠梗阻。在结肠脾曲扭转的患者中，腹部外科手术史较常见，慢性便秘也可能是导致发病的主要原因。

横结肠及脾曲扭转的患者主要表现为肠梗阻的特征。与盲肠和乙状结肠扭转一样，这些肠段的扭转可能急性或暴发性发病，也可能亚急性发病。急性发病组肠管压力小于亚急性发病组的患者，但一般腹痛更加明显。亚急性组的患者通常有逐渐发生的轻度腹痛，但会有明显腹胀，这可能与结肠慢性伸展有关，呕吐不常见。

（二）诊断

腹部 X 线片通常很少能够直接诊断，而只是提示近侧结肠扩张和远端结肠减压，以及两个气液平面，出现在右半结肠或右横结肠和左横结肠。更多情况下，因为 X 线片上横结肠的位置不会有太多变化，故横结肠及脾曲扭转可能会被误诊为乙状结肠扭转。患者可能会进一步行结肠镜检查，这时通常看不到清除的乙状结肠折点。此时可以进行钡灌肠检查，可以在扭转处看到鸟嘴样变形。然而很多时候，由于患者病情稳重，并不能按照检查的顺序按部就班地进行检查。

（三）治疗和结局

已有报道内镜下减压成功治疗横结肠及脾曲扭转，然而，和盲肠扭转的情况一样，这种为了扭转复位而进行的减压治疗在操作上有时很困难，而且在操作过程中有可能进一步引发盲肠扩张、肠管内压力增高，进而导致肠系膜血管受压。基于其他部位的结肠扭转的内镜复位结果，减压后的复发风险可能较高。

手术方式包括切除肠管、结合或不结合结肠固定的扭转复位术。当发现肠管坏死时，必须实施结肠切除术。很多研究者建议横结肠切除或扩大右半结肠切除作为治疗横结肠扭转的标准术式。对于脾曲扭转，扭转后使得脾曲肠管相比于横结肠肠管更加扩张、冗长，因此学者建议脾曲扭转的患者应行更大范围的肠袢切除术，并施以回肠乙状结肠吻合术或回肠直肠吻合术。

第三节　晚期癌性肠梗阻

一、概述

恶性肠梗阻(malignant bowel obstruction，简称 MBO)是指原发性或转移性恶性肿瘤造成的肠道梗阻。确切定义应涵盖由胃肠道原发肿瘤、系膜或盆腔肿瘤及其复发转移瘤导致的完全或不完全肠道梗阻(图 5－4)。由于梗阻部位及程度、是否伴复发转移、全身状况好坏、是否合并基础疾病等差异甚大，且不同的肿瘤有不同的行为和可变的治疗反应，这些特点在癌性肠梗阻患者表现得更为淋漓尽致；在治疗计划制订上学科跨度较大，既要解除梗阻，又要兼顾肿瘤治疗，让患者最大获益，这考验着临床医师的肿瘤专科技能、知识更新、多学科协作及综合实力。而不可治愈的肿瘤患者往往希望从某项治疗措施中获得可观的收益甚至治愈的希望，两者形成巨大反差。迄今为止，林林总总研究数十年，结论仍然为：目前治疗无定规！本节主要针对无法接受常规手术治疗，或手术难以获益的晚期及终末期癌症合并 MBO 患者的诊断与治疗问题进行讨论。

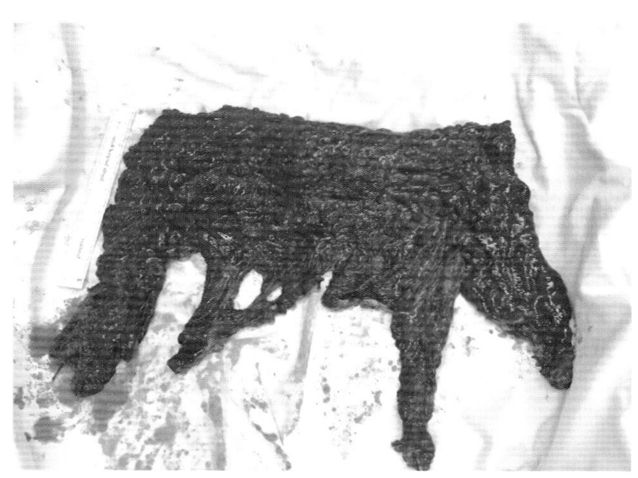

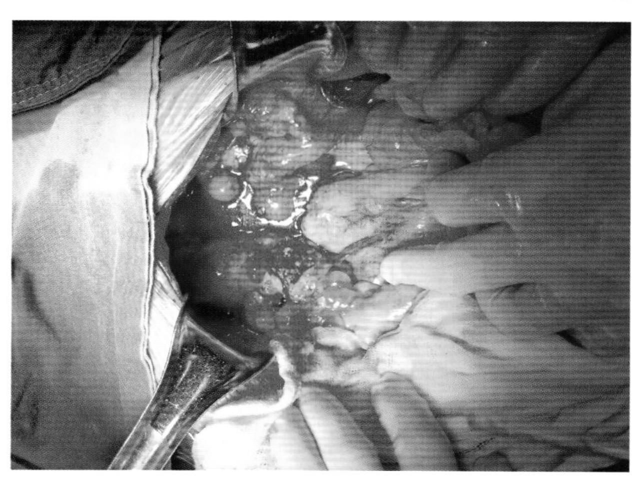

图 5－4　结肠癌伴大网膜及肠系膜播散转移

(一) MBO 发病及病因

晚期原发或转移肿瘤并发肠梗阻的发生率为 5%～43%，常见原发肿瘤为卵巢癌、结直肠癌和胃癌。小肠梗阻(50%～61%)较大肠梗阻(33%～37%)常见，＞20% MBO 同时发生大肠和小肠梗阻。MBO 病因分为癌性和非癌性两类。癌症侵犯和播散是导致机械性肠梗阻主要原因。非癌性病因所致 MBO 占 3%～48%，也是功能性肠梗阻的常见病因。引起 MBO 的非癌性病因包括：手术或放疗后肠粘连、低钾血症、体弱衰竭所致粪便嵌塞等。

(二) MBO 病理生理变化

肠道内液体分泌和吸收平衡破坏是 MBO 的关键性病理生理变化。MBO 导致肠道扩张，水电解质吸收障碍，肠液分泌进一步增加及肠道异常不协调蠕动。MBO 一旦发生"分泌—扩张—分泌"，"扩张—分泌—运动"恶性循环，将引发一系列严重的 MBO 临床表现。

(三) 临床表现及诊断

MBO 大多缓慢发病，常为不全性肠梗阻。常见症状包括恶心、呕吐、腹痛、腹胀、排便排气消失等，其临床表现与肠梗阻部位及程度相关。MBO 诊断要点包括：① 恶性肿瘤病史；② 既往未行或曾行腹部手术、放疗或腹腔内灌注药物治疗；③ 间歇性腹痛、腹胀、恶心、呕吐等症状，伴或不伴肛门排气或排便；④ 腹部体检可见肠型、腹部压痛、肠鸣音亢进或消失；⑤ 腹部 CT 或腹部 X 线片可见肠腔明显扩张和多个液平面。腹部 X 线片检查是诊断肠梗阻常用检查方法。有条件的情况下，推荐腹部 CT 扫描作为肠梗阻影像学诊断的首选方法。

二、治疗

(一) 治疗总则

治疗目标：改善生活质量。

治疗原则：个体化姑息治疗。应该根据患者疾病的阶段、预后、进一步接受抗肿瘤治疗的可能性、全身状况以及患者意愿，决策治疗方案。

治疗方法：手术治疗、药物和其他姑息治疗。

(二) 手术治疗

MBO 手术治疗的指征、方法选择等并无定论，存在高度的经验性和选择性。手术治疗仍然是 MBO 主要的治疗方法之一，但应严格掌握手术指征。仅适用于机械性梗阻和(或)肿瘤局限、单一部位梗阻，并且有可能对进一步化疗及抗肿瘤治疗获益的患者。对于经过选择的适当患者，手术可以达到最佳的缓解症状、提高生活质量和延长生存时间的目的。Zoetmulder 等的研究显示，在手术治疗受益的患者中，手术治疗的无梗阻生存略优于药物治疗。但是，对一些不适于进行手术治疗的 MBO 患者，手术不但没有治疗作用，反而会给患者带来额外的痛苦和负担，应该选择其他治疗方法控制症状。研究显示，手术治疗的症状缓解率 42%～85%，并发症发生率为 9%～90%，死亡率 9%～40%，复发率 10%～50%。

1. 目的　主要目的是缓解患者的症状，改善患者的生活质量；次要目的是延长生存时间。

2. 效果评价指标　症状(包括恶心、呕吐、疼痛等)缓解的程度；生活质量，能够经口进食，能够接受固体食物，肠道功能恢复程度，术后肠梗阻持续缓解>60 天等；生存时间，多数学者认为，术后生存时间>60 天，可以作为姑息手术治疗有效的标志之一。

3. 适应证　粘连引起的机械性梗阻；局限肿瘤造成的单一部位梗阻；患者对进一步化疗可能会有较好疗效(化疗敏感者)。

4. 绝对禁忌证　近期开腹手术证实无法进一步手术；既往腹部手术显示肿瘤弥漫性转移；累及胃近端；影像学检查证实腹腔内广泛转移，并且造影发现严重的胃运动功能障碍；触及弥漫性腹腔内肿物；大量腹水，引流后复发。

5. 相对禁忌证　有腹腔外转移产生难以控制的症状(如呼吸困难)；腹腔外疾病(如广泛转移、胸腔积液)；一般情况差；营养状态较差(如体重明显下降/恶病质，明显低蛋白血症)；高龄；既往腹腔或盆腔放疗。

6. 可选择的手术方案　松解粘连；肠段切除；肠段吻合；肠造口。

(三) 药物治疗

治疗目标：不使用减压装置或在使用胃肠减压装置的同时，控制恶心、呕吐、腹痛和腹胀等症状。

药物种类：止痛药(主要为阿片类镇痛药)、止吐药、激素类药及抗分泌药。

用药要点：药物治疗的剂量和给药途径需个体化。大多数 MBO 患者不能口服给药；静脉给药最好经中心静脉置管给药；可选择皮下注射、经直肠或舌下途径给药。

1. 止痛药

(1) 阿片类药：药是控制 MBO 腹痛最有效的药物，对持续性疼痛和绞痛均有效。药物及应用：可根据病情选择吗啡、芬太尼等强阿片类止痛药。对于无法口服用药的患者，首选芬太尼透皮贴剂，或吗啡皮下、肌内或静脉注射。哌替啶因镇痛作用时间短，其代谢产物易产生严重不良反应，故不推荐使用。阿片类止痛药的临床用药应遵循 WHO 癌症疼痛治疗指南，规范化、个体化用药。强阿片类药物治疗时，应该重视个体化滴定用药剂量，防治恶心、呕吐、便秘等药物不良反应。此外，对于未明确病因的肠梗阻患者，应注意使用阿片类药物可能影响病情观察和决策手术。

(2) 抗胆碱药：外周胆碱能受体阻滞剂，缓解胃肠道平滑肌痉挛和抑制蠕动。药物及应用：抗胆碱类药物包括氢溴酸东莨菪碱、山莨菪碱等。抗胆碱类药物可用于阿片类药物单药控制不佳的腹部绞痛。抗胆碱类药物不能透过血脑屏障，因此中枢性不良反应(如失眠和欣快)较阿片类药物低。

2. 止吐药

(1) 促动力药：加强胃和上部肠道的运动，促进胃蠕动和排空，提高肠内容物的通过率；同时也具有中枢性镇吐作用。药物及应用：药物为甲氧氯普胺(胃复安)。适用于肠梗阻早期、不完全性梗阻。由于促动力类止吐药可能会引发腹部绞痛，故不推荐用于完全性机械性肠梗阻。

（2）中枢止吐药：通过作用于与呕吐反应相关的中枢化学感受器，而达到中枢性镇吐作用。药物及用药：根据病情选择神经安定类药物，如氟哌啶醇、氯丙嗪和丙氯拉嗪等；或抗组胺药，如茶苯海明、塞克利嗪。

3. 激素类药　地塞米松常用于止痛或止吐治疗的辅助用药。但由于用糖皮质类激素存在不良反应的风险，因此 MBO 治疗使用激素时需要权衡其利弊风险。

4. 抗分泌药物

（1）抗胆碱药物：抑制胃肠道腺体分泌。药物及应用：氢溴酸东莨菪碱、山莨菪碱等。与抑制平滑肌蠕动的作用相比较，抗胆碱类药物对胃肠道腺体分泌的抑制作用相对较弱。由于抗胆碱药具有抑制消化液分泌的作用，因此即使无腹部绞痛的 MBO 也可以选择使用抗胆碱类药物。抗胆碱类药物可引起口腔干燥、口渴等不良反应。

（2）生长抑素类似物作用机制：生长抑素类似物可以抑制胰腺、胃肠道的内、外分泌，抑制多种胃肠道激素释放，通过减少胃肠道分泌调节胃肠道功能，降低肠道运动、减少胆道分泌、降低内脏血流、增加肠壁对水和电解质的吸收，从而有效控制 MBO 的恶心、呕吐症状。在早期 MBO 患者，生长抑素类似物还可能通过抑制 MBO 病理生理过程中的分泌-扩张-运动活动恶性循环，从而逆转 MBO。

药物及应用：奥曲肽（善宁）及长效奥曲肽（善龙）。奥曲肽可以有效控制 MBO 的恶心、呕吐症状，其作用优于抗胆碱药物。在 MBO 早期，奥曲肽与促胃肠动力药物联合使用，可能逆转 MBO 恶性进展。奥曲肽与促胃肠动力药、中枢止吐药物等药物联合用药安全有效。国外大量研究证实，与抗传统抗胆碱药物相比，奥曲肽能更好控制恶心、呕吐症状，减少胃肠道分泌量。对于丁溴东莨菪碱治疗失败的高位小肠梗阻，奥曲肽仍然有效。同时早期联合甲氧氯普胺、地塞米松，不仅可缓解症状，而且可协同促进肠运动功能的快速恢复，逆转肠梗阻。长效奥曲肽为奥曲肽的第二代剂型。长效奥曲肽单次肌内注射，每月 1 次。长效奥曲肽用药后的血浆药物浓度持续稳定，克服了奥曲肽作用时间短、必须每日注射、注射间期药物浓度波动的缺点。长效奥曲肽可以更有效地持续控制 MBO 症状，增强了患者用药的依从性。Matulonis 等研究证实，奥曲肽短期治疗有效的 MBO 患者，换用长效奥曲肽，可以安全有效地维持症状的持续缓解。长效奥曲肽推荐用于奥曲肽治疗有效、预期生存期＞1 个月的 MBO 患者。

（四）其他治疗

1. 补液　补液适用于存在脱水症状的 MBO 患者。MBO 患者的口干、口渴症状有时可能与静脉或口服补液量无关。口腔护理和反复吸吮冰块、液体、或涂唇膏等措施，可能减轻口干、口渴症状。

（1）补液方法：静脉或皮下输液。静脉补液方法长期应用给患者带来不适和不便，因此长期静脉补液仅适于有中心静脉置管的患者。与静脉输液相比较，皮下输液具有方便、安全、有效和费用相对低廉的优点，可以在家中使用，是无中心静脉置管患者的可靠选择。

（2）补液量：必须注意权衡补液疗效和补液可能导致的不良反应。研究显示每天肠外补液量＞1 L 者，可显著减轻恶心症状。但是补液过多可能导致胃肠道分泌量增加。一般每日补液量 1 000～1 500 ml。

（3）补液成分：5%葡萄糖溶液、0.9%氯化钠溶液均为常用补液制剂。高张溶液提高血浆渗透压、促进利尿，并影响肾素—血管紧张素—醛固酮系统。可以选择性使用高张液体抑制体液潴留的恶性循环。经皮下输液补钾需要密切监测。有文献报道，轻度低钾患者经皮下输液方式补钾，其氯化钾浓度范围为 10～40 mmol/L。经皮下输液补钾的安全性数据尚不充足。

2. 胃肠外营养（PN）　PN 的主要目的是维持或者恢复患者的营养，纠正或预防与营养不良相关的症状。PN 在 MBO 治疗中的作用存在争议。PN 一方面可延长患者的生存时间，另一方面可导致并发症的发生、延长不必要的住院时间。PN 不应作为 MBO 患者的常规治疗，仅选择性用于某些 MBO 患者（肿瘤生长缓慢、可能因为饥饿而非肿瘤扩散而死亡的患者）。Cozzagliao 等研究结果显示，PN 适用于 Karnofsky 行为状态（KPS）评分＞50%，而且预期生存时间＞2 个月的 MBO 患者。

3. 自张性金属支架 自张性金属支架选择性用于十二指肠或直肠梗阻的患者，禁用于多部位肠梗阻和腹腔病变广泛的患者。该治疗费用高，在MBO的应用价值存在较大争议，因此应根据患者个体情况谨慎选用。多项临床研究结果显示，自张性金属支架可以使梗阻的肠腔再通，术后可能进食少量的食物。自张性金属支架的常见并发症包括局部疼痛、肠出血和肠穿孔。

4. 鼻胃管引流(NGT) NGT仅推荐用于需要暂时性的减少胃潴留的MBO患者。长期使用NGT仅限于药物治疗不能缓解症状而又不适于行胃造口手术的患者。NGT可产生严重明显不适感，引起鼻咽部刺激、鼻软骨腐蚀、出血或换管或自发性脱出等并发症。

5. 胃造口 胃造口适用于药物治疗无法缓解呕吐症状的MBO患者。慎用于既往多次腹部手术，肿瘤广泛转移，合并感染的患者。慎用于门脉高压、大量腹水及出血风险的患者。胃造口方法包括手术胃造口和内镜引导下经皮胃造口(PEG)。PEG创伤小，是首选的胃造口方法。83%～93%胃造口患者的恶心、呕吐症状可能明显缓解；胃造口及间歇减压后，还可允许患者少量进食，让患者“恢复”胃肠道的积极功能状态，从而避免使用NGT及其导致的身心痛苦。

三、我们的探索

在肿瘤代谢支持治疗快速进步、新型抗肿瘤措施潮涌般出现、抗肿瘤药物治疗认识不断深入、多种特色癌性肠梗阻治疗技术日益成熟等多种因素的促动下，癌性肠梗阻患者面临的不再是一条绝路；“柔性融合诊疗技术”能为癌性肠梗阻患者康复带来更多临床获益。

在“肿瘤舒适医疗”原则指导下，我们提出并长期实施针对晚期癌性肠梗阻特色诊疗技术“柔性融合诊疗技术”：其主要内容涵盖肠梗阻基础治疗、中医药特色治疗、柔性与体腔肿瘤控制技术，以及相关技术高度个体化综合治疗方案的设计与有机融合。

第四节 肠系膜血管血栓性肠梗阻

肠系膜血管血栓性肠梗阻是由肠系膜血管阻塞导致相应肠管缺血，继而发生肠麻痹与肠坏死。随着人口老龄化、心脏疾患以及动脉硬化等疾病增多，该病发病率呈上升趋势，约占住院患者的0.1%，病死率可达40%以上，肠系膜血管血栓性肠梗阻常见于肠系膜动脉栓塞，约占急性肠系膜血管缺血性疾病的50%。栓子主要为心源性和血管源性。肠系膜动脉栓塞累及血管以肠系膜上动脉多见(图5-5)。

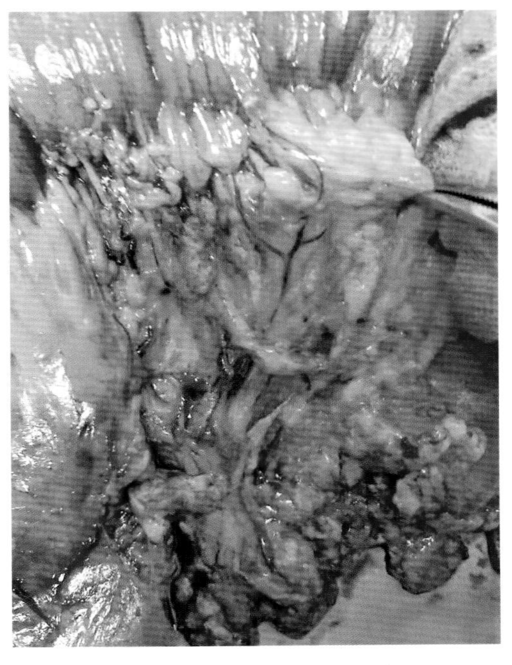

图5-5 肠系膜血管血栓性肠梗阻

肠系膜动脉血栓形成多见于动脉硬化的患者，约占急性肠系膜血管缺血性疾病的20%。肠系膜静脉血栓形成约占整个肠缺血性疾病的20%，原发性肠系膜静脉血栓与先天性凝血障碍有关，常见病因有抗凝血酶原Ⅲ、C蛋白及S蛋白的缺乏等。继发性肠系膜静脉血栓多见于门静脉高压致血流淤滞、腹腔感染、腹部外伤或手术造成血管损伤、血液高凝状态及真性红细胞增多症等。临床上90%的患者存在高凝状态，这对于诊断十分有益。

一、急性肠系膜上动脉栓塞

(一) 病因与病理

1. *栓塞* 引起栓塞的90%以上的栓子来源于心脏，主要为风湿性心脏病及慢性心房纤颤的左心房、急性心肌梗死后的左心室，或陈旧性心肌梗死后的附壁血栓、心内膜炎、瓣膜疾病或心瓣膜置换术后。肠系膜上动脉从腹主动脉呈锐角分出，几乎与主动脉平行，因而栓子易进入肠系膜上动脉。栓子可堵塞肠系膜上动脉的主干，但更多见的是栓子堵塞肠系膜上动脉主要分支处的主干，如结肠中动脉。

2. *血栓形成* 急性肠系膜上动脉血栓形成大多发生于原有动脉粥样硬化病变的部位，病变部位多有动脉粥样硬化斑块形成或狭窄等，在某些诱因(如充血性心力衰竭、心肌梗死、脱水等诱因)存在时，局部就可形成血栓。血栓所致的肠缺血程度取决于血栓形成的位置及侧支开放的程度。主干的血栓形成，通常导致整个小肠及升结肠的坏死，缓慢形成的动脉粥样硬化斑块或狭窄通常有足够时间建立侧支循环，当发生急性血栓时，肠管存活的机会较大，急性肠系膜上动脉血栓形成所致的急性肠缺血预后比肠系膜上动脉栓塞差，前者很少存活，因为动脉栓塞的栓子多半停留于肠系膜上动脉分出结肠中动脉以远的部位，部分侧支血可以从结肠中动脉和空肠动脉分支进入远侧。而血栓引起的闭塞常发生于结肠中动脉近侧的主干，病变广泛面进展迅速。

(二) 临床表现

无论是栓塞或者血栓引起的急性肠系膜缺血，其临床表现是相似的。急性肠系膜动脉栓塞典型现象是症状与体征分离。腹痛、恶心、呕吐、腹泻及便血是肠系膜血管血栓性肠梗阻的常见症状。

病初对于肠系膜动脉栓塞来说，突发上腹或脐周持续性剧烈绞痛是其最突出表现。腹痛常呈阵发性加剧且不为一般止痛剂缓解。初期常有频繁恶心、呕吐、腹泻等胃肠排空表现。此时腹部多无固定压痛与腹肌紧张，肠鸣音正常或稍亢进，这种腹痛剧烈而腹部体征轻微的现象即所谓症状体征分离，易误诊为其他疾病而未予重视。Bergan等将临床上出现的剧烈而没有相应体征的上腹和脐周疼痛、器质性和并发房颤的心脏和动脉硬化病史、胃肠道异常排空表现(包括肠鸣音亢进、恶心、呕吐、腹泻等)称为急性肠系膜血管闭塞三联征(即Bergan三联征)，这也是早期诊断急性肠系膜动脉栓塞的主要依据。

病变进一步发展可出现呕吐暗红色血性液或排血便，同时常伴有发热、脉搏细弱等全身感染中毒症状。当肠管坏死后，临床上可表现为明显的腹胀及典型的腹膜刺激征，重者可迅速发展为休克。肠系膜上动脉血栓形成的患者常先有慢性肠系膜上动脉缺血的表现，如饱食后腹痛、慢性腹泻等症状，但在急性发病时往往与动脉栓塞症状相似。

(三) 辅助检查

腹部彩色多普勒超声检查方便快捷，可作为本病的首选筛查方法，但其准确率变异较大，尤其在肠管积气时，准确率大打折扣，目前总体准确率在50%～80%。CT目前已取代血管造影成为肠系膜血栓肠梗阻确定性诊断的首选方法，CT诊断敏感性可达90%。

动脉造影理论上不仅可以迅速诊断急性肠系膜上动脉闭塞，同时取栓溶栓，还可以避免不必要的手术探查，但是耗费时间，可能延误剖腹探查手术，因此是否动脉造影应该根据病情决定。如果病史提示急性肠系膜上动脉栓塞或血栓形成，缺血肠道尚未梗死时，应立即手术挽救肠管而不宜费时造影；如果病情迁延或提示非闭塞性肠系膜缺血，可以在剖腹探查前先行动脉造影。尽管动脉造影结束后通过留置造影管，局部使用解痉或溶栓药物治疗以恢复肠系膜动脉血供，但若腹痛持续，则必须剖腹探查，术后仍可通过该插管灌注药物行辅助治疗，并且可再次造影观察治疗效果。

(四) 诊断

本病的诊断主要依据病史(如既往有无心脏病、心膜病、心脏手术史等)、临床表现和辅助检查。

本病出现肠缺血坏死时，可出现腹腔及肠腔的大量积液，腹腔穿刺抽出血性液体，腹部X线片可见腹部密度增高。当急腹症患者痛苦的表情和剧烈的腹痛程度超过腹部体征表现，尤其伴有心脏病者，应高度怀疑本病可能，及时行腹部彩色超声血管检查及腹部 CT 检查可确诊本病。

（五）治疗

急性肠系膜血管闭塞的基本治疗是早期手术，在肠管坏死之前进行手术疗效较好。20 世纪 50 代之前，急性肠系膜缺血患者的唯一可行的手术是肠切除。1957 年，Show 和 Rutledge 首先报道肠膜上动脉切开取栓术治疗本病，随后 Show 还对 1 例患者实施肠系膜上动脉内膜剥脱术。此后，国内外均有肠系膜血管急性阻塞的手术治疗报道，但多数仍是肠切除术，施行血管取栓及重建手术报道的仅为少数。而在肠坏死之前相当一部分患者实施血管取栓或重建术可取得良好的疗效。

小肠缺血的范围和程度难以用剖腹之外的体检及实验室检查来确定，虽然介入溶栓治疗可部分恢复缺血小肠的动脉供血，已有一些单独介入治疗成功的病例，但多数患者就诊时已出现明显的肠坏死，大部分患者（包括部分介入溶栓后小肠血供恢复的病例）仍需要剖腹探查。

1. *肠系膜动脉栓塞的手术时机* 急性肠系膜动脉栓塞患者非手术治疗痊愈可能几乎为零，故患者一旦确诊或高度怀疑本病时，即应积极手术探查。肠系膜动脉栓塞治疗原则是迅速去除血管内的栓子，恢复肠系膜动脉的血液灌注，并切除坏死肠管。如经肠系膜动脉灌注罂粟碱扩张血管以及灌注尿激酶溶栓等，其中溶栓治疗适用于腹痛发病 8 小时以内且无腹膜刺激征者，可避免肠管的切除或缩小坏死的范围，但溶栓治疗仍存在观察困难，错失最佳手术时机的风险。

2. *术中应先取栓还是先切除坏死肠管* 多数患者剖腹探查时已有部分肠管梗死，但是梗死范围难以明确。部分缺血肠管似无活力，一旦血供恢复，仍然可以恢复。因此在手术恢复肠系膜血供之前，不宜先切除坏死肠管，应宜先行取栓，即使患者已发生肠坏死也应先行取栓术，开腹迅速探查肠管后，即应检查肠系膜上动脉，尽快恢复动脉血流，取栓成功后重新评估受累的肠段生机，根据缺血肠管的血运恢复情况再确定肠管的实际切除范围。

3. *手术方式的选择* 经肠系膜动脉切开用 Forgarty 球囊导管取栓是主要的手术方法。如患者有较严重的动脉粥样硬化，管腔狭窄应同时行动脉内膜切除血管成形。手术取栓后小肠血供不尽理想时，说明近端动脉有阻塞性病变，可施行动脉搭桥旁路，防止肠供血不足或血管腔内压力过低再次血栓形成。常用术式有肠系膜上动脉-右髂总动脉侧侧吻合、肠系膜上动脉-腹主动脉侧侧吻合及肠系膜上动脉-腹主动脉搭桥术。

4. *肠管活力的判断* 术中肠管活性的判断有时甚为困难，尤其是肠管淤血水肿、色泽暗红、边缘动脉搏动不明显时，术者往往犹豫不决，肠管切除范围不足后果严重，切除范围过多则导致短肠综合征。对于肠管颜色暗红尚有弹性者，经过热敷后颜色有好转表明肠管活性尚存。肠管呈紫黑色，边缘动脉无搏动，肠管塌陷无弹性，蠕动消失，说明肠袢已坏死，此时肠切除是唯一有效的方法。切除时须将已有栓塞的系膜一并切除。切除范围不足可致术后肠管再次坏死，发生吻合口瘘。若剩余小肠长度>2 m，可适当放宽肠切除的范围。部分点片状坏死的肠管，可间断缝合正常浆肌层，将坏死部位翻入肠腔。如剩余肠道长度不足，则应严格限制切除范围，对于不能完全肯定肠管是否仍有活力者，可先保留肠管 24～36 小时后进行二次探查手术（second-look operation）或腹腔镜探查（图 5-6）。

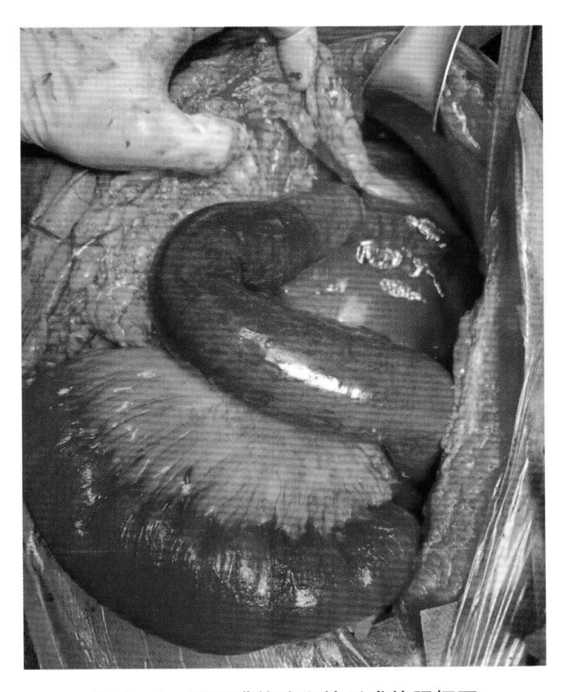

图 5-6 肠系膜静脉血栓形成伴肠坏死

二、肠系膜上静脉栓塞

(一) 病因与病理

经典的静脉血栓三大原因是 1946 年 Virchow 提出的血流滞缓、静脉壁结构改变和血液成分变化。肠系膜上静脉血栓形成的易感因素有：① 血液成分的改变：真性红细胞增多症，抗凝血酶Ⅲ不足，口服避孕药等；② 创伤性因素：腹部的手术、创伤、门静脉高压症，脾切除术等；③ 腹腔炎症：阑尾炎、腹盆腔脓肿、脓毒血症、游走性静脉炎等。

静脉血栓形成后，受累肠管的静脉回流受阻、肠壁发黑、充血水肿，浆膜下出现点片状淤血，肠壁及肠系膜水肿增厚，肠腔及腹腔可有血性液体渗出。大量的液体的渗出可使血容量急剧下降，患者可出现低血容量休克，尸检研究发现，约 50% 的急性门静脉-肠系膜上静脉血栓患者是在肠坏死之前死亡的。当急性血栓范围广泛，门静脉-肠系膜上静脉主干分支尤其肠血管弓及直小血管均受累时，肠壁出现明显淤血，使动脉供血受阻，肠管出现大段坏死(图 5-6)。

(二) 临床表现

肠系膜静脉血栓形成急性起病者临床表现与急性肠系膜动脉栓塞相似，累及广泛者将迅速导致引流范围肠管严重淤血和肠系膜上动脉血供障碍，导致小肠广泛坏死。

急性肠系膜上静脉血栓多有一般急腹症的临床表现，以腹痛为主，常为持续性腹痛，患者可伴有恶心、呕吐、腹胀、腹部压痛、反跳痛、肠鸣音减弱或消失、体温升高。出现肠坏死时患者出现严重腹膜炎表现，如全腹肌紧张、压痛反跳痛，部分患者可出现休克表现。部分患者发病呈慢性经过，表现为慢性腹痛、恶心呕吐，间断腹胀、腹泻，体检时脐周及上腹压痛。

病程经过 1～3 个月侧支循环形成后，临床症状可逐渐减轻或缓解，但同时可导致门静脉高压症，出现食管胃底静脉曲张或脾肿大、脾功能亢进等。

(三) 诊断

肠系膜上静脉血栓诊断较困难，往往出现肠梗阻腹膜刺激征，或出现血性腹水、血便时才考虑本病。部分病例通过剖腹探查才得以确诊。选择性肠系膜动脉造影费时，且静脉相影像示不清，造影剂也有加重血栓之虞。经皮经肝或经颈静脉经肝直接法门静脉、肠系膜静脉造影可清晰显示血栓栓塞状态和血液引流情况，但直接法门静脉造影创伤较大，目前临床上静脉造影不作为常规诊断方法。

彩色超声检查及 CT 增强扫描对确诊本病有很高价值，彩色超声影像表现为肠系膜上静脉腔内不流动的低密度声像，并显示肠壁及肠系膜增厚、腹腔内渗出等，但由于肠道气体干扰，彩超对本病的诊断敏感度不如 CT 增强扫描，彩超检查对彩超医师的个人技术经验有明显的依赖。典型的 CT 表现为血栓静脉直径增大，腔内见无增强的低密度血栓影，有时在门静脉-肠系膜上静脉血栓时，多支静脉的血栓较常见。如果 CT 显示肠壁增厚和腹腔积液，常表示肠系腹上静脉血栓栓塞引起梗阻严重，有可能出现肠坏死，应考虑剖腹探查手术；而无明显腹腔积液者可考虑非手术治疗；CT 如果显示门静脉、肠系膜上静脉系统积气，强烈提示肠坏死。

磁共振血管造影对本病有较大帮助，本方法无创，具有很好的应用前景。

(四) 治疗

1. *以保守治疗和介入治疗为主*　与以往的认识不同。肠系膜静脉血栓形成患者不是都需要手术探查。抗凝治疗是目前首选治疗方案。早期积极的抗凝治疗可防止血栓的进一步蔓延，促进侧支循环的开放和建立，有效降低肠道缺血和坏死的概率。全身静脉溶栓已被证实对肠系膜静脉血栓形成无任何临床实际意义，反而会增加出血的风险，目前已被列为禁忌。介入治疗包括将导管放置于肠系膜动脉局部灌注药物治疗、经皮经肝门静脉、肠系膜静脉溶栓治疗和经颈静脉经肝穿刺门静脉溶栓治疗等。经皮经肝穿刺门静脉插管方法溶栓临床应用时间较长，但腹水、凝血功能低下者发生出血的风险较高。

2. *手术治疗*　手术时机及术中肠切除与取栓的先后顺序：如在保守治疗过程中，病情加重出现腹膜炎征兆，往往提示存在肠道缺血坏死，则应立即手术探查，切除坏死肠管并应用 Fogarty 取栓导管清除肠系膜上静脉主干和门静脉内的血栓。先切除坏死的肠管，后行肠系膜静脉取栓。因为肠管坏死导致大量的毒性代谢产物潴留，一旦肠系膜上静脉恢复血流后可引起大量的代谢毒素回吸、收入血液，从而发生严重的中毒反应甚至中毒性休克或多器官功能衰竭，这样即使手术切除了坏死的肠管，但由于手术操作顺序的错误，也难以挽救患者的生命。

3. *注重术后长期抗凝* 肠系膜静脉血栓形成并非静止的疾病，手术后仍有可能进一步形成血栓，所以术后维持抗凝治疗十分重要。一般无诱发因素引起者术后抗凝 3 个月，继发性引起者术后抗凝 6 个月，有些患者甚至需要终身抗凝

第五节 绞窄性肠梗阻

急性肠梗阻是外科常见急腹症之一，它可分为单纯性和绞窄性两种类型，目前其病死率仍高达 5%～10%。急性肠坏死是机械性肠梗阻的严重阶段，尤以绞窄性肠梗阻引起肠坏死最多，当肠梗阻并发肠绞窄时，其病死率可上升至 6.6%～20%。

一、病因

绞窄性肠梗阻就是在肠腔梗阻时合并肠管血液循环障碍，即缺血性肠梗阻，嵌顿疝、腹内疝、肠扭转、肠套叠往往合并有血管受压，都属于绞窄性肠梗阻。当发生绞窄性肠梗阻时，临床上都是静脉回流障碍先于动脉阻断，所以动脉血仍不断流向肠壁、肠腔，出现只进不出的现象，导致发生肠穿孔、肠坏死，最终出现感染和低血容量休克的发生。因此，绞窄性肠梗阻如没有及时手术，将发生肠壁坏死和穿孔，从而导致严重的腹腔感染和全身中毒，导致患者死亡。

二、病理生理

(一) 肠道血液循环改变

肠扭转、嵌顿疝发病时肠道血液循环已有障碍，单纯性机械性肠梗阻演变的绞窄性肠梗阻基本病理生理改变有神经体液的影响，还有压力因素。肠内压力是由收缩力和阻力两者结合形成。肠腔内压力升高，肠壁静脉回流受阻，肠黏膜淤血、缺血。肠壁静脉回流障碍时伴有动脉反射性痉挛，静脉回流障碍还可导致毛细血管、淋巴管回流障碍，这些都可使肠壁水肿，肠壁渗透性和毛细血管的通透性增强，大量血浆、血液成分、组织间液漏出，逸入肠壁、肠腔和腹腔。绞窄性肠梗阻的肠腔扩张、肠内压力升高、肠壁缺血、肠壁水肿程度更重，这些因素使肠壁缺氧、肠绒毛脱落、变性坏死，又因患者处于禁食状态，肠黏膜绒毛不能及时从食物中获得作为主要燃料的谷氨酰胺，进一步加重了绒毛的损害。肠壁缺氧和肠黏膜绒毛的改变增加了肠腔内渗液和出血，这是绞窄性肠梗阻呕吐出现早且发作频繁、呕吐物为血性或肛门排出血性液体的原因，此外大量液体逸入腹腔，在腹部 X 线片上显示肠间隙增宽，此时腹腔穿刺抽出液体为血性。

(二) 肠道分泌与吸收功能改变

正常的消化道，有很强的分泌与再吸收液体和电解质的能力，消化道的水除来自饮食的 2 500 ml，食物分解的 300 ml 外，消化道分泌的液体为 8 300 ml，其 80%在小肠吸收，进入结肠的 1 500 ml 水经结肠吸收后仅 100 ml 左右经粪便排出。在梗阻后 12 小时，肠吸收能力下降，分泌能力也明显减弱，梗阻后 24 小时，重吸收能力进一步下降，但肠仍能继续分泌，肠腔内水和电解质剧增，这种肠分泌完全依赖于渗透压和液体静压的梯度。梗阻时间越长，肠道血循环障碍程度越重，肠道吸收能力进一步下降，梗阻近端严重扩张的肠管引起肠道分泌增加，造成肠腔内液体大量积聚。增加肠腔内压力、肠腔液体的吸收和渗出都增加，前者的增加大于后者，净吸收量反而增多。肠腔内压力增加时(如绞窄性肠梗阻)，肠腔内液体吸收能力下降，而渗出继续上升，肠道积存的液体又增加肠腔内的压力，互相影响互为因果，造成恶性循环。梗阻时肠内气体吸收有不同程度的障碍，肠腔内气体来源 70%为吞咽的，部分来自中和碳酸而来的二氧化碳，细菌发酵产生的有机气体，肠道气体 70%为氮，不易被肠黏膜吸收，氧占 12%、二氧化碳占 8%，此外，还有少量氢、甲烷。

(三) 肠道细菌丛变化

正常情况下，小肠蠕动将肠内容物不断向前推

移，且有清除肠内致病菌的能力，空肠和近端回肠有很少的链球菌、白喉样杆菌和真菌等革兰阳性兼性细菌，其浓度＜10^4 个/ml，远端回肠有大肠埃希菌和厌氧类细菌，浓度为 10^5～10^8 个/ml，大肠内细菌浓度为 10^9～10^{12} 个/ml。肠梗阻时肠内容物滞留，并使调节肠内细菌的机制遭到破坏，细菌还可从淋巴和血液循环扩散到梗阻的近端，更影响了肠道的吸收功能，加重了从口腔摄入或从远端回肠和结肠逆流的细菌繁殖。其速度与梗阻时间和肠扩张范围成正比。绞窄性肠梗阻细菌将大量繁殖，在绞窄 24 小时后，每毫升肠液含 1 亿个细菌。因此临床上在解除绞窄性肠梗阻以前应尽可能将含有大量细菌和毒素内容物排出。

（四）肠道运动改变

肠的运动受自主神经系统、肌电和多肽类激素的控制，运动形式有多种。一组 150 例男性服用卡红胶囊进行观察，粪便中出现最短时间为 6.5 小时，最长 98 小时，内容物通过胃和小肠在 12 小时之内，而在结肠中推进则慢得多。另一组用玉米面食品观察事物在胃肠道平均停留时间，胃 3.8 小时、小肠 5 小时、结肠 18.5 小时，从进食到粪便排出平均 21.2 小时，完全排尽需 26.4 小时，肠梗阻的早期增加肠道收缩率和强度，持续增加肠内压力时，反复交替出现持续的肠收缩活动期和间歇期。绞窄性肠梗阻时，静止、间歇时间更短，继之消失，收缩频率更高，并可在通常收缩强度基础上更强烈地收缩，与腹痛发作急骤、剧烈、呈持续性并有阵发性加重的临床征象一致。

（五）水、电解质丢失，酸碱平衡失调

肠梗阻时肠道吸收功能明显下降而渗出分泌增加，肠腔内水电解质剧增，又因为肠壁水肿，肠壁和毛细血管通透性增加，大量血浆、组织间液逸入肠壁、肠腔和腹腔，积存在肠腔、腹腔、肠壁的大量液体不能参加循环，实际上等于液体的丢失，加之呕吐、禁食和胃肠减压，迅速引起脱水、低钾血症。胆汁、胰液和小肠液等碱性液体的丢失和组织灌注不良使酸性代谢产物增加，可引起代谢性酸中毒。绞窄性肠梗阻早期出现休克的原因之一是前述的低血容量，原因之二是梗阻时先有静脉回流受阻，动脉继续向绞窄肠袢供血，与一支中等动脉不断失血相似。

（六）感染

肠壁通透性增加，肠内细菌产生的大量毒素可通过肠壁引起腹腔感染，并经腹膜吸收引起全身中毒。如肠壁坏死穿孔腹膜炎时，感染更重。严重时呼吸、循环、肾等多器官功能皆可受损。

三、临床表现和诊断

1. *疼痛*　① 发病急剧，疼痛严重或阵发性疼痛转为明显持续性疼痛；② 病情进展迅速，早期出现休克，抗休克治疗后改善不明显，体温上升，脉搏加快，白细胞计数增高；③ 有明显腹膜刺激征；④ 呕吐物或肛门排出物为血性，或腹腔穿刺物为血性液体；⑤ 不对称性腹胀或有明显压痛的肿块；⑥ 保守治疗无好转；⑦ X 线或者全腹部 CT 检查见孤立突出胀大的肠袢，不随时间改变位置，或肠间隙增宽，提示有腹腔积液。

绞窄性肠梗阻的早期诊断除上述特征外还需注意以下问题：① 老年患者腹肌薄弱，机体反应差，有些病例已有严重腹膜炎症，但腹膜刺激征常很不明显，容易误诊；② 小儿患者及其家长不能确切叙述病史，腹部体征也不典型易使家长及医师忽略，故须反复仔细检查，严密观察；③ 肠管侧壁嵌入疝囊颈表现为不完全性肠梗阻，易被疏忽；④ 腹内疝在未出现明显腹膜炎体征之前，几乎都以单纯性肠梗阻或其他急腹症入院，由于腹内疝除一般肠梗阻的临床表现外，并无特征性表现，难以确诊。

2. *腹腔穿刺检查*　腹腔穿刺检查可出血性液体。

3. *放射影像学检查*

（1）腹部 X 线片：此是肠梗阻的常规检查，在绞窄性肠梗阻 X 线片可以发现孤立肠，发病 24 小时内肠腔横径可达 6 cm，肠内液平面长度可超过 6 cm，肠壁厚度可达 6 mm。当大部分和全部小肠绞窄梗阻时，肠腔内被血性液体充填，整个小肠无气，X 线片显示灰白一片，无液气平面。

（2）CT 检查：其对绞窄性肠梗阻具有一定特异性，尤其螺旋 CT 检查更具有优势。① 增强扫描时可见病变肠壁强化减弱甚至不强化，延迟扫描时正常肠壁强化消失后，病变肠壁有强化。② 肠系膜动脉和静脉内有血栓形成。③ 肠壁对称性增厚，出现分层现象，即出现“靶征”或称“双晕征”。④ 肠系膜密度增高、模糊，呈云雾状，肠系膜内血管失去正常结构。⑤ 肠坏死时可以出现肠壁积气，肠系膜内出现气体影。⑥ 血性腹水和血性肠液的征象，即在腹腔和肠腔内出现密度不均的液体影像。

(3) 超声影像学检查：利用超声检查来判断肠梗阻在日本及欧美已较为普遍。因为超声影像检查方便，能做出绞窄性肠梗阻的早期诊断，还能判断很多肠梗阻的病因，因此，越来越受到临床重视。绞窄性肠梗阻主要超声影像表现特点为：① 出现一段蠕动极弱或不蠕动的扩张肠管。② 腹腔内液性游离暗区出现早并急剧增加。③ 连续观察病变 5 分钟无蠕动可以确定为无活力肠管。④ 肠系膜上动脉末期舒张压降低，同时阻力指数增加，这在单纯性肠梗阻和绞窄性肠梗阻之间有显著差别。

4. 临床实验室检查　绞窄性肠梗阻的主要实验室检查特征是：① 血清磷升高，据文献报道绞窄性肠梗阻患者绞窄发生 30 分钟后血清磷即升高，尿液和腹水中磷也随着绞窄时间延长而升高。② 血清肌酸激酶及同工酶升高。肠绞窄时由于肠壁细胞通透性增加，C 反应蛋白(CRP)升高，绞窄性肠梗阻患者的 CRP 明显高于单纯性肠梗阻，而且有肠坏死和没有发生肠坏死患者的 CRP 也有显著差别。③ 绞窄性肠梗阻早期腹水中碱性磷酸酶、氨和乳酸明显升高。

根据上述病程变化和临床表现、影像学检查及实验室检查特征，基本可以判断和早期发现绞窄性肠梗阻。

四、治疗

① 迅速做好术前准备：应立即建立有效的输液通道，纠正水、电解质紊乱及酸碱失衡，应用抗生素，充分给氧及做好其他各项急诊手术准备，争取 2～4 小时进行手术。② 掌握适当的手术时机：急性肠梗阻经非手术治疗无效而及时采取手术治疗是必要的，最好把手术做在发生肠绞窄和肠坏死的前面。③ 采取正确的手术方式：应根据梗阻原因采取正确的手术方式，如绞窄性疝则行疝环松解，疝内容物复位；肠扭转行扭转肠袢复位；肠粘连或粘连带压迫则行松解术，对肠腔内的积液积气应做肠减压，凡有肠坏死者，应把坏死肠袢完全切除。小肠切除可做一期吻合，结肠则以分期手术较为安全。④ 把握手术注意事项：病情严重或伴有休克者，以选用全麻气管内插管为宜；进腹后先吸净腹腔积液，探查梗阻原因，尽快解决绞窄因素，恢复肠管血循环；肠腔切开减压和肠切除时尽量按无菌技术要求操作，防止污染腹腔；对肠管活力判断有困难者，应将可疑的肠袢切除，保证保留的肠袢有活力；应先把绞窄坏死段的肠系膜近端血管结扎，然后切除坏死肠管，以免突然解除梗阻后大量细菌、毒素进入门静脉；距坏死肠管 3～5 cm 的肠管，虽肠壁肌层损伤较轻，但也应予切除，以防吻合口裂漏；受粘连带、绞窄环压迫及扭转处的肠壁有时外观虽正常，但黏膜已坏死形成溃疡者，应予以注意，严重的应切除一小段肠管再吻合；手术结束前，应用大量温盐水冲洗腹腔，一般不置引流；腹股沟疝引起肠绞窄坏死者，一般不行疝修补术。⑤ 加强术后处理：绞窄坏死性肠梗阻的主要死亡原因为感染性休克、MOF、ARDS 及严重水、电解质紊乱及酸碱失衡，因此，我们常规将该类患者送入 ICU 病房监护治疗，严密观察其病情变化，及时纠正水电解质紊乱及酸碱失衡，加强营养支持，应用有效抗生素，充分给氧，必要时早期行呼吸机支持等均收到了良好效果。

(陈文斌)

◇参◇考◇文◇献◇

[1] 陈杰，王森，王道荣，等. 结直肠吻合术后预防性回肠造口比较的 Meta 分析[J]. 国际外科学杂志，2012，39(8)：539－546.

[2] 黎洪浩，翁桢泓，龙森云，等. 肠系膜上静脉血栓形成 18 例临床分析[J/CD]. 中华普通外科学文献：电子版，2008. 2(5)：374－375.

[3] 姚宏伟，张忠涛. 中国结直肠外科发展的机遇与挑战[J]. 中华消化外科杂志，2018，17(1)：29－32. DOt：10.3760/cma.j.issn.1673－9752.2018.01.008.

[4] Alvarez J A, Baldonedo R F, Bear I G, et al. Presentation, treatment, and multivariate analysis of risk factors for obstructive and perforative colorectal carcinoma[J]. Am J Surg, 2005, 190: 376 - 382.

[5] Ansaloni L, Andersson R E, Bazzoli F, et al. Guidelenines in the management of obstructing cancer of the left colon: consensus conference of the world society of emergency surgery (WSES) and peritoneum and surgery (PnS) society [J]. World J Emerg Surg, 2010, 5: 29 - 39.

[6] Baik S H, Kim N K, Cho H W, et al. Clinical outcomes of metallic stent insertion for obstructive colorectal cancer[J]. Hepatogastroenterology, 2006, 53: 183 - 187.

[7] Baines M. Pathophysiology and management of malignant intestinal obstruction[M]// Oxford Textbook of Palliative Medicine. Oxford: Oxford University Press, 1993: 311 - 316.

[8] Balague C, Targarona E M, Sainz S, et al. Minimally invasive treatment for obstructive tumors of the left colon: edoluminal self-expanding metal stent and laparoscopic colectomy. Preliminary results[J]. Dig Surg, 2004, 21: 282 - 286.

[9] Bass G, Fleming C, Conneely J, et al. Emergency first presentation of colorectal cancer predicts significantly poorer outcomes: a review of 356 consecutive Irish patients[J]. Dis Colon Rectum, 2009, 52(4): 678 - 684.

[10] Bergan J J, Dean R H, Conn J Jr, et al. Revascularization in treatment of mesenteric infarction [J]. Ann Surg, 1975, 182(4): 430 - 438.

[11] Bergqvist D, Svensson P J. Treatment of mesenteric vein thrombosis[J]. Semin Vasc Surg, 2010, 23(1): 65 - 68.

[12] Bingol H, Zeybek N, Cingoz F, et al. Surgical therapy for acute superior mesenteric artery embolism[J]. Am J Surg, 2004, 188(1): 68 - 70.

[13] Bradbury M S, Kavanagh P V, Bechtold R E, et al. Mesenteric venous thrombosis: diagnosis and noninvasive imaging[J]. Radio-graphics, 2002, 22(3): 527 - 541.

[14] Chin C C, Wang J Y, Changchien C R, et al. Carcinoma obstruction of the proximal colon cancer and long-term prognosis-obstruction is a predictor of WOl'Se outcome in TNM stage Ⅱ tumor [J]. Int J Colorectal Dis, 2010, 25(7): 817 - 822. DOI: 10.1007/s00384 - 010 - 0904 - y.

[15] Coco C, Verbo A, Manno A, et al. Impact of emergency surgery in the outcome of rectal and left colon carcinoma[J]. World J Surg, 2005, 29: 11158 - 1464.

[16] Cozzaglio L, Balzola F, Cosenlinu F, et al. Outcome of cancer patients receiving home parenteral nutrition. Italian Society of Parenteral and Enteral Nutrition (S. I. N. P. E.) [J]. J Parenter Enter Nut, 1997, 21: 339 - 342.

[17] Davis M P, Nouneh C. Modem management of cancer-related intestinal obstruction[J]. Curr Pain Headache Rep, 2001, 5: 257 - 264.

[18] Duran Gimenez-Rico H, Abril Vega C, Herreros Rodriguez J, et al. Hartmann's procedure for obstructive carcinoma of the left colon and rectum: a comparative study with one-stage surgery[J]. Clin Transl Oncol, 2005, 7: 306 - 313.

[19] Edwards M S, Cherr G S, Craven T E, et al. Acute occlusive mesenteric ischemia: surgical management and outcomes[J]. Ann Vasc Surg, 2003, 17(1): 72 - 79.

[20] Feuer D J, Broadley K E, Shepherd J H, et al. Systematic review of surgery in malignant bowel obstruction in advanced gynecological and gastrointestinal cancer [J]. Gynecol Oncol, 1999, 75: 313 - 322.

[21] Frago R, Biondo S, Millan M, et al. Differences between proximal and distal obstructing colonic cancer after curative surgery[J]. Colorectal Dis, 2011, 13(6): ell6 - e122. DOI: 10.1111/i.1463 - 1318. 2010. 02549. x.

[22] Furukawa A, Kanasaki S, Kono N, et al. CT diagnosis of acute mesenteric ischemia from various causes[J]. AJR Am J Roentgenol, 2009, 192(2): 408 - 416.

[23] Gatsoulis N, Roukounakis N, Kafetzis I, et al. Surgical management of large bowel obstruction duo to colonic cancer [J]. Tech Coloproctol, 2004, SI: s82 - s84.

[24] Grundmann R T. Primary colon resection or Hartmann'S procedure in malignant left-sided large bowel obstruction? The use of stents as a bridge to surgery [J]. World J Gastrointest Surg, 2013, 5(1): 1 - 4.

[25] Haskal Z J, Edmond J, Brown R. Mesenteric venous thrombosis[J]. N Engl J Med, 2002, 346(16): 1252 - 1253.

[26] Hefny A F, Ahmed I, Branicki F J, et al. Management of mesenteric vascular occlusion[J]. Singapore Med J, 2008, 49(4): 316 - 319.

[27] Horton K M, Fishman E K. Multidetector CT angiography in the diagnosis of mesenteric ischemia[J]. Radiol Clin North Am, 2007, 45(2): 275 - 288.

[28] Hsu T C. Comparison of one-stage resection and anastomosis of acute complete obstruction of left and right colon[J]. Am J Surg, 2005, 189: 384 - 387.

[29] Johnson R, Marsh R, Corson J, et al. A comparison of two methods of palliation of large bowel obstruction due to irremovable colon cancer[J]. Ann R Coll Surg Engl, 2004, 86: 99 - 103.

[30] Keighley M R B, Williams N S. Surgery of the anus, rectum and colon [M]. 2nd edition. Philadelphia: W. B. Saunder, 1999.

[31] Kirkpatrick I D, Kroeker M A, Greenberg H M. Biphasic CT with mesenteric CT angiography in the evaluation of acute mesenteric ischemia: initial experience[J]. Radiology, 2003, 229(1): 91 - 98.

[32] Knop F K. Pilsgaard B. Meisner S, et al. Delayed ischemic cecal perforation despite optimal decompression after placement of a self-expanding metal stent: report of a case [J]. Dis Colon Rectum, 2004, 47: 1970 - 1973.

[33] Kozuch P L, Brandt L J. Review article: diagnosis and management of mesenteric ischaemia with an emphasis on pharmacotherapy [J]. Aliment Pharmacol Ther, 2005, 21(3): 201 - 215.

[34] Kritsanasakal A, Boonpipattanapong T, Wanitsuwan W, et al. Impact of lymph node retrieval on surgical outcomes in colorectal caneers[J]. J Surg Oncol, 2012, 106(3): 238 - 242.

[35] Krouse R S. Surgical management of malignant bowel obstruction[J]. Surg Oncol Clin N Am, 2004, 13: 479 - 490.

[36] Kube R, Granowski D, Stubs P, et al. Surgical practices for malignant left colonic obstruction in Germany[J]. Eur J Surg Oncol, 2010, 36(1): 65 - 71.

[37] Lau P W, Lorentz T G. Results of surgery for malignant bowel obstruction in advanced, unresectable, recurrent colorectal cancer[J]. Dis Colon Rectum, 1993, 36: 61 - 64.

[38] Lee Y M, Law W L, Chu K W, et al. Emergency surgery for obstructing colorectal cancers: a comparison between risht-sided and left-sided lesions[J]. J Am Coll Surg, 2001, 192(6): 719 - 725. DOI: 10.1016/s1072 - 7515(01)00833 - x.

[39] Legendre H, Vanhuyse F, Caroli-Bosc F X, et al. Survival and quality of life after palliative surgery for neoplastic gastrointestinal obstruction[J]. Eur J Surg Oncol, 2001, 27: 364 - 367.

[40] Lemmens V E, Janssen-Heijnen M L, Verheij C D, et al. Comorbidity leads to altered treatment and worse survival of elderly patients with colorectal cancer[J]. Br J Surg, 2005, 92: 615 - 623.

[41] Mangili G, Franchi M, Mariani A, et al. Octreotide in the management of bowel obstruction in terminal ovarian cancer [J]. Gynecol Oncol, 1996, 61: 345 - 348.

[42] Matsuda T, Taniguchi F, Tsuda T, et al. Obstructive ileitis secondary to colon cancer: report of a case[J]. Surg Today, 2003, 33: 205 - 208.

[43] Matulonis U A, Seiden M V, Roche M, et al. Long-acting octreotide for the treatment and symptomatic relief of bowel obstruction in advance ovarian cancer[J]. J Pain Symptom Manage, 2005, 30: 563 - 569.

[44] Meng X. Liu L, Jiang H. Indications and procedures for second-look surgery in acute mesenteric ischemia[J]. Surg Today, 2010, 40(8): 700 - 705.

[45] Mercadante S, Ferrera P, Villari P. Aggressive pharmacological treatment for reversing malignant bowel obstruction[J]. J Pain Symptom Manage, 2004, 28: 412 - 416.

[46] Mercadante S, Maddaloni S. Octreotide in the management of inoperable gastrointestinal obstruction in terminal cancer patients[J]. J Pain Symptom Manage, 1992, 7: 496 - 498.

[47] Mercadlante S, Ripamonti C, Casuccio A, et al. Comparison of octreotide and hyoscine butylbromide in controlling gastrointestinal symptoms due to malignant inoperable bowel obstruction[J]. Support Care Cancer, 2000, 8: 188 - 191.

[48] Miner T J. Jarues D P, Shriver C D, et al. A prospective evaluation of patients undergoing surgery for the palliation of an advanced malignancy[J]. Aon Sung Oncol, 2002, 9: 696 - 703.

[49] Morasch M D. Intestinal ischemia caused by venous thrombosis,in rutherford RB(ed): vascular surgery[M]. 6th. Philadelphia: Elsevier Saunders, 2005: 1748 - 1752.

[50] Mystakidou K, Tsilika E, Kalaidopoulou O, et al. Comparison of octreotide administration vs. conservative treatment in the management of inoperable bowel obstruction in patient with far advanced cancer: a randomized, double-blind controlled clinical trial [J]. Anticancer Res, 2002, 22: 1187 - 1192.

[51] Resch T A, Acosta S, Sonesson B. Endovascular techniques in acute arterial mesenteric ischemia[J]. Semin Vasc Surg, 2010.23(1): 29 - 35.

[52] Ripamonti C, Bruera E. Palliative management of malignant bowel obstruction[J]. Int J Cynecol Cancer, 2002, 21: 135 - 143.

[53] Ripamonti C, Mercadante S, Groff L, et al. Role of octreotide scopolamine butylbromide and hydration in symptom control of patients with inoperable bowel obstruction and nasogastric tubes: a prospective randomized trial[J]. J Puin Symptom Manage, 2000, 19: 23 - 34.

[54] Ripamonti C, Twycross R, Baines M, et al. Clinical-practice recommendations for the management of bowel obstruction in patient with end-stage cancer[J]. Support Care Caner, 2001, 9: 223 - 233.

[55] Schoots I G, Koffeman G I, Legemate D A, et al. Systematic review of survival after acute mesenteric ischaemia according to disease aetiology[J]. Br J Surg, 2004, 91(1): 17 - 27.

[56] Serpell J W, McDermott F R, Katrivessis H, et al. Obstructing carcinomas of the colon[J]. Br J Surg, 1989, 76(9): 965 - 969. DOI: 10.1002/bjs.1800760932.

[57] Shima Y, Yamaguchi K, Miyata Y, et al. A clinical study using octreotide in relieving gastrointestinal symptoms due to bowel obstruction in a terminally ill cancer patient[J]. Gan To Kagaku Ryoho, 2004, 31: 1377 - 1382.

[58] Sise M J. Mesenteric ischemia: the whole spectrum[J]. Scand J Surg, 2010, 99(2): 106 - 110.

[59] Sriram K, Sridhar K. Gastroduodenal decompression and simultaneous naso enteral nutrition: " extracorporeal gastrojejunostomy"[J]. Nutrition, 1996, 12: 440 - 441.

[60] Stamatakos M, Stefanaki C, Mastrokalos D, et al. Mesenteric ischemia: still a deadly puzzle for the medical community[J]. Tohoku J Exp Med, 2008, 216(3): 197 - 204.

[61] Taourel P, Garibaldi F, Arrigoni J, et al. Cecal pneumatosis in patients with obstructive colon cancer: correlation of CT findings with bowel viability[J]. AJR Am J Roentgenol, 2004, 183: 1667 - 1671.

[62] Tendler D A. Acute intestinal ischemia and infarction[J]. Semin Gastro Intest Dis, 2003, 14(2): 66 - 76.

[63] Umpleby H C, Williamson R C. Survival in acute obstructing colorectal carcinoma[J]. Dis Colon Rectum, 1984, 27(5): 299 - 304. DOI: 10.1007/bf02555634.

[64] Wang H S, Lin J K, Mou C Y, et al. Long-term prognosis of patients with obstructing carcinoma of the right colon[J]. Am J Surg, 2004, 187(4): 497 - 500. DOI: 10.1016/j.amjsurg.2003.12.028.

[65] Zinner M J. Maingot's abdominal operations[M]. 10th edition. CT: Appleton & Lange A Simon & Schuster, 1997.

[66] Zoelmulder F A. Helmerhorst T J, van Coevorden F, et al. Management of bowel obstruction in patients with advanced ovarian cancer[J]. Eur J Cancer, 1994, 30A: 1625 - 1628.

第六章
结直肠肛门外伤

结直肠肛门损伤是较常见的腹内脏器损伤之一。战时和平时伤都会伤及结肠直肠和肛门。处理结直肠肛门损伤的实践早期更多的来自战伤。随着技术的进步,结肠和直肠损伤的诊断和治疗发生了重大变化。

直到19世纪,包括美国南北战争期间结直肠损伤是全部采用非手术治疗的,大多数患者死于败血症。在第一次世界大战期间,结肠损伤转向开腹手术和一期修复,然而,死亡率仍然高达75%。直到第二次世界大战时结直肠损伤的处置才有了巨大的改观。这时的英国外科医师 William Heneage Ogilvie 爵士认识到结肠损伤转流性造口的重要性。他所描述的原则:损伤控制手术、大量输血和腹腔高压综合征等让他明显领先于那个时代。由于这一举措以及更好的抗生素、手术技术和仪器并采用了库存血库采集方式使得结直肠损伤相关死亡率显著下降到第二次世界大战结束时的22%~35%。

另一个里程碑是对越自卫反击战时期,从这时起左侧结肠损伤大多采用转流手术,但更多右半结肠损伤的治疗方法存在差异,部分损伤采用切除和一期吻合术治疗而不是用造口术。另外,外科医师认识到与军事环境相比,平时结肠损伤有很大不同,平时毁损性结直肠损伤远少于战时,因此更容易得到积极的手术切除和一期修复。1979年,基于平时结肠外伤的随机对照试验发现,一期修复的结肠损伤优于转流造口术。该研究发现转流性肠造口住院时间较长,感染率较高,有更高的护理成本和更高的并发症。对越自卫反击战处理结肠损伤的另外两个特点是使用骶前引流和远端直肠冲洗。已发现远端直肠冲洗将死亡率从22%显著降低至0,而并发症从72%降低至10%。

战争时期结直肠损伤救治带来经验教训是:① 结直肠创伤非手术治疗不能令人满意;② 肠造口术大大降低死亡率;③ 平时和军事损伤不同对待;④ 第二次世界大战后的一些研究表明与一期吻合相比,转流性造口有更高的并发症。

目前多数结直肠损伤是平时伤,可由腹部或会阴部的钝性损伤或贯通伤引起。如果创伤位于直肠或会阴,括约肌功能就会受损伤,邻近器官(膀胱、阴道或尿道等)同样会受损。关于结直肠肛管损伤的处理仍然有很大的争议。因此所有从事创伤的外科医师都应该熟悉各种创伤及其处理,以便做出合理、明智的抉择。

第一节 结肠外伤

结肠外伤占腹部创伤的10%~22%。结肠外伤一般较其他空腔脏器损伤严重。结肠是含菌数最多的腹内脏器,对绝大多数抗生素已产生抗药性。因此,肠管一旦损伤,极易感染。此外,结肠肠壁薄,特别是右半结肠，血液循环差，损伤后愈合能力远不如小肠，又由于其生理化特性，结肠术后常发生肠胀气而致吻合口瘘，造成严重的腹内感染；升、降结肠较固定，后壁位于腹膜后，损伤易漏诊而造成严重的腹膜后感染；结肠损伤常伴有其他组织器官的损伤；钝性结肠伤易漏诊或误诊，处理不及时，易造成不良后果。因此，结肠损伤的早期诊断，及时而有效的处理是非常重要的。

一、结肠损伤的机制和病因

根据致伤机制和后果将腹部损伤分为钝性伤和穿透伤。钝性伤可由机动车事故、爆炸、挤压及高处坠落等所致。不同损伤类型应遵循不同的救治流程。结肠损伤中钝性伤主要为交通事故中的方向盘伤。钝性伤时结肠组织受到压缩和剪切力等致伤。机动车相撞时受害者常见肠穿孔或肠系膜损伤。腹部穿透伤中，刺伤 30% 合并结肠损伤，枪击伤则 70%有结肠损伤。

结肠损伤的病因如下。

1. 枪伤　在需要进行剖腹手术的枪伤中有 27%的结肠损伤病例，横结肠最易受累。

2. 刀刺伤　在刺伤中，左侧结肠最常受伤，因为大多数袭击者都是右利手的原因。

3. 钝性伤　钝性结肠损伤很少见(5%～13%的结肠损伤)，它们通常与严重的实体器官损伤有关，如肝脏和脾脏以及胸部或头部受伤。横结肠和乙状结肠最易受累。因为他们在前位，肠系膜固定和压迫椎骨所致。2013 年美国国家创伤数据库研究检查了 6 817 例患有结肠损伤的患者，发现 48%来自钝器伤，52%来自穿透性损伤。最常见的损伤部位是横结肠(24.3%)、乙状结肠(17.5%)、右结肠(13%)和降结肠(8.7%)。钝性伤患者比穿透伤患者死亡率较高(13.5%和 10.2%)。总体横结肠损伤的发病率最高(24.2%)，由于有骨盆的保护，直肠的钝性损伤并不常见。

4. 医源性损伤　结肠镜检查期间的医源性穿孔是一种严重的并发症。大多数穿孔发生在直肠乙状结肠(53%)，其次是盲肠(24%)、升结肠和横结肠(每个 9%)、降结肠(5%)。

二、结肠创伤的分类

结肠直肠创伤有多种分类系统。

(一) Flint 分级系统

1981 年，Flint 等人描述了三级结肠损伤。1 级损伤是孤立的结肠损伤，污染最小。2 级损伤是穿透性穿孔或撕裂，中度污染和可能的相关损伤。3 级损伤有严重的组织损失，血运障碍，严重污染而且严重的休克。从 1 级到 3 级死亡率从 4%增加到 25%。Flint 得出结论，1 级应该行一期修复，2 级和 3 级要用肠造口术治疗。

(二) 美国创伤外科协会：CIS

如表 6-1，在结肠损伤量表(CIS)，结肠损伤的等级分为Ⅰ～Ⅴ级。Ⅰ级损伤涉及部分肠壁撕裂或血肿而无需转流术。Ⅱ级和Ⅲ级损伤是涉及<50%的肠壁撕裂伤并且>50%的周长。Ⅳ级损伤为完全横断结肠。Ⅴ级损伤为完全结肠离断以及节段性组织缺失或肠段血运障碍。

表 6-1　结肠损伤分级量表(CIS)

分　级	损伤类型	损　　伤
Ⅰ	血肿	挫伤或血肿不伴有血运障碍
	裂伤	部分肠壁未穿孔
Ⅱ	裂伤	<50%肠周
Ⅲ	裂伤	50%肠周没有横断
Ⅳ	裂伤	肠周横断没有组织缺失
Ⅴ	裂伤	肠周横断部分组织缺失
	血管	部分血运障碍

(三) 毁损性与非毁损性结肠损伤

这种分类基于 Flint 和 CIS/RIS 的分类系统的组合。毁损性结肠损伤涉及>50%的肠周，肠段血运障碍，完全横断或全厚度穿孔。

三、结肠外伤的诊断

创伤患者的初始评估从气道、呼吸和循环开始。急诊科接诊患者时首先应确定其生命体征状况，血流动力学稳定与否是决定其院内伤情评估策略和路径的基础。虽然 CT 等影像学基本解决了多数脏器损伤的诊断，但结肠损伤诊断多数仍需要依靠腹腔探查。结肠及小肠仍然是损伤中漏诊率最高的脏器。

同所有严重创伤评估一样，结肠损伤评估首先也是基于致伤机制和伤后表现。结肠损伤者可以无明显症状，也可以非常严重濒临死亡。正是由于结肠损伤难以诊断，因此必须高度关注预示其存在的临床表现。伤后腹痛等是主要症状，常见体征除腹膜刺激征外，应重视胸部或腹部的安全带或轮胎压痕、腹壁挫伤，以及腰背部、骶尾部、臀部、会阴部皮肤剥脱伤等，这些体征均强烈提示结肠损伤的可能。穿孔者腹膜刺激征阳性率高于非穿孔者和无损伤者。腹膜刺激征有一定主观性，但紧急情况时多人检查，相对稳定时单人动态检查，评估其微小变化，可提高其准确性，仍然是结肠损伤最重要的检查方法。

血流动力学不稳定者，应行 FAST，即创伤的超声重点评估（focuse assessment by songraphy for trauma，FAST），探查是否存在腹腔积血，腹部 X 线片可以发现腹部游离气体，其前提条件是患者病情稳定且能站立，平卧位的胸腹部 X 线片看不到膈下积气，且常误导临床医师。有报道 3 919 例行胸部 X 线片，其中小肠穿孔者 512 例，仅 3.7%出现膈下游离气体。

严重钝性伤且血流动力学稳定者，可以也应该行从头至大腿中段的增强 CT 检查，并获得动脉相、静脉相和延迟相图像，以明确实质性和空腔脏器的损伤和严重程度，明确是否有造影剂外渗等血管损伤征象等。对于高度怀疑的患者，多重造影 CT 扫描（静脉注射、口服、直肠或膀胱内灌注）可提高结肠损伤诊断率，结肠损伤影像包括直接和间接征象。提示结肠损伤的 CT 直接征象是肠壁连续性中断和肠壁内血肿，需要多切面、连续观察，可见到气体或其他肠内容物经肠壁中断处移至肠腔外（图 6 - 1，图 6 - 2）。

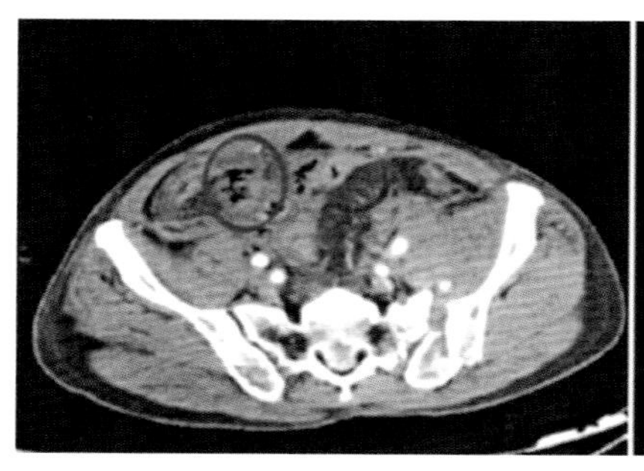
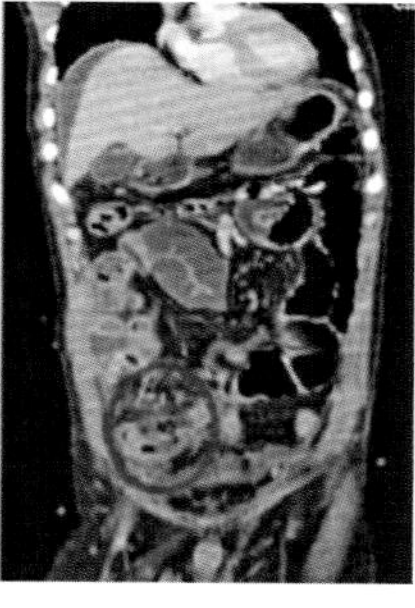

图 6 - 1　患者女性，腹部闭合性损伤一天，CT 显示盲肠周围积气积液。手术探查盲肠 1/2 断裂

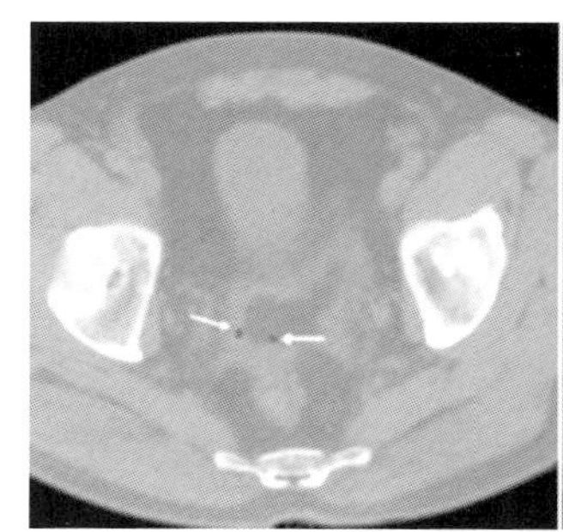
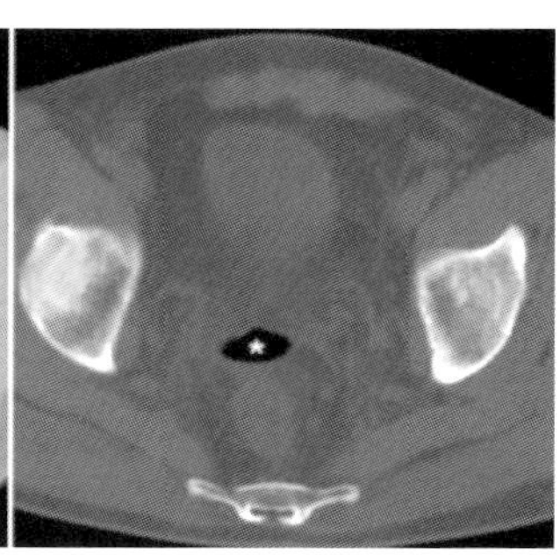

图 6 - 2　患者男性，直肠外伤一天，CT 显示腹膜返折周围积气。手术探查直肠异物穿孔

间接征象包括以下几点。

（1）腹腔或腹膜后气体异位：常见，临床医师容易识别，但无气体异位并不能排除结肠穿孔。

（2）腹腔内游离液体：最常见，出现但无实质性脏器损伤患者提示可能存在结肠损伤。腹腔积血多在出血脏器附近，量大时流到更低的间隙，包括肝、脾周围间隙、左右结肠旁沟和 Douglas 窝。仅一个间隙积血 100～200 ml，两个间隙积血 250～500 ml，所有间隙都见积血或盆腔积血则在 500 ml 以上。

（3）口服、直肠内造影剂出现在肠腔外，或膀胱造影剂出现在肠腔内。

（4）结肠黏膜异常强化和增厚：因失血性休克或肠系膜血管损伤导致结肠黏膜低灌注，黏膜内造影剂从毛细血管内渗出所致，肠壁水肿严重时可见结肠黏膜和浆膜层分离形成的双轨征。

（5）肠系膜改变：包括增强扫描时造影剂外溢、系膜血管中断、系膜浸润样改变或系膜血肿等。系膜血肿位于受累系膜远端、结肠系膜缘时表现为典型的三角形积液，常提示肠管及系膜损伤。

临床上，对于稳定者应高度重视体温、腹痛程度、体征变化，白细胞计数、C 反应蛋白和降钙素原（PCT）等指标波动，动态行 FAST 和 CT 检查，必要时行诊断性腹腔灌洗（DPL）或无腹痛患者“饮食试验”，以尽早发现结肠损伤。虽然有研究显示在动态体格检查基础上可较安全地行选择性处理而避免不必要的腹腔探查手术，但最可靠的诊断方法仍然是腹腔探查术。

四、结肠外伤的治疗

不稳定患者有必要实施损害控制策略，主动有计划分期手术，首次仅行复苏性简明手术。同样需要遵循损害控制策略的结肠损伤包括合并骨盆骨折、严重软组织损伤、血管损伤或实质性脏器损伤等，或者基于有限的救治资源或批量患者时。结肠损伤手术时的损害控制手术方法包括止血、改善/重建血运、简单关闭结肠破口控制污染、包裹和保护脱出体外的肠管、暂时性腹腔关闭等，其中应优先控制出血和肠内容物污染。

结肠损伤的其他手术方法适用于循环稳定患者，包括一次性完成多器官损伤的修补和重建，追求更佳的术后生存质量，大量温生理盐水冲洗，引流腹腔及确定性关腹等。对于伤情危重的创伤患者需行损伤控制性手术(图6-3)。

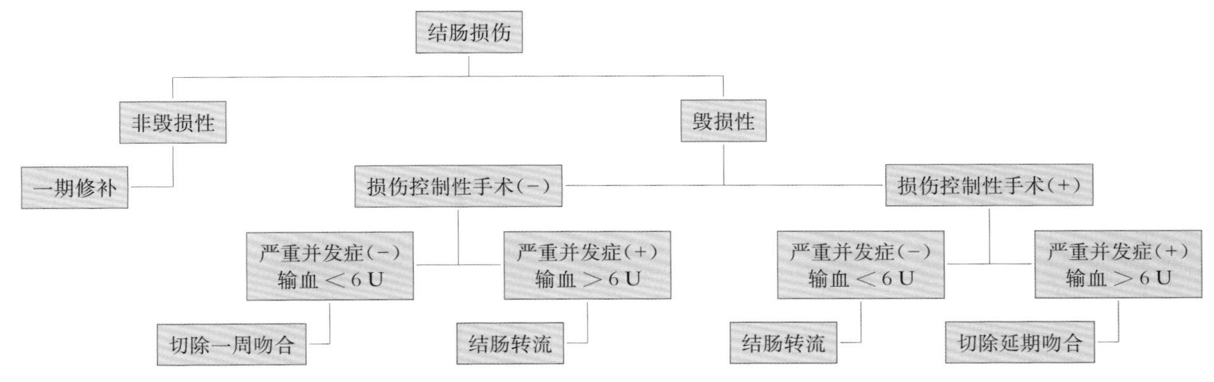

图6-3 结肠损伤处理流程图

具体结肠损伤的手术方法应在完成全部腹腔内系统探查后确定。切忌发现一处或数处结肠损伤即开始修补。肠壁破口不超出肠管1/2周长者可行横向缝合；伤口超过1/2肠管周长时需行纵向缝合，避免狭窄。自动缝合器因固定成钉高度，在结肠水肿时不一定最适用，可能增加漏的风险。具体修补或吻合的方法取决于外科医师经验和习惯决定。切除损伤段结肠的Hartmann手术、损伤段修补或不修补的结肠外置、修补术后的近侧肠造口等分期手术，仍然是结直肠损伤的常用术式。

结肠伤治疗成败有赖于损伤的严重程度，损伤时间长短，粪便污染轻重和有无并发症存在。对于结肠伤的处理，20世纪30年代多主张分二期手术，由Ogilvie首先提出的肠造口术，在第二次世界大战中得到广泛应用，使结肠伤的死亡率由第一次世界大战时的75%降至第二次世界大战时的22%～35%。结肠损伤的处理大致有以下几种方法：① 结肠造口术；② 一期原位修补术；③ 一期切除吻合术；④ 一期修补外置术；⑤ 损伤肠袢外置术。

(一) 结肠造口术

这一方法由Ogilvie所提出，这是由于结肠战伤由高速投射物所致，除结肠伤口外，常有过一段肠壁因受震荡冲击作用而发生严重的挫裂伤，这种伤行一期修补后产生吻合口裂瘘的可能性很大。实践证明，这一方法的确使结肠伤的死亡率明显降低。因此，在第二次世界大战后期，肠造口术几乎成为治疗结肠战伤的常规方法。现代战争中，它依然是结肠战伤最常用的治疗方法。

肠造口的目的使粪便转流，以利吻合口愈合。肠造口的适应证有：① 伤员病情不稳定；② 腹腔污染严重；③ 伤后超过6小时；④ 结肠损伤广泛；⑤ 组织血供不佳；⑥ 伴有多处脏器的严重损伤；⑦ 高速火器伤。造口方式甚多，主要有两类：袢式结肠造口和端式结肠造口。有人认为行袢式造口的死亡率和并发症的发生率均较端式造口为高。

关于何时关闭造口，多数作者认为还纳造口的条件应符合以下几点：① 伤者全身情况良好；② 局部炎症已控制；③ 远侧端缝(吻)合口肯定愈合；④ 钡剂造影确定远端结肠通畅；⑤ 腹部多发伤时，其他伤已愈合；⑥ 闭合前应做充分的肠道准备。

关闭造口的目的是恢复结肠正常的连续性和功能；手术要求将原造口处结肠及周围组织切除，游离造口远近端结肠，在完全无张力下行肠管吻合，可以端端也可以端侧或侧侧吻合。吻合口旁置双套管引流，腹壁切口一期缝合；术后严密观察，每天扩肛一次。关闭造口有一定的并发症，其发生率各家报道不一,最高达25%。

(二) 一期原位修补术

早在1951年,就有人对所有结肠伤行造口提出了疑问,并对部分伤行原位修补或修补外置。大量文献报道了结肠造口比原位修补并发症发生率高。近年来主张一期修补者较多,特别是对平时结肠伤,并提出了此术式的适应证:① 伤后6小时内;② 低速、非爆炸性枪伤或刀伤所致小穿孔;③ 粪便污染轻;④ 无休克,无严重的肠系膜及血管伤;⑤ 实质脏器伤不超过1～2个;⑥ 年龄小于60岁。有人推测今后对那些不需切除的结肠伤患者,都可以通过原位修补治愈。Burch回顾分析727例结肠伤,发现一期修补组死亡率为1.6%,而造口组则为9.2%,一期修补较二期手术并发症和死亡率均低。

(三) 一期切除吻合术

根据损伤程度,若行一期修补术后有导致吻合口漏或狭窄可能时,应改为一期切除吻合术。此术式的适应证与一期修补类似,其严重并发症为吻合口漏,一旦发生,可发生弥漫性腹膜炎或腹腔内脓肿,如不及时处理,常危及生命,预防的办法是在手术时严格掌握手术适应证及精细的操作技术,吻合口不要有张力,必须充分游离固定肠袢,穿孔周围无生机组织要彻底切除后吻合,吻合时结肠壁上脂肪垂不要嵌入吻合口;吻合口血循环必须丰富,吻合后在其近侧放一双套管引流、腹腔抗生素冲洗。一旦发生瘘,再次手术为结肠造口。

(四) 一期修补外置术

文献认为此术式安全、稳妥,优点在于外置肠袢便于观察损伤处愈合情况,即使不愈合,也不致引起腹腔感染。如果发生肠缝合口瘘,即可扩大瘘口为造口,而不致增加患者负担和危险。若修补处愈合良好,在术后6～10天纳入腹腔。也有人认为外置修补术的并发症较结肠造口多,且大部分病例最终改做结肠造口,因此不主张做外置修补,但多数作者认为外置修补术是一种可供选用的治疗方法,它可使70%的患者免做造口,且其并发症少,死亡率低,住院天数少。

(五) 损伤肠袢外置术

此术式适于横结肠、乙状结肠,因这两部分肠袢系膜较长并均位于腹腔内,伤段肠袢取出外置较为简便、快速。其适应证为:① 有广泛肠壁损伤时,结肠袢活力有怀疑时;② 修补困难或病情不允许手术时间过长,休克严重者;③ 合并多发伤,结肠损伤处易游离。此法操作简单、安全,特别对危重患者争取时间是有益的。

总之,对结肠损伤的处理,采取一期或二期手术至今仍有争议,由于近年来手术技术和抗生素的发展进步显著,故主张一期手术处理的趋势逐渐增多。但对合并伤多,出血量大,休克重,术后感染危险性高的患者最好还是行结肠造口术。结肠损伤程度是决定手术方式的主要因素之一(图6-4)。

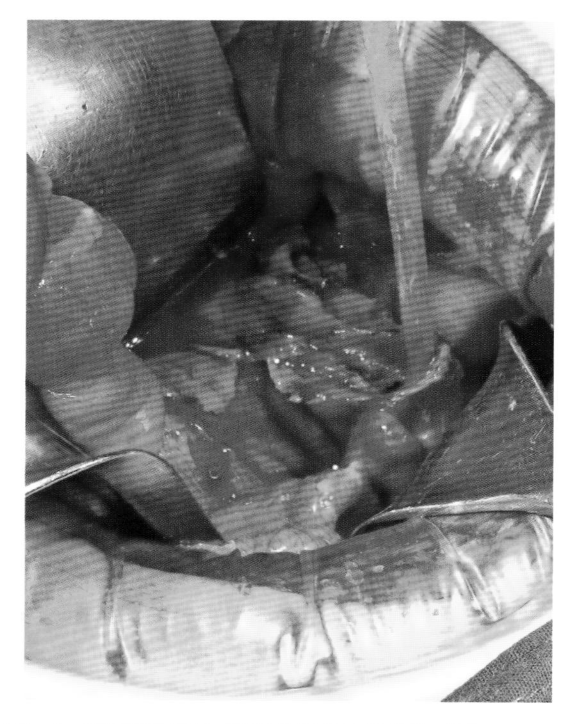

图6-4 直肠异物穿孔,毁损性乙状结肠损伤,行Hartmann术

五、结肠镜穿孔的治疗

近几年,随着电子肠镜的性能改进及操作技术的提高,结肠镜检查并发肠穿孔的比例较低,诊断性肠穿孔发生率逐渐下降,随着肠镜下治疗的广泛开展,治疗性肠穿孔所占比例增高,发生穿孔后可引起腹腔积气、感染、脓毒血症、住院天数延长甚至死亡,增加患者痛苦及负担。

穿孔部位多数位于乙状结肠及其移行部,原因是该处肠腔相对狭窄,结肠系膜长,肠管迂曲游离性大,镜检时易拉长游离的肠管或镜身容易结袢,易造成乙状结肠穿孔，同时乙状结肠动脉与直肠上动脉分支之间缺乏吻合，若该处受压时间过长或肠腔压力过高，易造成穿孔。如图 6－5 所示。

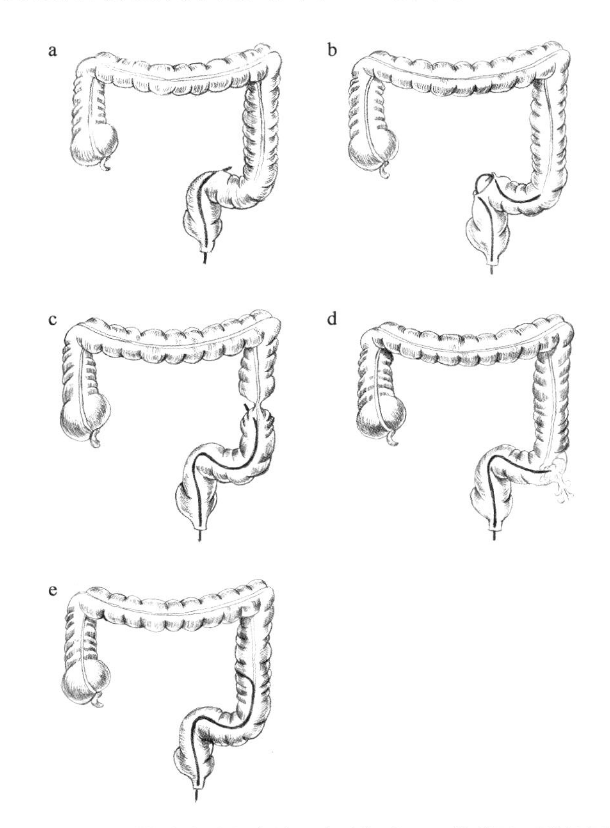

图 6－5 结肠镜诊治过程中结肠穿孔好发于乙状结肠区域的原因

结肠镜肠穿孔后要早发现、早治疗，治疗取决于患者的临床状况及有无基础的结肠疾病，可行手术治疗（开腹或腹腔镜）、保守治疗（禁食水加抗生素）、内镜下治疗（金属夹）。对于较大的穿孔，尤其是合并感染或肠道不清洁有较多内容物流入腹腔时，尽早外科手术治疗，行穿孔部位切除或修补术，对于结肠准备清洁且无合并结肠肿瘤等疾病的，可采用腹腔镜或经腹单纯行结肠修补，对于合并肿瘤的老年体质差患者，可行修补加造瘘术，一般情况改善后再行二期手术。

以往多由传统的外科手术行穿孔修补或部分肠管的切除，随着近几年消化内镜技术应用的扩展，越来越多的与消化内镜诊疗相关的穿孔可以通过积极的内科治疗及适当的内镜下闭合方法进行即刻缝合或者封堵，从而避免了手术，减少并发症的发生及患者的痛苦和负担。除常规使用的钛夹技术外，也出现了许多新方法和专用的内镜辅助缝合器械，有了这些技术支持，可以使内镜治疗技术并发胃结肠穿孔的严重性降到最低，同时也为内镜医师可以从容进行内镜下治疗操作提供了保障，减少术者的后顾之忧。患者临床状况较好的，可行严密监护下的积极的内科保守治疗。由于治疗性肠穿孔一般穿孔孔径小，穿孔后可很快被结肠周围脂肪、网膜、系膜及邻近器官组织覆盖，腹膜刺激征不明显，可选择保守治疗，如在息肉切除过程中或内镜检查术中发现穿孔，可在内镜下行钛夹夹闭，通过使用一个或多个钛夹，封闭创面，闭合穿孔，但需密切观察病情，出现感染持续加重的表现，及时行外科手术治疗。

第二节 直肠外伤

作为消化道末端的肛门直肠，细菌较多，周围组织疏松，一旦损伤，往往污染严重并引起肛管直肠周围间隙的感染，如果处理不当，极易造成严重的并发症甚至危及患者生命。

损伤原因：交通意外、高空坠落导致刺伤、医源性损伤刀刺伤、肛门异物损伤等。根据部位和程度可以将直肠损伤分为五类：腹膜内贯通伤、腹膜返折贯通伤、腹膜外贯通伤、不完全贯通伤和会阴损伤。

一、诊断

大部分的患者主要表现为肛门出血及肛门部坠胀感，若为腹膜返折以上损伤，患者还有腹膜炎表现，如腹痛、压痛、反跳痛等。肛门指检是肛管直肠外伤诊断中最重要的措施，阳性率可达 61%左右。要求患者收缩肛门了解括约肌情况。一般需要行肛门镜和乙状结肠镜检查，但是必须注意避免加重损伤。同时使用诊断性腹穿、腹部立位平片或 CT 扫描以及内镜检查等，基本可以确诊。对于肛管直肠外伤患者需明确损伤部位。

因为有骨盆保护，故直肠损伤比较少见，多见于交通意外等多发伤或者异物插入导致的损伤，但由于直肠内细菌比较多，损伤后污染较重，另周围组织间隙松弛，容易导致感染扩散，而且许多医师受限于临床经验，出现误诊或漏诊。

直肠外伤一般有明显的外伤史，且此类伤者多就诊及时，腹腔污染较轻，早期手术后恢复较好。合并于多发伤的直肠破裂尤其是腹膜返折以下直肠破裂患者早期多无腹痛等症状，甚至骨盆骨折所致严重闭合性肛管直肠、膀胱及尿道损伤时虽损伤严重，但黏膜未破，可无血便、血尿，日后因血肿感染可导致直肠膀胱或尿道瘘，在诊断时应特别注意。

腹膜返折以上直肠损伤可行 X 线、B 超、腹腔穿刺等检查，但是早期诊断阳性率不高。

CT 检查可提高诊断准确率（图 6－6）。待出现腹膜刺激征时，腹腔内感染往往比较严重，失去了最佳的一期手术治疗机会，术后的并发症如切口感染、裂开、腹腔感染、吻合口瘘等风险大大增加。

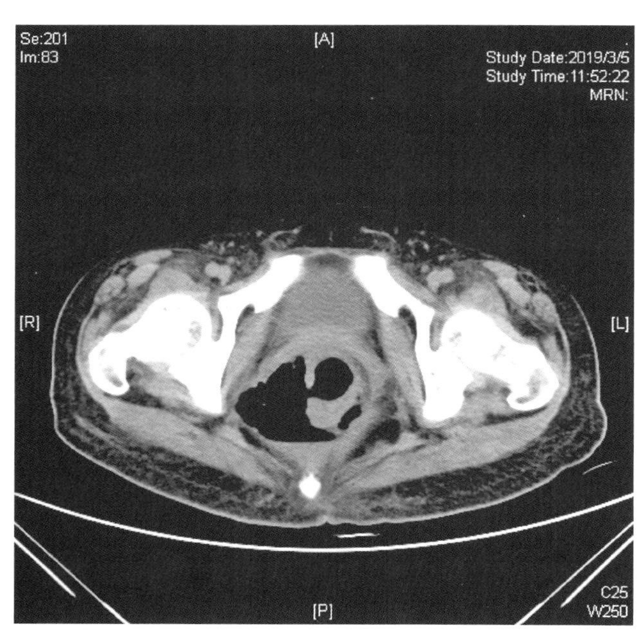

图 6－6　直肠外伤

美国创伤外科协会损伤分级如表 6－2，在直肠损伤量表（RIS）中，直肠损伤的等级为Ⅰ～Ⅴ级。Ⅰ级损伤涉及部分肠管壁撕裂或血肿而无须转流术。Ⅱ级和Ⅲ级损伤是涉及＜50%的撕裂伤和＞50%的周长。Ⅳ级损伤为全层断裂蔓延到会阴。Ⅴ级损伤为肠段血运障碍。

表 6－2　直肠损伤分级

分　级	损伤类型	损　　伤
Ⅰ	血肿	挫伤或血肿不伴有血运障碍
	裂伤	部分肠壁裂伤
Ⅱ	裂伤	≤50%肠周
Ⅲ	裂伤	＞50%肠周横断
Ⅳ	裂伤	全层断裂蔓延到会阴
Ⅴ	裂伤	部分肠段血运障碍

二、治疗方法

（一）治疗方法

对于直肠损伤的治疗，应以盆底腹膜返折为界，分为返折上的腹膜内损伤和返折下的腹膜外损伤，因为两者治疗方式有很大差异，有学者复习文献后得出如下结论：对于腹膜内的直肠损伤可参考结肠外伤的诊治，可直接修补或切除吻合，但这个不是金标准；而对于腹膜外的损伤，粪便转流加修补加引流才是金标准，但也有研究表明无肠造口的单纯修补比结肠造口更加有利，而且骶前引流管的放置也存在很大争议。

直肠损伤患者各项治疗原则归纳如下。

- 截石位
- 治疗伴随损伤
- 清除坏死组织
- 完全近端转流
- 取出任何异物
- 骶前引流
- 直肠远端冲洗
- 如条件允许修补直肠损伤
- 外伤伤口引流
- 广谱抗生素

其治疗核心是所谓的直肠损伤的“三 D”原则：近端转流（diversion）、远端冲洗（distal irrigation）、引流（drainage）。造口后远端结肠大量生理盐水反复冲洗至冲洗液清亮为止；分开肛尾韧带，将引流管放置到骶前间隙。

（二）“三 D”原则的挑战

现代平时直肠创伤的处理中“三 D”原则中的每一项都受到了挑战。几项研究已经表明小的直肠穿孔可以安全地关闭而不用近端肠造口，如果位置低可以经直肠修补；位置高的经腹腔修补。如果穿孔不能安全闭合，近端结肠转流仍然是必需的。损伤在4小时以上及污染严重，或伴有休克者，或合并腹腔内其他脏器损伤者，应加做近端肠造口。

南非最近的一项研究表明，对于病情稳定怀疑只是单纯腹膜外直肠损伤的患者。如果没有证据腹膜内损伤，可以进行腹腔镜探查，可简单方便进行乙状结肠双腔造口术。严重的直肠损伤可行直肠切除结肠造口术（Hartmann 手术）。严重的开放性骨盆骨折偶然可行腹会阴联合直肠切除术。这些患者通常需要损伤控制手术，包括盆腔填塞、结扎或栓塞下腹部动脉。

针对常规骶前引流进行的几次临床研究显示，骶前引流需要对正常组织平面进行广泛破坏并没有好处。因此不再常规推荐骶前引流。剖腹手术中游离和修复直肠损伤行盆腔引流仍然有用。

类似地，未显示直肠的远端冲洗在平时穿透性直肠创伤处理中有任何好处。

另外，对于低位直肠肛管损伤，需注意对肛门括约肌的保护，若有断裂，需及时修补，否则将造成肛门失禁，污染严重时也可采取肠造口。

根据不同的情况，考虑术者的技术和患者的条件，可参考图6-7。近来有报道，使用经肛门内镜微创手术（TEM）来进行直肠损伤的修补，可以避免开腹手术带来的损伤，又能修补经肛手术无法企及的位置。

另外，在肛管直肠损伤的治疗过程中，还需注意及时使用广谱抗生素及术后经常扩肛，避免狭窄。

总之，直肠损伤只要治疗及时，措施得力，并针对不同的情况灵活掌握，可减少患者的死亡率和手术并发症。

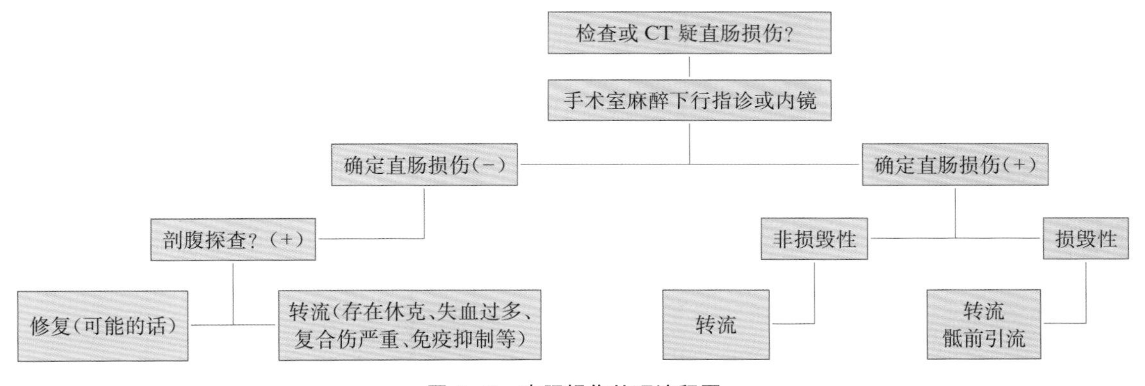

图6-7 直肠损伤处理流程图

第三节 肛门及肛管外伤

本节论述肛缘到肛提肌以下平面范围的肛门、肛管的损伤、诊断及治疗。

一、病因

肛管直肠在解剖位置上处于骨盆结构的保护中，但受到损伤的情况并不少见。同时，又因其位置隐秘，解剖结构复杂，诊断及鉴别困难，易漏诊、误诊；加之肛门括约肌的约束作用，使肛门开口狭窄，管腔内部难以充分暴露，这就造成了外科手术治疗上的困难。

临床上，肛门及肛管损伤的致伤原因多种多样，常见的原因主要有外伤、异物损伤、医源性损伤、产伤等。其中，外伤的致伤原因最为多样，伤情较复杂，诊断和处理受到多种条件的限制，有损伤肛门括约肌、发生严重并发症的可能性，导致肛门功能受损、遗留后遗症等，甚至引起患者死亡。若合并全身损伤或周边邻近器官和组织的损伤，更需要按照治疗原则及时有效的处理，避免误诊、漏诊及处置不当等。异物损伤、医源性损伤、产伤的病因、病史清楚，伤情单一，诊断较容易，经正确处理后，严重并发症和死亡较少发生。

二、病理

肛管是消化道的末端出口，直肠是粪便暂时储存和排出的通道，菌群分布复杂，主要包括肠道菌群、皮肤菌群，存在需氧菌和厌氧菌同时感染及与泌尿、生殖系统交叉感染的风险，且创面位于污染区，菌群混杂、粪水浸渍、排便时粪便摩擦，多种刺激因素均不利于伤口正常一期愈合，易感染，易因不良刺激造成肉芽组织过度增生，瘢痕大量形成，从而在愈合的过程中，也可能损伤部分生理功能。

肛管直肠周围间隙丰富，为疏松的结缔组织，间隙之间有独立的分隔，也存在互相沟通的通道，这些间隙在感染后容易形成脓肿，炎症迅速蔓延和扩散，使损伤范围扩大，形成蜂窝织炎、坏死性筋膜炎，若病情得不到有效控制，引起组织广泛性坏死，继而出现全身感染、毒血症、脓毒症等，严重感染引起急性肾功能衰竭或全身多器官衰竭，甚至导致患者死亡。

肛管直肠周围毗邻较多其他盆腔内脏器，常合并其他器官及组织损伤。如合并直肠、乙状结肠、尿道、膀胱、前列腺、阴道、会阴、尾骨损伤等，也可由其他脏器的病变、损伤、手术等而造成损伤，如尾骨、骨盆骨折、泌尿系结石碎石术、产妇经阴道分娩等。

肛管直肠损伤的病理因致伤原因的类型而不同，有的创伤较为轻微、表浅，预后较好，合并括约肌损伤及其他组织器官损伤者，可能并发肛管直肠的内外瘘、直肠膀胱瘘、直肠阴道瘘、肛门狭窄、肛门失禁、肛门畸形等。

三、常见肛管直肠损伤的诊断及治疗

肛管直肠损伤的诊断和治疗是比较棘手，术后并发症多，因此，应根据伤情选择合适的治疗策略，以达到降低并发症、提高术后肛门功能以及减少不必要造口的比例。而在造口还纳时，特别是累及肛门括约肌的损伤，应在还纳前认真评估肛门括约肌功能。

(一) 肛管直肠外伤

对于受到外伤后意识保持清醒的患者，要尽量完整收集到病史资料，包括致伤物、受伤方式、受伤环境等，有助于了解受伤类型、伤害特性，初步判断伤情急缓和严重程度，制订初步的治疗方案。但对于全身多发性损害、意识障碍或昏迷的患者，肛管直肠部的外伤病情容易被遗漏。

1. *常见致伤原因及损伤类型*　导致机械性外伤的常见原因有：车祸伤、坠落伤、骑跨伤、急剧扩张性插入伤、钝器打击伤、火器伤(战伤)、强负压吸引伤等机械性损伤，以及高温、电击等物理和化学性伤害等。

按照损伤类型可分为：挫裂伤、撕脱伤、贯通伤、锐器刺伤、切割伤、钝器打击伤、放射性裂伤、环状损伤、弥漫性损伤、广泛碎裂伤、烧伤、电击伤，以及其他物理、化学损伤等。

按损伤的严重程度可分为：损毁伤、非损毁伤。

按损伤的开放性分为：开放性损伤、闭合性损伤。

按损伤部位分类：① 腹膜返折以上的损伤；② 腹膜返折以下、肛提肌以上的损伤；③ 肛提肌以下的直肠末端、肛管、肛门括约肌及周围皮肤的损伤。

2. *肛管直肠外伤的检查*　相较于高位的肛管直肠损伤，肛提肌以下的肛管直肠损伤的诊断相对容易，因其创面部位较浅表，尚在指检范围内，根据视诊、肛内触诊伤口及周边组织器官，以及指套上是否沾染血迹等作出初步判断。

(1) 局部临床表现：肛门周围疼痛、压痛、下腹部或肛门坠胀感、大便失禁、便血、血尿、排尿困难、尿中含有气体、粪渣，或见阴道溢便等。体格检查见肛周皮肤伤口、肛门出血、或见创口有粪便或气体溢出、会阴部肿胀，触诊压痛、会阴区及肛周皮下血肿。

(2) 肛内指检：指检是肛管直肠损伤诊断和鉴别的关键手段之一，在肛提肌以下的肛管直肠损伤中有重要诊断价值。在检查肛管直肠损伤及怀疑肛管直肠损伤时均应行肛内指诊，为避免早期漏诊，出现下列情况必须进行肛内指检：① 肛门周围、会阴部、臀部及下腹部穿透性损伤；② 臀部、骨盆、骶尾部、下腹部有直接暴力损伤，怀疑骨盆、骶尾部骨折和肛管直肠损伤；③ 伤后肛门有疼痛、出血、坠胀感等；④ 创口有粪便、气体溢出；⑤ 尿道口有血迹、肉眼血尿，或尿常规检查有镜下血尿者；⑥ 尿中含有气体、粪渣，或见阴道溢便等。

闭合性直肠损伤早期症状不明显，易被其他病情所掩盖而漏诊、误诊，在诊断肛管直肠损伤及怀疑肛管直肠损伤时均应行肛内指诊、会阴区触诊及阴道检查（双合诊）。

3. 肛内指检的操作及要求 肛内指检需严格无菌操作，手法轻柔，注意根据病史，判断致伤方向、角度、位置及深浅等，分辨闭合性及开放性损伤，肛管及直肠下段肠腔有无受压、变窄、压痛、创口、异物、血液、尿液、黏膜下血肿等，嘱患者舒缩肛门评估括约肌功能及结构完整性。

通过检查，初步评估病情。

（1）创面基本情况：创面部位、范围、大小、深浅，损伤为单一或多发，有无异物、污染物及污染程度等。

（2）肛门括约功能：进指时感受括约肌环状结构是否完整，肛门关闭情况，括约肌是否有痉挛、松弛。嘱患者舒缩肛门，检查收缩力度、持续时间等。

（3）括约肌损伤情况：损伤范围、部位深度、涉及括约肌层次等。

（4）括约肌损伤形式：如断裂、撕裂、破碎、环状剥离等。

（5）是否存在无效腔、腔内积液、血肿等。

（6）是否合并其他脏器损害：直肠、阴道、膀胱、尿道；伴或不伴骨盆、骶尾部骨折。

（7）初步判断损伤类型：单纯性肛管损伤、复杂性会阴损伤。

4. 辅助检查 除必做的体格检查和肛内指诊外，为明确对肛管直肠外伤的具体诊断，客观的辅助检查也是必要的，根据病史及体查后的初步判断，结合不同部位受伤的不同需求，选择恰当的检查方式。

（1）下腹部、盆腔立位片可显示下腹部、盆腔、脏器、骨折等损伤；MRI 对软组织分辨较好，行盆腔 MRI 可排查有无邻近组织器官损伤；肛内超声对于肛管直肠下段的括约肌损伤分辨较好。

（2）对怀疑合并有直肠、乙状结肠损伤者，可行直肠镜、乙状结肠镜检查。

（3）需要注意的是，未明确是否存在闭合型损伤或合并其他器官损伤时，避免使用钡剂灌肠。

（4）肛门直肠测压检查能反映肛管直肠功能损伤情况，可结合其他检查综合评估伤情。

5. 外伤性肛管直肠损伤的外科治疗 相对于其他部位的外伤发生率而言，肛管直肠外伤在临床上较少见，相关文献报道较少，缺乏大样本、高证据质量的临床研究，治疗原则、理念及方法并无太大变化。

（1）治疗流程：根据患者病情的轻重缓急，优先处理威胁生命安全的伤情，按照高级创伤生命支持原则进行抗休克等急救，先行救命性手术，收集病史资料、完善相关检查；待患者生命体征平稳，机体条件允许时，由专科医师，或在多学科医师会诊协助下，进行进一步专科处理；同期处理其他损伤。

（2）治疗要点：清创要彻底去除异物及感染、坏死组织，同时尽可能多地保留正常组织；及时缝合肛管直肠伤口，修补受损的肛门括约肌，尽量保护肛门功能；若条件限制，一期缝合面临较大困难时，不必勉强手术，可先行控制处理，保证清创彻底、引流通畅，并积极抗感染，采取内置肛管等措施，待患者整体情况平稳后尽快再次手术，术中尽量保护残余的正常组织及功能，增加修补成功率，术后控便，定时换药，保持创面清洁，减少过度刺激导致创面肉芽组织过度增生，减少大量瘢痕形成、畸形愈合的情况。

单纯的、浅表的肛管外伤，皮肤、黏膜损伤，仅需清创及行一期缝合修补术。若伤情复杂、严重，如创面大而深，累及肛门括约肌，黏膜、皮肤缺损多，创面污染重、感染风险高，评估病情需控制大便者，可按照处理直肠肛门损伤的经典四步法，即有效地清创、修补、粪便转流、彻底引流进行处理。针对对于不同损伤及轻重程度，侧重点需有所不同。对于大部分肛提肌以下的肛管直肠损伤而言，除非严重的括约肌损伤、损毁性损伤、合并多器官损伤等严重病例，否则预防性或转流性造瘘并非必需。

（3）影响术式选择的因素：① 感染因素：感染及污染严重的伤口是缝合修补的禁忌。伤者体温过低、创面污染严重、异物残留、输血、应激状态、营养不良、广泛软组织损伤、低血压、失血量大、血肿、受伤时间超过 6 小时以上等，均可能加重局部感染的风险及程度。② 全身整体情况：肛管直肠损伤应及早处理，但若患者整体情况较差，需先抢救生命，控制局部损伤，等机体条件允许，再手术治疗。③ 损伤严重程度：术前判断损伤一期缝合可行性、预测可能存在的并发症及后遗症，若损伤严重，无手术修补机会，应尽早行造口术。④ 合并其他肛门周围疾病：痔疮、肛瘘、肛裂、脓肿等。

（4）手术方式选择：① 清创术+创面开放引流；② 清创+一期缝合术；③ 清创术+一期缝合+骶前、肛门直肠周围间隙引流；④ 清创术+一期缝合+骶前、肛门直肠周围间隙引流+粪便转流性造口；⑤ 清创后择期、分期手术。

（5）括约肌修补技术：括约肌修补的目标是恢复括约肌环状结构，保护肛门括约功能的正常。局部创面条件常影响括约肌的修补效果，包括组织水肿、出血、污染、感染、括约肌分辨困难、括约肌回缩、括约肌缺损严重、暴露困难等。括约肌修补的时机，需根据损伤的具体情况，选择行清创术、一期缝合、待局部条件改善后择期修补、瘢痕形成后进行修补、分期手术等。括约肌的损伤较简单轻微，及早一期缝合修补括约肌预后较好；但若括约肌受损或污染严重，修补手术难以成功，故仅及时清创，尽量保留正常组织，待伤口愈合后择期行二次手术。括约肌修补术需要充分、良好的暴露，体位可取截石位、折刀位，术前用胶布拉开固定臀肉以获得更好的暴露。清创去除异物及感染、坏死组织后，视情况而决定保留部分或全部瘢痕组织，术中使用电刀切割或止血时，应注意避开神经走行，避免神经进一步损伤。

单纯修补括约肌的缝合方式常用的有端-端缝合、重叠缝合。端-端缝合适用于括约肌不完全断裂、全层断裂，重叠缝合适用于括约肌全层断裂。但对于同时受损的内、外括约肌是否需要分别缝合重建，尚有争议：有学者认为按层次缝合，术后可获得更好的控便功能；也有学者提出认为内括约肌为直肠下段的平滑肌增厚形成，但肌肉较薄，单独进行缝合可能失败，故认为内括约肌不需单独游离，将两断端对齐后采取单纯缝合或褥式缝合。修补手术尽可能在可以辨认括约肌结构和层次的条件下进行，若受损的括约肌识别较困难，层次模糊，可在尽量分清结构后，术中使用吸收线标记减少失误，便于正确游离肌肉组织。游离组织量不宜过多，防止组织去神经化。括约肌缝合重建中不用八字缝合，是因为八字缝合可能造成肌肉组织缺血缺氧发生坏死，增加术后不良情况发生的风险，打结过紧也会引起局部组织缺血缺氧。缝合时，缝线穿过少量瘢痕组织可以加固缝合效果。若括约肌缺损严重，行重叠缝合可能加重括约肌有功能的部分损失，增加术后肛门狭窄的可能性，且术后肌肉回缩、缝合张力过大，缝合伤口可能出血、崩裂，故也可考虑择期行转移皮瓣修补术。缝合括约肌的缝线应选择人工抗菌可吸收缝线，因其水解时间较长，保证一定的组织愈合时间，且组织排异性小，降低了术后伤口感染风险，还能减轻患者的不适感。而不可吸收的缝线：可能导致形成脓肿、顽固窦道等。

若病情复杂，损伤严重，一次手术可能无法完全修复，可分次进行。若已行手术，术后患者的基础情况、感染控制、缝合张力、括约肌质量（有效残余量、活性程度）、神经受损情况、神经功能障碍进展都是可能导致手术失败的危险因素，同时，修复手术本身也是有创操作，故术中应该仔细避免进一步伤害。再次手术前，应对患者控便能力进行主、客观多方面的评分，如合理选择 Parks 和 Womack 设计的等级评价量表及国内常用的 Kirwan 分级和 Williams 标准对患者控便能力进行主观评分、评级，术前做 MR、超声、肛门直肠测压、阴部神经终末运动潜伏期测定等相关检查，客观评估括约肌功能、有效残余量，确定伤口及周围瘢痕大小、有无神经受损、传导异常等，进而选择恰当的手术方式，制订详细的手术方案。

（6）围手术期处理：术前需应用抗生素、插尿管、行肠道准备，清洁灌肠或直肠冲洗可使直肠空虚，避免清创缝合术中创面受到粪便污染，对术后控便亦有帮助。术后应积极改善患者整体情况，对症处理相关并发症，术后联合应用广谱高效抗菌药+抗厌氧菌药物，同时对抗需氧菌和厌氧菌可能引起的感染。抗感染最佳时间在伤后 6 小时内，受伤时间超过 6 小时，需全身抗感染治疗。术后持续抗感染时间为 3～7 天，根据病情及复查血象结果而定，但要注意肠道菌群失调。术后应保持肛门直肠周围间隙持续引流通畅，按照低位、捷径、通畅、充分的原则放置引流管，引流管的放置根据引流物的性质和量而定，时间不宜太短，引流不充分，一般放置时间应超过危险期，并定期更换引流袋。饮食上，应禁食，禁食天数视伤情而定，禁食期间予静脉营养支持。内置肛管支撑管：当外括约肌断裂过多，修补缝合后，伤口勤换药，及时清理肠道、阴道分泌物，减少伤口污染和不良刺激，予碘伏、生理盐水清理创面后，置凡士林纱布保护创面，保持会阴部清洁、干燥；伤口愈合后开始定期扩肛，预防肛门狭窄；肛内可内置肛管支撑管，以减小直肠内压力，并避免瘢痕愈合后收缩，造成术后肛门狭窄。伤口愈合后，鼓励患者每日行提肛运动，或进行生物反馈训练，帮助肛管直肠及括约肌功能恢复。

(7) 术后并发症：缝合口感染是修补术后主要并发症之一。感染导致切口周围组织炎症、水肿、糜烂、坏死，引起出血、缝合口裂开，影响手术效果或导致手术失败。除伤口感染外，肛管直肠间隙感染、肛门周围感染、盆腔感染也可能发生，而术后控制排便、换药、引流、应用抗生素、紫外线及低频激光照射等手段均是能有效预防感染、促进伤口愈合的措施。创伤严重者，术后仍可能发生肛管直肠畸形、肛门狭窄、肛门失禁等。合并多器官损伤，可能出现各种内瘘及外瘘，如直肠膀胱瘘、直肠阴道瘘、直肠外瘘。这些严重的并发症及后遗症有的可以通过再次手术治疗，有的无手术机会，需要永久性造口。部分能通过在损伤后早期、及时、恰当的诊治而大大减少甚至避免的，故而临床上急诊及外科医师应注意避免对肛管直肠损伤的漏诊、误诊。

(8) 肠造口：肛管直肠损伤，为转流粪便多行乙状结肠造口，单腔、双腔或袢式造口，若行袢式造口，远端肠腔应缝合或吻合器关闭。若合并乙状结肠损伤，亦可选择行横结肠造口或近端结肠造口。

肛管直肠损伤合并有下列情况的患者，应积极做肠造口：① 伤口污染严重者或损伤时间过长(超过6小时)，感染风险高者；② 严重的肛管直肠损伤，一期修补困难者；③ 合并有腹、盆腔内其他脏器损伤者，腹、盆腔内感染者；④ 合并骨盆骨折、膀胱、尿道损伤者；⑤ 女性患者合并有阴道、卵巢、子宫等严重损伤者；⑥ 合并肠出血、肠穿孔者；⑦ 发生休克、全身多器官损伤者；⑧ 物理、化学性损伤如电击、烧、烫伤、化学灼烧者；⑨ 其他需要行肠造口的情况，如先天性巨结肠患者肛管直肠损伤者等。

经行乙状结肠造口的患者，根据病情恢复情况，应适时关闭造口，关闭造口前，需确认创面愈合情况及感染控制情况，需肛管直肠损伤恢复良好，伤口及创面已愈合牢固，可通过大便，感染及炎症彻底消失，无明显合并症及其他影响因素再予施行。

(二) 异物性损伤

肛管直肠异物也是引起损伤的原因：① 肛门塞入异物：包括肛内纳入锐器，如剪刀、小刀，易碎品如玻璃瓶、水杯、电灯泡灯等造成锐性损伤，温度计破碎还会引起水银泄漏进入肠腔；也有塞入活的动物，如鳝、蛇、鱼类等；② 吞食异物：误食鱼刺、枣核、锐器等，经消化道往外排出时在肛门口嵌顿，细小的鱼刺难以发现，引起肛周反复感染、肛瘘形成；枣核两端尖锐，欲经肛门排出时，常因直肠腔内压力致使直肠肛管划伤或刺伤，肛门括约肌因感受到疼痛反射性收缩，使枣核等尖锐异物难以排出而嵌顿在肛内；③ 经肛门性交，不当使用性道具，塞入易折断的黄瓜、胡萝卜等蔬菜，或暴力塞入拳头等大型异物，使肛管直肠挫裂伤、括约肌急性扩张性撕裂等。

肛管直肠异物损伤病史较清楚，处理这类损伤首先要安全取出异物，然后对伤口、损伤的括约肌进行修补。在塞入、取出的过程中也常造成肛管直肠的损伤，取出靠近肛门的肛内异物，须在满意的麻醉和足量的肌松下，充分扩张肛门，用细小的软管沿异物向肛管及直肠腔中注入石蜡油、肥皂水等润滑剂，润滑肠腔及异物，减小摩擦力，然后夹持固定异物旋转外拉。某些粗圆光滑的异物，经肛门拖出时，除固定不易外，肠腔内的负压也增加了取出时的困难，必要时可开腹挤压，或向润滑用的细小的软管内注入空气，抵消部分肠腔内的负压吸引力再旋转取出。部分经肛门取出困难的异物，需及时开腹手术。取出异物后的肛管直肠损伤处理原则及方法同外伤，若因异物造成肠出血、肠穿孔、肛门括约肌严重撕裂等，当行乙状结肠造口，同时对症处理损伤(图6-7)。

(三) 医源性损伤

肛管直肠的医源性损伤，常见于器械操作不当、肛门直肠手术后并发症等。肛门镜、结肠镜检进镜时插入未避开肛直角；灌肠操作不当，常见于先天性巨结肠患者，本身肠壁扩张，注入液体过急过多，使直肠腔内压力迅速升高而破裂；对肛裂患者误行镜检，强行扩张痉挛的括约肌，加重裂伤；使用玻璃水银体温计测量肛温，体温计在体内折断等，都会使肛管皮肤、直肠黏膜或括约肌受到损伤。肛肠手术中使用PPH、TST等吻合器，发生直肠穿孔、出血、直肠阴道瘘、黏膜下血肿、术后吻合口感染、吻合口裂开反复出血等并发症，或因吻合位置过低，造成术后肛管直肠狭窄、坠胀疼痛等，多可以通过规范操作吻合器避免。

除直肠癌手术外，肛门部的常规手术同样存在损伤肛管直肠的风险。如痔切除术，同时切除多个痔核，肛管黏膜、皮肤等损伤过多，保留的皮瓣不足，术后易造成患者肛门狭窄、疼痛、紧绷感和坠胀痛等。痔注射术，注射的部位、药物种类、用量和浓度掌握不当，术后出现肛管及肛周广泛纤维化，造成肛门狭窄，注射过深，药物进入肌肉组织，引起肌肉组织坏死、肛周脓肿、肛瘘形成等不良后果。肛瘘手术也易造成肛管括约肌的损伤，术中切开瘘管或切除瘘管时损伤括约肌，高位肛瘘挂线过紧组织坏死过快，超过纤维化的速度，括约肌提前断裂，致使肛门括约功能减弱、肛门失禁。

（四）产伤性肛管直肠损伤

分娩造成的产伤性肛门括约肌损伤（OASIS）并不罕见，产妇在经阴道分娩过程中，常会出现不同程度的会阴部裂伤，以及分娩后恢复不良，可能造成肛门失禁、直肠阴道瘘等严重不良后果。部分产妇能在分娩过程中被及时发现，经过产科医生或肛肠外科医生及时处理后，多能恢复良好；部分产妇是在分娩很长一段时间后才因功能恢复不良引起重视，为后期修复带来一定的困难，影响手术后疗效。

按照Sultan于1999年提出的分类标准，会阴裂伤分为4个等级，其中OASIS是指分娩后引起会阴Ⅲ、Ⅳ度裂伤。Ⅲ度裂伤为裂伤累及肛门括约肌复合体，又分为三个亚型：Ⅲa：肛门外括约肌裂伤厚度＜50%；Ⅲb：外括约肌裂伤厚度＞50%，Ⅲc：外括约肌和内括约肌均受损。Ⅳ度裂伤：内外括约肌及直肠黏膜均发生损伤；另外，产伤造成的直肠裂伤，是指直肠黏膜损伤，但尚有完整的肛门括约肌，按定义不能称之为会阴Ⅳ度裂伤，但这种损伤若未能及时识别和修补，可能导致直肠阴道瘘。

对于产伤性肛管直肠损伤，重点在于及时发现和修复。故在预防OASIS的分娩过程中，首先需要识别和预测可能会造成OASIS的危险因素，包括亚洲人群、初产妇、肩难产、产程持续时间过长、胎儿过大、无会阴切开等；其次是在分娩过程中进行预防性保护，包括有指征时行会阴侧切术，并确保会阴扩张时沿中线60°切开；胎头着冠时用左手降低头部娩出速度，右手保护会阴；在第二产程中，会阴收缩期及收缩间期持续轻微按压会阴等。

经阴道分娩的产妇，均有发生OASIS或直肠裂伤的风险，因此应在分娩结束后对产妇进行全面检查，尤其是在会阴缝合前，需采用截石位行直肠指检，判断是否存在损伤及损伤的严重程度（图6-8）。

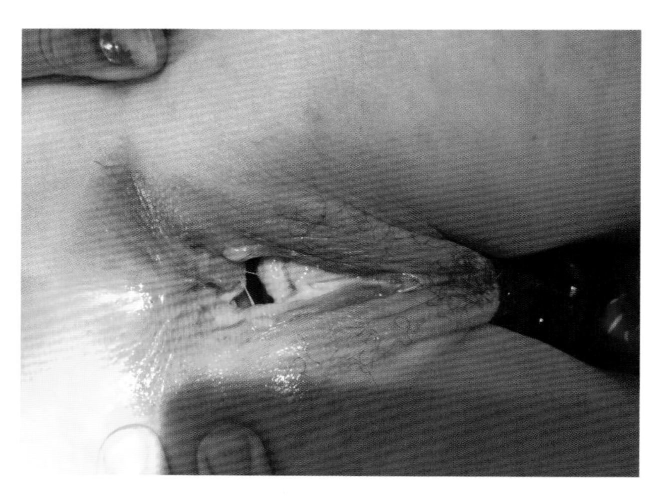

图6-8 产伤性肛管直肠损伤

经检查确定存在括约肌、直肠黏膜损伤，需由专科医师施行手术，术后立即再次行直肠检查，以确保缝线未穿透肛内的直肠黏膜，若不慎穿透，在直肠内摸到缝线，应及时拆除。

缝合时可吸收抗菌缝线能使异物反应及不适感减轻。进行直肠黏膜修补，可采取间断缝合或连续缝合，若使用肠线进行直肠黏膜缝合，则应采取间断缝合，并于肛内打结，以减少组织反应及感染。但无论采取何种缝线及缝合方式，均应避免八字缝合。

产伤性肛门括约肌损伤多为撕裂伤，在缝合时，相关指南推荐将受损的内、外括约肌分别进行修补，提出将内括约肌单独进行修复可改善后期肛门自控能力，推荐以间断或褥式缝合方式行端-端缝合，而避免采用重叠缝合。肛门外括约肌部分撕裂者，同样采用端-端缝合。若肛门外括约肌全层撕裂，文献指出采用端-端缝合或重叠缝合效果相当，故推荐使用端-端缝合。其中的差别在于：重叠缝合只适用于肛门外括约肌全层裂伤，是因为肌肉两断端需要适当的重叠修复；而对肛门外括约肌部分损伤采取重叠缝合，则会增加肌肉两断端的张力，使肌肉过度紧张。产伤性括约肌损伤在经及时有效的修补后预后多较好，术后1年左右症状逐渐消失，大便失禁率降低。但仍然需要注意围术期管理，包括积极使用抗生素预防感染及伤口裂开；服用缓泻剂使大便软化，以减少干硬大便对伤口的摩擦，但不推荐缓泻剂与容积性泻药同时服用；定期参与回访和随诊，有不能控制大便或疼痛等情况及时复查等。

（李会晨　曹　波）

◇参◇考◇文◇献◇

[1] 孟荣贵，郝立强．肛管直肠损伤的诊断及治疗[J]．腹部外科，2002，15(2)：69-70.

[2] 汪建平，陈创奇．肛管直肠创伤的诊治经验[J]．腹部外科，2002，15(2)：88-90.

[3] 汪建平．如何合理使用引流管[J]．腹部外科，2012，25(6)：323-324.

[4] 吴孟超，吴在德．黄家驷外科学[M]．7版．北京：人民卫生出版社，2008.

[5] 周东生，董金磊．伴直肠肛管损伤的开放性骨盆骨折的早期急救处理策略及死亡危险因素分析[J]．中华骨科杂志，2012，30(11)：1121-1126.

[6] 邹虹，漆洪波．英国皇家妇产科医师学会《会阴Ⅲ度和Ⅳ度裂伤处理指南2015版》要点解读[J]．中国实用妇科与产科杂志，2016，32(8)：757-780.

[7] Avgerinos D V, Llaguna O H, Lo A Y, Leitman I M. Evolving management of colonoscopic perforations[J]. J Gastrointest Surg, 2008, 12-(10): 1783-1789.

[8] Castellví J, Pi F, Sueiras A, et al. Colonoscopic perforation: useful parameters for early diagnosis and conservative treatment[J]. Int J Colorectal Dis, 2011, 26(09): 1183-1190.

[9] Flint L M, Vitale G C, Richardson J D, et al. The injured colon: relationships of the management to complications[J]. Ann Surg, 1981, 193: 619-622.

[10] Hatch Q, Causey M, Martin M. Outcomes after colon trauma in the 21st century: an analysis of the US National Trauma Data Bank[J]. Surgery, 2013, 154: 397-403.

[11] Kortbeek J B, hi Turki S A, Ali J, et al. Advanced trauma life support, 8th edition, the evidence for change[J]. J Trauma, 2008, 64(6): 1638-1650.

[12] Lavenson G S, Cohen A. Management of rectal injuries[J]. Am J Surg, 1971, 122: 226-230.

[13] Nancy N, David A, Ann C. Measuring faecal incontinence[J]. Dis Colon Rectum, 2003, 46(12): 1591-1605.

[14] Navsaria P H, Shaw J M, Zellweger R, et al. Diagnostic laparoscopy and diverting sigmoid loop colostomy in the management of civilian extraperitoneal rectal gunshot injuries[J]. Bit J Surg, 2004, 91(4): 460-464.

[15] Ordonez C A, Pino L F, Badiel M, et al. Safety of performing a delayed anastomosis during damage control laparotomy in patients with destructive colon injuries[J]. Trauma, 2011, 71: 1512-1518.

[16] Parks A G, McPartlin J F. Later repair of injuries of the anal sphincter[J]. Proc R Soc Med, 1971, 64: 1187-1189.

[17] Robertson H D, Ray J E, Ferrai B T, et al. Management of rectal trauma[J]. Surg Gynecol Obstet, 1982, 154: 161-164.

[18] Sultan A H, Monga A K, Kumar D, et al. Primary repair of obstetric anal sphincter rupture using the overlap technique[J]. Br J Obstet Gynaecol, 1999, 106: 318-323.

[19] Williams N S, Patel J, George R D, et al. Development of an electrically stimulated neoanal sphincter[J]. Lancet, 1991, 338(8776): 1166-1169.

第七章
肛管、直肠及肛周感染性疾病

第一节　直肠尿道瘘

直肠尿道瘘为直肠与尿道有一瘘管相通，患者排尿时可见粪渣随尿液一起排出。直肠尿道瘘比较罕见。它主要见于前列腺切除术后的并发症，特别是经会阴路径的切除术，也可见于膀胱癌或前列腺癌放射治疗的后遗症。目前，近距离放射治疗膀胱癌或前列腺癌是最常见的原因。创伤、感染及克罗恩病是更少见的病因。即使在成年患者中，病因也可能是先天性因素。

一、分类

先天性以小儿居多，男孩为主，多见于先天性高位或中间位肛管直肠畸形，为胚胎4～7周尿直肠隔分隔泄殖腔障碍所致。这其中还分两型，一型为尿道直肠瘘并发肛门直肠闭锁，为最常见一类，男性表现为尿道直肠瘘，有的与前列腺部相通，有的与膜部尿道想通；在女性表现为尿道阴道瘘或尿道阴道直肠瘘。患儿出生后无肛门，尿中有粪质或"气泡尿"。膀胱尿道造影可证实。二型为"H"型后尿道直肠瘘，后尿道与直肠之间有瘘管而肛门直肠正常，后尿道、瘘管、直肠呈"H"状排列。继发性直肠尿道瘘较为多见，主要是因为外伤（如骨盆骨折、骑跨伤等）、感染、恶性肿瘤、医源性损伤，尿道直肠瘘手术后复发等原因造成。

二、病因

因外在因素造成尿道损伤、尿道闭锁，就容易形成直肠尿道瘘。尿道和直肠相通后，由于粪便的污染，极易发生尿路和盆腔感染，产生严重的毒血症，如果处理不当，轻则形成直肠尿道瘘，重则因中毒性休克而死亡。

三、手术治疗

许多手术方法可以用来治疗直肠尿道瘘：经肛门手术、经会阴手术、经骶尾部手术、经腹手术（包括回肠贮袋肛管吻合术）或小肠结肠造口术。

Hampton 和 Bacon 支持经腹肛管脱出式手术 + 会阴修补术。Tuner-Warwick 倾向于采用经腹手术，置入经过适当裁剪的网膜。Mason 从后方切开直肠及括约肌暴露瘘管，层叠闭合瘘管，重建直肠。强烈推荐行经肛管黏膜瓣移进术治疗此类瘘管，可加行或不加行粪便改道。Cleveland 临床中心报道，有12例男性患者接受该手术方法，其中7例继发于创伤的直肠尿道瘘患者获得治愈。如果技术上可以完成，他们推荐此手术方法为首次接受治疗患者的首选手术方案，也可用于再次手术治疗的患者。

Zmora 等报道了 Cleveland 临床中心经会阴手术和股薄肌填塞的治疗经验，6例是继发于放射治疗的患者，其中5例修补失败，9例其他原因的患者得到治愈。Mayo临床组也推荐对前列腺切除术后或放射治疗后直肠尿道瘘的患者采用粪便（和尿液）改道和肌肉填塞。

Lahey临床中心近期的一项回顾性研究报道了74例直肠尿道瘘患者接受经会阴前路径修补和肌肉填塞的治疗（68例用股薄肌填塞，6例用其他肌肉填塞），选择性使用了其他黏膜抑制尿道修补填塞治疗。在平均20个月的随访中，100%非放射损伤和84%放射损伤性直肠尿道瘘患者在第一个疗程闭合。大多数患者接受了粪便改道。

穿孔的尿道直肠瘘修复手术并发症多，术后复发率高。近年来，由于各种肌皮瓣在泌尿外科修复中的应用取得巨大进展，使得尿道直肠瘘的临床治疗取得了较满意的效果。常用的皮瓣有：腹直肌肌肉瓣、股薄肌肌皮瓣、股外侧肌肌瓣、球海绵体肌肌瓣、阴囊肌皮瓣、大网膜等。

小儿直肠尿道瘘的诊断并不困难，根据病史、造影检查即可确诊。患儿多于新生儿期因肛管直肠畸形行横结肠造口术，待至腹骶会阴直肠成形术时同时结扎瘘管并留置双腔尿管引流尿液。手术治疗一般采用插管或加硬膜外麻醉，伏卧双下肢展位。主要注意以下几方面：① 术中留置导尿管，从尿道外口插入导尿管经尿道直肠瘘口近端入膀胱内，便于术中分离直肠尿道共同壁时辨认尿道，以免损伤。② 操作上细心、轻巧。③ 手术的成功关键在于充分游离直肠盲端进行无张力吻合。手术可经会阴部或经直肠行尿道瘘修补术。采用直肠腔内暴露瘘口，修补直肠尿道瘘口是一种简便、安全、有效的手术方式。

对于无法切除的恶性疾病，应选择改道手术治疗。如果肿瘤可被切除，那么切除盆腔脏器是最佳的手术选择。如果放射损伤是直肠尿道瘘的原因或相关因素，高压氧治疗应该比重建术更有价值。对于良性疾病，成功修补后需要较长时间留置导尿管或经耻骨上膀胱引流。

第二节　直肠阴道瘘

直肠阴道瘘（rectovaginal fistula，RVF）是直肠和阴道两上皮表面之间的先天性或后天性通道，临床较为少见（图7-1）。主要临床表现为阴道排气排便，严重时大便不能自控。一般无法自愈，大部分患者需要手术干预。这种情况多继发于创伤，尤其是产伤，它很少由隐窝腺体感染引起，故不常有肛瘘的表现。除了与产科相关的因素外，还与以下因素相关：炎性肠病（目前为第二位常见病因）、恶性肿瘤、放射性损伤、憩室炎、异物、贯通伤、感染、先天畸形、肛交、麦角胺诱发，以及盆腔、会阴部及直肠手术等。

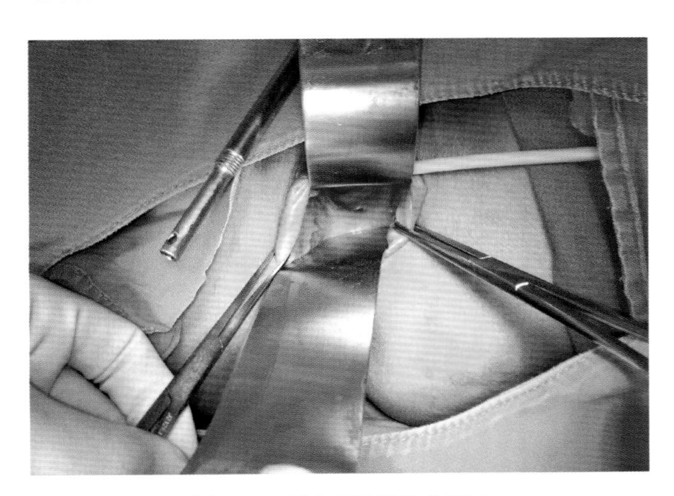

图7-1　图中显示阴道处瘘口

一、症状及分类

患者常主诉有气体、粪便或脓液从阴道排出。虽然目前尚无直肠阴道瘘的正式分类方法，但有如下分类方法。

1. 按瘘位置分类　根据其病因，直肠阴道瘘可发生于9 cm的直肠阴道隔的任何部分，一般将直肠阴道瘘分为3型：① 低位：瘘口位于齿隔处或其上方，在阴道开口于阴唇系带处。② 高位：瘘在直肠的中1/3及阴道后穹隆处，近宫颈处，需经腹修补。③ 中位：即在低位及高位之间。

2. 按瘘大小分类　直肠阴道瘘的大小直径 1～2 cm 直径，可以分为 3 型：① 小型：瘘口直径＜0.5 cm；② 中间型：0.5～2 cm；③ 大型：＞2 cm。通常视诊及直肠镜检查很容易发现低位直肠阴道瘘。中位瘘也相对比较容易发现，指检可明确瘘管的位置。高位瘘诊断比较困难，这一类型的瘘可能是直肠前切除术后吻合口瘘或吻合器损伤的结果，可通过瘘管造影明确检查。

二、诊断

体格检查应包括直肠和阴道的检查。① 阴道指诊：有时可在阴道后壁触及瘘口。② 阴道窥器检查大瘘孔，可在阴道窥器暴露下看到，瘘孔较小，或可见到一处小的鲜红的肉芽组织。③ 亚甲蓝注射试验在阴道内放置纱布，经直肠内注入亚甲蓝 10 ml，几分钟后取出纱布观察是否蓝染可确定有无阴道瘘，如果发现纱布条蓝染就可作出直肠阴道瘘的诊断。④ 探子探查：用子宫探子经阴道瘘口插入，另一手指伸入肛门时，指端可触及探子头。⑤ 钡剂灌肠造影：有直肠阴道瘘存在时，可见钡剂流入瘘管，观察瘘管的走行及浸润深度。有研究用直肠腔内超声观察直肠阴道瘘，可以发现隐匿的括约肌缺损，对于术前评估有一定作用。

直肠阴道瘘的治疗术式有很多种。根据病因及瘘孔大小，某些直肠阴道瘘可能自愈，或经非手术疗法治愈。约有半数以上的外伤性瘘可以自愈。炎症性肠病形成的瘘，不易自愈，或在保守疗法后仍有复发者，则多需手术治疗。手术修补对新鲜创伤可立即进行，一般均需等数月之久，待局部炎症消退，组织恢复正常柔软度后进行，特别是分娩伤造成的瘘。

三、手术方式

(一) 瘘管切除分层缝合术

将瘘管切除后分层缝合，可经阴道或直肠修补。优点是手术简单，操作容易。缺点是复发率高，由于缝合时有张力，分离直肠或阴道组织分离不均，因此黏膜肌肉瓣要有充足的血液供应。

1. 手术方法　游离直肠盲端后侧及两侧，然后分离直肠阴道瘘之周围，游离瘘管结扎切断后用细肠线间断缝合直肠阴道隔，然后，充分游离直肠使其无张力与下端黏膜肌层缝合。

2. 术后处理　术后保持创面清洁干燥，创口一期愈合。术后 2 周开始扩肛。扩肛时间不应少于 6 个月以防肛门再度狭窄。该术式适合于低位肛门闭锁，低位直肠阴道瘘或直肠前庭瘘者。年龄越大，手术成功率越高。

(二) 直肠移动瓣修补术

1902 年，Noble 首先采用直肠移动瓣修补术治疗直肠阴道瘘。近来多数学者认为对修补低位直肠瘘应首选此法。麻醉满意后行俯卧位、首先探清内外口，瘘管内插入探针，直肠黏膜瓣采用 U 形切口，瓣长宽比不能大于 2∶1，并保证足够的血液供应。黏膜下注射 1∶20 000 肾上腺素以减少出血。分离内括约肌，并在中线缝合。瘘口周边切除宽约 0.3 cm 黏膜组织形成创面，然后将移动瓣下拉覆盖内口创面，用 2－0 或 3－0 肠线间断缝合，恢复黏膜与皮肤连接的正常解剖学关系，阴道伤口不缝合，作引流用。该手术效果 77%以上。

(三) 骶骨会阴手术

由于新生儿肛提肌仅距肛门 1.5 cm 左右，故在会阴部分离直肠时极易损伤耻骨直肠环。骶尾部切口可以清楚辨别耻骨直肠环，又易游离直肠，对瘘口较高的瘘管也较容易分离剔除。手术适合于生后 6 个月以上的患儿。骶尾部皮肤纵切口长 3～5 cm，横行切开骶尾软骨，暴露直肠盲端；沿直肠盲端纵行切开在肠腔内找到瘘口，分离瘘口，将其切断后缝合。游离直肠至能松弛地下降达肛窝皮肤平面。肛窝皮肤做 X 形切口，暴露外括约肌，将直肠从耻骨直肠环中间通过缓慢地牵拉到肛门，注意肠段勿扭转，并避免手指在肠环内强力扩张。直肠壁与肛门皮下组织用丝线缝合几针，直肠全层与肛门皮肤用 3－0 肠线或丝线间断缝合。依次关闭骶尾部伤口。另外，高位直肠闭锁和直肠阴道瘘亦可在新生儿期做腹会阴肛门成形术，直肠阴道瘘修补术和结肠造口术，但限于实际条件，手术死亡率高不易为家长接受。所有高位瘘的主要手术并发症是感染和瘘管复发，再次手术难度较大。应对每个具体病例根据其病情和实际条件制订治疗方案，选择合适的手术方式。对于后天性直肠阴道瘘者要视其病因加以治疗，由炎症引起者则积极治疗肠炎后根据病情确定选用修补、肠切除和肠造口等术式。由产科手术及外伤所致直肠阴道瘘者在炎症控制的情况下行经直肠或阴道修补术。切开并分离直肠和阴道壁的边缘，关闭直肠壁作横行卷入内翻，纵行对合阴道黏膜下组织，横行关闭阴道黏膜。

（四）对于复杂的或瘘口较难愈合的患者，建议先行结肠造口术

放射性直肠阴道瘘的局部修补是极其困难，故应先做结肠造口术。直肠阴道瘘患者经常能提供许多年前有放射治疗的病史，通常是治疗宫颈癌。近年来，此种并发症也可以是放射治疗肛管、直肠或膀胱癌的结果。绝大多数患者的瘘管在括约肌以上，通常在中上段直肠。此类瘘的周围常常有放射性直肠炎的改变。由于患者既往有恶性肿瘤病史，因此必须先确定患者是否有肿瘤复发的迹象。很显然，在这种情况下禁忌手术重建。需要通过多处活组织检查，包括CT等在内的影像学检查及血液学分析来进行全面评估。这时，如果可以先行乙状结肠或横结肠造口术，待时间成熟时再行直肠阴道瘘的手术治疗。

异物或电灼等造成的直肠阴道瘘必要时先做一期结肠造口术，二期修补瘘管和肠吻合或拖出术。尤其对于大便失禁的患者实行结肠造口或回肠造口术在某些患者还是非常必要的。目前直肠阴道瘘的手术方法很多，但要根据具体病例选择最佳术式以最小损伤，取得最好的效果。

第三节　会阴部坏死性筋膜炎

坏死性筋膜炎是一种广泛而迅速的皮下组织和筋膜坏死为特征的软组织感染，常伴有全身中毒性休克，是一种非常严重的肛周感染性疾病（图7-2）。本病是多种细菌的混合感染，其中主要是化脓性链球菌和金黄色葡萄球菌等需氧菌。

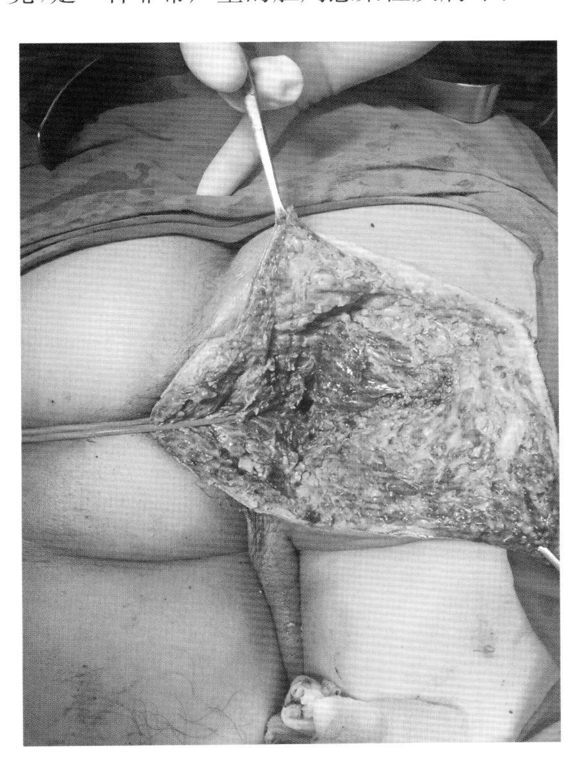

图7-2　坏死性筋膜炎术中的表现

一、病因

坏死性筋膜炎常为多种细菌的混合感染，包括革兰阳性的溶血性链球菌、金黄色葡萄球菌、革兰阴性菌和厌氧菌。随着厌氧菌培养技术的发展，证实厌氧菌是一种重要的致病菌，坏死性筋膜炎常是需氧菌和厌氧菌协同作用的结果。坏死性筋膜炎常伴有全身和局部组织的免疫功能损害，如继发于擦伤、挫伤、昆虫叮咬等皮肤轻度损伤后，空腔脏器手术后，肛周脓肿引流、拔牙、腹腔镜操作后，甚至是注射后（多在注射毒品后）均可发生。长期使用皮质类固醇和免疫抑制剂者好发本病。

二、临床表现

（一）不同的病原菌感染可有不同的临床表现

可表现为急性坏死过程或慢性顽固性潜在性病变。且多见于糖尿病、心血管疾病及肾脏病患者。

1. 溶血性链球菌性坏疽　本病是由溶血性链

球菌所引起的严重性急性化脓性疾病，有人认为是一种坏疽性丹毒。特点为暴发性病程，很快出现局部红肿疼痛及大疱或血疱，有灼热感，部分融合成片，水疱易破，破后剥离坏死的表皮，露出鲜红的糜烂面，部分坏死较深的形成坏疽及溃疡。多见于四肢。多伴有高热、衰竭等全身症状，治疗不及时可因败血症或休克而死。

2. *梭状芽孢杆菌或非梭状芽孢杆菌厌氧性蜂窝织炎* 多发于污秽伤口部位，特别是肛周、腹壁、臀部及下肢等易污染的部位。表现为皮肤突然出现红、肿、痛等症状，很快发展为中心呈黑色的斑块，黑色区逐渐变成坏疽，并出现发热、寒战。分泌物黑色并有恶臭，常含有脂肪小滴。梭状芽孢杆菌感染者皮损四周有明显的捻发音等气性坏疽表现，混合性厌氧菌群感染者则无。

3. *Fournier 坏疽* 是发生于男性阴茎、阴囊、会阴及腹壁的严重坏疽。可能为肠内杆菌、革兰阳性菌或厌氧菌感染所致。多见于糖尿病、局部外伤、嵌顿包茎、尿道瘘或生殖器部位手术后的患者。临床表现为局部皮肤突发红肿，并很多发展成中心暗红色斑块、溃疡，溃疡边缘为潜行性，表面有浆液性渗出，压痛剧烈，常有发热。

（二）主要的临床表现

1. *局部症状* 起病急，早期局部体征常较隐匿而不引起患者注意，24 小时内可波及整个肢体。

(1) 片状红肿、疼痛：早期皮肤红肿，呈紫红色片状，边界不清，疼痛。此时皮下组织已经坏死，因淋巴通路已被迅速破坏，故少有淋巴管炎和淋巴结炎。感染 24 小时内可波及整个肢体。个别病例可起病缓慢、早期处于潜伏状态。受累皮肤发红或发白、水肿，触痛明显，病灶边界不清，呈弥漫性蜂窝织炎状。皮下组织因产气菌的作用，多可扪及捻发音。

(2) 疼痛缓解，患部麻木：由于炎性物质的刺激和病菌的侵袭，早期感染局部有剧烈疼痛。当病灶部位的感觉神经被破坏后，则剧烈疼痛可被麻木或麻痹所替代，这是本病的特征之一。

(3) 血性水疱：由于营养血管被破坏和血管栓塞，皮肤的颜色逐渐发紫、发黑，出现含血性液体的水疱或大疱。

(4) 恶臭的渗液：皮下脂肪和筋膜水肿、渗液发黏、混浊、发黑，最终液化坏死。渗出液为血性浆液性液体，有奇臭。坏死广泛扩散，呈潜行状，有时产生皮下气体，检查可发现捻发音。

2. *全身中毒症状* 疾病早期，局部感染症状尚轻，患者即有畏寒、高热、厌食、脱水、意识障碍、低血压、贫血、黄疸等严重的全身性中毒症状。若未及时救治，可出现弥漫性血管内凝血和中毒性休克等。局部体征与全身症状的轻重不相称是本病的主要特征。

三、辅助检查

（一）血常规

1. *红细胞计数及血红蛋白测定* 因细菌溶血毒素和其他毒素对骨髓造血功能的抑制，60%～90%患者的红细胞和血红蛋白有轻度至中度的降低。

2. *白细胞计数* 呈现类白血病反应，白细胞数升高，计数大多在$(20 \sim 30) \times 10^9/L$，有核左移，并出现中毒颗粒。

（二）血清电解质

可出现低血钙。

（三）尿液检查

1. *尿量、尿比重* 在液体供给充足时出现少尿或无尿，尿比重恒定等，有助于肾脏功能早期损害的判断。

2. *尿蛋白定性* 尿蛋白阳性提示肾小球和肾小管存在损害。

（四）血液细菌学检查

1. *涂片镜检* 取病变边缘的分泌物和水疱液，做涂片检查。

2. *细菌培养* 取分泌物和水疱液分别行需氧菌和厌氧菌培养，未发现梭状芽孢杆菌有助于本病的判断。

（五）血清胆红素

血胆红素升高提示有红细胞溶血情况。

（六）影像学检查

1. *X 线片* 皮下组织内有气体。

2. *CT* 显示会阴部组织大范围水肿，并可见组织中的气泡影（图 7－3）。

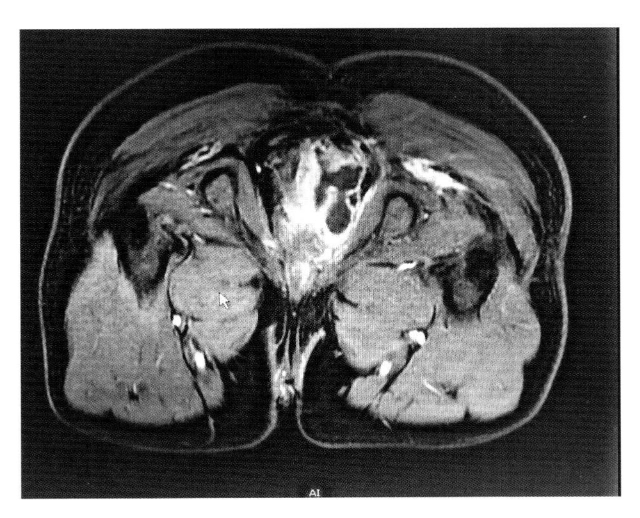

图 7-3　坏死性筋膜炎在 CT 中的表现

四、诊断

Fisher 提出六条诊断标准。

(1) 皮下浅筋膜的广泛性坏死伴广泛潜行的坑道，向周围组织内扩散。

(2) 中度至重度的全身中毒症状伴神志改变。

(3) 未累及肌肉。

(4) 伤口、血培养未发现梭状芽孢杆菌。

(5) 无重要血管阻塞情况。

(6) 清创组织病检发现有广泛白细胞浸润，筋膜和邻近组织灶性坏死和微血管栓塞。细菌学检查对诊断具有重要意义，培养取材最好采自进展性病变的边缘和水疱液，做涂片检查，并分别行需氧菌和厌氧菌培养。测定血中有无链球菌诱导产生的抗体(链球菌释放的透明质酸酶和脱氧核糖核酸酶 B，能产生滴度很高的抗体)，有助于诊断。

五、治疗

坏死性筋膜炎是外科危重急症，其治疗原则是：早期诊断，尽早清创，应用大量有效抗生素和全身支持治疗。

(一) 抗生素

坏死性筋膜炎是多种细菌的混合感染(各种需氧菌和厌氧菌)，全身中毒症状出现早、病情重，应联合应用抗生素。

(二) 清创引流

病变组织及周围存在着广泛的血管血栓，药物常难以到达，故单纯大剂量抗生素并不能使病情明显好转。只有彻底清创、充分引流才是治疗成功的关键。手术应彻底清除坏死筋膜和皮下组织，直至新鲜组织为止。常用方法如下。

(1) 清除坏死组织，清洗创面；行游离植皮，覆盖创面。此法可防止创面大量的血清渗出，有利于维持术后体液和电解质的平衡。

(2) 清除坏死筋膜和脂肪组织，以 3% 双氧水或甲硝唑溶液等冲洗伤口，造成不利于厌氧菌生长的环境；然后用浸有新霉素或碘伏药液的纱条湿敷。换药时需探查有否皮肤、皮下组织与深筋膜分离情况存在，以决定是否需要进一步扩大引流。

(3) 皮肤缺损较大，难以自愈时，应待炎症消退后，择期行植皮术。手术操作中应注意健康筋膜的保护，损伤后易造成感染扩散。甲硝唑局部湿敷可延缓皮肤生长，不宜长期应用。

(三) 支持治疗

积极纠正水、电解质紊乱。贫血和低蛋白血症者，可输注新鲜血浆、白蛋白；可采用鼻饲或静脉高营养、要素饮食等保证足够的热量摄入。在治疗全程中均应密切观察患者的血压、脉搏、尿量，做血细胞比容、电解质、凝血机制、血气分析等检查，及时治疗心肾衰竭，预防弥漫性血管内凝血与休克的发生。

(四) 高压氧治疗

近年来外科感染中合并厌氧菌的混合性感染日益增多，而高压氧对专性厌氧菌有效。

(五) 肠造口的必要性

对于范围比较广泛的坏死性筋膜炎，患者的身体情况比较差，需要长期营养支持的患者，有必要进行肠造口手术，一方面可以减轻大便对于会阴部的继续污染，另一方面可以促使患者尽早胃肠道进食，避免长期肠外营养的并发症，避免肠道菌群失调，促进患者的病情恢复。但对于部分感染已扩散至腹壁的患者，在进行造口时应避免腹壁脓液污染至腹腔内。

(刘启志　刘　鹏　于冠宇)

◇参◇考◇文◇献◇

[1] 傅传刚，汪建平，王杉. CORMAN 结直肠外科学[M]. 6 版. 上海：上海科学技术出版社，2016：362.

[2] 李鸿宾，徐月敏. 尿道直肠瘘诊疗的研究进展[J]. 临床泌尿外科杂志，2009，24(7)：555－557.

[3] 彭慧，任东林. 直肠阴道瘘的诊断治疗现状[J]. 中华胃肠外科杂志，2016，12：1324－1328.

[4] 孙先军，撒应龙. 肌肉瓣在修复尿道直肠瘘中的应用进展[J]. 现代泌尿外科杂志，2010，15(6)：480－482.

[5] 汪颖厚，辛世杰，杨栋，等. 急性坏死性筋膜炎诊治体会[J]. 中华普通外科杂志，2013，4：270－272.

[6] 许争，温东朋，陆莹莹，等. 会阴部坏死性筋膜炎的研究现状[J]. 临床外科杂志，2016，5：389－391.

[7] 折占飞，吕毅. 直肠阴道瘘临床研究进展[J]. 中华胃肠外科杂志，2014，12：1250－1254.

[8] Chen S, Gao R, Li H, et al. Management of acquired rectourethral fistulas in adults[J]. Asian J Urol, 2018, 5(3): 149－154.

[9] Garofalo T E, Delaney C P, Jones S M, et al. Rectal advancement flap repair of rectourethral fistula: a 20－year experience[J]. Dis Colon Rectum, 2003, 46(6): 762－769.

[10] Hampton J M, Bacon H E. Diagnosis and surgical management of rectourethral fistulas[J]. Dis Colon Rectum, 196, 4: 177.

[11] Knuttinen M G, Yi J, Magtibay P, et al. Colorectal-vaginal fistulas: imaging and novel interventional treatment modalities[J]. J Clin Med, 2018, 7(4): E87.

[12] Mason A Y. The place of local resection in the treatment of rectal carcinoma[J]. Proc R Soc Med, 1970, 63(12): 1259－1262.

[13] Nyam D C, Pemberton J H. Management of iatrogenic rectourethral fistula[J]. Dis Colon Rectum, 1999, 42(8): 994－997.

[14] Turner-Warwick R. The use of pedicle grafts in the repair of urinary tract fistulae[J]. Br J Urol, 1972, 44(6): 644－656.

[15] Vanni A J, Buckley J C, Zinman L N. Management of surgical and radiation induced rectourethral fistulas with an interposition muscle flap and selective buccal mucosal onlay graft[J]. J Urol, 2010, 184(6): 2400－2404.

[16] Zmora O, Potenti F M, Wexner S D, et al. Gracilis muscle transposition for iatrogenic rectourethral fistula[J]. Ann Surg, 2003, 237(4): 483－487.

第八章
便　　秘

慢性便秘在世界范围内是一种常见病。随着人口老龄化社会的到来、饮食结构改变、生活节奏加快和社会心理因素影响，慢性便秘患病率出现上升趋势，同时对工作生活的影响及疾病负担亦上升。便秘包括与排便次数、大便性状、排便后舒适感和排空感有关的一系列症状。我国已故的肛肠专家喻德洪教授将便秘的症状总结为“排便太难、粪便太干、大便太少”三种状态。慢性便秘是指病程大于6个月的长期便秘。由于治疗效果欠佳，无法脱离泻药，不能自行缓解，慢性便秘在过去又被称为顽固性便秘、习惯性便秘等。在临床工作中，慢性便秘通常用来特指能明确排除器质性疾病、代谢性疾病的便秘情况，因此类似结肠癌、直肠癌引起的便秘在其他相应章节叙述。本章主要探讨的慢性便秘和造口的关系。但是随着研究的深入和检查手段的提高，发现慢性便秘的原因众多，既有功能异常，也有结构异常，可以出现解剖病理改变，也可以没有解剖病理改变，甚至有部分正常人也可发现和便秘相关的结构异常。因此慢性便秘不是某一个独立的疾病，而是一系列相互相关的系列疾病的总和。但总体而言，慢性便秘作为良性疾病，就其疾病因素而言，对于造口的急迫性并不强烈。

近年来功能性胃肠病——罗马专家委员会提出的功能性便秘和功能性排便障碍逐步得到广大医疗界认可。但就临床实际而言，这种诊断和长期沿用的慢性便秘之间，在内涵上并不能完全吻合。所以在现阶段，虽然我国学者基本认同参考罗马标准：功能性便秘的诊断标准来诊断慢性便秘，但是慢性便秘的传统分型，即将慢性便秘分为慢传输型便秘(slow transit constipation，STC)、出口梗阻型便秘(outlet obstruction constipation，OOC)和混合型便秘(mixed constipation，MC)3个亚型，仍被广泛采用(表8-1)。

表8-1　慢性便秘分型

慢性便秘	罗马Ⅳ	病理生理变化
慢传输型便秘		
脾区综合征	C1 便秘型肠易激综合征便秘型	结肠过度不协调活动
内脏下垂		
横结肠冗长、下垂	C2 功能性便秘	结肠无力
先天性游离性升结肠	C3 阿片引起的便秘	结肠运输力下降
出口梗阻型便秘		
盆底痉挛综合征	P3 功能性排便障碍	
直肠前突	P3a 排便推进力不足	直肠内压力不足
直肠黏膜松弛、套叠、内脱垂	P3b 不协调性脾匾	肛管压力不降低
会阴下降		
乙状结肠冗长		
盆底疝		
骶直分离		
直肠皱曲		
混合型便秘		

第一节　慢传输型便秘

慢传输型便秘（slow transit constipation, STC）是功能性便秘的常见类型，又称结肠型便秘，主要是指粪便在结肠内通过缓慢，水分被结肠黏膜大量吸收，导致大便干燥，排除困难。患者多表现为排便次数少、粪质坚硬、无便意。本病占慢性便秘的16%～40%。近年来随着生活质量的日渐提高，起发病率有升高趋势。

慢传输型便秘的检查诊断最重要的是结肠慢传输试验（图 8－1），它是用不透 X 线标记物法测定结肠传输时间（CTT），提示结肠通过时间延缓可确立诊断。正常食糜 2～4 小时即从胃内排空，1.5～3 小时到达回盲部，3～6 小时到达肝曲，6～9 小时到达脾曲，7～9 小时小肠排空，24 小时部分排出体外，2～3 天完全排空。参考正常人的胃肠排空时间，国内研究认为，正常情况下国人服用标记物后，24 小时左右，100%标记物进入结肠；48 小时左右，升、横、降结肠标记物存留≤4 粒；72 小时全结肠标记物存留≤4 粒。

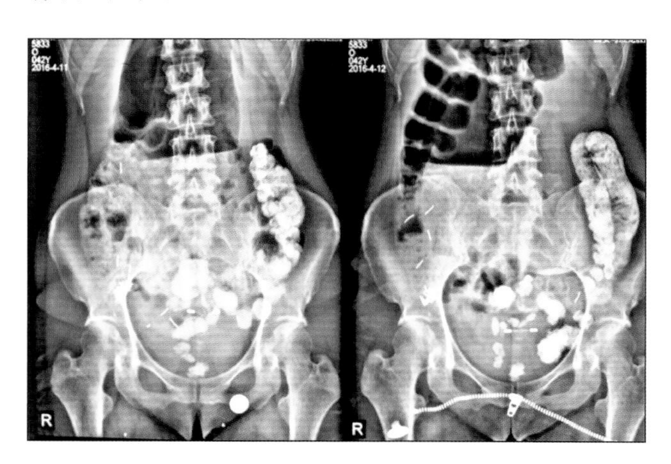

图 8－1　结肠慢传输试验阳性

受试者自检查前 3 日起禁服泻剂及其他影响肠功能的药物。检查日早餐服含有 20 粒标记物的胶囊，每隔 24 小时摄腹部平片 1 张，至标记物排出 80%以上为止（最多不超过 5 张腹部平片，未婚女性应减少摄片张数）。正常者在 72 小时内排出 80%标记物。分析方法：脊柱左侧，以第 5 腰椎棘突下缘与左髂前上棘连线以上为左半结肠；在脊柱右侧，第 5 腰椎棘突下缘连线与右侧骨盆出口连线以上为右半结肠；上述两条连线以下部位为直肠乙状结肠。根据标志物的分布可将便秘分为慢传输型、出口梗阻型或混合型。

通过结肠慢传输试验结合结肠造影，如果发现结肠显著冗长或扩张，并同时具有传输速度明显障碍，保守治疗无效，患者强烈要求时，可考虑手术治疗。目前认为慢传输型便秘的主要原因是结肠功能丧失，因此手术多选择部分或者全部切除结肠。但是外科手术有一定痛苦和危险性，并且不一定能解除便秘症状。因此，术前要充分征求患者意见，详细告知手术风险和预后。此外术前的各项检查相当重要，是手术方式选择及预后的基础。

术前必须具备的特殊检查有：① 结肠慢传输试验显示结肠传输试验明显延长，胃排空、小肠传输试验正常；② 排粪造影、直肠肛门测压等盆底检查明确无出口梗阻型便秘；③ 钡灌肠或结肠镜检查无明显器质性疾病。

由于大多数需要手术治疗的便秘患者，病程较长，程度较重，多合并出口梗阻型便秘疾病，严格意义上属于混合型便秘，因此在处理慢传输型便秘的同时，也要考虑出口梗阻型原因，并做相应处理。对发病时间短的患者勿轻率行结肠切除术，一般掌握在病程在 3～5 年或以上。应严格掌握手术适应证及手术指征，有以下条件者可考虑手术治疗。

- 符合罗马Ⅲ诊断标准。
- 多次结肠传输试验明显延长（>72 小时）。
- 系统的非手术治疗无效，病程在 3～5 年或以上。
- 严重影响日常生活和工作，患者强烈要求手术。
- 无严重的精神障碍。
- 排粪造影或盆腔四重造影，明确有无出口梗阻型便秘。

● 肛肠直肠测压和肛肠肌电图测定，了解有无盆底痉挛综合征和先天性巨结肠。

● 钡灌肠或电子结肠镜检查，排除结直肠肿瘤。

慢传输型便秘的手术方式分为结肠切除术和造口术两种。其中结肠切除术分为选择性结肠节段切除术、结肠次全切术、结肠全切术、结肠旷置术。造口术分为预防性回肠造口、永久性回肠造口和顺行结肠灌洗造口。由于目前的检查方法尚不能精确区分结肠异常和正常的分界线，某些肠段目前表现功能正常，不代表在细微结构方面没有问题；因此对于慢传输型便秘的造口多采用回肠造口以确保疗效。

1. *预防性回肠造口术* 对于施行结肠部分或全部切除的患者，在行直肠结肠或直肠小肠吻合后，为预防吻合口瘘的出现，可以考虑预防性回肠造口。这种造口多选用袢式造口，方便回纳。

2. *永久性回肠造口术* 是对功能毁损最大、术后生活质量最差的治疗 STC 的手术方式，患者难以接受，但对于不能耐受大手术的年老多病患者，也可作为一项适宜的手术方式。保留结肠，行回肠双袢造口，近端作为粪便转流，远端可以行顺行结肠灌洗，其创伤小、解除排便困难效果明显。但需要注意的是，慢性便秘选择永久性回肠造口的患者多为高龄患者，造口前因为便秘腹胀，而饮食减少，因此多有不同程度营养不良表现。另外，长期严重的糖尿病也是造成慢传输的原因之一。

3. *顺行结肠灌洗造口术* STC 还可采用结肠大容量灌洗液灌洗的方法治疗，而顺行灌洗要比逆行灌洗更有效。多用于顽固性便秘严重影响生活质量且年龄较大或全身情况差不能耐受较大手术的患者，通过顺行结肠灌洗达到排便。Rongen 等报道 12 例通过腹腔镜手术切除阑尾后，经阑尾残端置入蕈状管做盲肠造瘘，每天通过该造口置管进行灌洗排便。术后排便有明显改善，该方法的缺点是随着时间的推移，造口容易闭塞。造瘘时可首先借助腹腔镜将阑尾经 Trocar 拉至腹壁外，然后切除阑尾术端，将其近断端缝合固定于皮肤上。为了有效防止肠内容物经阑尾造瘘口溢出，要使阑尾呈“Z”形穿出腹壁。造瘘结束后，将双腔导尿管的远端自阑尾造瘘口处置入盲肠，然后充盈导尿管末端的球囊以防止其脱出，并将导尿管近端固定于腹壁，以备灌肠之用。需要注意的是，导尿管的留置时间至少为 2 周，并且只有当阑尾与周围组织粘连固定，结肠灌洗时无肠内容物自导尿管周围溢出时，才可将其拔除。为了彻底清洁肠道，每次结肠灌洗时要重置导尿管。为防止发生反流，灌洗结束后要在造瘘管内留置一条尿管或设置一开关样结构。解决这个问题的外科方法是利用盲肠壁将部分阑尾纵行包埋。阑尾造口容易出现的另一个常见问题是造瘘口狭窄，解决这个问题的最好办法是建议患者每天用扩张器对造口进行扩张。

另外，有很多患者因为曾接受过阑尾切除手术而不能利用阑尾建立顺行结肠灌洗的造瘘通道，此时，利用盲肠壁瓣重建一个类似阑尾造口的通道，方便患者进行顺行结肠灌洗。

首先在血供较好的盲肠壁上戳一小口，然后经该口置入一条导尿管，继之沿着导尿管用直线形胃肠切割闭合器将包绕尿管的盲肠壁与相连的盲肠壁分开，这样就形成了一条类似阑尾的管道。然后，参照前述方法将其从腹壁穿出就形成了类似阑尾造瘘的通道。

还可以利用回肠末端的部分肠管重建类似阑尾造口的通道。自距回盲瓣约 10 cm 离断回肠，将近断端与升结肠吻合，远断端拉出腹壁造口，并通过翻转后与皮肤切口吻合固定，以获得类似回盲瓣的控制反流作用。通常情况下利用回肠末端所做造口的口径较大，灌洗时容易发生反流，为避免这种情况，可在造口时纵行切除造口回肠系膜缘对侧的部分肠壁，以缩窄肠腔(图 8－2)。

内镜辅助结肠造口术是一种不需要利用自体组织来建立顺行结肠灌洗通道的方法。本方法的具体实施过程与广为人知的胃造瘘术相似，即：将结肠镜自肛管置入，到达盲肠后，在肠镜的引导下，将一空心针经右下腹刺入盲肠腔内，然后将一根导丝经空心针置入肠腔，进而在肠镜下用活检钳夹住导丝并将其从肛管拖出。然后，利用该导丝将胃造瘘管经结肠拉至盲肠并经过右下腹的穿刺位置穿出，最后将其固定于腹壁，即可进行结肠灌洗。由于胃造瘘管在经过结肠腔内时已被污染，当它穿出肠壁及腹壁组织到达腹壁外时可造成穿刺孔周围组织感染，因而该手术的风险要大于胃造瘘术。目前采用较少。

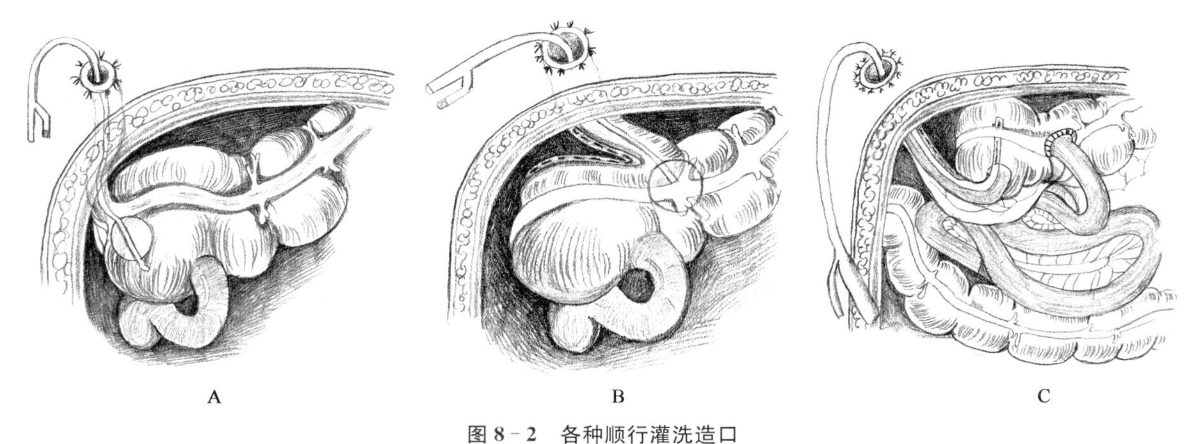

图 8-2 各种顺行灌洗造口

A. 阑尾造口;B. 盲肠造口;C. 回肠造口

上述所有方法都可称为顺行结肠灌洗法,且这些方法都是基于相同的理念,那就是尽量在近侧结肠建立造口通道并进行灌洗,从而达到改善大便性状,促进结肠传输的目的。但是由于大肠水疗的发展,逆行结肠灌洗能够解决结肠粪便积存的问题,同时顺行结肠灌洗或多或少的存在一些并发情况,影响患者生活质量,因此真正在临床上,目前采取顺行结肠灌洗的患者很少。

第二节 出口梗阻型便秘

出口梗阻型便秘(outlet obstructed constipation, OOC)是由盆底组织器官、肛管括约肌、直肠的形态或功能异常导致肛门直肠感觉或动力异常所导致的排便困难。患者表现出大便不干燥,但排出费力,排便量少,甚至大便变细,形容为"挤牙膏"样排便,会伴有多种排便前、排便时和排便后的不适症状。

在出口梗阻型便秘中,功能性和器质性的疾病经常共存,常常无法显著的区分功能性和器质性。有些开始是功能性的异常,如盆底肌痉挛综合征,随着症状的持续,肌肉逐渐肥厚狭窄,从功能性演变成器质性。有些是功能性疾病和器质性疾病同时存在,如盆底痉挛综合征合并直肠前突,会在排粪造影时表现为明显的"鹅头征"。甚至还会发现一些具有便秘器质改变的正常人,如具有直肠前突和直肠黏膜松弛的排便正常人群。因此不能排除出口梗阻型便秘是功能向器质逐步演进,功能和器质错杂的一类疾病。

对于出口梗阻型便秘的功能性原因考虑和排便反射缺如、盆底肌痉挛综合征或排便时肛门括约肌不协调有关。包括横纹肌功能不良、直肠平滑肌动力异常、直肠对引起排便的刺激阈值升高、肛门括约肌失协调症(anismus)及盆底痉挛综合征(spastic pelvic floor syndrome, SPFS)等。便秘相关的形态异常疾病,常见的有直肠内脱垂、直肠前突、盆底疝、耻骨直肠肌肥厚综合征、会阴下降综合征、内括约肌肥厚综合征等。此外一些器质性疾病,如肛裂、直肠炎、肛管占位性病变、直肠感觉迟钝或直肠容积扩张,均可导致出口梗阻型便秘。

出口梗阻型便秘多依赖排粪造影明确原因。它是通过向患者直肠注入造影剂,观察静坐、提肛、力排、排空后直肠肛管形态及黏膜像变化,借以了解排粪过程中直肠等排便出口处有无功能及器质性病变。能显示肛管直肠部位的功能性及器质性病变,为临床上便秘的诊断治疗提供依据。此外,特殊检查还包括肛肠压力测定、盆底肌电图等。

由于出口梗阻型便秘多因直肠肛门处病变所致,多数患者在药物无效的情况下,通过灌肠可以排出粪便，因此出口梗阻型便秘患者几乎不需要造口治疗。目前，直肠内脱垂、直肠前突手术效果较好；盆底痉挛综合征依赖生物反馈治疗和骶神经刺激可以收到比较好的效果；骶直分离可通过经腹直肠固定治疗；乙状结肠冗长和盆底疝可行部分肠切除手术。但针对乙状结肠冗长明显，盆底松弛严重，患者行肠切除术风险较大，还可考虑一种利用降结肠造口的顺行结肠灌洗手术（图 8-3）。该手术先将降结肠离断，远断端拉出腹壁造口，造口肠管外翻与皮肤缝合固定，形如套叠肠管，以减少反流。降结肠近断端与此灌洗通道远侧乙状结肠吻合，以重建消化道连续性。

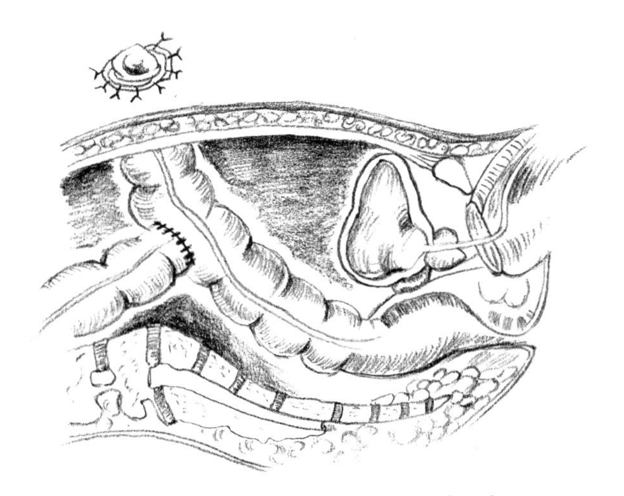

图 8-3 降结肠造口的顺行结肠灌洗示意图

但该造口可能会出现粪便反流，增加护理难度。同时如果仍有出口梗阻的疾病存在，一些伴发症状可能长期存在，如严重的直肠黏膜套叠和耻骨直肠肌肥厚综合征，患者排便困难的情况可能仍然存在。

对于无法治疗的出口梗阻型便秘患者，如果患者同意，乙状结肠造口也可作为考虑的手术方法之一，但术后粪便经造口排出不受患者主管意识控制，患者对该情况应有正确认识。笔者曾经治疗一位长期依赖灌肠排便的患者，在灌肠效果减弱后，行手术治疗，最终除保留肛门外形外，直肠远端已封闭，粪便通过造口排出。但患者每天仍在相对固定的时间要求经肛门排便，必须经肛门灌入少量水后经肛门排出，患者才自感舒适，否则肛门下坠明显。对于这种情况，考虑是长期便秘导致的心理依赖所致。因此对于严重的出口梗阻型便秘患者，一定要结合心理评估，否则单纯造口，仍不能解除患者所有痛苦。

第三节 混合型便秘

混合型便秘（mixed constipation，MC）同时具有结肠传输功能减慢和出口梗阻型便秘的特征。如结肠慢传输伴直肠内脱垂或直肠前突等。两种类型的便秘可互为因果，慢传输型便秘因粪便干结、排出困难而长期用力排便，可造成盆底疝、直肠脱垂、直肠前突等；出口梗阻型便秘者则因重复排便、排便不尽、排便用力而长期服用各类泻药，特别是长期滥用刺激性泻药可损伤肠神经系统，导致“泻药结肠”，对泻药产生依赖，最终导致慢传输型便秘。

对于混合型便秘的症状包括慢传输和出口梗阻两方面的症状，并且表现的严重程度一般重于单一的 STC 和 OCC，诊断仍依赖于结肠功能慢传输试验、排粪造影等专门的特殊检查。其治疗也结合两方面的治疗方法，就手术而言单纯只治疗慢传输或出口梗阻均疗效欠佳。东部战区总医院（原南京军区总院）提出的金陵术式，相对全面的治疗 STC 和 OCC 两方面的异常，其效果相对确切，已被 2016 年美国结直肠外科医师协会《便秘评价与处理的临床实践指南》收录，并推荐为以结肠慢运输为主导的顽固性功能性便秘外科治疗的有效术式。由于金陵术式吻合口较大，同时为了上提盆底，吻合口保有一定的张力，术后出现吻合口瘘的风险较大，因此保险起见，建议行预防性回肠造口，等待吻合口痊愈后，再行回纳。同时，该指南中指出顽固性便秘患者，目前可选择的各种方法治疗失败，或不能采用其他方法时，应当考虑通过回肠造口或结肠造口做粪便转流。

（郑建勇 张 波）

◇参◇考◇文◇献◇

[1] 方秀才，刘宝华．慢性便秘[M]．北京：人民卫生出版社，2015：1-32.

[2] 冯啸波．顽固性便秘患者金陵术后的疗效、营养及肠道菌群的改变[D]．第二军医大学，2012.

[3] 姜军，陈启仪．金陵术治疗顽固性混合型便秘的手术要点和疗效评价[J]．中华胃肠外科杂志，2016，19(12)：1329-1334.

[4] 焦俊．便秘影像学[M]．上海：第二军医大学出版社，2015：48-124.

[5] 李宁．重视顽固性便秘外科治疗的术式选择[J]．中华胃肠外科杂志，2011，14(12)：915-919.

[6] 刘宝华，兰平，张安平．结直肠良性疾病外科治疗[M]．北京：人民军医出版社，2012：61-215.

[7] 刘宝华，杨向东．便秘外科诊治专家共识[J]．中华胃肠外科杂志，2010，13(7)：546-547.

[8] 邵万金．美国结直肠外科医师学会便秘临床诊治指南[J]．中华胃肠外科杂志，2016，19(12)：1436-1441.

[9] 王佩佩，罗雯，禹铮，等．慢性便秘的研究进展[J]．中国全科医学，2017，20(3)：370-374.

[10] 喻德洪，杨苓山．顽固性便秘外科治疗进展[J]．中华医学杂志，1991，3(10)：598-600.

[11] 张泰昌．大肠肛门病学[M]．北京：北京科学技术出版社，2011：353-365.

[12] 中华医学会消化病学分会胃肠动力学组，中华医学会外科学分会结直肠肛门外科学组．中国慢性便秘诊治指南(2013年，武汉)[J]．中华消化杂志，2013，33(5)：291-297.

[13] Jean-Claude Givel, Neil James Mortensen, Bruno Roche．结直肠肛门疾病临床实践指南[M]．王天宝等译．广州：广东科学技术出版社，2016：525-548.

[14] Rongen M J, Vander-Hoop A G, Baeten C G. Cecal access for antegrade colonenemas in medically refractory slow-transit constipation: a prospective study[J]. Dis Colon Rectum, 2001, 44(11): 1644-1649.

[15] Thompson W G, Longstreth G F, Drossman D A, et al. Functional bowel disorders and functional abdominal pain[J]. Gut, 1999, 45: 1143-1147.

第九章
膀胱肿瘤

在全世界范围内，膀胱癌年龄标化发病率在男性及女性分别为9.0/10万和2.2/10万，居男性恶性肿瘤发病第7位，女性为第18位，在泌尿生殖系统中仅次于前列腺癌。膀胱癌发病率最高的地区是欧洲和北美（男性发病率可达20/10万及以上，女性发病率可达5/10万），最低的地区为中非（男性发病率为1.5/10万，女性发病率为0.3/10万）。在我国，无论其发病率还是死亡率均居男性泌尿生殖系统肿瘤中的首位，男性膀胱癌发病率（11.41/10万）是女性（3.51/10万）的3.3倍，城市人口（8.55/10万）是农村人口发病率（3.55/10万）的2.4倍，而近15年间，不论是男性还是女性，也不论城市或农村，膀胱癌发病率均呈现逐年增长趋势，平均增长速度为68.29%。

第一节　膀胱尿路上皮肿瘤

尿路被覆的上皮统称为尿路上皮（urothelium），过去将尿路上皮称为移行上皮（transitional epithelium），目前文献多采用尿路上皮的概念。尿路上皮癌是膀胱癌最常见的组织学类型。

一、病因

目前，膀胱癌的病因仍然不明确。通常与膀胱癌发生相关的危险因素：吸烟、化学物质职业暴露、镇痛剂、寄生虫、真菌及病毒感染、膀胱结石，至少有一部分膀胱癌是由致癌物质引起的。致癌物质可引起靶细胞DNA损伤，这种损伤可启动或促进肿瘤的发生。

（一）吸烟

吸烟是膀胱癌最重要的危险因素，吸烟者罹患膀胱癌的风险是不吸烟的4倍，大约有一半的膀胱癌患者具有吸烟史。这种危险与吸烟的数量，吸烟的持续时间，吸入深度有关，并无性别差异。戒烟后膀胱癌的发病率会有所下降，但需要20年的时间才能接近于正常不吸烟者的发病率。吸烟产生的烟雾中究竟是何种物质导致膀胱癌发生目前尚不明确。但研究已经证实，烟草烟雾中含有芳香胺和多环芳烃是通过肾排泄，并可以使尿液中的色氨酸代谢物质增加。

（二）职业暴露

职业暴露是占第二位的危险因素，所涉及的行业包括燃料、橡胶、纺织品印染、油漆、染发等，其中芳香胺族是最主要的致癌物质，如萘胺、联苯胺、四氨基联苯等。据统计20%～27%的膀胱癌是由职业暴露因素所致。潜伏期30～50年，但大剂量、长时间的暴露会缩短患膀胱癌的潜伏期。如生产流程施行安全管理，该企业的膀胱癌发病率会低于那些生产管理不完善者，这说明职业性膀胱癌是可以预防，其发病率也是可以控制的。

（三）其他

长期服用镇痛药物非那西丁，或肾移植患者长期服用环孢素 A 等免疫抑制剂亦能增加患膀胱癌的风险；埃及血吸虫病患者由于膀胱壁中血吸虫乱的刺激容易发生膀胱癌。

此外，膀胱黏膜白斑病、腺性膀胱炎、结石、长期尿潴留、服用环磷酰胺药物、电离辐射等都可能诱发膀胱肿瘤。

二、病理

（一）膀胱癌的组织学类型

膀胱癌包括尿路上皮癌、鳞状细胞癌和腺细胞癌等上皮肿瘤，其次还有较少见的小细胞癌、癌肉瘤及转移癌等。其中膀胱尿路上皮癌最为常见，占膀胱癌的 90%以上，膀胱鳞状细胞癌较少见，占膀胱癌的 3%～7%，膀胱腺癌更为少见，占＜2%的膀胱癌比例，也是膀胱外翻患者最常见的膀胱癌类型。

（二）膀胱癌的组织学分级

膀胱癌的恶性程度以分级（grade）表示，膀胱癌的分级与膀胱癌的复发和侵袭密切相关。目前多建议采用 WHO 分级方法（WHO 1973，WHO 2004）。

（1）WHO1973 分级方法：1973 年膀胱癌组织学分级方法根据癌细胞的分化程度分为高分化，中分化，低分化 3 级，分别用 Grade 1、2、3 或 Grade Ⅰ、Ⅱ、Ⅲ表示（表 9－1）。

表 9－1　WHO1973 膀胱尿路上皮癌恶性程度分级系统

乳头状瘤
尿路上皮癌 1 级，分化良好
尿路上皮癌 2 级，中等分化
尿路上皮癌 3 级，分化不良

（2）WHO2004 分级方法：1998 年 WHO 和国际泌尿病理协会（International Society of Urological Pathology，ISUP），提出了非浸润性尿路上皮癌新分类法，2004 年 WHO 正式公布了这一方法（表 9－2）。新分级方法将尿路上皮肿瘤分为低度恶性潜能尿路上皮乳头状瘤（papillary urothelial neoplasms of low malignant potential，PUNLMP）、低分级和高分级尿路上皮癌。低度恶性潜能尿路上皮乳头状肿瘤定义为尿路上皮乳头状肿瘤，其细胞形态正常，无恶性肿瘤的细胞学特征。虽然此种类型进展的风险小，但不完全属于良性病变，仍然有复发的可能。两种分级方法，目前多建议采用 WHO 2004 分级法，以便采用统一的标准诊断膀胱肿瘤，更好地反映肿瘤的危险倾向。

表 9－2　WHO 2004 膀胱尿路上皮癌恶性程度分级系统

乳头状瘤
低度恶性潜能尿路上皮乳头状瘤
乳头状尿路上皮癌，低级别
乳头状尿路上皮癌，高级别

（三）膀胱癌的分期

膀胱癌的分期指肿瘤的浸润深度及转移情况，病理分期同临床分期，是判断肿瘤预后的最有价值的指标之一。目前普遍采用国际抗癌联盟（UICC）2009 年第 7 版 TNM 分期方法（表 9－3）。膀胱癌分为非肌层浸润性膀胱癌（Tis，Ta，T_1）和肌层浸润性膀胱癌（T_2 及以上）。原位癌虽然也属于肌层浸润性膀胱癌，但分化较差，进展的概率较高，属于高度恶性的肿瘤。因此，应将 Tis 与 Ta 和 T_1 期肿瘤加以区别。

表 9－3　膀胱癌 2009 TNM 分期

T(原发肿瘤)	
Tx	原发肿瘤无法评估
T_0	无原发肿瘤证据
Ta	非浸润性乳头状瘤
Tis	原位癌
T_1	肿瘤侵入上皮下结缔组织
T_2	肿瘤侵犯肌层
T_{2a}	肿瘤侵犯浅肌层（内 1/2）
T_{2b}	肿瘤侵犯深肌层（外 1/2）
T_3	肿瘤侵犯膀胱周围组织
T_{3a}	显微镜下发现肿瘤侵犯膀胱周围组织
T_{3b}	肉眼可见肿瘤侵犯膀胱周围组织（膀胱外肿块）
T_4	肿瘤侵犯以下任一器官或组织，如前列腺、精囊、子宫、阴道、盆壁和腹壁
T_{4a}	肿瘤侵犯前列腺、精囊、子宫或阴道
T_{4b}	肿瘤侵犯盆壁或腹壁
N(区域淋巴结)	
Nx	区域淋巴结无法评估
N_0	无区域淋巴结转移
N_1	真骨盆区（髂内、闭孔、髂外、骶前）单个淋巴结转移
N_2	真骨盆区（髂内、闭孔、髂外、骶前）多个淋巴结转移
N_3	髂总淋巴结转移

续 表

M(远处转移)	
Mx	远处转移无法评估
M_0	无远处转移
M_1	远处转移

三、诊断

血尿是膀胱癌最常见的症状，尤其是间歇全程无痛性血尿，可表现为肉眼血尿或镜下血尿，血尿出现时间及出血量与肿瘤恶性程度、分期、大小、数目、形态并不一致。膀胱癌患者亦有以尿频、尿急、尿痛即膀胱刺激征和盆腔疼痛为首发表现，常与弥漫性原位癌或浸润性膀胱癌有关。其他症状还有输尿管梗阻所致腰肋部疼痛、下肢水肿、盆腔包块、尿潴留，多为浸润性肿瘤的表现。有的患者就诊时即表现为体重减轻、肾功能不全、腹痛或骨痛，均为晚期症状，应注意转移性病灶的存在。体检触及盆腔包块是局部进展期肿瘤的证据。体检还包括经直肠、经阴道指检和麻醉下腹部双合诊，不过体检对 Ta 和 T_1 期患者的诊断价值有限。

下列检查有助于筛选或明确诊断。

1. *尿细胞学检查* 尿细胞学检查是膀胱癌的重要检测手段。尿细胞学阳性意味着泌尿道任何部分，包括肾盏、肾盂、输尿管、膀胱、尿道，存在尿路上皮癌的可能。尿细胞学对高级别肿瘤的敏感性为60%～90%，特异性为 90%～100%。对低级别肿瘤的敏感性仅为 30%～60%，但特异性在 80%以上。总的来说，尿细胞学的敏感性随着膀胱癌细胞分级、分期的增高而增高。尿细胞学检查对原位癌(Tis)尤为重要，因为 Tis 癌细胞黏附能力差，易于脱落，膀胱镜检查漏诊率高。

2. *瘤标检测* 目前很多文献报道尿液中的肿瘤标志物有助于膀胱癌的诊断，包括以尿液为检测对象的瘤标膀胱肿瘤抗原(bladder tumor antigen，BTA)、核基质蛋白、存活素(survivin，SV)以及尿液代谢无机物和以尿脱落细胞为检测对象的端粒酶、流式细胞光度术、UroVysion 试验等，它们凭借便捷、快速、无创等优势在膀胱癌临床诊断中具有广阔的应用前景。但现有的瘤标检测手段在诊断的效能、方法的稳定性、应用成本上仍然存在一定的缺陷，没有足够的证据表明这些标记物可取代膀胱镜检在膀胱癌诊断中的作用。

3. *膀胱镜检查* 膀胱镜检查是膀胱癌最可靠的诊断方法，通过膀胱镜检查可明确膀胱肿瘤的大小、形态(乳头状还是广基底)、部位、数量及周围黏膜的异常情况，同时可以对肿瘤和可疑病变进行活检以明确诊断。如有条件，还可以进行膀胱软镜检查，与硬镜相比，膀胱软镜微创、视野无盲区，相对舒适的优点。除此之外，荧光膀胱镜、窄带膀胱镜等新技术在膀胱微小病灶、原位癌的检出上有其独特的应用价值。

4. *超声检查* 超声检查能在膀胱适度充盈下清晰显示肿瘤的部位、大小、书面、形态和基地宽窄，能分辨出 0.5 cm 以上的膀胱肿瘤，同时还能检测上尿路是否积水扩张，是目前诊断膀胱癌最为简便、经济，具有较高检出率的一种诊断方法。但对于一些小的隆起性病灶及直径小于 0.5 cm 肿瘤，膀胱顶部、颈部及前壁的肿瘤存在一定的漏诊率，因此超声检查需要与膀胱镜，CT 等其他检查相结合。

5. *X 线* 泌尿系统 X 线片及静脉肾盂造影是膀胱癌患者的常规检查项目，以期了解上尿路是否伴发肿瘤。

6. *CT* CT 检查能够清晰显示 1 cm 以上的膀胱肿瘤，肿块较小时常为乳头状，密度均匀，边缘光整。较大肿块者，密度不均，中央可出现液化坏死，边缘多不规则，呈菜花状，而且其在膀胱癌浸润范围及肿瘤淋巴结的诊断上有一定的价值，可用于膀胱癌的临床分期诊断及术后随访。泌尿系增强 CTU 可以替代 IVU 检查，因为其在提供 CT 信息平扫的基础上，又可以呈现上尿路和三维立体图像，能以提供更多诊断信息。

7. *MRI* MRI 诊断原则与 CT 相同，T_1 加权像，尿液呈极低信号，膀胱壁为低至中等信号，而膀胱周围脂肪为高信号，T_1 加权像有助于检查扩散至临近脂肪的肿瘤、淋巴结转移及骨骼转移情况，甚至可评价除前列腺以外的邻近器官受侵犯的情况。T_2 加权像尿液呈高信号，正常逼尿肌呈低信号，而大多数膀胱肿瘤为中等信号，低信号的逼尿肌出现中断现象提示肌层浸润。因此。MRI 有助于肿瘤分期，优于 CT，准确性分别为 78%～90%和 67%～85%。

四、治疗

一般将膀胱肿瘤分为非肌层浸润性膀胱癌（Tis、Ta、T_1）和肌层浸润性膀胱癌（T_2 以上），不同肿瘤的生物学行为有较大差异，因此治疗原则也应该区别对待。

（一）非肌层浸润性膀胱癌

非肌层浸润性膀胱癌或表浅性膀胱癌占全部膀胱肿瘤的 75%～85%，其中 Ta 占 70%，T_1 占 20%，Tis 占 10%。Ta 和 T_1 虽然都属于非肌层浸润性膀胱癌，但两者的生物学特性显著不同，由于固有层内血管和淋巴管丰富，因此 T_1 期更容易扩散。

1. *经尿道膀胱肿瘤电切术（trans urethral resection of bladder tumor，TURBT）* 其目的既是准确诊断，同时也是完整切除所有肉眼可见的病灶。TURBT 是膀胱癌诊断和治疗的关键环节。TURBT 术应将肿瘤完成切除直至漏出正常的膀胱壁肌层。切除肿瘤后，建议对基底部进行活检，以便准确分期和确定下一步治疗方案。

另外，经尿道的激光手术，可以凝固，也可以气化，其疗效和复发率与经尿道手术相近。

2. *术后辅助治疗* TURBT 术后有 10%～67%的患者会在 12 个月内复发，术后 5 年内有 24%～84%的患者复发，并且以异位复发为主。复发的主要原因有：① 原发肿瘤未切净；② 术中肿瘤细胞的脱落种植；③ 来源于原已存在的移行上皮增殖或非典型病变；④ 膀胱上皮继续受到致癌物质的刺激。因此，术后的辅助化疗尤其必要性。有研究表明，与单纯 TURBT 相比，术后单次即刻膀胱灌注可以显著减低膀胱癌的 5 年复发率，从 59%降到 45%。而后续维持灌注化疗方案主要针对中高危患者，具体要依据肿瘤的特征及预后判断来确定。

3. *免疫治疗* 通过膀胱内灌注免疫制剂，诱导机体局部免疫反应，使膀胱壁内和尿液中细胞因子表达增加、粒细胞和单核细胞聚集，以预防膀胱肿瘤复发、达到控制肿瘤进展的目的。目前临床最常用的就有采用卡介苗（BCG）膀胱灌注治疗。多项研究证实 TURBT 术后 BCG 膀胱灌注在预防肿瘤复发中的疗效要优于单纯 TURBT 术或 TURBT 联合术后化疗，尤其是对于高危患者，卡介苗是目前公认的效果最佳的膀胱灌注药物。通常伴有尿路刺激症状、发热、寒战等全身不良反应，很多患者不能耐受全疗程的治疗。BCG 膀胱灌注免疫治疗的绝对适应证包括高危非肌层浸润性膀胱癌和膀胱原位癌，相对适应证是中危非肌层浸润性膀胱癌，而低危非肌层浸润性膀胱癌不推荐 BCG 灌注治疗。

（二）肌层浸润性膀胱癌

1. *根治性膀胱切除术* 根治性膀胱切除术后联合盆腔淋巴结清扫术，是肌层浸润性膀胱癌的标准治疗方式，是提高肌层浸润性膀胱癌的生存率，避免局部复发和远处转移的有效治疗方法。该手术需要结合肿瘤特征和患者的身体情况进行综合评估，原则上均需进行淋巴结清扫。

根治性膀胱切除术的基本手术指征为：T_2～T_{4a}，N_0～Nx，M_0 浸润性膀胱癌，高危非肌层浸润性膀胱癌 T_1G_3（高级别）肿瘤；BCG 治疗无效的 Tis；反复复发的非肌层浸润性膀胱癌；TUR 和膀胱灌注治疗无法控制的广泛乳头状病变及膀胱非尿路上皮癌等。挽救性膀胱切除术的指征包括：非手术治疗无效，保留膀胱治疗后肿瘤复发。除有严重合并症（心、肺、肝、脑、肾等疾病）不能耐受手术者外，有以上指征者，推荐根治性膀胱切除术。

根治性膀胱切除术的手术方法及范围：膀胱及周围脂肪组织、输尿管远端，并行淋巴结清扫术；男性应包括前列腺、精囊，女性应包括子宫、附件和阴道前壁。如果肿瘤累及男性前列腺部尿道或女性膀胱颈部，则考虑行全尿道切除术。

淋巴结清扫不仅是一种治疗手段，而且为预后判断提供重要的信息。因外研究表明，肌层浸润性膀胱癌出现淋巴转移风险达 24%以上，而且与肿瘤浸润深度相关（pT_{2a} 9%～18%、pT_{2b} 22%～41%、pT_3 41%～50%、pT_4 41%～63%）。因此，盆腔淋巴结清扫是根治性膀胱切除术的重要组成部分。目前主要淋巴结清扫术式有局部淋巴结清扫、标准淋巴结清扫和扩大淋巴结清扫三种。局部淋巴结清扫仅切除闭孔内淋巴结及脂肪组织；标准淋巴结清扫的范围是髂总血管分叉处（近端）、生殖股神经（外侧）、旋髂静脉和 Cloquet 淋巴结（远端）、髂内血管（后侧），包括闭孔、两侧坐骨前和模骨前淋巴结。扩大淋巴结清扫在标准淋巴结清扫的基础上向上扩展至主动脉分叉处，甚至可以扩展至肠系膜下动脉水平，包括髂总血管、腹主动脉远端及下腔静脉周围淋巴脂肪组织，淋巴结清扫术应与根治性膀胱切除术同期进行，应清除双侧清扫范围内的所有淋巴脂肪组织。淋巴结清扫范围可根据肿瘤范围、病理类型、浸润深度和患者情况决定。

目前根治性膀胱切除术的方式包括开放和腹腔镜（包括机器人腹腔镜）两种。与开放手术相比，腹腔镜或机器人腹腔镜手术出血量少、术后疼痛时间短，术后肠道功能恢复快等特点，但手术时间长于开放手术，而且对术者的要求较高。

根治性膀胱切除术属于高风险手术。围手术期并发症发生率可达28%～64%，死亡率达2.5%～2.7%。主要原因包括：心血管并发症、败血症、肺栓塞和大出血。长期并发症包括吻合口狭窄、肾脏积水、肠梗阻、上尿路感染等。

2. *尿流改道术*

（1）回肠膀胱术（ileal conduit）：回肠通道术是一种经典的简单、安全、有效的不可控尿流改道的术式，是不可控尿流改道的首选术式，也是最常用的尿流改道方式之一（图9-1）。术中及术后早期并发症最少，对于有短肠综合征及小肠炎症性疾病，以及回肠曾受广泛射线照射的患者不建议使用回肠作为新膀胱。

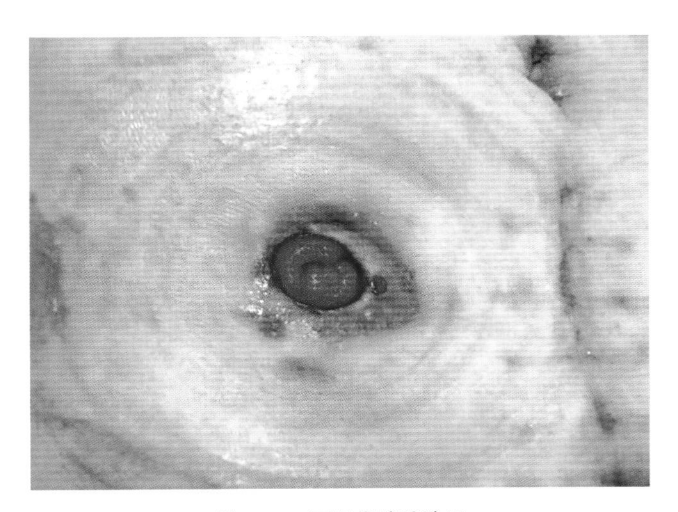

图9-1　回肠代膀胱造口

其手术方法为在距回盲部10～15 cm选择一段10～15 cm肠管。游离盲肠和回肠附属物，透光观察回肠系膜，找到所选肠段的主要血管弓，用蚊式钳紧贴肠管下方穿过肠系膜，用一个血管环环绕肠管。在滋养血管的一侧选择肠系膜基底部的一个区域，穿过系膜放另一个血管环。在这个连接处，在肠管血管环到肠系膜血管环基底部切开覆盖两侧肠系膜的腹膜。用蚊式钳钳夹组织，切断，4-0丝线结扎。从肠系膜切口下方的肠管清除一段2 cm长的系膜。在选定肠管的另一端重复同样的操作。以倾斜方式横跨肠管放置Allen钳，使对系膜侧比系膜侧短。将游离回肠段放在尾端，进行回肠吻合术。用3-0丝线间断缝合关闭回肠吻合的系膜窗，然后用大量生理盐水冲洗游离肠段，直到洗出液干净为止。这是在右下腹将输尿管从腹膜后拉出。为了完成这个操作，左侧输尿管从大血管前方和乙状结肠系膜后方拉到后腹膜的切口处。可以向头侧游离盲肠找到右侧输尿管，切开降结肠左侧的Toldt线可以找到左侧输尿管，通过这样分离可以使回肠段按需要尽可能地靠近输尿管进行吻合。然后进行输尿管回肠吻合术，并于吻合处放支架。将后腹膜与新膀胱吻合，在右下腹将新膀胱基底部固定于腹膜后。最后，制作肠造口。

其主要缺点是需腹壁造口、终身佩戴集尿袋。术后早期并发症可达48%，包括尿路感染、肾盂肾炎、输尿管回肠吻合口瘘或狭窄。长期随访结果表明，主要远期并发症是造口相关并发症（24%）、上尿路的功能和形态学上的改变（30%）。随着随访时间的增加并发症相应增加，5年并发症发生率为45%，15年并发症发生率达94%，后组患者上尿路的改变和尿石形成发生率分别达50%和38%。各种形式的肠道尿流改道中，回肠通道术的晚期并发症要少于可控贮尿囊或原位新膀胱。对于无法采用回肠的患者，可采用结肠通道术（colon conduit）作为替代术式。横结肠膀胱术对于进行过盆腔放疗或输尿管过短的患者可选用。

（2）输尿管皮肤造口术（cutaneous ureterostomy）：输尿管皮肤造口术是最简单、安全的尿流改道方式。与回肠通道术相比，该改道方式具有出血量少、手术时间短、术后恢复快等优点，适用于预期寿命短、有远处转移、姑息性膀胱切除、肠道疾患无法利用肠管进行尿流改道或全身状态不能耐受手术者。由于输尿管直径小，皮肤造口狭窄发生率以及逆行泌尿系感染的风险比回肠通道术高(图 9-2)。

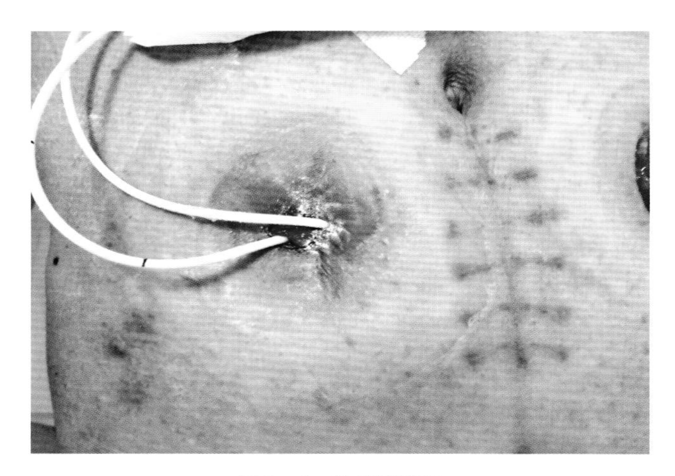

图 9-2　输尿管造口

(3) 原位新膀胱术(orthotopic neobladder)：原位新膀胱术由于患者不需要腹壁造口，保持了生活质量和自身形象，已逐渐被各大医疗中心作为根治性膀胱切除术后尿流改道的主要手术方式。缺点是可能出现尿失禁和排尿困难，部分患者需要长期导尿或间歇性自我导尿。根据报道，22%的患者术后出现各种并发症，远期并发症包括日间及夜间尿失禁(分别为 8%～10%、20%～30%)、输尿管肠道吻合口狭窄(3%～18%)、尿漏留(4%～12%)、代谢性疾病、维生素 B_{12} 缺乏症等。保留神经血管束的膀胱切除方式可以改善术后尿控。另一缺点是存在尿道肿瘤复发的风险，尿道肿瘤复发率为 1.5%～7%，如膀胱内存在多发原位癌或侵犯前列腺尿道则复发率高达 35%。

3. *其他治疗*　尿路上皮癌细胞已被证明对于铂类、吉西他滨、多柔比星(阿霉素)及紫杉醇等化疗药物敏感，转移性膀胱尿路上皮癌患者对于含铂类药物的联合化疗方案，总体反应率可达 50%左右。化疗是肌层浸润性膀胱癌在根治性膀胱切除术之外重要的辅助治疗手段。除此之外，肌层浸润性膀胱癌患者在某些情况下，如不愿意接受根治性膀胱切除术、全身条件不能耐受根治性膀胱切除手术，或肿瘤已无法根治性切除时，可选用放射治疗或化疗+放射治疗。但对于肌层浸润性膀胱癌，单纯放疗患者的总生存期短于根治性膀胱切除术。

第二节　膀胱非尿路上皮肿瘤

一、鳞状细胞癌

膀胱鳞状细胞癌(SCC)可分为非血吸虫病性膀胱 SCC 和血吸虫病性膀胱 SCC。诊断主要靠膀胱镜活检。前者多由细菌感染、下尿路慢性梗阻或者膀胱结石引起的，好发于三角区和侧壁，呈溃疡和浸润生长。血尿是主要的临床表现。根治性膀胱切除术疗效优于放疗，术前放疗加根治性膀胱切除术比单纯根治性膀胱切除术效果好。后者的发生通常与血吸虫存在导致的细菌和病毒感染或维生素 A 缺乏症有关，平均发病年龄早于非血吸虫性膀胱 SCC，多发生于膀胱后壁上半部或顶部。确诊主要依靠膀胱镜活检。根治性膀胱切除术是主要的治疗手段，有研究也显示术前放疗可改善高分级、高分期肿瘤患者的预后。膀胱 SCC 的 5 年生存率约为 50%。血吸虫病性膀胱 SCC 的预后相对较好。

二、腺癌

根据组织来源，膀胱腺癌(adenocarcinoma)可分为三种类型：原发性非脐尿管腺癌、脐尿管腺癌、转移性腺癌。非脐尿管腺癌可能由于患者长期的慢性刺激、梗阻及膀胱外翻导致移行上皮腺性化生引起。此外，血吸虫感染也是腺癌发生原因之一，在血吸虫流行地区腺癌约占膀胱癌的 10%。以血尿、尿痛、膀胱刺激症状、黏液尿为主要临床表现。好发于膀胱三角区及膀胱侧壁，病变进展较快，多为肌层浸润性膀胱癌。临床就诊时大多数已属局部晚期，宜行根治性膀胱切除术以提高疗效。经尿道切除或膀胱部分切除术的疗效差。术后辅以放射治疗，可以提高肿瘤无复发生存率。对于进展期和已有转移的腺癌可以考虑化疗，一般采用 5-氟尿嘧啶为基础的化疗，M-VAC 方案化疗无效。脐尿管腺癌可能与脐尿管上皮增生及其内附移行上皮腺样化生有关。约占膀胱腺癌的1/3。诊断主要依靠膀胱镜活检、B超、CT及MRI，特别之处在于当脐尿管腺癌未侵及膀胱黏膜时，膀胱镜检可无异常，发现脐尿管腺癌通常只发生在膀胱顶部前壁。肿瘤集中存在于膀胱逼尿肌的肌间或者更深层，而非黏膜层，可见脐尿管残留。以手术治疗为主，包括扩大性膀胱部分切除术和根治性膀胱切除术。放疗和化疗的效果不佳。

三、小细胞癌

小细胞癌(small cell carcinoma, SCC)，也称为小细胞未分化癌、神经内分泌小细胞癌、间变型小细胞癌(small cell anaplastic cell carcinoma)或燕麦细胞瘤，是比较少见的恶性肿瘤，约占膀胱恶性肿瘤0.35%～1%。其发病机制尚不明确。分化程度低，恶性程度高，生长迅速，膀胱小细胞癌多数病例伴有泌尿上皮原位癌，而且常有泌尿上皮肿瘤的鳞状化生、腺样化生或其他亚型区域。若没有上述伴发病变，应考虑为转移来源的小细胞癌或原发于前列腺的小细胞癌扩展到膀胱所致。多见于男性，男女比例为4.91∶1，最常见的症状是间断性、无痛性肉眼血尿，临床表现缺乏特异性。副瘤综合征不常见。SCCB具有高度侵袭性，大多数患者初次就诊时肿瘤已浸润至膀胱肌层或肌层以外。约78%的患者病程中出现远处转移，其转移途径与TCC相似，最常见的转移部位为局部和远处淋巴结转移。目前尚无公认的治疗方案。可以参考小细胞肺癌治疗的一些原则。手术、放化疗及各种不同的联合治疗方案均有长期生存的报道，由于多数长期生存的患者均接受手术和全身联合化疗，有的学者主张，对于局限性SCC应首选手术治疗，尤其是根治性膀胱切除，术后再辅以化疗。

四、转移性癌

膀胱转移性癌可以来自任何部位原发性肿瘤，最常见的转移性癌来自前列腺、卵巢、子宫、肺、乳腺、肾脏、胃及原发性黑色素瘤、淋巴瘤和白血病。

第三节 其他少见的膀胱恶性肿瘤

膀胱肿瘤中，除常见的膀胱移行细胞癌、鳞状细胞癌和腺癌外，还有非上皮性膀胱肿瘤(nonepithelial)。多起源于膀胱的间叶组织如肌肉、血管、神经、淋巴等，仅占膀胱肿瘤的5%左右，临床上可分为两大类，即良性与恶性。膀胱非上皮性肿瘤的组成见表9-4。

表9-4 膀胱非上皮性肿瘤的组成

组织起源	良 性	恶 性
肌肉组织	膀胱平滑肌瘤	膀胱平滑肌肉瘤
	膀胱横纹肌瘤	膀胱横纹肌肉瘤
结缔组织	膀胱纤维瘤	膀胱纤维肉瘤
	膀胱脂肪瘤	膀胱脂肪肉瘤
脉管组织	膀胱血管瘤	膀胱血管内皮肉瘤
		膀胱恶性淋巴肉瘤
神经组织	膀胱嗜铬细胞瘤	膀胱恶性嗜铬细胞瘤
神经组织	膀胱神经纤维瘤	膀胱恶性组织细胞瘤
其他	膀胱化学感受器瘤	膀胱骨、软骨肉瘤
	膀胱畸胎瘤	膀胱恶性黑色素瘤
	膀胱黏液瘤	膀胱癌肉瘤
	膀胱骨瘤	

膀胱恶性非上皮性肿瘤约占膀胱非上皮性肿瘤的50%～60%，其治疗较困难，预后不良。膀胱恶性非上皮性肿瘤以肉瘤为主，较为罕见，Scott称其在膀胱肿瘤中所占比例不足3%。

一、膀胱横纹肌肉瘤

膀胱横纹肌肉瘤(rhabdomyosarcoma, RMS)由于其外表常呈葡萄状，又称为膀胱葡萄状肉瘤，本病在膀胱恶性非上皮性肿瘤中发生率最高，约占35%。该病的发生机制尚不明确。好发于男性，多发生于幼儿，女性发病率约为男性的1/2。多起源于膀胱三角区或膀胱颈黏膜下组织，可以向黏膜下层和膀胱腔内双向生长，形成小分叶状肿物，状如葡萄串，故又称为葡萄串肉瘤。横纹肌肉瘤瘤体呈灰黄色，质软，呈息肉或葡萄状带蒂肿物，外观似良性，但恶性程度高。切面呈鱼肉状，可有坏死，早期表现为肉瘤区隆突，基底宽，表面膀胱黏膜完整，晚期可有溃疡或出血，肿瘤呈息肉状或葡萄状，簇状生长，表面水肿发亮。首发症状常因肿瘤的发生部位不同而差异较大，位于膀胱颈部、三角区者较多，以排尿困难为主要表现，且症状发展较快，常在短期内发展为尿潴留。其他部位以血尿为主。查体通过触及膀胱区包块是该病的主要特征。膀胱镜检查+活检是主要的诊断手段。目前多主张以根治性膀胱切除术为主的综合治疗，对年老体弱不宜行根治术者，仍可考虑行姑息性手术。但按Prout提出的横纹肌肉瘤分期，Ⅱ～Ⅲ期者不论采用何种手术，术后生存率均不满意，因此术后放疗、化疗十分必要，可提高生存率。

二、膀胱平滑肌肉瘤

膀胱平滑肌肉瘤（leiomyosarcoma，LMS）罕见，在膀胱恶性非上皮性肿瘤中的发病率仅次于膀胱横纹肌肉瘤，占膀胱恶性肉瘤的0.38%～0.64%。多发生于黏膜下层或肌层，肿瘤表面常有溃疡形成而出血，镜下见由相互交织成束波浪状的梭形平滑肌细胞组成，细胞致密，核长钝圆，胞质嗜酸性，核多形性，常有病理核分裂。大体常见为分叶状、息肉状或蘑菇状。瘤体直径2～5 cm，偶见长到十几厘米。约有半数在膀胱顶，1/4位于侧壁。发病年龄范围较广，好发于中年以上的成年人，男女发病率无明显差别。临床表现与横纹肌肉瘤相似，主要表现为血尿和梗阻。肿瘤多发于膀胱颈部和侧壁，诊断方法同RMS相似。对体积较大或浸润生长的肿瘤，仍以根治性膀胱全切术为主。但如果肿瘤范围局限、体积小、分化程度高，并位于膀胱颈部容易大块切除部位，仍可考虑保留膀胱。膀胱平滑肌肉瘤对化疗不敏感，放疗有一定效果。预后不良，多数于发病3年之内死亡，近年来手术配合放疗、化疗，生存率已有所提高。

三、原发性膀胱恶性淋巴瘤

恶性淋巴瘤（malignant lymphoma，ML）晚期可累及泌尿生殖系，但原发于膀胱的恶性淋巴瘤极为罕见。女性略高于男性，中老年多见，发病年龄20～81岁不等，多发在欧美国家。临床表现与其他膀胱肿瘤相似，无特异性。膀胱镜下可见突出于膀胱黏膜的半球形和结节状肿块，肿块多位于三角区、侧壁或底部，有时表面有坏死或白苔附着。确诊须依靠病理学检查。手术为主要的治疗方法。另外，肿瘤对放疗较敏感，放疗亦可作为单一的治疗方法，一般对盆腔淋巴结和主动脉旁淋巴结进行照射，已有生存5年、10年的报道。一般认为肿瘤多数为单发，进展缓慢，预后较好，1年生存率可达68%，5年生存率可达27%。预后同肿瘤的大小、分化程度、分期、治疗方案有关。

四、恶性膀胱嗜铬细胞瘤

发生于肾上腺外的嗜铬细胞瘤约占10%，且大多数为良性。膀胱恶性嗜铬细胞瘤（malignant pheochromocytoma）极少见。膀胱恶性嗜铬细胞瘤表现与良性嗜铬细胞瘤相同，且显微镜下组织学表现亦呈良性结构，仅靠组织学检查难以诊断其良恶性，临床上诊断恶性嗜铬细胞瘤主要依靠肿瘤浸润包膜、邻近组织及肌层血管内有瘤栓形成、膀胱外有转移灶等几方面作为诊断恶性的证据。对膀胱嗜铬细胞瘤术后复发的患者，除考虑到肿瘤复发外，还应考虑到恶性的可能。施行根治性手术是主要的治疗手段。

五、膀胱恶性纤维组织细胞瘤

膀胱恶性纤维组织细胞瘤（malignant fibrous histiocytoma，MFH）是一种发生于成人的多形性细胞肉瘤，常发生于成人四肢的腱鞘、深筋膜、骨骼肌，发生于膀胱罕见，很少见报道。MFH发病原因不清，可能与放射线、异物反应、瘢痕修复及原手术部位有关，且常与其他原发肿瘤巧合并存。肿瘤呈实性，边缘不光滑，基底宽，表面可有破溃出血或坏死，常侵犯周围肌肉。显微镜下可见纤维组织细胞和组织细胞混合，其中有数量不等的巨细胞、黄色瘤细胞和各种过渡形态的细胞及一些炎性细胞，瘤细胞常排列成席纹状、旋涡状。临床表现无特异性。诊断主要依靠膀胱镜检及病理活检。恶性程度高，单纯行局部切除效果不佳，易复发，预后差，应行根治性手术切除。

（张振声）

参考文献

[1] 陈佳.输尿管皮肤造口术、回肠膀胱术治疗高龄膀胱癌的比较分析[J].现代中西医结合杂志，2015，24(36)：4071－4073.

[2] 陈晓芳.2013年中国膀胱癌发病和死亡流行状况分析[J].中国肿瘤，2018，27(2)：81－85.

[3] 崔勇.输尿管皮肤造口在膀胱全切除术中的应用[J].江苏医药，2002，28(12)：940－940.

[4] 韩苏军.中国膀胱癌发病现状及流行趋势分析[J].癌症进展，2013，(1)：89－95.

[5] 黄健.腹腔镜下膀胱全切除原位回肠代膀胱术(附15例报告)[J].中华泌尿外科杂志，2004，25(3)：175－179.

[6] 贾高臻.开放、腹腔镜及机器人根治性膀胱切除术的疗效及围术期并发症比较(附325例报告)[J].临床泌尿外科杂志，2017，32(1)：42－45.

[7] 江伟凡.原发性非脐尿管型膀胱黏液腺癌临床病理学特点分析[J].中华泌尿外科杂志，2010(4)：273－275.

[8] 蒋晓明.膀胱腺癌9例临床分析[J].第四军医大学学报，2008，29(6)：573－573.

[9] 金辛良.膀胱结石并发膀胱鳞状细胞癌28例报告[J].中华泌尿外科杂志，2005，26(9)：605－606.

[10] 李刚.原发性膀胱小细胞癌诊治体会[J].中华泌尿外科杂志，2011，32(7)：459－462.

[11] 李晓东.膀胱鳞状细胞癌21例报告[J].中华泌尿外科杂志，2004，25(8)：566－566.

[12] 刘安伟.机器人辅助根治性膀胱切除术的临床研究[J].中华泌尿外科杂志，2016，(9)：667－671.

[13] 吕航.膀胱癌两种不同尿流改道术后生活质量分析[J].现代肿瘤医学，2015，23(6)：820－822.

[14] 马德祥.膀胱平滑肌肉瘤1例报道并文献复习[J].泌尿外科杂志(电子版)，2015(3)：62－63.

[15] 那彦群.中国泌尿外科疾病诊断治疗指南[M].北京：人民卫生出版社，2014：20.

[16] 石都.膀胱小细胞癌18例诊治分析[J].中华泌尿外科杂志，2016，(8)：607－610.

[17] 王斌.全膀胱切除和原位新膀胱术治疗女性浸润性膀胱癌患者(附8例报告)[J].癌症：英文版，2005，24(2)：229－231.

[18] 王建业.原发性膀胱恶性淋巴瘤[J].国外医学：泌尿系统分册，1991，11(4)：127－129.

[19] 王绿化.膀胱原发性恶性淋巴瘤2例报告与文献复习[J].中华放射肿瘤学杂志，1994(2)：125－126.

[20] 吴阶平.吴阶平泌尿外科学[M].济南：山东科学技术出版社，2001，496－944.

[21] 夏同礼.现代泌尿病理学[M].北京：人民卫生出版社，2002，270－305.

[22] 续奇志.膀胱鳞状细胞癌的诊治[J].临床泌尿外科杂志，2010，25(1)：40－41.

[23] 张连华.原发性膀胱透明细胞癌一例报告并文献复习[J].中华泌尿外科杂志，2010(5)：328－330.

[24] 赵涛.膀胱腺癌的诊断与治疗[J].第三军医大学学报，2006，28(16)：1716－1717.

[25] 郑铎.膀胱平滑肌肉瘤一例报告[J].中华泌尿外科杂志，2018，39(2)：151.

[26] 周荣祥，程继义.泌尿男性生殖系肿瘤[M].北京：人民卫生出版社，2001，277－284.

[27] Anglada CFJ. Malignant fibrohistiocytoma of the bladder [J]. Actas Urol Esp, 2000, 24(7): 581－583.

[28] Babjuk M. EAU guidelines on non-muscle-invasive urothelial carcinoma of the bladder: Update 2016[J]. Eur Urol, 2017, 71(3): 447－461.

[29] Basibuyuk I. Bladder carcinosarcoma: A case report with review of the literature[J]. Arch Ital Urol Androl, 2017, 89(3): 240－242.

[30] BENNETT J K. 10－year experience with adenocarcinoma of the bladder[J]. J Urol, 1984, 131 (2): 262－263.

[31] Bessete P L. A elincopathologic study of squamous cell carcinoma of the bladder[J]. Urology, 1974, 112: 66.

[32] Bochner B H. Comparing open radical cystectomy and robot-assisted laparoscopic radical cystectomy: a randomized clinical trial[J]. Eur Urol, 2015, 67: 1042.

[33] Burger M. Epidemiology and risk factors of urothelial bladder cancer[J]. Eur Urol, 2013, 63: 234.

[34] Calado B N. Small cell carcinoma of the bladder [J]. Einstein (Sao Paulo), 2015, 13(1): 114－116.

[35] Chang S S. Re: small cell carcinoma of the urinary bladder: a retrospective, multicenter rare cancer network study of 107 Patients[J]. J Urol, 2016, 196(1): 59－61.

[36] Chavan S. International variations in bladder cancer incidence and mortality[J]. Eur Urol, 2014, 66: 59.

[37] Colt J S. A case-control study of occupational exposure to metalworking fluids and bladder cancer risk among men[J]. Occup Environ Med, 2014, 71: 667.

[38] Comperat E. Clinicopathological characteristics of urothelial bladder cancer in patients less than 40 years old [J]. Virchows Arch, 2015, 466: 589.

[39] Epstein J I. Bladder Consensus Conference Committee. The World Health Organization/International Society of Urological Pathology consensus classification of urothelial (transitional

cell) neoplasms of the urinary bladder[J]. Am J Surg Pathol, 1998, 22: 1435.

[40] Freedman N D. Association between smoking and risk of bladder cancer among men and women[J]. JAMA, 2011, 306: 737.

[41] Huncharek M. Impact of intravesical chemotherapy on recurrence rate of recurrent superficial transitional cell carcinoma of the bladder: results of a meta-analysis[J]. Anticancer Res, 2001, 21: 765.

[42] Kaasinen E. Factors explaining recurrence in patients undergoing chemoimmunotherapyregimens for frequently recurring superficial bladder carcinoma[J]. Eur Urol, 2002, 42: 167.

[43] Kriger A G. The pheochromocytoma of the urinary bladder [J]. Khirurgiia (Mosk), 2013, (10): 50-52.

[44] Malla M. Sarcomatoid carcinoma of the urinary bladder[J]. Clin Genitourin Cancer, 2016, 14(5): 366-372.

[45] Priyadarshi V. Rhabdomyosarcoma of urinary bladder[J]. APSP J Case Rep, 2014, 5(2): 24.

[46] Richterstetter M. The value of extended transurethral resection of bladder tumour (TURBT) in the treatment of bladder cancer[J]. BJU Int, 2012, 110: E76.

[47] Romero-Otero J. Primary adenocarcinoma of the urinary bladder: our experience[J]. Actas Urol Esp, 2005, 29(3): 257-260.

[48] Sauter G. Tumours of the urinary system: non-invasive urothelial neoplasias [M]//WHO classification of classification of tumours of the urinary system and male genital organs[M]. Lyon: IARCC Press, 2004.

[49] Swanson D A. Preoperative irradiation and radical cystectomy for stages T2 and T3 squamous cell carcinoma of the bladder[J]. J Urol, 1990, 143: 37-40.

[50] Sylvester R J. Intravesical bacillus Calmette-Guerin reduces the risk of progression in patients with superficial bladder cancer: a meta-analysis of the published results of randomized clinical trials[J]. J Urol, 2002, 168: 1964.

[51] Sylvester R J. The schedule and duration of intravesical chemotherapy in patients with nonmuscle-invasive bladder cancer: a systematic review of the published results of randomized clinical trials[J]. Eur Urol, 2008, 53: 709.

[52] Walker K. Lymphadenoma of the bladder[J]. Proc R Soc Med, 1941, 34(7): 390.

[53] Wslsh P C. Campbell Urology[M]. 7th ed.北京：科学出版社,Harcourt Asia, W. B. Saunders, 2001: 23.

[54] Yuh, B. Systematic review and cumulative analysis of oncologic and functional outcomes after robot-assisted radical cystectomy[J]. Eur Urol, 2015, 67: 402.

第十章
回肠袢式造口术

第一节　回肠袢式造口手术适应证和手术技巧

一、适应证

回肠袢式造口术是将回肠袢在不离断的情况下直接牵出体外进行造口，多数为临时造口。回肠袢式造口主要用于下列情况：造口远侧病灶无法切除、患者病情危重、无法耐受切除手术、术者或手术室条件无法进行切除手术，而且病灶影响肠道通畅者；施行结肠结肠吻合、结肠直肠吻合或回肠直肠（肛管）吻合手术，如有发生吻合口瘘之虞或者已经发生吻合口瘘者；远侧肠袢病变需要暂时旷置者；复杂性肛瘘手术后、肛门及会阴部外伤或严重感染者，为了控制局部感染，也可以行暂时性回肠造口；远侧回肠血供不良，但坏死界线不明确，而且广泛切除肠管恐形成短肠综合征者，可于近侧血供良好处行暂时性肠造口；部分麻痹性肠梗阻经其他肠减压方法效果不佳，而腹压增高严重影响呼吸和循环者，也可考虑行回肠袢式造口。

与横结肠袢式造口相比，回肠袢式造口具有制作和关闭手术简单，造口臭味减轻等优点；但亦有消化液丢失较多，容易造成水电解质平衡紊乱和消化液刺激造成局部皮炎等缺点。

二、手术技巧

（一）造口位置的确定

回肠袢式造口的位置一般选择在右下腹脐与髂前上棘连线腹直肌处。选择造口位置要尽力遵守如下原则：① 选择右下腹脂肪隆起的最高点；② 造口应位于腹直肌中间位置；③ 造口应尽量远离切口；④ 在平卧和坐位两个体位是确定造口部位。对于部分特殊患者，如有右下腹经腹直肌切口、脊柱畸形、下腹部有瘢痕或严重放射治疗损伤等，可以根据腹壁具体情况选择造口位置，要避免回肠在腹腔内形成锐角或扭转。

（二）手术步骤

在标记好的造口部位切约 2 cm 直径大小的纵行切开，垂直等大向下逐层进腹：十字形切开腹直肌前鞘，纵行分开腹直肌，再十字形切开腹直肌后鞘和腹膜。在此过程中注意避免腹壁下动静脉的损伤，如必须损伤时要妥善止血。腹壁各层切开等大，检查能容 2 指通过。将准备外置的肠段认清后从造口处提出腹壁外，通常找到回盲部后，逆行寻找回肠造口部位比较简单、确切，以防误将空肠当作回肠，一般为距回盲部 30～40 cm 处。在靠近肠壁的肠系膜处选择无血管区做一裂隙，以玻璃棒或硬橡胶管等穿过裂隙，将肠袢搁置在腹壁上。肠壁的浆肌层和腹膜用丝线间断缝合；在肠系膜对侧横行切开肠腔 2/5 周，然后将肠壁全层与皮肤作间断缝合。由于小肠内容物呈流体状态，排出次数又较频繁，粪便对创面及周围皮肤有明显的腐蚀作用，因此在无严重梗阻中毒情况下，亦可待48小时后切开提出腹壁外的肠管，形成双腔造口。剖腹发现腹胀严重者亦可在近端肠管内放置一蕈状粗导尿管，借此减压引流，低压持续吸引有时也可达到良好效果。玻璃棒不宜太早去掉，防止肠管向下回缩；一般在术后2周左右去除。

回肠袢式造口的闭合方法和暂时性结肠人工肛门闭合术方法相似，可参阅前面相关章节。

第二节　回肠袢式造口的围手术期处理

一、术前处理

（一）心理准备

是否采取造口术，是消化道疾病采用外科治疗时医生和患者最关心的问题之一，而此手术是一种致残性手术，手术后患者的正常排便功能丧失，排便习惯将发生改变。这对患者的心理将造成极大的影响。一旦确定要手术治疗，大多数患者就会出现焦虑、恐惧、压抑、担心手术能否成功等心态。随着手术的临近，这种焦虑和恐惧可达到高峰。这种心态会影响机体的内分泌系统，通过下丘脑使大量肾上腺素释放而影响免疫力，从而降低机体的抵抗力和对手术的耐受性，增加了术后并发症发生的机会。也有少数患者把手术治疗看得过于简单，过于乐观，对术中和术后可能出现的困难和并发症认识不够，没有思想准备，一旦出现异常情况，就会情绪低落，变得非常消极。也有部分患者因惧怕排便改道而拒绝手术，失去治疗机会。因此，对患者及家属说明造口术的理由和必要性，以及可能出现的困难和并发症，使他们在思想认识方面有充分的准备和理解是非常重要的。

这项工作通常由造口治疗师来完成，也可由有经验的医师或护士来完成。由于不同患者存在年龄、受教育程度、社会角色等多方面的差异，对同一问题的理解能力和接受程度并不相同。这就要求医护人员不仅要有较强的语言技巧和沟通能力，而且要有细致、热情、耐心的工作态度。医护人员要向患者说明肠道的解剖和生理，以及因治疗的需要，造口术是唯一有效的方案，让患者及家属明确造口术的重要性。将造口的特点、功能、对人体的影响等向患者交代清楚。向患者提供造口护理宣传册，便于患者及家属在术后了解和掌握护理知识。要让患者及其家属明白，只要管理得法，造口术后所带来的不便并不像想象的那么严重。但由于患者的困惑及问题往往涉及生理、心理、社会及日常生活等各方面，如担忧术后有气味会被他人嫌弃，造口对自己的工作、家庭生活产生影响，以后如何护理，是否能够自理并成功扮演原有的社会角色等。要很好地解决这些问题，仅仅靠医护人员的帮助还远远不够，常常需要访问者介入。对患者来说，选择一位身体状况良好、乐观积极、善于表达、经验丰富的已造口者作为访问者来现身说法，常能起到事半功倍的作用。如果访问者与患者有相同年龄、性别、职业、嗜好则更容易与患者沟通。访问者能以自己的亲身经历在很多方面与接受访问的患者沟通、交流，并教会他们造口护理技巧，传授一些小诀窍，以良好的精神状态，证明造口术后生活完全能自理，并能成功扮演原有的社会角色。这对患者重建自信、坚定战胜疾病的信心有极大帮助，能使患者保持最佳的身心状态，接受手术治疗。从而使患者能够安全耐受手术以确保手术成功，术后尽早顺利康复。

造口治疗师或造口访问者访问时应要求家属同时参加，这点很重要。患者术后对家人有一定影响，如排泄物排放、造口袋更换、气味等，尤其是配偶与患者更为密切，让家人参与，使他们对造口术有一个完整的认识，便于帮助患者进行护理，帮助患者身心康复。亲情的力量是无穷的。反之，如果家人嫌弃患者，就会影响患者的康复。

（二）生理准备

回肠造口术前的一般生理准备与其他部位手术相似，包括补液及营养支持，纠正贫血、水及电解质平衡，改善心肺等重要脏器功能，配血以防术中出血，皮试以了解患者对麻醉药及部分抗生素的过敏情况，备皮清洁手术区域减少感染机会等。特殊准备为肠道准备，除了特殊情况外，此工作应十分重视，充分准备，以确保手术成功。

理想的肠道准备应当是结肠完全空虚；安全、迅速；肠腔内细菌数减少；不影响水及电解质平衡；患者痛苦小，廉价。

(三) 造口术前体表定位

对需要造设造口的患者，术前必须在腹壁预定造口的部位。造口术的目的不仅是治疗原发病，而且要能够提高患者的生活质量。原发病是否能够治愈，与疾病的性质以及早期诊断、早期治疗等诸多因素有关。具体定位方法详见第二十四章。

二、术后护理

回肠造口术后的一般护理同外科护理常规，对造口应特别注意以下几个方面。

(一) 颜色

造口肠黏膜的正常颜色应为红色或粉红色，表面光滑湿润。如果颜色苍白或深暗应严密观察，并及时与手术医师联系。如果黏膜颜色进一步转红则无须进一步处理。反之则会有缺血坏死，严重时可能需重做造口。

(二) 水肿

手术后几天内，造口出现一些水肿现象无须处理，一般几天后水肿会自然消退。如果水肿无明显消退的迹象则应查明原因，是否有低蛋白血症或心脏功能不全等，应积极纠正。对于造口水肿者，一般选用一件式造口袋，底板应略大于水肿的造口，以免损伤造成黏膜出血。排除心功能不全或低蛋白血症等原因者，可采用局部药液湿敷等治疗。

(三) 排泄情况

回肠造口的排气时间要早于结肠造口，排泄物为液体状。因此术后造口袋应正确剪裁底板大小，使用防漏膏，选用一件式或两件式人工肛门袋。在更换造口袋时，方法要正确，可按如下步骤进行：先准备好旧报纸或胶带、少许棉花或纸巾、干纱布、温水、造口用品(造口袋测量尺或圈、防漏膏、造口粉)，然后鼓励患者认真观察，以消除对造口的恐惧，使其参与护理的整个过程。撕去旧的造口袋，操作时一手按压皮肤，一手轻揭造口袋，自上而下慢慢将底板撕除。如果撕除有困难，则用湿纱布浸润底板再撕除。仔细观察造口黏膜及周围皮肤是否有缺血、出血、皮疹、糜烂等情况，同时还要观察排泄物的色、质、量和气味，以及造口袋底板渗漏的部位、方向与周围皮肤的关系。用温水纱布或湿纸巾清洁造口周围皮肤，注意不能损伤黏膜。如果有出血、过敏等，要恰当处理。如因皮肤凹陷或皱褶引起泄露，可用养护胶片垫平，再使用新造口袋。更换造口袋时，其底板开口应根据造口的形状及大小来剪裁，一般超出造口 0.2 cm 左右，必要时可在底板上涂一层防漏膏，然后仔细贴好造口袋。整理用物，做好记录。

(四) 在饮食方面

原则上造口患者只需均衡饮食即可，不需要忌口。但是如果能够做好饮食调理，对保持大便性状恒定、培养排便习惯的规律性、减少人工肛门臭气排出有很大帮助。饮食要定时、定量，进食时尽量保持干湿分开，在品种方面亦应注意调配适当，避免暴饮暴食。所谓定时主要是饮食时间方面应有相对恒定的规律性，如早、中、晚三餐，防止进食过多零食。

日常生活中，此类患者因排便方式改变而带来的心里、生理变化很大，有些患者认为自己是残疾，从此不愿与外界交往，有些患者怕自己身上带异味，而产生自卑心理，有些患者因担心不能扮演原来的社会角色而意志消沉，这些因素将直接影响患者康复和生活质量。因此，帮助人工肛门患者做好日常护理，恢复自信和尊严，使他们尽快回归社会至关重要。

三、造口并发症的预防和治疗

据统计造口并发症大部分发生在术后短期内，远期并发症比较少见。因此熟悉产生造口并发症的原因及机理，对预防此类并发症具有重要意义，尤其在手术时就应杜绝产生常见并发症的诱因；并发症发生后若能及时处理，常能避免不良后果。具体内容详见第十九至二十三章。

(傅亚平　赵颖英　高　峰)

第十一章
盲 肠 造 口 术

盲肠造口最早在1710年由Litter提出，但其一直是一种有争议的手术。盲肠造口用于粪便转流时候，由于其转流粪便不彻底，远端肠道常常会出现粪便，而回肠造口相比之下能够得到非常满意的引流，故在为保护远端结直肠吻合口瘘带来严重并发症时采取预防性盲肠造口多被预防性回肠造口所替代，但也有研究发现采取预防性盲肠置管造口和袢式结肠造口相比较，前者可有效缩短平均住院日，减少术后并发症的结论。在结肠癌导致的梗阻中，左半结肠癌常采取Hartmann手术，而右半结肠癌常行一期切除吻合，在采用盲肠造口多局限于盲肠高度扩张而有穿孔风险时采用，也导致盲肠造口在临床应用较少。近年来，相比上述因素，Cormand等认为盲肠造口的绝对适应证恰恰是盲肠扭转，盲肠扭转相比乙状结肠扭转少见，主要原因是胚胎发育异常导致异常游离的盲肠及升结肠，占肠扭转的25%～30%。此外，在难治性便秘的治疗手段中，顺行节制性灌肠（antegrade continence enema，ACE）可通过经皮盲肠置管造口术而有效治疗便秘。

盲肠造口存在手术操作复杂，造口关闭困难，并发症多等诸多缺点。在行盲肠造口时候，就要求我们准确的把握盲肠造口的适应证。盲肠造口依据手术操作方式的不同，分为：盲肠造口术、盲肠置管造口术、经皮盲肠置管造口术。本章就这三种方法逐一介绍。

第一节　盲肠造口手术适应证和手术技巧

一、适应证

（1）急性结肠梗阻，尤其是肿瘤位置位于升结肠癌和横结肠，患者一般情况差，不能一期切除，可做暂时性盲肠造口术。另外，在结肠梗阻引起的盲袢综合征，盲肠张力最大，术中发现有易导致缺血坏死及穿孔的可能，也可行暂时性盲肠造口。

（2）在结肠吻合术中，若吻合口不太满意，同时做盲肠造口术，以利于短期内减压，保证吻合口愈合。

（3）盲肠穿孔。

（4）盲肠扭转。

（5）慢性难治性便秘患者，可以经皮盲肠置管，便于进行顺行限制性灌肠术。

二、盲肠造口术

（一）麻醉与体位

硬膜外麻醉或全身麻醉，一般采用平卧位。

（二）手术步骤(图11-1～图11-5)

（1）于右下腹脐与髂前上棘连线内1/3处行经腹直肌切口。

（2）寻找回盲部，分离盲肠侧腹壁，游离回盲部。

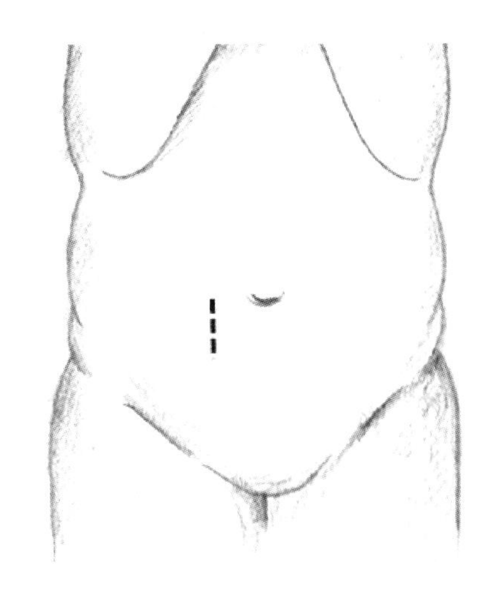

图 11-1　切口选择

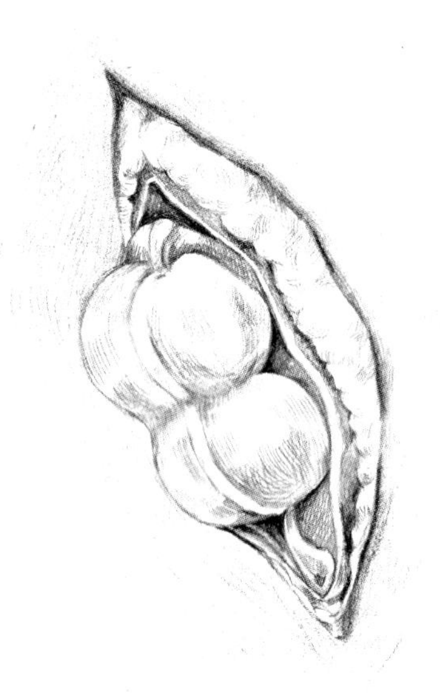

图 11-2　游离及牵出回盲部

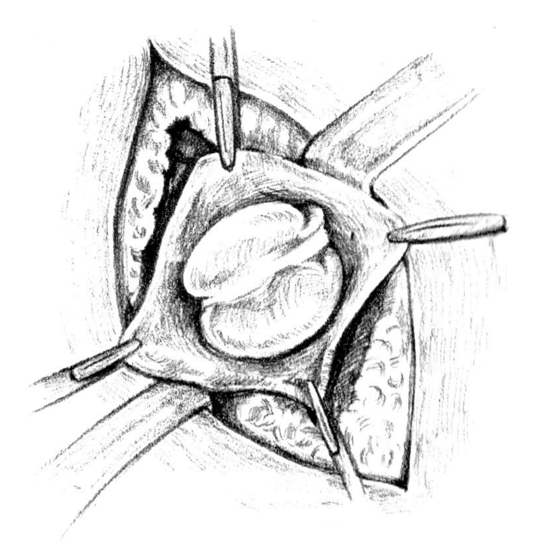

图 11-3　提出腹膜

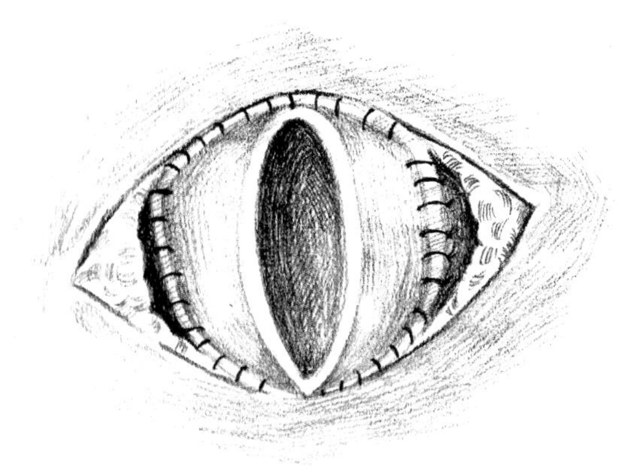

图 11-4　缝合壁腹膜于腹壁，切开盲肠

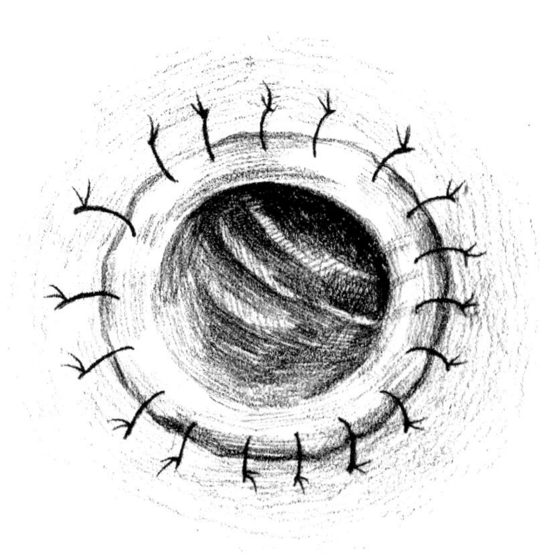

图 11-5　将盲肠壁全层与皮肤缝合

(3) 将回盲部肠壁浆肌层与腹膜缝合固定，缝合均采用近期不可吸收缝线间断缝合。

(4) 可将提出盲肠壁再分别与腹外斜肌腱膜，皮肤真皮层缝合，最后一层缝合可用凡士林纱布条围绕一周打结并固定于造口周围。现代造口护理能提供各种防漏材料，可不再放置纱条保护。

(5) 若盲肠扩张严重，可用细针或套针排气后拉出切口，若引流不畅，可将腹壁切口的壁腹膜与皮肤的真皮层行间断缝合，可切开拉出盲肠，安置造口袋。

(三) 注意事项

应严格无菌操作，否则将引起难以控制的感染，甚至危及患者的生命。

(1) 缝合肠壁和筋膜关闭开放的腹腔，针距 0.5 cm，不能让指尖通过，使腹腔充分与腹壁隔开，防止造口后肠内容物流入并污染腹腔。

（2）切开盲肠时候，沿结肠带切开盲肠壁。

（3）切开盲肠壁全层与腹壁皮肤全层间断缝合。所有缝线不应穿入肠腔内，特别是穿过膨胀盲肠的缝线要特别细心，否则将发生漏液或破裂，后果严重。

三、盲肠置管造口术

手术步骤(图 11－6～图 11－10)

（1）选择切口及切开方法同盲肠造口术。

（2）进腹后，提出盲肠，周围用盐水纱布保护，用不吸收线在盲肠前结肠带处做两个同心荷包缝合，彼此相距 1 cm。在荷包缝合中央做一小切口。

（3）从切口插入双导管吸引管，吸出肠内容物。

（4）拔出吸引管后，插入蕈状导管，结扎内圈荷包缝线，剪去线尾。

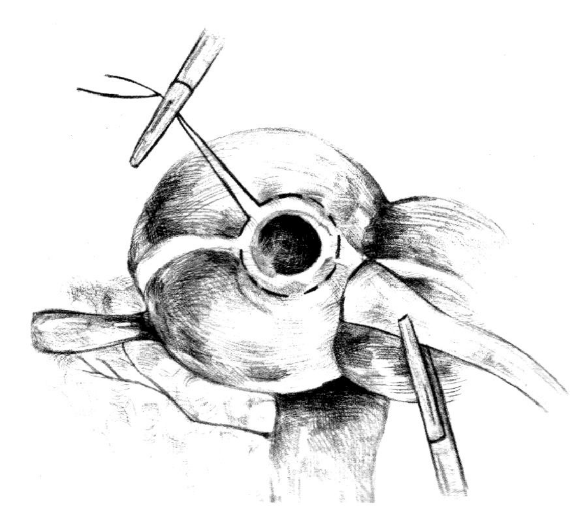

图 11－6　荷包缝合内作小切口，放置导管

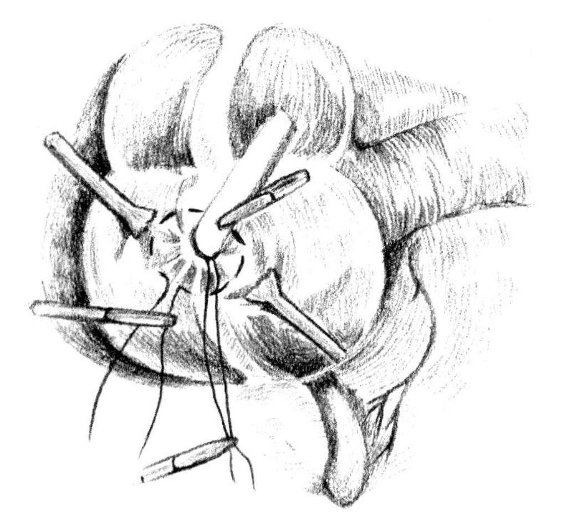

图 11－7　插入蕈状导管，结扎内圈荷包缝线

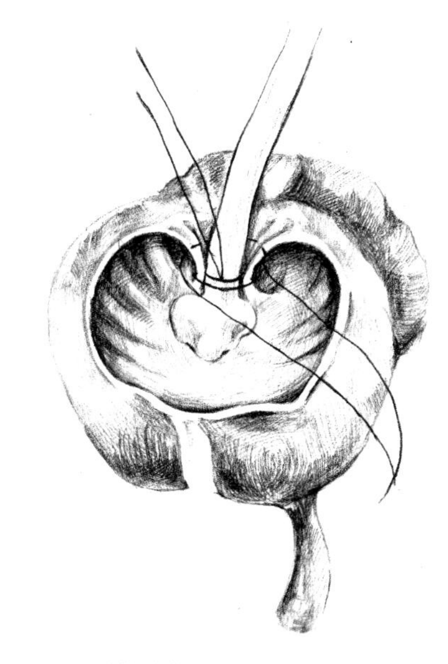

图 11－8　结扎收紧外层荷包缝线，内翻内层缝线

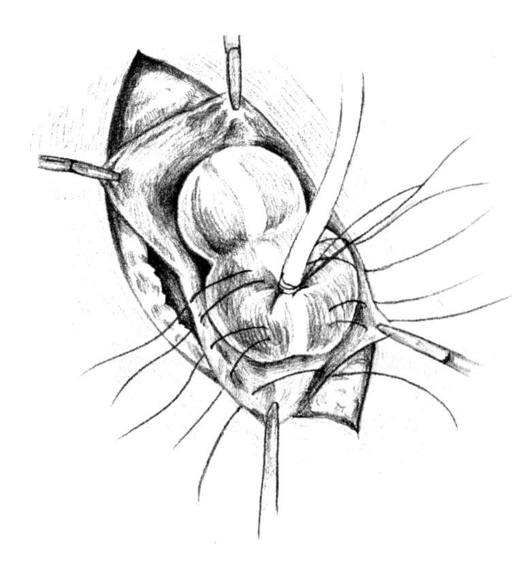

图 11－9　将盲肠浆肌层与壁腹膜缝合

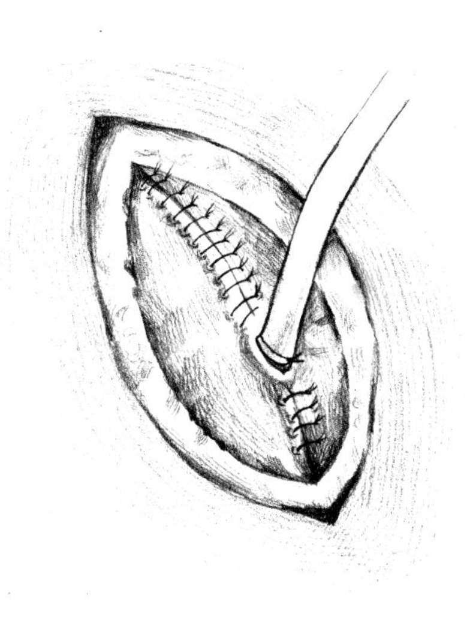

图 11－10　缝合腹膜

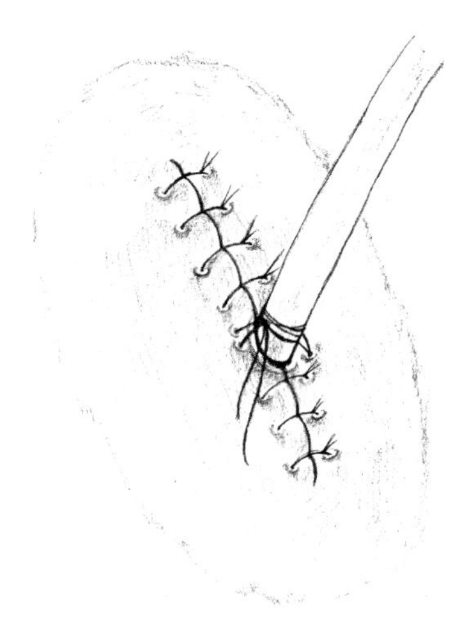

图 11－11　缝合皮肤

（5）结扎外圈荷包缝线，使盲肠壁内翻，再将线尾穿过腹膜后打结，使盲肠壁固定于腹膜上。造口管从腹壁切口或右下腹另一戳口引出。

（6）逐层缝合腹壁切口，并将造口管固定于皮肤上。

四、经皮盲肠置管造口术

手术步骤见图 11－12～图 11－14。

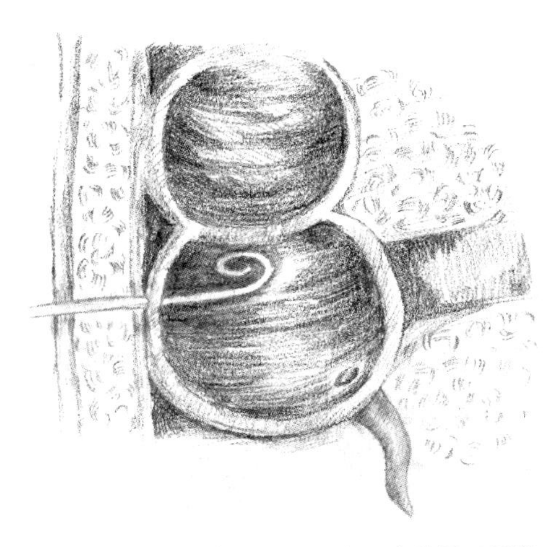

图 11－12　A 经腹壁 F 置入和固定猪尾巴导管

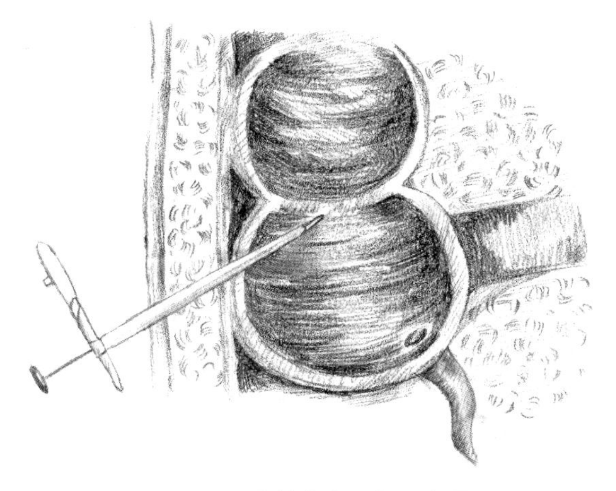

图 11－13　穿刺腹壁和盲肠壁，置入

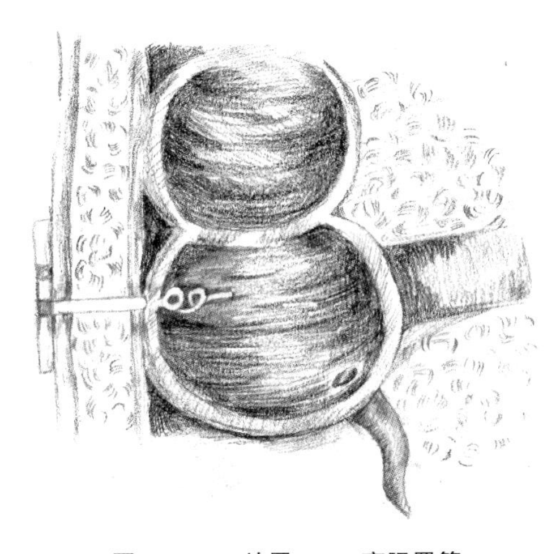

图 11－14　放置 Chait 盲肠置管

（1）可以在 X 线/CT 引导下，在回盲部定位，用专用穿刺针穿刺入盲肠，再用扩张导管扩张腹壁，然后置入 Chait 盲肠造口导管。将导管固定于皮肤。

（2）可以通过腹腔镜辅助下将穿刺针置入盲肠，再荷包缝合置管口。可将盲肠浆肌层与腹壁固定，减少术后造口瘘的发生。

（3）可以在肠镜的辅助下将穿刺针置入。

第二节　盲肠造口的围手术期处理

一、术前准备

（1）结肠急性梗阻者，应及时纠正失水和电解质紊乱，并做胃肠道持续抽吸减压，必要时输血或白蛋白。

（2）病情允许，应口服抗生素，以减少肠道内细菌，有利于防止感染。

（3）经皮盲肠置管术，术前两日流质饮食，术前夜清洁灌肠。

二、盲肠造口术主要并发症及预防

（1）腹腔感染，多见于盲肠扩张破裂，注意造口缝线时候，不应穿入肠腔内。

（2）造口周围炎症，盲肠造口时候经造口流出较多具有腐蚀性的消化液，可导致造口周围皮肤腐蚀。

三、盲肠置管造口术主要并发症及预防

（1）腹壁切口感染，多因肠腔漏液所致，因此手术时应小心操作，特别是缝合膨胀的盲肠要细心。

（2）粪便沿橡皮管溢出的情况，多发生在术后4～8天，可将导管拔出或在皮肤平面剪断导管，其尖端可由肛门排出。拔管后，造口多能自行愈合，如手术是已将盲肠壁与皮肤缝合，则须以后另做手术，使造口闭合。

（3）导管堵塞，术后24小时内，可每4小时用生理盐水冲洗引流管，以保障管腔通畅。要时可通过导管向结肠内注入新霉素、卡那霉素等抗生素。

（4）造口管可于术后1～2周拔出，创口如有粪便流出，必须更换敷料，如结肠梗阻已经解除，瘘口可自行愈合。但有时可形成一个经久不愈的瘘管，需行手术切除，并缝合修补盲肠上的瘘口。

（5）导管引流不畅，可行切开盲肠的盲肠造口，可于术后3天将蕈状导管拔出，沿结肠带扩大造口，将其开放，每8～12小时用温盐水洗肠一次，以尽快解除梗阻。梗阻解除后，盲肠瘘需手术闭合。

四、经皮盲肠置管造口术主要并发症及预防

（1）导管周围感染，多因粪便沿导管溢出。

（2）皮肤刺激症状，具有腐蚀性的肠液沿导管溢出，可腐蚀周围皮肤。可及时护理，采用人工皮或防漏膏保护皮肤。

（3）导管发生移位，脱落。可仔细固定导管，并及时更换导管。

（4）穿刺导致的器官损伤。术中认真识别邻近器官，防止损伤。

（程　勇　王五艺　Audrey Marietta）

◇参◇考◇文◇献◇

［1］考曼.结肠与直肠外科学[M].吕厚山主译.北京：人民卫生出版社，2001.

［2］普通外科分册/中华医学会.临床技术操作规范[M].北京：人民军医出版社，2007.

［3］Arya S. Constipation and outcomes of cecostomy[J]. Am J of Thera, 2016: 0, 1-9.

［4］Donkol R H. Percutaneous cecostomy in the management of organic fecal incontinence in children[J]. World J Radiol, 2010, 2(12): 463-467.

［5］Saber A. Efficacy of protective tube cecostomy after restorative resection for colorectal cancer: A randomized trial[J]. Int J of Surgery, 2013 11, 350-353.

第十二章
横结肠袢式造口术

第一节　横结肠袢式造口手术适应证和手术技巧

一、横结肠袢式造口介绍

自从1776年法国外科医师Pillore施行了第一例真正意义上的结肠造口术之后，历经200余年的发展，造口方式和造口技术也得到长足改进，挽救了许多患者生命。结肠造口可分暂时性和永久性两种，其中暂时性造口多用袢式造口，永久性造口则多用结肠单腔造口。原则上讲，横结肠袢式造口多应用于临时性造口，它是针对横结肠脾曲至远端的结直肠或者盆腔病变引起的梗阻或穿孔而进行的一种临时性的粪便改道方式。一直以来，横结肠造口因为易于提出腹壁之外而被广泛选择应用。然而，横结肠外置口位于肋弓下，对于乳房较大的妇女、颈椎疾病的患者以及肋弓前突的患者因为无法看清造口而术后自我护理困难，并且因为位置较为特殊，患者在坐下或者做前倾姿势时会受到影响。同时因为佩戴的造口袋位于肋弓边缘和裤腰线之间，不便隐藏，再加上会有较大的气味，影响患者社会交往的心理意愿。目前，因为结肠脾曲及其远端病变而行临时性粪便改道手术究竟选择横结肠造口还是末端回肠造口尚存在较大争议。

有研究认为，在行直肠癌TME术后预防性回肠外置术后肠梗阻的概率高于横结肠外置，因此推荐横结肠袢式造口，但也有研究认为，横结肠造口术后造口黏膜脱垂以及造口相关的疝的发生概率高于回肠袢式造口，但是该研究结果因为随机分组方法、样本量的确定方式以及统计方法的不合理也受到相关学者的质疑。虽然关于两种手术方式的孰优孰劣目前尚无定论，明确的结果尚需大规模的随机对照研究，然而临时性横结肠造口在二期还纳手术中吻合口瘘以及腹腔感染的概率要高于回肠造口术。回肠末端造口可能引发较多的排泄量是人们对此术式心存疑虑的主要原因，再给予调整饮食等措施，术后1周引流量逐渐减少并稳定在500～800 ml/d，而横结肠造口的排泄量为300～600 ml/d。可见回肠末端造口排泄量稳定，相比较于横结肠造口后并不易出现水、电解质紊乱，内环境稳态破坏。同时因为回肠末段外置口的位置较为隐蔽，气味较小，患者接受程度更好。因此，对于不适宜行乙状结肠造口实现粪便改道目的的患者，越来越多的学者倾向于在适应证符合的前提下选择回肠造口作为优选术式。需要注意的是，回盲瓣作为小肠与大肠间抗反流的生理结构，其存在致使结肠内容物不易反流至回肠，相比回肠造口，横结肠造口可以及时引流结肠肠腔内的潴留物。因此，如行回肠造口术中不能尽量排空结肠内容物，如急诊情况下，肠道准备不充分，结肠内大量积粪，回肠末端造口这一术式就不适宜。此外，如果右下腹有手术史患者也可能由粘连导致末段回肠难以提出体外，因此回肠造口并不能完全取代横结肠造口手术。

二、横结肠袢式造口适应证

(一) 梗阻性原因

(1) 先天性畸形,如先天性肛门狭窄闭锁、先天性结肠狭窄、先天性巨结肠等。

(2) 结直肠新生物,如左半结肠或者直肠肿瘤所引起的梗阻。

(3) 炎症性疾病,如直肠周围或者肛周疾病引起的严重感染需行改道手术减轻污染。

(4) 局部缺血性疾病,如左半结肠或者直肠由各种原因引起的急性缺血而导致的肠坏死。

(5) 慢性缺血引起的肠道动力障碍性疾病。

(6) 放射性疾病,如由盆腔放射性肠炎引起的穿孔、瘘或者梗阻。

(二) 炎性反应的并发症(溃疡性结肠炎、克罗恩病、憩室性疾病所引起的并发症)

(1) 结肠穿孔。

(2) 结肠漏。

(3) 结肠梗阻。

(三) 损伤性原因

医源性损伤,如手术或内镜检查过程中造成左半结肠或者直肠损伤并缺乏肠道准备者,创伤或各种外力作用所导致的左半结肠、直肠或者肛周损伤。

(四) 手术处理方案

1. *初始处理方案* 如直肠瘘、复杂高位肛瘘、直肠阴道瘘、直肠膀胱或者尿道瘘等术前准备。

2. *二次处理方案* 如预防左半结肠或直肠吻合口瘘进行的横结肠预防性袢式造口或者吻合口瘘后的治疗性造口。

(五) 其他原因

(1) 肠扭转。

(2) 大便失禁。

(3) 肛周疾病,如复杂肛瘘、严重的肛周脓肿等。

(4) 压力性溃疡。

(5) 烧伤。

(6) 会阴部感染,如阴囊坏死性筋膜炎等。

三、横结肠袢式造口的手术步骤及技巧

(一) 外置口定位

在患者确定进行横结肠袢式造口术前,建议由专业的造口治疗师协助进行造口位置定位。术前确定横结肠造口位置,根据横结肠在腹壁投影水平,最好位于腹直肌上,同时还需距离肋弓凸起、肚脐、腹壁瘢痕 5 cm 以上。横结肠在体表投影水平位于第十肋水平,因此可选择在腹直肌表面第十肋水平进行造口定位(图 12-1)。标记好造口位置后,让患者在坐位时再次检查,注意避开皮肤皱褶处,以免术后肠内容物外漏,而这些皱褶在患者站立或者平卧位时难以发现。有研究表明,术前由专业的造口治疗师协助进行造口位置定位能够有效降低造口相关并发症,并提高患者生活质量。

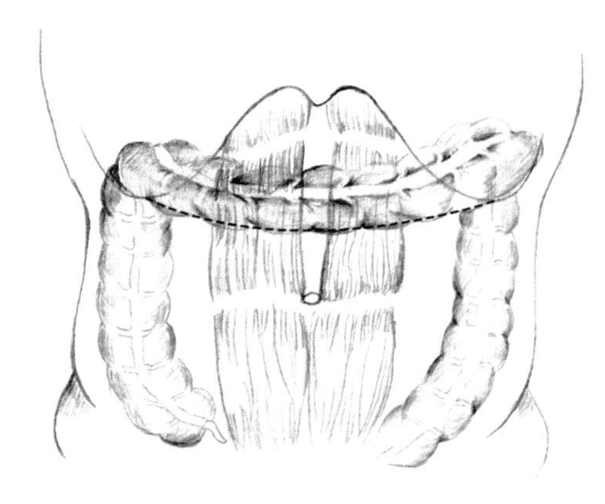

图 12-1 横结肠袢式外置造口定位

(二) 切口

关于横结肠袢式造口腹壁切口所取位置,因为术者习惯不同,选择也有所不同。常见位置包括右上腹直肌、上腹中线、左上腹直肌位置,并且切口方向有术者选择横行切口,也有术者采取纵行切口(图 12-2)。考虑横结肠提出后肠袢方向为横行方向,因此目前较多术者选择右上腹直肌第十肋水平中外三分之一的横行切口,长为 5~6 cm,与横结肠袢方向一致,容易提出体外并且术后粪便转流顺畅。也有学者考虑到横行切口需要损伤腹直肌,有增加造口相关的疝形成而选择右上腹纵行切口。笔者也进行了多例的右上腹直肌纵行切口行横结肠袢式造口尝试,发现并不会增加手术难度,术后粪便转流也无影响,造口相关并发症也未见明显增加,并且纵行切口还有一个优势,在一些特殊情况下便于延长切口,而不需要另取切口。总之,关于右上腹直肌横行切口和纵行切口的优劣,目前尚未见大规模的临床研究结论,因此尚需进一步临床研究以明确结论。

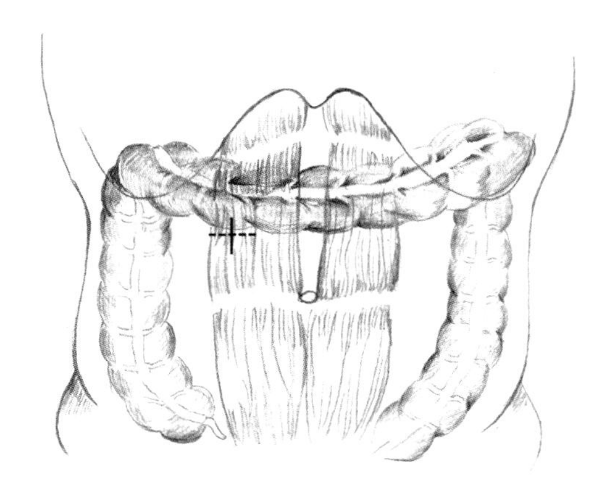

图 12-2　横结肠袢式外置切口方式（横行或纵行切口）

（三）进腹

若选择横行切口，切开皮肤及皮下组织，横行切开腹直肌前鞘。对于腹直肌处理，有术者选择直接钳夹后离断腹直肌，断面止血后横行切开腹直肌后鞘及腹膜进腹，也有术者为避免损伤腹直肌，于腹直肌外侧缘将腹直肌推向内侧后显露腹直肌后鞘，然后切开腹直肌后鞘及腹膜进腹。若行纵行切口，切开皮肤及皮下组织后，纵行切开腹直肌前鞘，沿腹直肌纤维方向分开腹直肌束，将腹直肌牵拉至两侧进而显露腹直肌后鞘，纵行切开腹直肌后鞘及腹膜后进腹（图 12-3）。

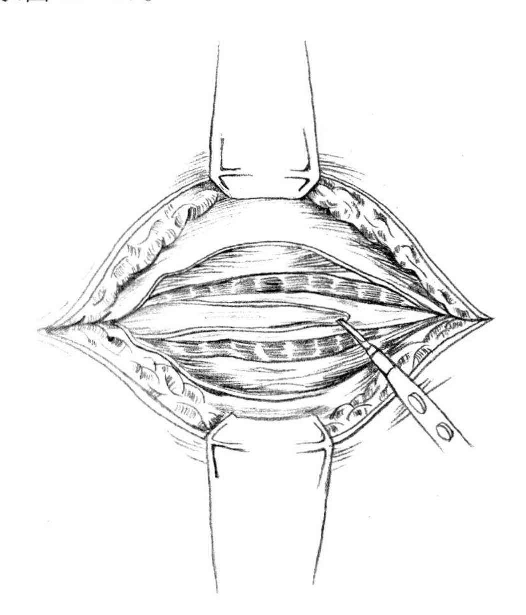

图 12-3　横结肠袢式外置纵行切口入腹

（四）辨认游离横结肠

入腹后可以看到横结肠由大网膜所覆盖，多数患者的大网膜较薄，所以可以清晰地透过大网膜看到横结肠，选择游离度较好的右半横结肠一段作为拟外置肠管，靠近拟外置横结肠壁，游离部分大网膜及胃结肠韧带长为 6～7 cm，再次观察结肠带明确辨认横结肠（图 12-4）。如果大网膜较厚不能清晰看到横结肠，可将大网膜提出腹腔并向头部牵拉，可以看到大网膜根部与横结肠桥接，在这桥接线上切开游离大网膜，显露横结肠以明确辨认。一般情况下，横结肠都足够游离，能够提出腹壁外，若因为粘连或者患者过胖、系膜太短提出困难，可以适当延长切口，游离粘连或者将横结肠向肝曲游离后就可以提出腹壁，要确认好拟外置肠段提出腹壁后无明显张力，以避免术后造口因为张力牵拉而回缩。

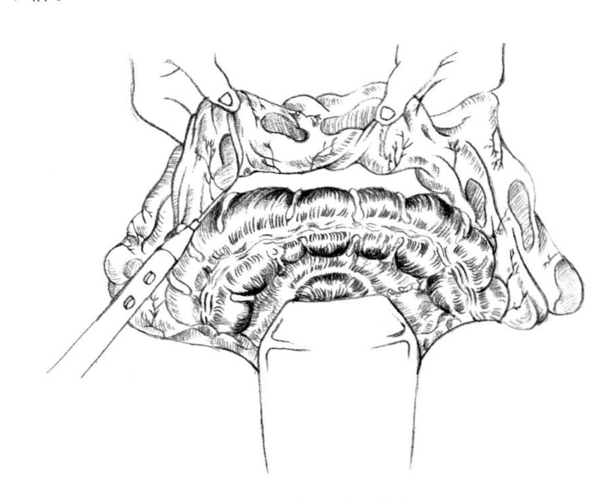

图 12-4　辨认游离横结肠

（五）提出拟外置横结肠袢

于拟外置横结肠系膜中点靠近肠壁选择无血管区用血管钳刺孔，将医用乳胶引流管经此刺孔穿入，提拉乳胶引流管将拟外置横结肠段提出腹壁外（图 12-5）。若腹壁为横行切口，则提出肠袢方向与切口一致。若腹壁为纵行切口，可以将横结肠袢旋转 90°使之与切口方向一致，根据笔者经验，此举并不会影响术后肠内容物的排出。为便于造口术后护理，外置部分肠袢应高出腹壁 3～4 cm。确定外置肠袢适宜高度后，即可开始固定外置肠袢。

（六）固定拟外置横结肠袢

在固定外置肠袢之前，若腹壁切口过大，需要将两端切口予以间断缝合缩小，适宜的切口长度为能够容纳外置肠袢以外还有一指宽度。若患者腹壁较薄，可以将腹膜、结肠壁浆肌层或者系膜浆膜层、真

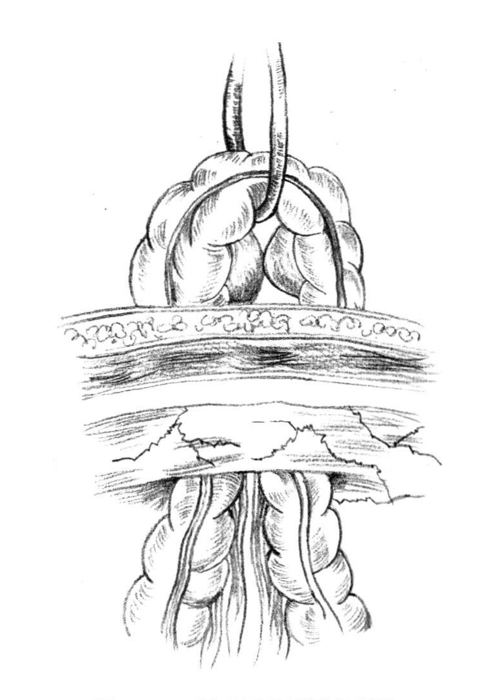

图 12－5　提出拟外置横结肠袢

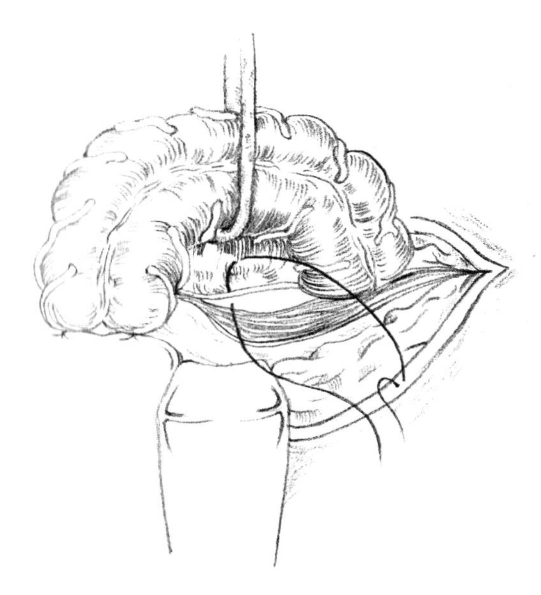

图 12－6　固定拟外置横结肠袢

皮三者缝合固定一圈，常为 8 针(图 12－6)。若患者腹壁较厚，直接将三者缝合收紧打结后则会使外置肠袢周围皮肤牵拉凹陷，不利于术后造口护理，可以在腹膜、复制及前鞘和皮下组织层分别固定，即腹膜和结肠壁浆肌层或者系膜浆膜层缝合固定一层，真皮与结肠壁浆肌层或者系膜浆膜层再缝合固定一层。在有些情况下，由于患者腹壁过于肥胖，在固定腹膜和结肠浆肌层或者系膜浆膜层时空间狭小，腹膜回缩导致腹膜缝合困难。可以先将外置肠袢放回腹腔，将腹膜分别间断缝合但不要打结待用，然后将外置肠袢再提出腹壁外，确定适宜高度后将腹膜上缝合线再次穿针后与外置肠袢浆肌层或者系膜浆膜层缝合固定。

(七) 放置造口支架

为了预防外置肠袢回缩入腹腔，常需要在外置肠袢下放置一根小玻璃棒或者塑料棒作为支架支撑外置肠袢(图 12－7)。将小玻璃棒或者塑料棒一端插入乳胶引流管内，为了方便取材，笔者常用 1 ml 注射针筒剪去尾端作为造口支架使用。将乳胶管向外拉出使造口支架棒中点位于外置肠袢系膜孔内，将乳胶管剪短留下合适长度并将另一端套入支架棒剩余一端，形成一个小的闭环。

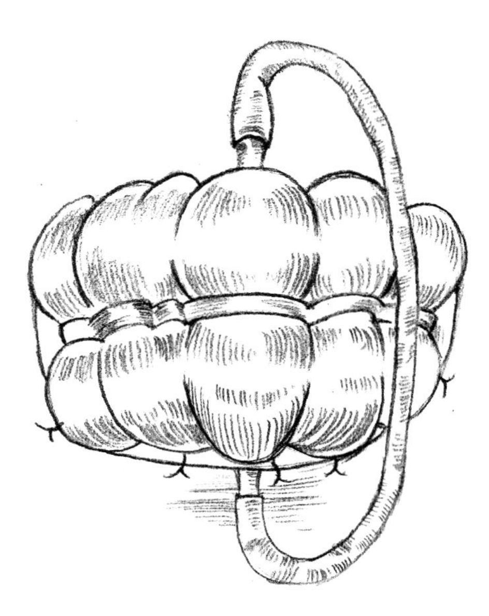

图 12－7　放置造口支架

(八) 开放造口

横结肠袢式造口可做一期切开，开放造口方式有两种(图 12－8)，一种是横行切开横结肠前壁接近 1/3 周，使肠壁外翻，另一种方式是沿横结肠带纵行切开 2～3 cm，前一种方式更加通畅，开放外置口后立即佩戴结肠造口袋。如果胀气不明显，可暂不切开肠壁，待术后 2～3 天结肠胀气后用电刀纵行或者横行切开，排出肠内容物。术后在病房开放造口容易因为肠内容物的流出而造成周围衣物床单污染，可以在佩戴造口袋后，将电刀经造口袋排粪口伸入切开肠壁，使肠内容物流入造口袋内避免周围污染。

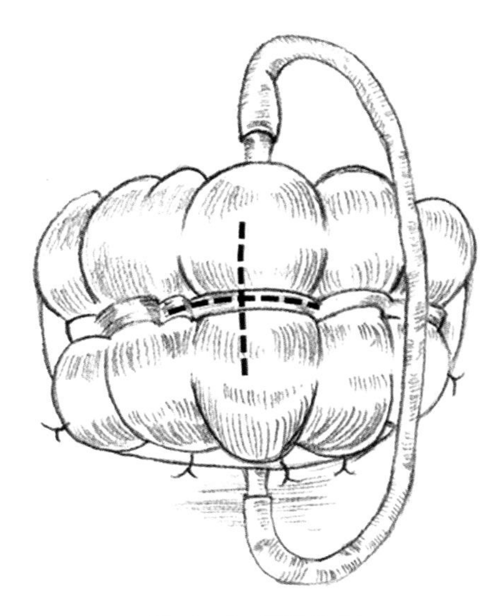

图 12－8　开放造口

四、横结肠袢式造口注意事项

（一）适应证的准确把握

横结肠袢式造口是因为横结肠远端梗阻或者其他病变需要维持肠道通畅或者粪便改道而进行的一种手术操作，因此需要准确把握手术适应证，避免进行不合理的横结肠袢式造口，如因为便秘引起的梗阻或者假性肠梗阻而进行横结肠袢式造口。

（二）对于非常严重的结肠梗阻需要警惕

对于梗阻情况非常严重的结肠梗阻，需要考虑由肠道压力过大而引起的回盲部自发性破裂可能，在这种情况下行横结肠造口也是不适宜的，因此需要术前根据患者查体情况并结合影像学检查结果准确评估，排除这种可能。

（三）外置口定位要合理

在术前确定造口位置需要考虑以下因素影响，包括患者的职业，如穿衣风格、腰带线、活动便利性，以及患者在站立、坐下及平卧时腹壁轮廓，身体残疾、术前腹壁瘢痕、骨骼凸起部位以及腹围等。造口位置最好位于两侧腹直肌上，距离骨骼凸起、肚脐、腹壁瘢痕及裤带线 5 cm 以上，此外，标记好造口位置后注意让患者在坐位时再次检查避开皮肤皱褶和缝隙处，而这些皱褶和缝隙在患者站立或者平卧位时难以发现。因此，根据以上原则并结合横结肠在体表投影位置，合理的横结肠袢式造口可选择在腹直肌表面第 10 肋水平进行造口定位。

（四）确认外置肠管为横结肠

在横结肠袢式造口过程中，需确认所外置的肠管为横结肠。据报道，横结肠造口过程中，曾经发生过将冗长的乙状结肠、游离的回肠甚至是胃窦的大弯侧误认为横结肠而进行了错误的造口的情况，因此，在将拟外置肠管提出体外之前要再次确认所提出肠管确实为横结肠，避免发生给患者带来额外医疗损害的不良医疗事件。

（五）结肠良好的减压便于造口的完成

如果结肠扩张明显，在外置前需要良好的减压，否则会因为张力过大在牵拉的过程中造成肠管破裂或者外置困难。绝大部分梗阻情况下横结肠内因为积气或者半流质肠内容物蓄积引起扩张，可在拟外置结肠壁中段对系膜缘做一荷包缝合，于荷包缝合中央处切开肠壁，插入负压吸引管到结肠近端减压，结扎荷包缝线，固定好负压吸引管，避免肠内容物漏出污染腹腔。若结肠内积物为固态或者接近固态粪便，无法通过吸引器吸出，可以用粗注射器针头插入肠腔，排出其内积气后，将拟外置横结肠肠段内积粪挤压至两侧结肠内，使外置肠段扩张减轻，便于完成外置。其两侧所蓄积的粪便在造口开放后可以在肠蠕动作用下排出。

（六）腹壁切口关闭松紧度要适当

腹壁切口缝合松紧要适当，过紧会引起造口肠袢的血供障碍，导致外置肠管缺血坏死，同时过紧的切口也会引起术后的造口狭窄、排便不畅。但是，腹壁切口过松也会引起横结肠造口相关的并发症，如会增加横结肠黏膜脱垂的发生概率。适宜的腹壁切口长度一般以缝合后结肠旁能伸入一示指即可。

（七）固定外置肠管过程要小心

在固定拟外置横结肠袢时，需要注意辨认外置肠管的近远端，避免扭转导致术后的梗阻或排便不畅。在固定外置肠管时，缝合系膜浆膜层时，注意系膜浆膜层的缝合要表浅，避开血管；避免将系膜内血管缝扎而影响外置后结肠血运，导致术后外置肠管缺血坏死。缝合结肠壁浆肌层时注意不能穿透肠壁全层，避免结肠收缩时将肠壁撕裂，进而形成结肠壁侧瘘，引起肠内容物外漏导致切口或者腹腔感染。

（八）造口支架的拔除不能过早

造口支架所用的塑料棒或者玻璃棒不宜过早拔除，因为术后 10 天左右外置肠管才能与周围组织之间基本粘连固定，回缩入腹腔可能性变小，所以一般在术后 10 天以后拔除较为安全，对于营养状况较差或者合并糖尿病等疾病的患者，支架放置时间适当延长。

第二节　横结肠袢式造口的围手术期处理

一、术前准备

（一）术前检查

完善术前相关检查，排除手术禁忌证，并根据病情不同选择相应的检查以协助诊断，明确横结肠袢式造口适应证。如对于结肠梗阻者，可行腹部立卧位平片以及全腹 CT，协助明确梗阻部位。对于远端结直肠瘘、直肠阴道瘘或者直肠膀胱瘘患者可行泛影葡胺或者碘海醇等水溶性造影剂灌肠造影协助诊断。如果经内镜检查及活检证实为肿瘤引起的结肠梗阻，并且 B 超、CT 考虑恶性肿瘤肠外转移而无法行根治性切除者，可以行增强 CT 协助远处转移灶诊断。

（二）术前心理干预

造口手术不仅在生理上同时也会在心理上给患者带来创伤，造口手术不仅改变了患者的排便方式，同时也改变了患者的生活模式。有研究表明，在术后进行造口相关教育，术后的疼痛、药物以及心理压力的影响会导致教育的效果下降，因此术前的心理干预对于患者术后顺利接受造口后的生活方式非常重要。如果条件允许，可以由训练有素的造口治疗师（ET）或者伤口造口护理师（WOCN）在术前向患者详细告知手术的必要性、手术方式、手术后的情况以及各种替代方案，术后也要积极指导患者正确的生活方式，协助患者树立术后重归社会生活的信心。

（三）改善患者一般状况

多数患者入院时一般状况不佳，手术耐受性较差，需要做充分的术前准备。如积极纠正水电解质酸碱平衡紊乱，需输注红细胞、血浆或白蛋白以纠正中重度贫血或低蛋白血症。有肠梗阻患者，术前应留置胃管以缓解患者梗阻症状。合理选择抗生素静脉使用，积极控制感染，如患者病情允许，可以口服抗生素，以抑制肠道内细菌。

（四）术前造口定位

为提高造口患者术后生活质量，减少造口术后相关并发症的发生，在术前选择适宜的造口位置非常重要，合理的造口位置需要在不同体位下进行评估。具体定位方式详见第二十四章。

（五）术前签署手术知情同意书

术前向患者及家属讲明手术的必要性以及手术可能存在的风险，取得患者及家属同意方可手术。手术风险包括腹腔感染腹膜炎发生、胃损伤以及造口相关并发症，常见的造口相关并发症包括造口回缩（0～22%）、造口旁疝（0～40%）、造口黏膜脱垂（0～10%）、造口周围皮肤刺激征（10%～42%）。

二、麻醉方式和体位

气管插管全麻或者硬膜外麻醉，体位为仰卧位。

三、术后护理

（一）术后造口患者早期院内护理

1. *造口的观察*　每日定期观察造口状况，需注意造口黏膜是否红润、形状、高度、水肿等情况。肠外置术后正常的黏膜颜色为鲜红色或粉红色，且表面光滑湿润。如果肠管颜色红润，表明外置肠袢有活力，血运良好。横结肠袢式造口因为边缘动脉弓完整，极少会出现缺血坏死情况。横结肠袢式造口正常情况下应该高出于腹壁平面 2～3 cm，在造口完成之后，造口会发生水肿，体积增大至正常状态下的 2～3 倍，水肿持续到 4～6 周才能恢复至正常大小。因此，水肿是术后正常现象，水肿情况轻微时不需要处理，如果水肿情况严重，可以用高渗盐水或者硫酸镁湿敷。

2. 更换造口袋时需要观察外置肠袢与周围皮肤有无分离　正常情况下，造口肠袢浆膜层与皮内缝合固定相互靠近，但有时因为局部炎症刺激化脓及对缝线的过敏反应导致缝线脱落而出现外置肠袢和皮肤分离现象。一旦发现，需要及时进行处理，正确的处理可以使分离部位底部肉芽组织生长最终填平分离空隙，恢复正常状态。

3. 观察造口排泄情况　无论是小肠还是结肠造口，一般都不会在术后立即出现排泄，造口最开始的排泄物类似于少量的浆液性或者少量稀薄胆汁样但不含固体颗粒的物质，称为肠分泌物。随着时间推移，肠道功能开始恢复，造口排出物逐渐增多。结肠造口一般先排出气体，然后是稀便，最后是固体或者接近固体的粪便。随着进食的增多，排出物中的颗粒状固体也逐渐增大，排出物逐渐变得黏稠。观察并记录造口排泄情况非常重要，因为恢复排泄功能表明肠蠕动恢复。

4. 造口周围皮肤观察　造口术后，造口周围皮肤应为完整健康的，若有红肿、损伤、皮疹或水疱、脱皮、疼痛等表现，则考虑为造口周围皮肤刺激征，常见原因为粪水刺激性皮炎或者由造口袋材料引起的过敏性皮炎，横结肠袢式造口因为右半结肠对肠内容物内的水分吸收不充分，导致造口排出物内水量较多，粪水刺激性皮炎发生率高。因此，需要仔细观察以明确是因为造口袋渗漏导致的粪水刺激性皮炎还是因为对造口袋材料过敏。对于粪水刺激性皮炎，给予局部应用生理盐水清洗干净，然后给予造口粉涂抹皮肤上进行按摩，再应用皮肤保护膜充分保护，用防漏膏进行封闭粘贴造口袋预防造口袋渗漏。对于由过敏性原因引起的，需要询问过敏史。如果过敏严重或者过敏原因不明时，需要进行皮肤过敏试验，可将不同种类造口袋各取小块贴在健康侧腹壁做好标识，明确过敏造口袋种类后更换其他系列的造口袋。

（二）术后造口知识教育及相关技能培训

在患者能够活动的时候尽早进行造口知识教育及相关技能培训，因为接近一半的造口患者出院后的护理是由配偶完成的，还有约 1/4 的患者护理是由子女等后代完成，因此看护的家庭成员也应该参与造口知识教育及相关技能培训。最终的目的是使患者或者陪护的家属能够很熟练地进行造口护理和一些造口相关问题的处理；患者及家属通过造口知识和技能相关培训课程的学习，能够处理造口袋内造口排出物的排空、造口袋的更换及常见的造口问题处理。许多新的造口患者仅能清空造口袋内的排出物，而不能处理造口相关的问题。据调查发现，53%的造口患者出院后能够更换新的造口袋，但只有 28%的造口患者能够处理类似造口袋渗漏等造口常见问题。45%的新的造口患者出院后担心自我护理问题，40%的造口患者会感到难过或者沮丧，有高达 62%的患者因为造口问题在离家后感觉不适。有超过 60%的新的造口患者具有造口周围皮肤刺激症状，其中约有半数患者并未意识到这个问题，如果此问题能够得到识别并且处理，造口患者的术后生活质量就可得到改善。

美国结直肠外科医师协会公认，对于经受了造口手术的患者的最佳护理就是由造口护理专家在术前及术后所进行的造口护理，如由认证过的造口伤口护理师进行的造口护理。在造口开始排便后进行定期的造口评估及强化教育，能够使患者或者看护的家庭成员熟练处理造口相关的问题，从而提高造口患者术后生活质量及参与社会活动的自信。另外，开展术后造口患者联谊会，也有助于造口患者恢复生活自信，能够更加主动融入社会生活。

四、造口相关并发症的处理

造口相关的并发症非常普遍，并且严重地影响着造口患者的生活质量，有数据显示，造口相关并发症的发生率约 37%，而急诊手术造口患者中造口并发症的发生率高达 55%。屠世良等报道，结肠袢式造口并发症发生率为 57.2%，其中经腹直肌结肠袢式造口并发症发生率为 53.2%。大部分造口并发症都可以通过专业造口护理人员的正确护理得到缓解。横结肠袢式造口早期的并发症包括造口袋渗漏、造口周围皮肤炎症、造口水肿、造口皮肤黏膜分离等，这些都是可以通过正确的护理得到纠正的。造口远期并发症包括造口黏膜脱垂、造口狭窄和造口周围旁疝等一旦发生则需要手术治疗，因此应该早期预防避免此类并发症的发生。虽然在目前多数的医疗机构都有专业的造口护理人员，但是造口相关并发症的识别、治疗及处理最终仍然需要由结直肠外科医师和造口治疗师互相协同。具体内容详见第十九至二十三章。

（孙学军　魏光兵）

参考文献

[1] 朱平，朱剑飞，朱俊强，等. 预防性回肠造口与横结肠造口的效果比较[J]. 实用临床医药杂志，2014，18(1)：56－57，65.

[2] Bass E M，Del P A，Tan A，et al. Does preoperative stoma marking and education by the enterostomal therapist affect outcome[J]. Dis Colon Rectum，1997，40(4)：440－442.

[3] Bhalerao S，Scriven M W，da S A. Stoma related complications are more frequent after transverse colostomy than loop ileostomy：a prospective randomized clinical trial [J]. Br J Surg，2002，89(4)：495.

[4] Güenaga K F，Lustosa S A，Saad S S，et al. Ileostomy or colostomy for temporary decompression of colorectal anastomosis [J]. Cochrane Database Syst Rev，2007，(1)：CD004647.

[5] Klink C D，Lioupis K，Binnebösel M，et al. Diversion stoma after colorectal surgery：loop colostomy or ileostomy[J]. Int J Colorectal Dis，2011，26(4)：431－436.

[6] Sakai Y，Nelson H，Larson D，et al. Temporary transverse colostomy vs loop ileostomy in diversion：a case-matched study[J]. Arch Surg，2001，136(3)：338－342.

[7] Salvadalena G. Incidence of complications of the stoma and peristomal skin among individuals with colostomy，ileostomy，and urostomy：a systematic review[J]. J Wound Ostomy Continence Nurs，2008，35(6)：596－607，608－609.

[8] Sheetz K H，Waits S A，Krell R W，et al. Complication rates of ostomy surgery are high and vary significantly between hospitals[J]. Dis Colon Rectum，2014，57(5)：632－637.

第十三章
乙状结肠袢式造口术

乙状结肠袢式造口是指乙状结肠在体表皮肤创建开口，将完整的乙状结肠肠段拉出皮肤，然后适当剥离系膜和脂肪垂，游离肠管，利用对系膜侧光滑浆膜面在皮肤外开口成型，如此会产生两个开放的管腔——近端和远端，即乙状结肠袢式造口。

乙状结肠袢式造口术的优点是手术操作相对简单，手术风险较小，能解除急性直肠梗阻，是急救治疗的重要手段。粪便由乙状结肠袢式造口转流后，有利于盆腔和会阴部感染的控制，为某些肛门、直肠复杂手术的成功创造条件。

乙状结肠袢式造口术的缺点是可能发生造口周围感染，外置结肠坏死，造口回缩、狭窄、梗阻，造口近端肠管扭转，造口旁疝等各种并发症，主要与手术操作技术不妥及术后处理不当有关。行暂时性乙状结肠袢式造口术后，再次手术还纳造口时的并发症发生率也较高。

因此，选用乙状结肠袢式造口术应注意掌握好适应证，手术操作规范，术后处理要完善，尽可能地预防各种并发症发生。

第一节　乙状结肠袢式造口手术适应证和手术技巧

一、手术适应证

（一）直肠、肛门的严重损伤

当各种原因导致直肠遭受严重损伤时，往往肠道不清洁或无法进行肠道准备，局部创面污染严重，根据术中探查直肠和会阴部情况，将损伤的直肠部分做清创缝合术、缝合修补术或者切除吻合术，可在其近端相对活动的乙状结肠段做暂时性乙状结肠袢式造口术，使粪便暂时完全转流，以尽量避免术后感染，保证修补处或者吻合口的愈合，预防因直肠创面或者吻合口发生瘘、裂而出现病情加重甚至危及生命。如果是乙状结肠活动段损伤，则可利用损伤处乙状结肠肠袢直接做外置袢式造口。如果发生开放性或闭合性的肛门部或会阴部广泛的、严重的损伤，并伴有肛门括约肌撕裂、肛管周围组织严重损伤时，肛门部或会阴部做缝合修补后，做暂时性乙状结肠袢式造口术，以预防伤口感染，利于创面愈合，待肛门部创面愈合、功能恢复后，再行乙状结肠袢式造口还纳术，恢复患者的正常解剖功能。

（二）急性直肠梗阻或狭窄

直肠或肛门先天性畸形（先天性肛门闭锁暂不能行肛门成形术者、先天性巨结肠等），直肠放疗后狭窄，直肠炎性狭窄造成的急性直肠梗阻，肠管极度扩张并伴有大量积粪、积气，患者全身情况不良，一期手术有困难和风险较大者，需要分期手术，可先做暂时性乙状结肠袢式造口术，损伤控制性手术，目的是解除梗阻、挽救生命、控制病情发展，待患者一般情况好转，全身状况良好，再次手术治疗原发疾病。

（三）直肠、肛门晚期恶性肿瘤

直肠、肛门部位的晚期恶性肿瘤，多伴有远处脏器转移，局部浸润广泛，已经不能根治性切除或者不能切除时，可姑息治疗，行乙状结肠袢式造口术，解决近端结肠梗阻，同时避免造口远端肠管在腹腔内形成闭袢性肠梗阻。

（四）直肠、肛门部的反复发作炎症和复杂性瘘管

某些疾病会继发直肠、肛门部的反复发作炎症和复杂性瘘管，需做比较复杂的手术治疗，如放射性直肠炎、会阴部蜂窝织炎、直肠膀胱瘘、直肠阴道瘘和某些复杂性肛瘘，往往需要先做暂时性乙状结肠袢式造口术，将粪便转流，使远端肠段和肛门部得到休息，为后续的直肠、肛门和会阴部手术的成功创造条件，待直肠、肛门部疾病控制，创面愈合后，择期再次手术还纳乙状结肠袢式造口。

二、术前准备

（一）术前宣教

术前，医师和造口治疗师应该向患者和家属告知患者病情、手术方式、手术风险、术后处理，让患者克服对造口的无知和恐惧，让他们理解造口手术的必要性，了解造口术后生活的改变。可以安排造口志愿者与患者及其家属沟通、交流，安排具有相似年龄、性别和社会经济地位的已经行乙状结肠袢式造口的患者与其交流，帮助患者建立造口生活的观念，增强造口生活的信心，以及尽快适应在造口的情况下正常生活。术前充分的、适合的宣教有利于减轻患者造口术后的迷茫感、焦虑感、自卑感，能使患者更好地、更快地适应造口术后的生活。

（二）造口定位

术前造口定位对降低术后造口并发症有重要意义，如造口脱垂、造口旁疝、造口皮肤问题等，而且造口的位置也直接影响后续的造口管理和造口护理。术前造口定位标识通常由外科医师进行，也可由受过专业培训的造口治疗师进行。造口定位应考虑到：① 患者本人能看清楚造口位置，便于自己护理；② 造口应经过腹直肌穿出，可以提高术后造口排便功能、降低术后造口脱垂、造口旁疝等并发症；③ 造口部位应避开腹股沟、瘢痕、皮肤凹陷、皮肤皱褶及髂嵴等骨骼突出处，减轻造口皮肤问题；④ 根据患者生活习惯、职业等情况个体化的调整造口位置。具体定位方式详见第二十四章。

（三）术前常规准备

与一般腹部大手术相同，肠道手术术前需要做好清洁肠道准备，放置胃管。急性肠梗阻的患者或者营养不良、全身情况差的患者，术前应根据病情，及时纠正休克和水、电解质紊乱，维持酸碱平衡，应用广谱抗生素防治感染，并持续胃肠减压以减轻腹胀，必要时输血或白蛋白，纠正营养不良，改善身体状况。

（四）麻醉与体位

根据患者的具体病情，可以选用全麻、硬膜外麻醉、腰麻。如患者情况不佳时，可以采用局部神经阻滞麻醉、局部浸润麻醉。一般采用仰卧位。

三、手术步骤（图 13－1）

（1）左下腹斜切口或左下腹经直肌切口，预定造口位置“十”字形切开腹直肌前鞘，分离腹壁肌肉，切开腹膜，进腹后适当分离游离乙状结肠系膜，将乙状结肠段无张力地牵出腹外。

（2）术前有肠梗阻导致乙状结肠及近端肠管显著膨胀、扩张时，需在此肠段的结肠带上做一荷包缝合，保护好手术野后于其中央纵行切开肠壁，将吸引器管插入近端结肠进行肠充分减压，解除扩张后结扎荷包缝合线。

（3）以左手示指抵于乙状结肠边缘系膜处，右手持血管钳在肠系膜无血管区戳一小孔或电刀在肠系膜无血管区切开一小孔。

（4）将一端连接乳胶管的 1 ml 注射器器身（或者玻璃棒）穿过此孔，然后将乳胶管的另一端和 1 ml 注射器器身（或者玻璃棒）对端套接，使预造口的乙状结肠肠段搁置于腹壁外。

（5）逐层关闭切口，先在切口两端的腹膜缝闭数针，以能在造口乙状结肠旁插入 1 指为度，注意不要太紧，以免造成狭窄压迫肠管产生梗阻，如果切口较长，可逐层缝合至皮肤。将肠段上的浆肌层、脂肪垂或系膜（应避免损伤系膜内血管）分别与腹膜层、腹直肌前鞘层和切口皮下真皮层做间断缝

合固定。

(6) 用电刀或手术刀在外置乙状结肠造口肠段的结肠带上纵行切开肠壁全层，长为 3～4 cm，手指分别探查造口近端管腔、远端管腔是否通畅、有无狭窄，外贴透明造口袋，便于术后动态观察肠管颜色、活力。也可以同时将乙状结肠造口肠段的结肠带上肠壁纵行全层切开 4～5 cm，向外翻转肠壁切缘后将黏膜与皮肤间断缝合，外贴造口袋。

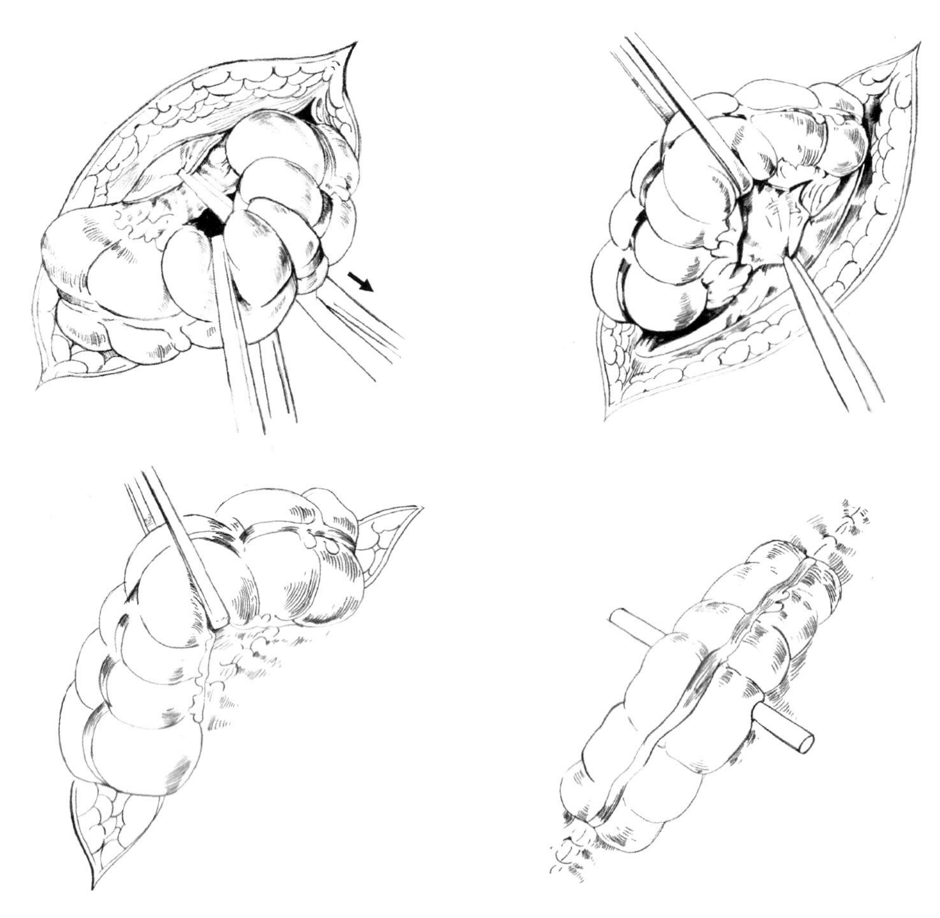

图 13-1　乙状结肠袢式造口示意图

四、手术技巧和注意要点

(1) 乙状结肠袢式造口选择肠段部位，一般选择乙状结肠移动度较大肠段做造口，适当游离后从腹壁切口拉出的肠管必须没有张力，这是防止造口回缩的重要措施。

(2) 保护乙状结肠造口肠袢血供良好，可以触及或者看到系膜内动脉搏动，缝扎时没有结扎主要供血动脉，是预防造口缺血甚至坏死的关键。

(3) 垂直切开腹壁各层结构并垂直拉出肠管，应使乙状结肠的位置保持自然状态；肠袢与腹膜缝合前，应认真辨别其近、远端，避免肠袢扭转，这是防止造口梗阻的要点。

(4) 缝合浆肌层与腹膜时，缝针不可穿透肠壁全层，以防肠内容物外溢，污染腹腔；缝合浆肌层与腹直肌前鞘层和切口皮下真皮层时，缝针不可穿透肠壁全层，以防肠内容物外溢，污染切口。

(5) 腹壁切口各层缝合要松紧适当，以能在造口乙状结肠旁插入一指为度，过紧可影响肠袢的血液循环，过松可引起肠管脱垂。

五、腹腔镜下乙状结肠袢式造口术

腹腔镜微创手术已经广泛应用于腹部手术，行腹腔镜下乙状结肠袢式造口术时，观察孔位于脐上，左下腹预定的乙状结肠造口位置和右下腹分别做操作孔置入戳卡，患者按照腹腔镜下乙状结肠切除术的体位安全固定于手术台，并按照头低脚高位右低左高位倾斜，使乙状结肠向中线移动便于操作。利用超声刀或者电铲等腹腔镜下剪切器械，分离乙状结肠外侧与左侧腹壁、盆壁附着组织和筋膜间隙，从而游离乙状结肠。从左下腹戳卡孔用肠钳钳夹乙状结肠肠袢，切开左下腹戳卡孔周围皮肤，切除部分组织至腹直肌前鞘，行十字切开，分离腹直肌纤维，切开腹直肌后鞘和腹膜，切口大小适中，可以容纳乙状结肠肠袢并空余一指间隙，将戳卡和钳夹结肠的肠钳向外牵拉移除，将乙状结肠游离段外置于皮肤外，继续按照开放手术的方式完成乙状结肠袢式造口术。

第二节　乙状结肠袢式造口的围手术期处理

一、术后处理

为了达到乙状结肠袢式造口手术满意、粪便转流良好的目的，预防各种并发症的发生，术后处理也极为重要，包括全身处理、局部处理等。

(一) 全身处理

1. *持续胃肠减压*　对术前存在明显肠梗阻的患者，术后需先禁食水，持续胃肠吸引减压以防止腹胀、缓解梗阻，如胃液不多、无明显腹胀症状，可以尽早拔除胃管。对术前无明显梗阻、手术顺利的患者，术后当天即可拔除胃管。

2. *静脉输液*　补充水与电解质，维持酸碱平衡，必要时短期给予全胃肠外营养，胃肠功能恢复后给予口服肠内营养和逐渐恢复饮食，如中、重度贫血，及时寻找原因，输血。

3. *抗生素治疗*　肠道手术为清洁-污染手术，围手术期应用肠道相关菌群的广谱抗生素和抗厌氧菌抗生素3～5天，以预防术后发生感染。

4. *加强营养*　停止胃肠减压后，胃肠功能逐渐恢复期间，可以给予口服肠内营养，并逐渐恢复饮食，先进流质饮食、半流质饮食，逐渐改为高热量、高蛋白质、高维生素的少渣普通饮食。

(二) 乙状结肠袢式造口局部处理

术后应每天检查乙状结肠袢式造口，根据不同情况给予相应处理。术后1周左右，切口愈合后拆除皮肤缝合线，支撑肠段的1 ml注射器器身(或者玻璃棒)等待乙状结肠肠壁与腹壁切口初步粘连愈合后，于术后2～3周拔除，切勿过早拔除，以免造口缩入腹腔。造口局部皮肤应保持清洁，造口周围可以涂抹氧化锌软膏或皮肤保护剂，以防粪便刺激引起皮炎。教会患者正确使用粘贴式造口袋。

二、乙状结肠袢式造口并发症的预防和处理

为尽量避免术后并发症，正确的造口手术原则是造口肠管经腹直肌间无张力拖出，一期与皮肤进行缝合，确保造口肠管有活力。尽管不能完全避免并发症的发生，但遵循以上原则可以明显减少术后并发症发生的风险。乙状结肠袢式造口术虽然手术操作简单，但也不是绝对安全可靠，术后可能出现多种并发症，均与术前准备不充分、术中操作不够正规和术后处理欠妥有关。因此，围手术期必须注意预防，如发现并发症应及时正确处理。具体内容详见第十九至二十三章。

三、乙状结肠袢式造口还纳

要根据每个人的造口情况、疾病的种类和全身的情况，个体化分析判断，分别决定造口还纳的时机。在造口还纳之前，造口处的感染、炎症、水肿已经完全消除；必须完善术前检查和术前准备以评估手术安全；行肛门直肠指诊、结肠镜检查对造口远端肠段进行评估，明确远端肠管通畅，同时行结肠镜检查对近端结肠进行评估以确保不存在病变；必要时进行下消化道造影检查；如果乙状结肠袢式造口术是为了保护远端吻合口，在造口还纳之前必须确保该吻合口已经愈合。

乙状结肠袢式造口还纳术基本要点有：通过沿造口周围梭形切开皮肤，必要时适当延长切口，逐层切开皮下组织、腹直肌前鞘、腹直肌至切开腹膜，完全、充分游离袢式造口远、近两端的结肠肠段，切除造口肠段及周围的瘢痕组织，重新吻合后还纳回腹腔即可，可以使用直线切割闭合器将肠管侧吻合，或者管型吻合器端侧吻合，然后逐层关腹，充分冲洗切

口，必要时可以放置引流管。

四、乙状结肠袢式造口与末端回肠袢式造口的比较

乙状结肠袢式造口术和末端回肠袢式造口术是常用袢式造口方式，末端回肠袢式造口手术具有手术操作简便、手术创伤小、较易还纳等优势，术后恢复相对快。造口还纳手术时，由于回肠游离度较大，相对乙状结肠容易分离，末端回肠袢式造口还纳术时间明显短于乙状结肠袢式造口还纳术。有研究表明，乙状结肠袢式造口还纳术后具有较高的切口感染风险，而末端回肠袢式造口还纳术后具有较高的肠梗阻风险，小肠常有不同程度的粘连，导致造口还纳后发生肠梗阻的风险增加，严重者甚至需要再次手术。

（丁健华　朱　军）

参考文献

[1] 孙铁，杨红杰，卢永刚，等．结肠袢式和回肠袢式造口并发症发生风险的 Meta 分析[J]．中华消化外科杂志，2011，10(6)：439－443.

[2] Alexander-Williams J, Amery A H, Devlin H B, et al. Magnetic continent colostomy device[J]. Br Med J, 1977, 1(6071): 1269－1270.

[3] Allen-Mersh T G, Thomson J P. Surgical treatment of colostomy complications[J]. Br J Surg, 1988, 75(5): 416－418.

[4] Cetolin S F, Beltrame V, Cetolin S K, et al. Social and family dynamic with patients with definitive intestinal ostomy[J]. Arq Bras Cir Dig, 2013, 26(3): 170－172.

[5] Kaidar-Person O, Person B, Wexner S D. Complications of construction and closure of temporary loop ileostomy[J]. Journal of the American College of Surgeons, 2005, 201(5): 759－773.

[6] Martins L M, Sonobe H M, Vieira Fde S, et al. Rehabilitation of individuals with intestinal ostomy[J]. Br J Nurs, 2015, 24(22): S4, S6, S8 passim.

[7] Mealy K, O'Broin E, Donohue J, et al. Reversible colostomy-what is the outcome[J]. Dis Colon Rectum, 1996, 39(11): 1227－1231.

[8] Miles R M, Greene R S. Review of colostomy in a community hospital[J]. Am Surg, 1983, 49(4): 182－186.

[9] Narasimharao K L, Chatterjee H. A new technique of prolapse-free transverse colostomy[J]. Surg Gynecol Obstet, 1984, 158(3): 283.

[10] Navsaria P H, Graham R, Nicol A. A new approach to extraperitoneal rectal injuries: laparoscopy and diverting loop sigmoid colostomy[J]. Journal of Trauma, 2001, 51(3): 532.

[11] Park J J, Del Pino A, Orsay C P, et al. Stoma complications: the Cook County Hospital experience[J]. Dis Colon Rectum, 1999, 42(12): 1575－1580.

[12] Pittman J, Kozell K, Gray M. Should WOC nurses measure health-related quality of life in patients undergoing intestinal ostomy surgery[J]. J Wound Ostomy Continence Nurs, 2009, 36(3): 254－265.

[13] Porter J A, Salvati E P, Rubin R J, et al. Complications of colostomies[J]. Dis Colon Rectum, 1989, 32(4): 299－303.

[14] Smit R, Walt A J. The morbidity and cost of the temporary colostomy[J]. Dis Colon Rectum, 1978, 21(5): 558－561.

[15] Tekkis P P, Kocher H M, Payne J G. Parastomal hernia repair: modified Thorlakson technique, reinforced by polypropylene mesh[J]. Dis Colon Rectum, 1999, 42(11): 1505－1508.

[16] Unti J A, Abcarian H, Pearl R K, et al. Rodless endloop stomas. Seven-year experience[J]. Dis Colon Rectum, 1991, 34(11): 999－1004.

第十四章
乙状结肠单腔造口术

第一节　乙状结肠单腔造口手术适应证和手术技巧

一、适应证

（1）腹会阴联合直肠癌根治术后做永久性的人工肛门。

（2）晚期直肠癌姑息切除患者。

（3）患者一般状况较差，无法耐受长时间麻醉、手术。

（4）合并肠梗阻、术前无法进行肠道准备的急诊手术患者。

对于无法切除的直肠癌患者，不应行远端结肠封闭，近端乙状结肠单腔造口，因肿瘤进展造成完全肠梗阻，该段肠管形成一个闭袢，结肠持续分泌肠液，可能导致肠管内压力增高甚至破裂、急性弥漫性腹膜炎，手术操作时应予注意，此时应行乙状结肠双腔造口术解除梗阻。笔者所在科室接诊过一例会阴部外伤患者，6个月前车祸伤导致会阴部撕裂伤、伤口感染，当时在外院急症行乙状结肠远端封闭，近端提出单腔造口，术后会阴部伤口瘢痕愈合导致肛门闭锁，封闭的肠管形成一个闭袢，患者因剧烈下腹部痛来我院就诊，CT检查提示肠管扩张直径约7 cm，急症介入行穿刺引流出肠液500 ml后患者症状好转。

二、手术技巧

（一）腹膜内造口

（1）在预定造口部位用鼠齿钳提起皮肤，用手术刀切除直径为1.5～2.0 cm皮肤，用电刀切除与皮肤直径一致的皮下组织以供肠系膜组织存放，纵向十字切开腹直肌前鞘，钝性分离腹直肌后纵向十字切开腹直肌后鞘及腹膜。

（2）适当游离降结肠以保证在无张力条件下进行结肠造口。系膜裁剪时应注意保护边缘动脉弓。将乙状结肠提出腹壁外造口时，应让系膜面向内、向下以避免肠管扭曲。目前腹会阴联合直肠癌手术多在腹腔镜下完成，我们的经验是将乙状结肠用切割闭合器横断后，近端肠管用肠钳夹持、固定，且摆好方向，放置于造口下方，切开腹壁后，直接将乙状结肠提出即可。肠管末段应高出皮肤3～4 cm，因为在缝合皮肤与肠管黏膜前，多需要切除切口外肠管约1 cm，提出长度过短时，特别对于肥胖患者，乙状结肠回缩位于皮肤下方，导致造口凹陷。腹腔内乙状结肠保留长度不宜过长，否则乙状结肠在腹壁下方迂曲，粪便通过不畅，容易导致肠扭转，甚至需要再次手术，切除腹腔内过长的乙状结肠重新造口。我们的经验是近端乙状结肠提出皮肤外3 cm左右，且腹腔内的乙状结肠在腹壁下方无明显迂曲。

（3）提出的乙状结肠与腹壁缝合层数目前仍有争议，缝合层数增多理论上会减少切口旁疝的发生，但会增加系膜血管损伤可能，缝合过少会增加造口脱垂、造口旁疝等并发症的发生。我们通常缝合2

层，切开腹壁后，先用 3-0 可吸收线将腹直肌前鞘与腹膜间断缝合 6～8 针，保留缝合针在缝线上，然后将乙状结肠提出腹壁外，将乙状结肠与腹直肌前鞘、腹膜缝合，开放造口后，将肠管与皮肤缝合，这样做的优点：① 腹膜与腹直肌前鞘缝合确切；② 减少了因暴露不佳导致的系膜血管损伤风险。

(4) 间断缝合关闭乙状结肠系膜与侧腹壁的裂隙避免形成内疝。

考虑日后行二次手术还纳的乙状结肠单腔造口患者，应行经腹膜内造口，并且将远端腹腔内的乙状结肠缝合固定于造口下方，再次手术时进入腹腔内可以迅速找到远端肠管，降低手术操作难度。

(二) 腹膜外造口

腹膜外造口应在腹膜与腹直肌后鞘之间进行钝性分离，后壁的分离应在腹膜后无血管平面的疏松间隙中进行，将游离好的肠管循系膜面向内、下的方向在游离好的隧道中拖出腹壁外，将腹膜与肠壁系膜及浆肌层间断缝合、腹直肌前鞘与浆肌层间断缝合，最后采用肠壁全层、浆肌层和真皮层的三点式缝合法缝合造口(图 14-1)。

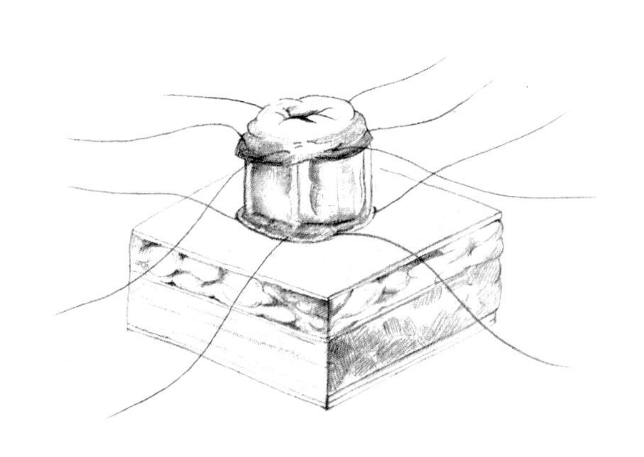
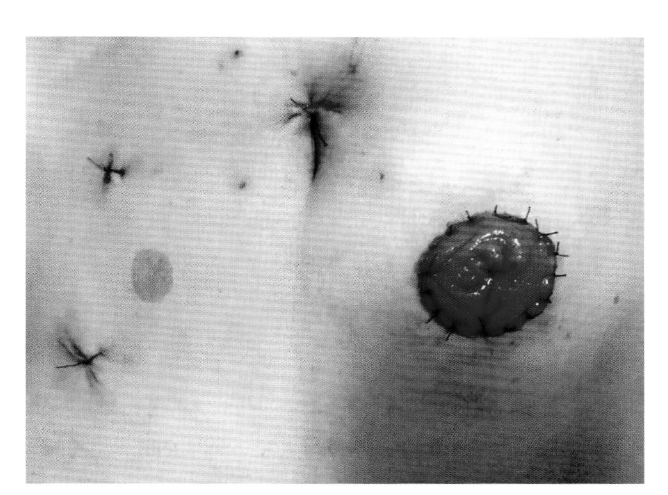

图 14-1　乙状结肠单腔造口

第二节　乙状结肠单腔造口的围手术期处理

合理、美观、易于护理的乙状结肠造口可以明显改善患者的生活质量，乙状结肠单腔造口术的并发症并不少见，部分患者甚至需要再次手术，延长住院时间，增加住院费用，甚至导致医疗纠纷，因此规范造口患者的围手术期处理，规避相关并发症的发生，可以改善患者生活质量。

一、术前健康教育及心理辅导

患者及家属往往对肠造口手术难以接受，容易产生抵触甚至绝望心理，同时因对手术恐惧容易产生焦虑，因此做好患者及家属的术前健康教育及心理辅导可以减轻他们的心理压力，促进患者术后康复。

(1) 利用解剖图向患者及家属讲明结直肠的解剖和生理，因患者病情及疾病治疗需要，必须行肠造口手术，使之明确造口手术的必要性。

(2) 利用书籍、模型及图片向患者及家属讲解肠造口的手术方式、造口位置、造口排便功能和术后生理，使患者认识到造口手术只是排便出口途径的改变，并不会影响胃肠道功能，术后完全可以过普通人的生活。

(3) 向患者及家属介绍造口袋的作用和特性，让他们对造口袋的作用有初步认识，必要时让患者试戴造口袋，使其体会到造口袋隐蔽性很高，不会对其日常生活造成影响，从而消除患者对佩戴造口袋的恐惧感，增强接受造口手术的信心。

(4) 每名患者因为年龄、文化修养、职业特点、宗教信仰的不同而对肠造口手术的认知程度和接受程度存在差异，可针对性地给予患者心理辅导，减轻其心理压力，增强其战胜疾病的信息。

二、造口师定位

术前造口师需要与患者及家属一起，结合患者身体状况、职业等相关情况标识造口位置，定位应在术前 24～48 小时内，不能超过 72 小时。具体定位方式详见第二十四章。

三、造口相关并发症

详见第十九至二十三章。

（卢　云）

第十五章
隐性肠造口术

第一节　隐性肠造口手术适应证和手术技巧

一、隐性肠造口的手术适应证

晚期结直肠癌、盆腔或其他肿瘤，经剖腹探查证实病期较晚，例如，已经存在腹膜转移患者或者肿瘤固定或侵及重要血管不能手术切除患者。虽然近期排便情况尚好，术中探查病变部位无完全梗阻，但是本次手术无法切除病灶同样无法行旁路手术，预计患者在近期内将发生肠梗阻者。在关腹前将病变近端肠管拖至腹膜外埋置于皮下并标记，粪便可正常通过隐性造口处。如果术后患者发生肠梗阻，即在标记处皮下局麻切开肠管，这可避免第二次开腹行人工肛门术，减轻患者痛苦。

Rombeau 等报道了 8 例横结肠隐性肠造口及 7 例乙状结肠隐性肠造口患者。其中 6 例患者术后因为肠梗阻行隐性结肠造口切开，另外 9 例患者直至死亡都无须切开隐性结肠造口。Kyzer 等报道行隐性肠造口病例，包括 2 例手术无法切除的原发性直肠乙状结肠交界癌和直肠、3 例复发性直肠癌，以及 1 例晚期卵巢癌侵及乙状结肠和近端直肠患者。术后仅有 2 例患者因肠梗阻行隐性肠造口切开。孙洪山等报道对 5 例不能切除晚期直肠癌以及 1 例局部复发晚期直肠癌患者行隐性结肠造口联合直肠上动脉化疗泵置入，术后仅 1 例患者因肠梗阻行隐性造口切开。再对另外 16 例晚期结直肠患者行隐性肠造口术后，孙洪山等报道该手术良好效果，其中 6 例患者术后 1 年以上未发生肠梗阻，避免了造口切开。杨家和等报道了 11 例因直肠癌晚期无法切除行乙状结肠隐性造口术患者，其中仅有 4 例术后因为肠梗阻行隐性造口切开。我们对于隐性肠造口手术的观点：对于晚期结直肠肿瘤无法切除患者，或者复发病例进行剖腹探查时，对于伴已存在明显肠梗阻患者可行肿瘤近端一期开放性结肠造口，但对于晚期肿瘤无法手术切除，或者见远处转移，目前无明显肠梗阻但是预期即将发生梗阻患者，如术中不行预防性结肠造口，术后如果出现肿瘤部位梗阻则需要再次开腹行人工肛门手术，患者无法接受。但是如果直接行一期开放性结肠造口，在术后尚未出现肿瘤部位梗阻前不仅增加了患者对人工肛门不能自控的烦恼，也增加了护理负担，而且很多患者再未发生肿瘤导致肠梗阻之前就被恶性疾病夺去了生命。因此，对这些患者行隐性肠造口术是非常实用的，隐性肠造口不但可以免除患者再次行手术造口痛苦，而且患者术后未出现肠梗阻而死亡，则无须行隐性肠造口切开，减轻了患者对于人工肛门不必要的烦恼及护理负担。如果术后发生梗阻，我们能够通过一个小手术解决患者实际问题，这对于患者是最大受益的。

二、隐性肠造口手术技巧

（1）将肿瘤近端肠管（通常选择横结肠或者乙

状结肠，对于盲肠以及升结肠肿瘤也可以选择末端回肠）自切口拖出，肠系膜无血管区切开 2～3 cm 系膜裂孔，再将切口先后将两侧腹膜、腹壁筋膜经肠系膜裂孔用细丝线间断缝合数针，缝合时注意合面应有一定的宽度，其出入肠袢处松紧适度，以容纳一指尖为宜，保证造口处肠管以及系膜与腹壁筋膜周围足够空间，不能影响肠管血供以及功能，保证术后肠内容物能够顺利通过隐性造口处肠袢（图 15－1）。

（2）切除切口处皮下脂肪组织使之皮下隧道后，将造口处肠袢近远端 6～8 cm 肠管置于该隧道内，然后将切开处腹壁以及皮下组织用细丝线间断缝合关闭，切口中间 1～2 cm 皮肤以及皮下组织不予缝合让其自然愈合，便于术后观察隐性肠造口血运情况。注意保证缝合后造口处肠袢周围有足够空间，不影响隐性造口肠袢肠管血供及功能。在拟切开肠袢肠管处皮下注射印度墨汁或者美兰溶液，作为日后患者发生肠梗阻时切开肠管处标志。

（3）隐性肠袢位于腹壁及皮下组织之下，腹壁筋膜之上，周围足够空间不影响肠袢的功能（图 15－2）。

（4）若患者发生肠梗阻，则可在病房或者急诊手术室进行局部麻醉，在梗阻结肠上标记处垂直于原切口方向切开皮肤以及皮下组织，切开后梗阻近端肠管自动凸出切口外（图 15－3）。

（5）在肠对系膜缘垂直于肠管长轴方向切开肠袢，并用 3－0 可吸收线将肠管切缘与皮肤做间断缝合（图 15－4）。

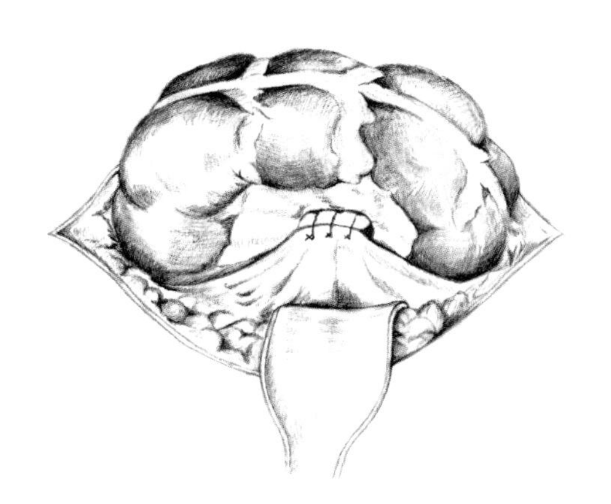

图 15－1　隐性造口处肠袢

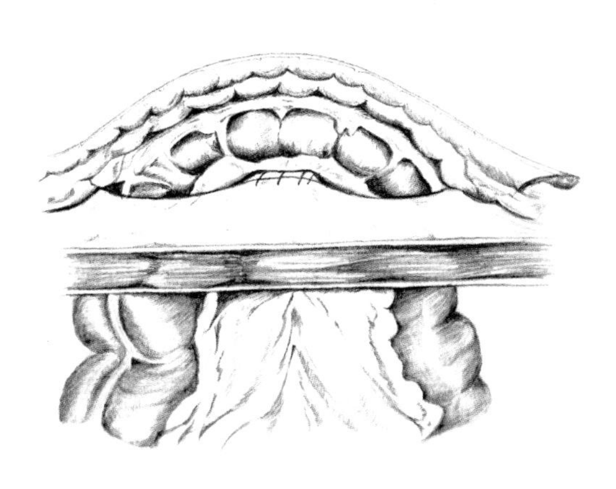

图 15－2　造口肠袢位于皮下

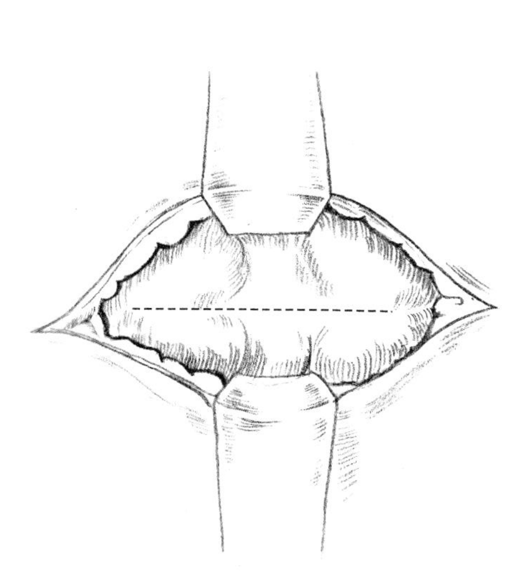

图 15－3　梗阻近端肠管自动凸出切口外

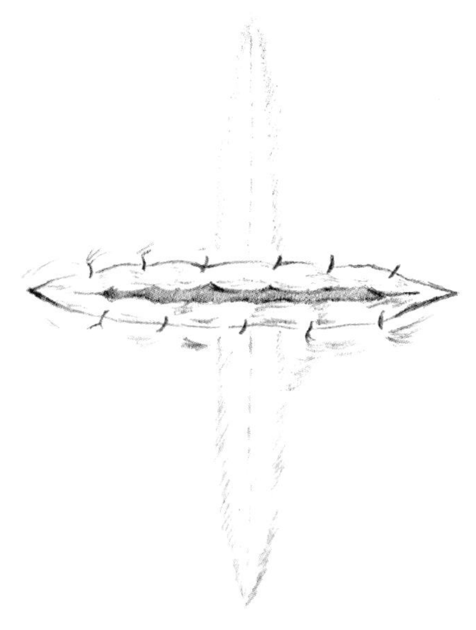

图 15－4　肠管切缘与皮肤做间断缝合

第二节　隐性肠造口的围手术期处理

隐性肠造口手术围手术期处理与其他肠造口手术相似，需要术前沟通，造口定位，术前肠道准备，备皮并清洁手术区域减少切口感染，了解患者对麻醉药物及抗生素的过敏情况。术后伤口护理及隐性造口切开后造口护理。

一、术前准备

（1）术前应和患者及家属沟通关于造口的术后恢复以及发生肠梗阻时如何联系手术医师、如何就诊、隐性造口切开后如何护理。消除患者及家属疑虑，鼓励患者及家属士气。

（2）腹部造口最佳位置需要手术医师及造口治疗师根据患者实际病情和肿瘤实际位置从“仰卧、静坐及站立”三方面进行造口定位，具体详见第二十四章。

（3）拟行隐性肠造口患者术前3天开始进食半流质饮食，以稀饭面条作为主食，禁食粗纤维饮食。术前1天进食牛奶、米汤等流质饮食，给予适当补液，减少肠腔内粪便量，便于清洁肠道。

（4）口服泻药或者清洁灌肠。通常采用磷酸钠盐口服液2瓶，每瓶混合750 ml饮用水，分次2小时内服用完毕。老年患者采用复方聚乙二醇2袋，每袋用1 L饮用水溶解后分次2小时内服用完毕。合并肾功能不全患者建议采用清洁灌肠。

（5）及时纠正患者低蛋白血症、贫血，如合并糖尿病，需要控制随机血糖为7.8～10.0 mmol/L，合并心功能不全患者及肺部疾病患者需要请相关科室会诊协助处理。

二、术后护理

（1）术后造口出肠袢未切开前，应注意定期观察腹部伤口及皮下隐性肠管有无受压情况，如出现造口处肠管受压，需要及时行造口处皮肤以及皮下组织切开减压。

（2）术后需要定期对患者随访，了解患者术后恢复情况。当患者未出现肠梗阻症状时，需要定期指导患者饮食，详细掌握患者排便情况。当患者出现肠梗阻症状时，需要指导患者及家属及时就医，如果患者距离医院较远，需要电话指导当地医院医师给予患者行隐性肠造口切开术。

（3）如患者发生肠梗阻切开隐性肠造口后，可用粘贴式造口袋护理。需要注意观察造口处肠管颜色，如果造口处肠管颜色出现苍白或者深红色，需要严密观察。如果造口处黏膜颜色出现缺血坏死情况，需要及时手术，重新做造口。对于造口水肿患者，如果患者有低蛋白血症、贫血或者合并心功能不全，需要及时纠正。排除以上原因出现造口水肿的患者，可用高渗盐水外敷。

（4）隐性肠造口开放后，需要继续对患者随访，对患者及家属进行心理疏导，并专业指导患者及家属学会更换造口袋，以及使用皮肤保护剂或者皮肤屏障保护造口周围皮肤。对于出现造口周围皮肤侵蚀的病例，需要造口治疗师给予专业治疗以及护理。

（江从庆　刘韦成）

◇参◇考◇文◇献◇

［1］孙洪山，谭海东，刘继英，等．动脉置管埋植药泵并隐性结肠造口术治疗晚期直肠癌6例［J］．中华肿瘤杂志，1995，17(4)：288－291．
［2］孙洪山．隐性结肠造口术16例疗效观察［J］．人民军医，1997，40(6)：325－326．
［3］杨家和，殷广福，许正昌，等．埋藏式乙状结肠造口手术方法［J］．实用肿瘤杂志，1989，4(3)：168．
［4］杨宁，傅传刚．隐性结肠造口术［J］．国际外科学杂志，1994，5：315．
［5］喻德洪．肠造口治疗［M］．北京：人民卫生出版社，2004．

[6] Leyk M, Ksiażek J, Habel A, et al. The influence of social support from the family on health related-quality of life in persons with a colostomy[J]. J Wound Ostomy Continence Nurs, 2014, 41(6): 581-588.
[7] Corman M L, Bergamaschi R, Nicholls R J, et al. Corman's Colon and Rectal Surgery, Sixth Edition[J]. Wolters Kluwer Health/Lippincott Williams & Wilkins, 2013.
[8] Rombeau J L, Turnbul R B Jr. Hidden-loop colostomy[J]. Dis Colon Rectum, 1978, 21(3): 177-179.
[9] Unti J A, Abcarian H, Pearl R K, et al. Rodless end-loop stomas[J]. Seven-year experience. Dis Colon Rectum, 1991, 34(11): 999-1004.

第十六章
节制性肠造口术

第一节　节制性回肠造口术

因严重的溃疡性结肠炎、家族性腺瘤性息肉病等疾病行全大肠切除术的患者，可能需行永久性回肠造口术。由于回肠造口排泄物一般为液体状，造口排出量大，缺乏规律性，因此，行永久性回肠造口的患者往往需要承受极大的护理工作及身心痛苦。因此，构建节制性回肠造口（continent ileostomy，CI）对患者生活质量的改善具有重要意义。

Kock 于 1969 年首先进行构建节制性回肠造口的尝试：通过手术将末端回肠改造成一个高容量-低张力的储袋；再通过将出口段回肠进行套叠，形成一个活瓣阀门结构（图 16－1）。储袋最终可容纳 500～1 000 ml 的粪水，起到暂时存储粪水的功能；平时，活瓣阀门处于关闭状态，排便时，活瓣阀门受导管引导开放，完成粪水引流，起到节制粪便的功能。瑞典哥德堡市的萨赫尔格雷斯卡大学医院（Sahlgrenska University Hospital）率先在患者中推广“Kock pouch”术。临床随访观测结果显示，“Kock pouch”术术后急性及慢性并发症的发生率相对较高，且多与活瓣阀门相关：由于套叠段回肠易出现移位或失套叠的情况，活瓣阀门常容易失去节制功能。因此，1978—1980 年，Kock 利用固定缝合的方式增强活瓣阀门的稳定性，完成了“Kock pouch”术的改良（图 16－2）。经过手术经验积累及手术方式改良后，手术死亡率及非致命性并发症从

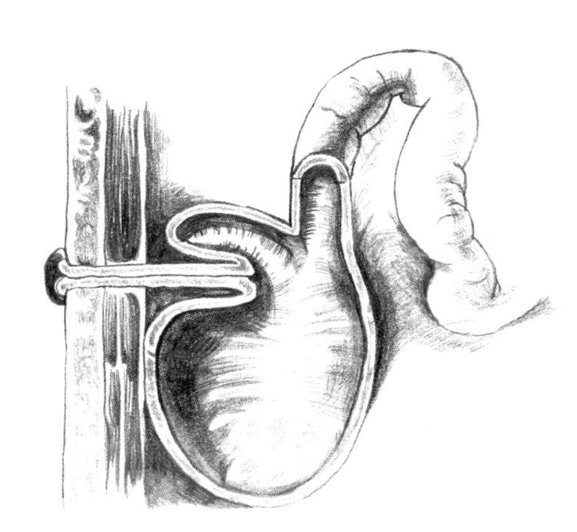

图 16－1　活瓣阀门

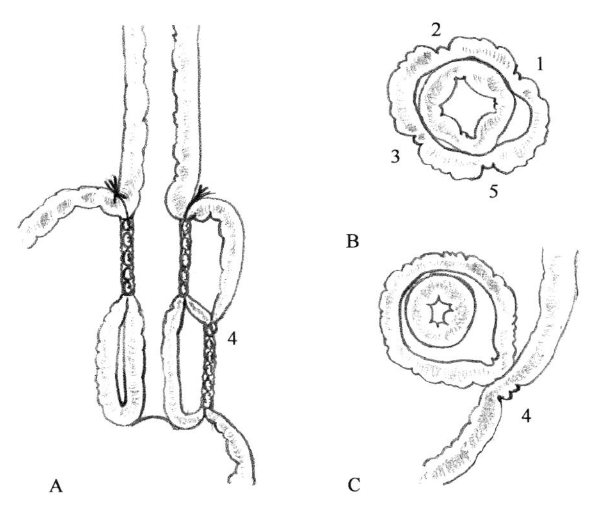

图 16－2　改良“Kock pouch”术

1967—1974 年的 4.3%及 23%，降至 1975—1984 年的 0 及 8%。最终，“Kock pouch”术成为构建节制性回肠造口的有效办法。“Kock pouch”术患者术后仍受到一系列并发症的困扰，使得术后 15 年患者的再手术率达 45%左右。其中，由于含消化酶的回肠粪水过久储存于回肠储袋中，储袋炎（pouchitis）成为最常见的术后并发症，发生率可达 30%左右。此外，还有活瓣阀门形成瘘管、肠段坏死、肠段脱垂等众多术后并发症。尽管如此，“Kock pouch”术仍大大改善了患者的生活质量。

Kock 的开创性手术方式，不仅为患者带来福音，还启发伦敦圣-马克思（St. Marks, London）的艾伦·帕克斯爵士（Sir Alan Parks），于 1978 年公布了更为著名的回肠储袋肛管吻合术（ileal pouch anal anastomosis, IPAA）：保留肛门括约肌功能，将回肠储袋拉至盆腔内与肛管进行吻合。

目前，IPAA 术已成为行全大肠切除术患者重构排便功能的通行手术，大部分患者因此保留了自主排便的功能。少部分术中无法行 IPAA 术或 IPAA 术后严重大便失禁的患者，仍能通过改行“Kock pouch”术实现对粪便的节制。

第二节 节制性结肠造口术

节制性结肠造口（continent colostomy, CC），又称节制性人工肛门。通过尽可能增强造口者的术后自主控便的能力，给患者心理、工作和社交带来方便，从而提高患者的生活质量。过去 30 余年来，为达到更理想的自主控便能力，众多学者进行了有意义的探索。增加结肠造口的“节制性”主要有两种思路：① 装置栓堵；② “新括约肌”重建。

一、装置栓堵

1975 年，Feustel 和 Hennig 设计了“磁圈型节制性人造肛门”。此设计先在造口周围皮下植入一磁性圈，磁性圈通过磁力吸引插入人造肛门的磁性闭孔塞，从而达到栓堵造口，阻止粪便外溢的节制性作用。Khubchandani 等在 14 例患者中试验此设计，结果只对 50%的患者有效。Khubchandani 等认为此设计对手术要求高，术中应注意：尽可能垂直脱出结肠；尽可能减少黏膜外翻；尽可能避免感染。同时，对患者的选择亦有严苛要求：过胖（皮下脂肪层>5 cm）或过瘦（皮下脂肪层<1 cm）的患者均不能很好地负荷磁环。Alexander-William 等则在 61 例患者（55 例一期手术，6 例二期手术）中试验此设计。最终，1 例（1.6%）因移植处感染死亡，12 例（19.7%）因伤口不愈或晚期皮肤坏死被迫取出磁圈，27 例（44.3%）因各种原因始终未能用磁帽。仅 21 例（34.4%）可规律地应用磁帽[其中 6 例（9.8%）部分节制，15 例（24.6%）完全节制]。Kewemer 等报道的 21 例患者（3 例一期手术，18 例二期手术）中，除 3 例在术后短期死亡（与手术无关）外，部分节制仅 2 例（9.5%），完全自制仅 8 例（38.1%）。因此，磁圈型节制性人造肛门因远期效果不佳而未能推广。

1983 年，Plager 等设计了一种“硅环-气球栓型节制性人造肛门”（图 16-3）。此设计先带凸缘的硅环缝合在腹壁造口处，随后将造口结肠从环内垂直

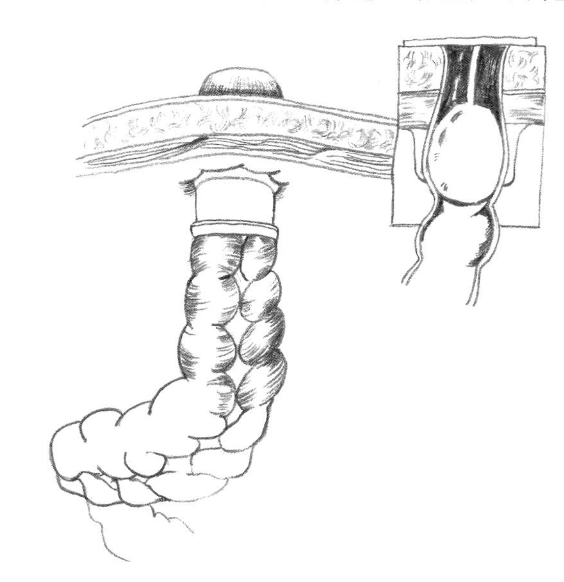

图 16-3 硅环-气球栓型节制性人造肛门

脱出。术后通过使用合适体积的硅气球进行栓堵。术后使用时，需遵循“循序渐进，逐渐适应”的方案：术后1周开始用硅气球，第1天使用1小时，休息30分钟后再使用1小时。第2天则将使用时间延长至2小时。此后使用时间逐渐增加。同时还可辅助以结肠灌洗。Plager等在74例患者中试验此设计。3例因硅种植并发症取出硅环，2例因肠坏死及肠瘘而取出硅环。部分患者因不耐受而仅用结肠灌洗，其余大部分患者，尤其是青年造口者，对此法满意度较高。若能正确使用该设计，有患者可维持自制达24小时。目前，硅环-气球栓型节制性人造肛门仍在继续评估中，亦没有推广使用。

1984年，Burcharth等设计出一种新颖的一次性结肠造口栓，在增强造口节制性上带来大的进步。栓子类似“蘑菇伞”造型：“伞柄”是由聚亚胺脂泡沫制成的，压缩于一个溶水性薄膜内的栓子；“伞面”是黏附于造口周围皮肤上的基板，既用以保护皮肤，又为栓子提供附着处(图16-4)。栓子插入造口内，薄膜很快溶解，吸水膨胀后的泡沫能完美地封闭肠腔，从而在不需要额外手术的情况下，实现对造口的良好节制。此外，栓子内部还设计有活性炭过滤器，能有效吸附肠腔内气体的异味成分。栓子分为一件式和二件式：前者制造简单，价格低，可单独应用；后者制造较复杂，价格高，但更安全可靠，并可与造口袋配合使用。由于外形薄，隐蔽性好，结肠造口栓显著提高了患者在社会生活和性生活中的生活质量。Cloague等的研究表明，76%的造口患者可以节制粪便，且排气无味无声，1/3以上的患者使用结肠造口栓后显著地改善了生活质量。随后，欧美等国开展了大规模的临床应用，取得了良好的效果。1992年，上海长海医院对16例[男9例，女7例；平均年龄54岁(24～72岁)]应用此栓的造口者进行随访。16例患者中，3例合并使用造口灌洗，13例未用造口灌洗。“一件式”患者平均使用时间为14.3小时；“一件式+灌洗”患者平均使用时间为29.0小时。“二件式”患者平均使用时间为12.6小时；“二件式+灌洗”患者平均使用时间为36.7小时。说明辅助以结肠灌洗能有效延长结肠造口栓的使用时间。81.3%的患者反映使用后舒适，无臭味，使用方便，可节制排粪。但使用过程中也存在腹部不适、栓子脱落、造口处水肿及湿疹等不良反应。应用结肠造口栓的适应证包括：结肠造口术后6周以上的单腔造口者，粪便成形且有固定的排便规律。禁忌证包括：大便每天多于3次以上，造口旁疝，造口处狭窄或机械性肠梗阻。目前，结肠造口栓在国外拥有较多的使用者，在国内仍需进一步的推广。

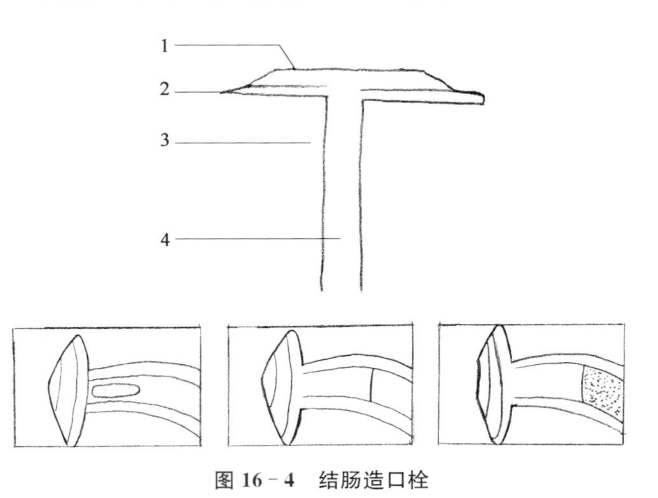

图16-4 结肠造口栓

1：碳过滤器；2：基板；3：薄膜；4：泡沫

二、“新括约肌”重建

1979年，Schmidt等尝试通过在人工肛门口附近移植“新括约肌”来节制粪便外溢。Schmidit首先取下一段10 cm的正常结肠端，随后剖除其肠壁外侧脂肪、系膜及肠壁内黏膜层，仅留下结肠浆膜肌层，纵向沿结肠带切开残留的浆肌层肠管，抗生素溶液中浸泡5分钟，在距离外置结肠末端2 cm处，将浆肌层供体一端与其前方结肠缝合，并将这段移植肠管拉长到原来长度的2倍以克服肌肉痉挛，随后包绕在结肠周围，再将其缝合一周。“新括约肌”移植后，将其远端2 cm的结肠缝合固定于肛门处皮肤和皮下组织。在Schmidt等报道的500例患者(231例为其本人病例)中，0例死亡；15例需去除移植的“新括约肌”；约80%的病例能良好节制粪便，无须体外用具，生活质量显著改善。1981—1997年，李光华等引用Schmidt手术，对90例Miles术患者(男49例，女41例；年龄20～80岁)行自体平滑肌结肠造口，结果显示患者无手术死亡，无远期并发症，无功能丧失，粪便节制效果达79.9%(72/90)，患者不需要长时间使用造口用具。1999—2003年，胡建华等在施行 Miles 术时,通过将造口乙状结肠近端外翻,行浆肌层与浆肌层缝合,从而形成结肠人工折叠。改进后的结肠造口节制能力大大改善,手术 23 个月后,患者造口予卫生纸覆盖即可,无须强制佩戴造口袋。

1952 年,Pickcell 等创造性地将股薄肌移位并包绕会阴人造肛门以期形成新的肛门括约肌。通过此法,Pickcell 希望能使会阴人工肛门拥有更好的节制性,从而使 Miles 术后接受会阴造口的患者既不改变身体结构,又不增加造口护理难度。Pickcell 等先后尝试了单侧股薄肌移位包绕法和双侧股薄肌移位包绕法,但效果均不理想。随后,有动物实验发现长时低频电刺激能使易疲劳的快肌纤维转化为不易疲劳的慢肌纤维。在此理论基础上,1987 年,Cavina 等创造性地利用电刺激装置来解决股薄肌移位后萎缩的问题。此后,动力性股薄肌成形术(dynamic graciloplasty)被成功用以治疗大便失禁患者,效果令人满意。

以上两种思路经过 30 余年来的探索和实践,均取得了鼓舞人心的进步,然而由于各自众多的制约因素的存在,以及造口袋工艺的突飞猛进,各种节制性结肠造口技术未能得到广泛使用。因此,在运用节制性结肠造口技术时,须有更严格的指征:病灶未扩散,排便习惯正常,愿意承受相关风险。

(郑楠薪　隋金珂　张　杭)

◇参◇考◇文◇献◇

[1] 胡建华,王本忠.出口折叠式腹膜外结肠造口术 19 例[J].人民军医,2005,48(3):150.

[2] 李光华,吴允明,程庆君,等.自体平滑肌移植节制性结肠造口 90 例报告[J].中国实用外科杂志,1998,18(3):175-176.

[3] 喻德洪,杨岑山.有节制功能肠造口——介绍造口栓[J].国际外科学杂志,1992,2:36.

[4] 喻德洪.现代肛肠外科学[M].北京:人民军医出版社,1997:459-461.

[5] Lirici, Ishida, Di Paola, et al. Dynamic graciloplasty versus implant of artificial sphincter for continent perineal colostomy after Miles' procedure: Technique and early results[J]. Minim Invasive Ther Allied Technol, 2004 Dec; 13(5): 347-361.

[6] Par Myrelid, Mattias Block. The Koch Pouch [M]. Springer, ISBN 978-3-319-95591-9 (eBook).

第十七章
特殊情况下的肠造口术

尽管肠造口手术是结直肠外科医师极为熟悉的一种术式，但在一些特殊情况时，如肥胖、大肠梗阻、急诊手术等情况下，如何制作一个部位合理、血运良好的肠造口仍然是外科医师面临的挑战。因为，一个制作不佳的肠造口不仅会影响患者的治疗结果，还会导致术后造口并发症发生率的升高，甚至导致极为棘手的并发症发生。因此，外科医师不要把肠造口看作一个小手术而让经验不丰富的医师去做，特别是在某些特殊情况下的肠造口更加不能掉以轻心，手术前应认真讨论、制定方案，术中应精细地操作，术后应注意观察造口情况，及时发现并处理并发症，这是提高特殊情况下肠造口手术成功率、降低术后并发症发生率的关键。本章将就几种特殊情况下的肠造口结合笔者临床诊疗体会进行阐述。

第一节　肥胖患者肠的肠造口术

目前，肥胖已成为一个全球化的问题，在中国，超过20%的人群有不同程度的肥胖。特别是近年来结直肠癌发病率在中国持续上升，这就意味着将来会有更多肥胖的结直肠癌患者可能接受造口手术。大量研究表明，肥胖与结直肠术后并发症发生率升高密切相关。肥胖患者术后切口感染、裂开以及吻合口瘘发生率明显升高。此外，肥胖患者造口相关并发症发生率同样会升高，如造口缺血、造口回缩等。特别要注意的是，肥胖是结直肠癌发生的一个可能危险因素，这也增加了肥胖患者需接受结直肠手术包括临时性甚至永久性造口的可能性。在本节内容中，我们将就肥胖患者造口特点、手术技巧、造口相关并发症等问题进行探讨。

肥胖患者的肠造口手术常面临以下几点问题：① 肥胖患者腹部形态受体位影响明显，导致常规造口定位的部位往往不适合造口，需根据患者不同体位下腹壁具体形态而采取个体化定位，这加剧了术前造口定位的难度；② 腹壁脂肪厚，这意味着需要更长的肠管穿过腹壁才能造口，同时由于肥厚腹壁脂肪组织层的挤压，肠管顺利穿过腹壁的难度增加；③ 肥厚患者肠系膜短，进一步提升了肠管无张力拉出腹壁外的难度；④ 肥胖患者肠系膜组织厚且脆、血管走形不易看清，特别是结肠造口时易损伤边缘血管弓导致肠管缺血。此外，肥胖患者常常合并糖尿病，组织愈合能力差，术后易发生并发症。Harilingam等报道，肥胖是造口并发症（脓肿、回缩、狭窄）的独立危险因素（OR：3.3；95%CI：1.61～7.18）。特别是在肥胖患者中，造口回缩的发生率可达62%。因此，对于拟行肠造口手术的肥胖患者，手术医师和造口治疗师应在术前进行联合查看患者，并在床边进行造口方式和造口定位的讨论，并且应该由有经验的外科医师和造口治疗师实施或直接进行指导。

一、术前准备

（一）术前宣教和计划

在术前，医师和造口治疗师应和患者及家属进行术前宣教，让他们理解造口手术的必要性、了解造口术后生活的改变。术前宣教有利于减轻患者造口术后的焦虑感，能更好、更快地适应造口术后的生活。我们的做法是，在术前由床位医师、护士和造口志愿者共同对患者及家属进行宣教，这种协同教育的术前宣教模式取得了很好的效果。此外，对于计划行造口手术的肥胖患者在术前应制订详细的造口手术方案，具体包括：造口目的是永久性造口还是临时性造口，如果是临时性造口，除了选择良好的造口部位、适合的造口肠段以降低术后造口相关性并发症外，还应考虑如何有利于二次还纳手术。

（二）造口定位

手术前，肥胖患者造口术前定位对降低术后造口并发症有重要意义。手术医师、护士或肠造口治疗师应与患者及其家属共同选择造口的部位。对于造口定位，我们认为：① 患者本人能看清楚造口位置，便于自己护理造口；② 造口应经过腹直肌穿出；③ 造口部位应避开瘢痕、皮肤凹陷、皱褶及骨骼突出处；④ 根据患者生活习惯、职业等情况个体化的调整造口位置。对于肥胖患者，由于肥胖患者上腹部皮下脂肪层相对下腹部薄，同时上腹部皮肤皱褶形态较下腹部受体位影响小，可以避免因隆凸的腹部挡住患者检查造口的视线或者不同体位引起皮肤皱褶的改变而影响日后自我护理及造口并发症的发生。因此，我们对于特别肥胖患者的造口位置常常会提高到左、右上腹部。

二、术中操作技巧

笔者认为，在肠造口手术中应注意以下几点：① 从腹壁切口拉出的肠管必须没有张力，这是防止造口回缩的重要措施；② 造口肠袢血供良好，可以看到系膜内动脉搏动，这是预防造口缺血甚至坏死的关键；③ 垂直切开腹壁各层结构并垂直拉出肠管，避免肠袢扭转，这是防止造口处梗阻的要点。此外，对于肥胖患者的造口，笔者还有几点操作体会如下。

（一）腹壁切口/隧道的制作

肥胖患者皮肤较为菲薄且张力较大，因此，皮肤一旦切开，切口会自行扩大，因此，造口处的皮肤切口不宜过大。此外，由于肥胖患者皮下脂肪层厚，因此，对于这类患者进行造口时，我们通常会切除直径约2 cm的圆形皮肤，用Allis夹持该处皮肤，用2把小S拉钩暴露皮下脂肪层，并用电刀切除与皮肤垂直的下方脂肪组织直至腹直肌前鞘。分离腹直肌，如果行腹膜内造口，切开腹直肌后鞘和腹膜，腹膜开口大小为轻松通过2指。若行腹膜外造口，切开腹直肌后鞘，分离腹膜与腹直肌后鞘之间的疏松组织并构建腹膜外隧道，隧道开口大小为穿过肠管后隧道能通过1指即可。

（二）腹壁肠管通道的建立

肥胖患者肠系膜肥厚加上腹壁厚，因此，肠管从腹壁穿出的过程并不像普通患者一样容易。如果操作过程中稍用暴力，就有可能导致肠管浆膜撕裂、系膜血管损伤，从而导致造口失败。对于这类患者，可以使用腔镜切口保护圈并置于腹壁切口中，并涂以润滑剂，建立腹壁肠管通道（图17-1），可以很好地辅助造口肠段通过腹壁。

（三）拉出肠管并固定

从腹壁侧经过切口保护圈向腹腔内伸入卵圆钳，夹持住拟造口处肠管，从内向外牵引出腹壁外。对于不同类型的造口，缝合方式不同。对于永久性结肠造口，通常采用可吸收线分别在腹膜层、腹直肌前鞘和真皮层间断缝合固定；对于临时性造口，可采用可吸收线间断缝合真皮层即可。对于部分系膜已经进行最大限度分离，但肠管造口端仍然无法在无张力的情况下穿出腹壁，这时可以考虑采取“类袢式造口”的方法进行造口。

三、术后造口并发症

肥胖患者造口相关并发症发生率同样会升高，特别是造口缺血、造口回缩等并发症尤为常见。本节内容仅介绍与肥胖相关的一些造口并发症的基本情况，而对于治疗将会在后续的造口并发症相关章节中进行详细讲解。

（一）造口缺血

造口缺血是术后早期的常见造口并发症之一。这常常与系膜张力过大、系膜血管保留不当等因素有关。因此，在手术结束之前，应对造口血供情况进行评价。结肠造口缺血发生率在1%～10%，回肠造口缺血发生率在1%～5%。而在肥胖患者中，肠

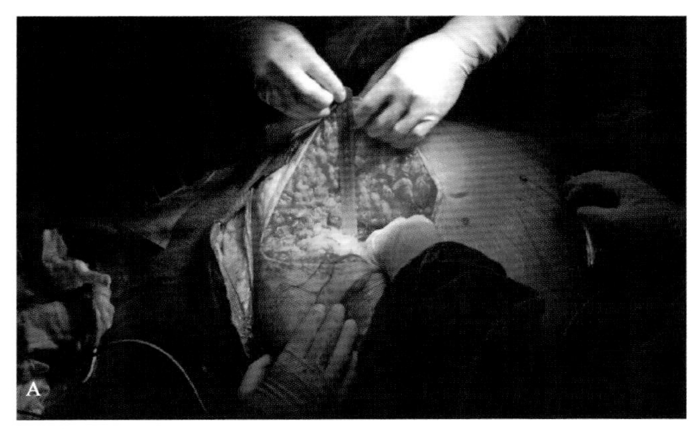

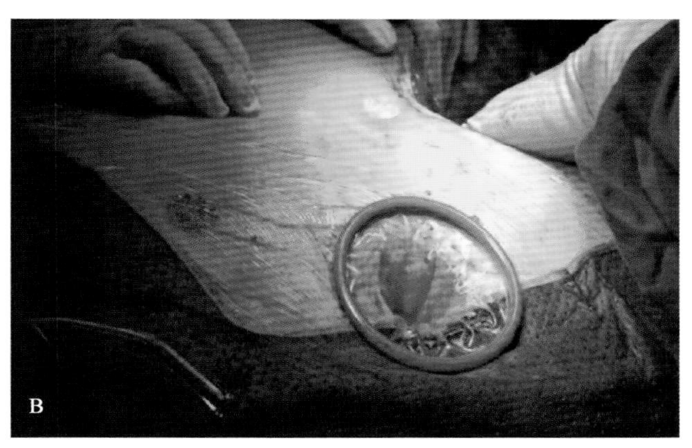

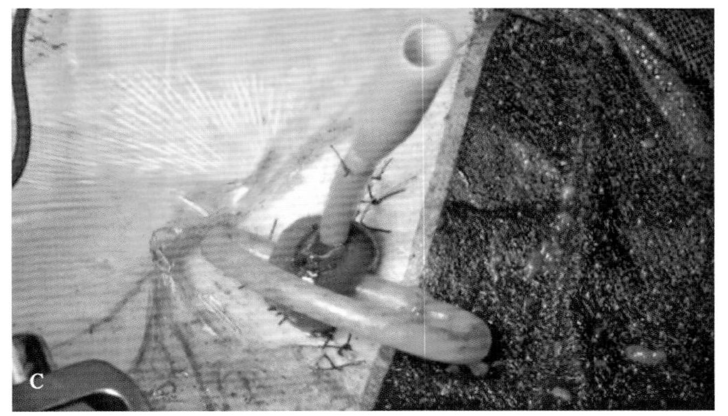

图 17-1　重度肥胖患者通过建立腹壁通道顺利完成回肠造口

A. 腹壁脂肪层厚度达 20 cm；B. 放置腔镜切口保护圈建立腹壁通道；C. 在右上腹造口定位处完成回肠代膀胱袢式造口

造口缺血则更为常见。造口缺血的处理及最终转归与缺血肠管的长度和肠壁缺血的深度密切相关。

（二）造口回缩

早期造口回缩与张力过高有关，但也与糖尿病、糖皮质激素等因素导致组织愈合不良有关。文献报道，结肠造口回缩的发生率为 2%～13%，回肠造口回缩的发生率为 11%～24%。而造口术后的体重增加是导致造口回缩的重要原因。

第二节　结肠梗阻患者的肠造口术

大肠梗阻为闭袢性梗阻，是一种需要积极进行干预的急症。近年来，以梗阻为首发表现的结直肠癌越来越常见，常需要进行肠造口达到减压目的。尽管肠造口多为暂时性，但个别也为永久性。肠造口手术操作虽不复杂，但是一救命的急症手术。若处理不当，不仅达不到减压目的，有时反而导致一些并发症的发生，甚至危及患者生命。因此，要熟悉大肠梗阻的特性及掌握肠造口术的术式，对各种肠造口术的优缺点及术中注意事项都要心中有数，才能得到如期的效果。

一、盲肠造口术

盲肠造口分为盲肠插管造口及经皮肤切开造口（详见第十一章）。后者不需冲洗，护理简单，在术中即可减压，对于梗阻患者而言，后者优于前者。

（一）适应证

急性大肠梗阻，特别是右半结肠癌导致的梗阻，同时患者一般情况差，伴有重要脏器功能不全，不能耐受一期切除手术，或者无法耐受其他经腹减压手术，或者没有条件进行内镜下支架置入术等情况可行盲肠造口术。特别是对于影像学评估发现盲肠显著扩张者，应尽快行盲肠造口术。

（二）禁忌证

由于盲肠造口减压效果可能不佳，因此，有学者认为凡是可以行其他结肠造口方式的患者均不宜行盲肠造口术。

（三）术中注意事项

术中应严格注意无菌操作，否则会导致严重腹壁感染，甚至发生坏死性筋膜炎，危及患者生命。所有缝线不应穿透肠壁全层，否则将导致肠瘘，引起严重腹腔感染。

二、横结肠袢式造口术

与盲肠造口相比，横结肠造口减压更充分，可完全转流粪便。文献报道，横结肠造口减压满意率为85%～95%，而盲肠造口只有50%～75%。但肠梗阻时横结肠造口扩张明显，因此横结肠造口往往较大，导致术后早期护理不便。同时造口远端肠腔内的粪便仍会通过远端穿孔部位继续污染腹腔。

（一）适应证

左半结肠癌伴梗阻患者，无法行内镜下支架置入或支架置入失败者。左半结肠癌切除吻合，由于肠壁水肿或其他影响吻合口愈合不良的危险因素，行转流性横结肠造口。

（二）禁忌证

乙状结肠扭转不能行横结肠造口，这种闭袢性肠梗阻形成扭转的乙状结肠和近端扭转点与回盲瓣之间肠管2个闭袢，特别是乙状结肠系膜扭转后会导致相应肠道血供障碍甚至发生绞窄，因此，乙状结肠扭转行横结肠造口是错误的治疗方法。

（三）术中注意事项

尽管结肠梗阻时肠腔直径显著增大，但腹部造口切口直径不应超过3 cm左右，否则术后肠管退缩后容易发生造口旁疝。小心游离横结肠肠管并提出腹腔后先行肠减压术。在行减压时先在肠管周围铺上湿盐水垫以避免减压过程中溢出的粪水漏入腹腔。随后，在拟造口肠管系膜对侧缘进行荷包缝合，于缝合远近端肠管分别上肠钳避免置入肠减压管时过多粪水涌出。依次减压远端和近端肠管后暂时封闭减压口。进一步游离横结肠使之无张力拉出腹壁外。肠管缝合固定前应确认其远近端，以防扭转。切口缝合松紧要适当，过紧会影响肠管血运，过松可导致造口旁疝及肠管脱出。一般缝合后结肠旁能伸入1示指较为合适。缝合时尽量采用可吸收线，与肠壁缝合时应缝合浆肌层，避免缝合全层而导致肠漏。固定好袢式造口的支撑棒避免滑脱。

三、乙状结肠袢式造口术

乙状结肠造口临床常用，手术操作简便、快速、污染小。但同样存在造口体积较大、术后早期护理要求较高的问题。

（一）适应证

直肠癌伴梗阻时，乙状结肠袢式造口术可作为分期手术之一。其次可用于无法切除的晚期直肠癌患者。对于直肠穿孔修补后可作为保护性造口以转流粪便，利于修补口的愈合。

（二）禁忌证

造口近端乙状结肠或更近端结肠有梗阻性病变时不宜选乙状结肠做袢式造口。乙状结肠扭转是乙状结肠袢式造口的绝对禁忌证。

（三）术中注意事项

一般选择乙状结肠移动度较大的部位做造口，一般游离左侧腹壁乙状结肠先天性粘连后即可轻松拉出乙状结肠。造口缝合固定前应确认乙状结肠走行自然，以免发生扭曲或张力过大导致术后并发症的发生。其余同横结肠袢式造口。

四、乙状结肠单腔造口术

多用于腹会阴联合切除术或Hartmann术。前者是低位直肠癌常用的术式之一，而Hartmann术多用于乙状结肠癌远端梗阻患者。其方法是切除远端肠管病变并封闭远端肠管，脱出近端乙状结肠行单腔造口。Hartmann手术由于避免了对水肿的肠管进行吻合，手术时间相对较短，因此手术并发症较少、围手术期死亡率较低，手术操作较吻合简单，同时也能切除病变部位。但由于残留了远端肠管，术后肛门会有分泌物排出，尽管后期还可能恢复肠道的连续性，但手术难度较大，常常变为永久性造口。

本节重点讨论 Hartmann 术。

(一) 适应证

Hartmann 术可用于乙状结肠扭转患者。乙状结肠远端肿瘤伴梗阻、盆腔转移瘤患者也可考虑行 Hartmann 术。

(二) 禁忌证

造口近端乙状结肠或更近端结肠有梗阻性病变时不宜选 Hartmann 术。此外，一般情况差的高龄梗阻性乙状结肠或远端结直肠癌患者为相对禁忌，此时可考虑行横结肠袢式造口术。

(三) 术中注意事项

尽可能地游离乙状结肠至降乙交界处，使肠管充分游离，达到无张力造口的目的。切除术前应进行肠减压，可采取类似横结肠袢式造口肠减压的方法(详见本节横结肠袢式造口内容)。远端肠管闭合和也应适当游离，使其尽可能地靠近造口位置。并可用丝线缝合标记并固定于腹膜上，以便二期还纳时较易找到远端肠管。

第三节 急诊手术情况下的肠造口术

除了肠梗阻患者需行肠造口外，需肠造口的急症情况还包括外伤、肠穿孔等急症。由于急诊手术优先救命，因此，外科医师在手术时往往会以尽可能快的和简单的方式完成手术。在急症情况下，造口并发症发生率可达 18%。Parmar 等回顾性分析了 192 例造口患者，发现急症手术与择期手术造口并发症发生率分别为 46% 和 22%。造口并发症包括造口回缩(32%)、造口肠段断裂(22%)和造口坏死(9%)。因此，笔者在此强调：① 急诊肠造口是一个有潜在危险的手术；② 造口制作不佳、手术操作不正确会导致很高的并发症发生率甚至死亡；③ 不应将急诊肠造口轻视为一个小手术，而让经验不充分的医师去做。

造口坏死发生率为 1%～10%，一般发生在术后 48 小时，尤其易于发生在急症手术者。发生原因多为造口肠管提出时张力过高，过分修剪造口结肠处的系膜引起造口肠管缺血坏死。表现为肠管黏膜颜色变黑，失去光泽。多发生于单腔造口。多由于肠管游离不够充分，肠管或系膜脱出有张力，从而影响血运发生坏死。也可由于过分修剪肠脂垂破坏边缘动脉而影响血运，或造口肠管及系膜扭转或受压，以及双腔造口支撑棒压迫边缘动脉。主要预防措施包括充分游离肠管，仔细处理边缘动脉及肠脂垂，避免过分修剪造口缘的脂肪及系膜组织，避免造口过小压迫肠管影响血运或肠管及系膜扭转。如发现坏死应密切观察。如坏死肠管范围小，仅限于系膜缘且不超过周径的 1/4，深度不足 2 cm，可非手术治疗，待境界清楚后再切除坏死组织。如发现坏死深度超过腹膜，应及时手术，经腹切除坏死肠管，重建造口。

研究表明，造口并发症的一个重要独立危险因素就是没有进行造口术前定位。因此，即使对于急症手术患者，术前也应该进行术前定位，从而避免不合理的造口位置。国外文献报道，在急症手术条件下，进行造口术前定位的比例仅为 36%。而在中国，急症手术前进行造口定位的具体数字未见相关报道，就笔者中心而言，急症手术术前造口定位的比例还不到 30%。关于在外伤、穿孔等急症情况下肠造口的具体手术技巧、术后并发症及处理等内容详见本书第六章。

第四节 其他特殊情况下的肠造口术

一、脊髓损伤患者的肠造口

脊髓损伤部位的不同会导致排便功能的改变。尽管目前对于脊髓损伤后出现排便功能障碍的患者很少考虑进行结肠造口来解决排便的问题。对于这部分患者行择期结肠造口，不仅可以解决排便所需时间、减轻大便失禁症状，同时可以缓解粪便对会阴部皮肤的刺激症状。但需要注意的是，择期行横结肠造口术带来的手术相关风险也不能忽视。结肠造口围手术期并发症发生率为 11%～60%，而死亡率的发生率为 1%～24%。因此，对于脊髓损伤患者只有在所有保守治疗无效或者由大便失禁导致严重会阴部皮肤和软组织并发症时可考虑性结肠造口术。

Stone 等学者报道，对于会阴部并发症而行结肠造口患者术后获得了干燥、清洁的会阴部创面，并且创面均成功愈合了。另有研究报道，在结肠造口后，花费在排便照顾方面的时间明显减少了，排便照顾花费时间从每天 99 分钟缩减为每天 17 分钟。花在粪便清理上的时间从每周 6 小时降低为每周 1 小时。并且，由于大便失禁而行结肠造口的患者原肛门大便失禁缓解。

最为重要的是，多数患者认为结肠造口改善了他们的生活质量。特别是对于有长期排便问题的患者，接受肠造口手术后，生活质量的改善尤为明显。具体表现为造口术后不必花费长时间费力排便、降低了由用力排便而导致的血压升高，甚至引起心脑血管意外、腹胀症状明显缓解，从而改善了进食状况。

二、先天性巨结肠患者的肠造口

先天性巨结肠是临床表现以便秘为主，病变肠管神经节细胞缺如的一种消化道畸形。典型的结肠可表现为近端结肠异常扩大，壁肥厚，色泽略苍白，肠腔内有大量粪石，而远端则比较狭窄，外观也基本正常，在此两部分之间有一移行区，往往呈漏斗状。这类患者的治疗应以根治性手术治疗为主，关键点在于切除无神经节肠段而非大范围切除扩张肠段。当伴有小肠结肠炎的巨结肠或全身条件较差的患者应考虑先行结肠造口术。结肠造口应在无神经节细胞肠段的近端，一般在乙状结肠或右侧横结肠，全结肠型应做末端回肠造口。在做造口术时，应取造口近端肠管肠壁全层组织进行术中冰冻病理活检，必须在镜下观察到正常的神经节细胞存在，否则造口没有任何作用。

三、肠造口与妊娠

尽管文献报道每年约有 2 万例造口女性妊娠，但临床这种情况还是比较少见。这类患者主要是由于溃疡性结肠炎及克罗恩病治疗需要的造口。此外，还包括结直肠肿瘤、椎管闭合不全、特发性巨结肠、直肠阴道瘘、肠道外伤、泌尿系统肿瘤、发育异常或损伤。妊娠女性的造口类型以回肠造口最为常见，其次为结肠造口，少部分为泌尿系统造口。

妊娠过程中，造口相关并发症最常见的就是造口脱垂。造口脱垂可以发生在妊娠的任何阶段，这可能与妊娠期呕吐、腹压增高等原因有关。造口回缩也是妊娠期间较为常见的一种并发症。这可能与妊娠过程中患者体重增加、腹部脂肪堆积过多、过快有关。特别是由于妊娠过程中，女性腹部要经过非常显著的一个变化过程，造口的大小和形状会发生相应改变，周围皮肤平面也会发现变化，因此，在妊娠的过程中会需要经常调整不同的造口产品来适应这种变化，而新的造口周围皮肤平面或新的造口用品可能并不十分适合，因此，这就可能导致造口周围皮肤并发症发生率的增加。造口妊娠女性分娩后大约 4 周左右，造口通常会恢复到妊娠前的状态。

肠造口并不影响患者受孕概率，但流产和早产的风险增加。有学者提出造口女性至少在术后 1 年妊娠较为合适。此外，溃疡性结肠炎女性患者行全大肠切除 + 回肠贮袋肛管吻合术后并不影响正常分娩，直肠切除术后并不会增加自然分娩的风险。尽管造口本身似乎并不是自然分娩的禁忌证，文献报道 119 例曾行结肠切除及回肠造口的患者，94 例足月妊娠，其中 82 例患者经阴道分娩，18 例患者发生回肠造口并发症。但就笔者中心治疗经验而言，要根据造口的原发病、患者自身状况等综合因素进行判断，但无论如何，剖宫产是一种较为安全的分娩方案。

四、门脉高压患者的肠造口

尽管在造口周围静脉曲张已被报道 50 余年，但人们对于造口周围静脉曲张导致造口出血这一情况的认识还不充分。最主要的是对于这一情况的诊断和治疗。目前国外文献报道，72% 的造口周围静脉曲张而导致造口出血的病例为回肠造口患者，而门脉高压是造口术后发生造口周围静脉曲张的第二位常见病因。第一位是炎性肠病，约占所有患者的57.8%。但国内与西方国家有所差异。笔者所在中心的体会是，国内门脉高压导致的造口周围静脉曲张占第一位，其次，永久性结肠造口病例远多于回肠造口，上述差异可能与炎性肠病发生率低于国外，而多数炎性肠病患者特别是溃疡性结肠炎患者接受全大肠切除+回肠贮袋手术，并且国内肝炎后肝硬化病例远多于国外有关。1/3的造口周围静脉曲张患者同时合并胃底食管静脉曲张。绝大多数造口周围静脉曲张的患者无病理性症状或体表静脉曲张的迹象，只有少数患者有树莓外观的造口，表现为明显扩张的黏膜下静脉和造口周围皮肤的过度角化。

门脉高压患者在接受肠造口本身手术治疗时与其他普通患者并无特殊。其特殊性在于这类患者术后会发生造口周围静脉曲张，从而导致难治性反复发作的造口周围出血。其发生率为3%～5%，并有较高的出血相关性并发症发生率。但对于这种造口出血，目前治疗上仍较为棘手。造口重做可以切断造口周围门脉系统和腔静脉系统所建立的侧支循环，但对于门脉高压的患者这一治疗方法要慎重，因为手术并发症发生率高，同时术后再出血的发生率高达84%。因此，有学者提出，在各种治疗造口周围静脉曲张出血的方法中，手术治疗应谨慎使用，因为它只是暂时的解决方案，具有再出血的高风险。因此，可以采用介入栓塞技术，不仅创伤小，并且安全、有效。不仅可以用于第一次治疗的患者，也可以用于其他手术失败的患者。由于它对肝功能几乎没有损害，它也适用于失代偿肝功能的患者。

五、接受新辅助治疗及靶向药物治疗结直肠癌患者

近年来，随着新辅助放、化疗在局部进展期中低位直肠癌中的广泛应用及靶向药物在结直肠癌肝转移转化治疗中的应用，在带来保肛率、局部控制率及生存率提高的同时，也对吻合口的愈合带来了影响。相较于术前单纯化疗，新辅助放、化疗后的吻合口瘘发生率会明显增加，但可达到更佳的术前降期。短程放疗国内开展较少，国外有文献报道，短程放疗短期内手术可能会增加吻合口瘘的发生。这可能与术前放疗引起组织水肿与纤维化加大了手术难度，由于毛细血管的闭塞，进一步影响肠道组织的愈合能力，从而导致吻合口瘘发生率增加。因此，多数学者建议术中施行预防性造口。

对于新辅助放疗后造口肠段的选择，回肠袢式造口和横结肠袢式造口都能够达到完全转流的目的，并降低吻合口瘘的发生率。对于这类患者，回肠和横结肠袢式造口的制作和还纳手术均是安全有效的。但鉴于回肠袢式造口及还纳的感染性并发症发生率更低、造口旁疝发生率更低、术后排便时间更短，因此，更推荐患者进行回肠袢式造口，除非患者有潜在的水电解质紊乱风险或者皮肤的高度敏感性。

手术切除仍然是结直肠癌肝转移患者最佳的治疗策略。但肠癌肝转移的患者初始只有15%的患者可切除，而85%的患者初始不可切除。对于这类患者的治疗目标是强力转化使患者获得手术机会从而获得最大生存收益。为了最大可能转化成功，临床常常采用化疗方案联合靶向药物，特别对于RAS突变型患者采用贝伐珠单抗联合化疗，但这抗血管药物可能会对吻合口愈合产生不利影响。

在机制层面，Nakamura等人研究了术前1周使用贝伐单抗对兔肠道吻合口的影响，发现使用实验组小肠吻合口破裂压力明显低于对照组（对照组184 ± 10 mmHg vs. 实验组 140 ± 9 mmHg；$P=0.004$）。此外，实验组小肠、结肠吻合口微血管计数均显著低于对照组（$P=0.023$ 和 $P=0.008$）。与对照组相比，实验组吻合口组织α-SMA表达减少，胶原沉积程度减轻。因此，该研究认为，术前使用抗血管生成药物可能会对肠吻合的愈合产生负面影响。

既往已有多名学者报道使用贝伐单抗后发生吻合口瘘的病例。Scappaticci等作者报道在转移性结直肠癌患者接受切除手术治疗的病例中，联合使用化疗+贝伐单抗组伤口愈合不良相关并发症（包括吻合口瘘）的发生率为13%，要远远高于单用化疗3%的发生率。McDermott等通过对451篇文献的系统综述，发现使用贝伐单抗时术后吻合口瘘的一个危险因素。因此，对于接受贝伐单抗治疗的患者建议术中施行预防性造口。

综上所述，目前对于吻合口愈合可能存在影响

的术前治疗包括新辅助放、化疗和使用抗血管生成靶向药物如贝伐单抗的转化治疗，对于接受上述治疗的结直肠癌患者建议术中施行预防性造口。

总之，肠造口手术对任何外科医师而言可能是小手术，但造口不当，仍然会威胁患者生命和生活质量，应引起医师的高度重视。在本章中所列的各种特殊情况，其造口难度及造口相关并发症的发生率会更高，后续处理可能会更加棘手。因此，在各种特殊情况下，如何制作一个位置良好、血供正常和无张力的造口从而降低术后造口并发症的造口手术及治疗策略是我们一直需要追求的目标。笔者希望本章所写的内容对临床实践起到一定的借鉴作用。

（楼　征　王　启　温镕博　张　卫）

◇参◇考◇文◇献◇

[1] Gendall K A, Raniga S, Kennedy R, et al. The impact of obesity on outcome after major colorectal surgery[J]. Dis Colon Rectum, 2007, 50(12): 2223 - 2237.

[2] Harilingam M, Sebastian J, Twum-Barima C, et al. Patient-related factors influence the risk of developing intestinal stoma complications in early post-operative period[J]. ANZ J Surg, 2017, 87(10): E116 - E120.

[3] McDermott F D, Heeney A, Kelly M E, et al. Systematic review of preoperative, intraoperative and postoperative risk factors for colorectal anastomotic leaks[J]. Br J Surg, 2015, 102(5): 462 - 479.

[4] Nakamura H, Yokoyama Y, Uehara K, et al. The effects of bevacizumab on intestinal anastomotic healing in rabbits[J]. Surg Today, 2016, 46(12): 1456 - 1463.

[5] Nichol M C, Thompson J M, Cocks P S. Stomas and pregnancy[J]. Aust N Z J Obstet Gynaecol, 1993, 33(3): 322 - 324.

[6] Pennick M O, Artioukh D Y. Management of parastomal varices: who re-bleeds and who does not? A systematic review of the literature[J]. Tech Coloproctol, 2013, 17: 163 - 170.

[7] Scappaticci F A, Fehrenbacher L, Cartwright T, et al. Surgical wound healing complications in metastatic colorectal cancer patients treated with bevacizumab[J]. J Surg Oncol, 2005, 91(3): 173 - 180.

[8] Sparreboom C L, Wu Z, Lingsma H F, et al. Dutch Colo Rectal Audit Group. Anastomotic leakage and interval between preoperative short-course radiotherapy and operation for rectal cancer[J]. J Am Coll Surg, 2018, 227(2): 223 - 231.

[9] Stone J M, Nino-Murcia M, Wolfe V A, et al. Chronic gastrointestinal problems in spinal cord injury patients: a prospective analysis[J]. Am J Gastroenterol, 1990, 85(9): 1114 - 1119.

第十八章
肠造口还纳术(关闭术)

第一节　肠造口还纳的手术时机和指征

预防性结肠造口或回肠造口是外科治疗结肠直肠肿瘤、肠道外伤、肠系膜血管缺血性疾病、炎症性肠病、先天性结肠直肠肛门疾病等的一种重要手术方式,肠造口作为排泄物的暂时性出口而缓解肠道压力,避免肠内容物污染吻合口或瘘口,从而使患者获益。但腹壁肠造口给患者带来较大的心理及生理压力,与一期吻合相比,患者生存质量明显下降,且与肠造口相关的并发症发生率较高,因此,预防性肠造口作为一种暂时性的治疗措施,当其达到保护作用后,需要行肠造口还纳术,使患者消化道恢复连续性,消除腹壁肠造口,提高生存质量。

肠造口还纳术,又称肠造口关闭术,不是一个单纯的肠吻合手术,因为病因的异质性、造口的类型、造口的时间等因素使其充满挑战性,把握好造口还纳的手术时机和指征,是手术成功的必要环节。

一、肠造口还纳的手术时机

随着患者对生存质量要求的提高,对造口还纳的时间要求越来越早。有研究表明,早期肠造口关闭可以减少肠管吸收障碍和运动损伤的程度,延迟关闭造口会增加造口相关并发症(如肠梗阻或感染)的发生率,也会使患者的生存质量下降。但也有研究表明,腹腔粘连在手术后约3个月才能有所吸收,术后时间越长,粘连越轻,手术越安全。在临床实践中,手术时机应取决于造口周围组织及肠道炎症状况、原患疾病是否得到控制、远端肠道通畅状况、体力恢复等多方面因素,凡一般情况差、局部感染重、腹盆腔炎症未得到控制、远端梗阻、瘘未解除、原患疾病未控制者不宜关闭造口。

(一) 直肠癌预防性肠造口的还纳时机

目前对于中下段直肠癌在治疗策略上主要采用标准的全直肠系膜切除术(TME),随着新的吻合和重建技术的进展及新辅助治疗的开展,不但改善了预后,而且使得更多的患者得以保留肛门功能,但是吻合口漏一直是TME术后常见和严重的并发症。对于TME是否常规行预防性肠造口至今没有定论,在以往的临床研究中总结出一系列评价体系(吻合口位置、血供、张力等),使术者在术中能够客观地评估术后吻合口漏的发生风险,决定是否行预防性肠造口,从而能够有效降低需手术干预的吻合口漏二次手术率、吻合口漏相关死亡率和住院时间,并减轻吻合口漏的后果。预防性肠造口已达到保护作用(原患疾病得以控制、远端吻合口已愈合或吻合口漏已愈合),排除肠造口远端肠道肿瘤、瘘、狭窄后即可行还纳手术,所以通常建议在8～12周后完成肠造口关闭,此时患者在第一次手术后有充足的恢复时间,腹壁肠造口周围皮肤和腹腔炎症、水肿消退及粘连缓解。对于迟发漏则要相应地延迟肠造口关闭时间至6～8个月。也有人认为，如果影像学没有感染和漏的证据，也可以早在2周内还纳，但需注意肠造口周围的粘连情况。目前普遍认为低位直肠癌保肛术预防性肠造口术后如无明确并发症发生，可于术后8～12周行造口还纳术，如需行辅助治疗，可相应延迟至4～8个月还纳。

对于Ⅲ期直肠癌患者，由于其较高的术后局部复发率，对于术中行预防性肠造口术者术后造口还纳时机的把握至关重要，因为直肠癌患者在接受根治性手术1年后其局部复发风险显著下降，因此建议在术后1年后再考虑行肠造口还纳。若术后过早还纳肠造口，一旦患者发生局部复发，可能导致吻合口狭窄，甚至梗阻而不得不再次行肠造口术，不但增加患者手术风险和痛苦，而且给患者家庭带来更大的经济压力。此外，对于Ⅲ期直肠癌患者，术中若行预防性肠造口术，建议尽量行横结肠造口，因为其可能成为永久性造口。回肠造口由于液态粪便较多，对于造口周围皮肤刺激较大，患者术后生活质量影响大，更适宜于术后短期内行肠造口还纳的患者，不适宜于行预防性造口的Ⅲ期直肠癌患者。因此，对于接受预防性肠造口的直肠癌患者，要根据其临床分期的不同选择造口还纳时机，不能一概而论。

国内对于因中下段直肠癌行预防性肠造口术者，如果术后行辅助性放、化疗，一般选择在术后6个月左右行肠造口还纳术，此时已完成全疗程的辅助性放、化疗，从而避免了疗程的中断，以及降低辅助性放、化疗对肠造口还纳术带来的风险。国外有文献报道，患者应在术后12周即行肠造口还纳术，不应以完成整个化疗疗程为由推迟行造口还纳的时间，建议在第2和第3化疗疗程之间进行肠造口还纳。但也有研究认为，进行辅助性放、化疗对于预防性末端回肠造口还纳术的风险会相应提高，故建议在辅助性放、化疗之前完成肠造口还纳。在临床实践中，预防性肠造口者如行术后辅助性放化疗，肠造口还纳的时机应该综合评估患者具体情况，包括局部炎性水肿消退情况、全身综合情况及原患疾病控制情况，个体化寻找适宜的还纳时机。

直肠癌低位前切除术后患者常出现排便次数增多、便急、排便不规律、排便困难、排便无感知、不能区分大便物理性状、大便失禁等排便功能失调的症状，以及由此而造成的肛周湿疹、疼痛等，即直肠前切除综合征（anterior resection syndrome，ARS）。有大量的研究证明，低位直肠癌预防性造口术在降低吻合口漏的同时，能减轻创伤性应激反应，促进患者术后排便功能恢复，改善患者因ARS而带来的不适。在应用预防性肠造口之后，由于粪便的转流，延缓了低位直肠癌保肛术后ARS的症状发生，而且术后肛门括约肌及神经的损伤在肠造口期间可以得到修复。尽管ARS是一个永久性的结果而不是短暂的术后应激性改变，但总体来说，随着时间的推移，ARS的症状可能有所减轻，通常认为，术后1年内肛门括约肌功能尚未进入稳定的状态，ARS的症状较为明显，但大多数将在1年后逐渐缓解，“新建直肠”的容积和顺应性会缓慢恢复接近术前水平。因此从该角度考虑，低位直肠癌预防性造口可推迟至术后1年还纳是合理的。在临床实践中，有必要对直肠癌低位前切除术后患者的预防性肠造口适当延迟还纳时机，以避免ARS对患者带来的不利影响。

（二）结肠破裂预防性肠造口的还纳时机

对于急性完全性肠梗阻或外伤造成的结肠破裂，其共同特点是未进行肠道准备，病变肠管近段仍有大量粪便残留，近段肠管血运差、质地脆，有明显扩张、充血、水肿，此时应把握手术适应证，必要时行肠造口术预防吻合口漏的发生是必要的。因良性疾病行肠造口的患者，对于还纳的需求更为迫切，然而此类疾病的病因及病变情况异质性大，在行造口还纳术前需充分评估，全身情况可耐受手术、肠道吻合口完全愈合、肠道连续性完整、通畅、腹腔及肠道炎症消散，方可行造口还纳术。

（三）肠系膜血管缺血性疾病预防性肠造口的还纳时机

对于急性肠系膜血管闭塞而行肠部分切除者，为避免吻合口血供不良而导致吻合口漏，可选择暂时性小肠造口，对于此类情况，选择还纳手术时机要充分考虑肠管缺血程度。有人认为对于肠管一过性缺血，如血供能在短时间内完全恢复，可在初次手术72小时至术后2周行肠造口还纳术，此时肠管间粘连不紧密，同时早期行肠造口还纳也可避免因消化液大量丧失对内环境造成的不利影响。若肠缺血淤血时间较长，肠管缺血、缺氧及再灌注损伤造成的损害往往比较严重，即使肠管血供恢复，恢复过程也十分缓慢，同时，长时间的缺血状态可能波及微血管，即使血管主干再通，微血管内仍可能有血栓，术后肠缺血状态不一定完全缓解，如在此期间行肠造口还纳术，不但手术操作十分困难，肠管质地脆，渗血明显，而且如果肠黏膜的病理改变和血供没有完全恢复，其耐受消化液侵蚀的能力十分脆弱，极易因消化液侵蚀而出现黏膜脱落，发生致命性大出血，或慢性渗血及血浆蛋白的丧失，对于这类患者，小肠造口还纳术最好推迟到肠切除手术12周以后进行，这样可以保证肠管侧支循环完全建立，同时肠管粘连也较容易分开，手术不至于十分困难。

(四) 炎性肠病预防性肠造口的还纳时机

溃疡性结肠炎面临的临床问题十分复杂，内科治疗效果往往不尽如人意，约30%的重症UC需要手术治疗。大量研究显示，一期切除结直肠将显著增加术后并发症率及死亡率，因此，重度UC患者最常用的手术方式是全结肠及次全结肠切除、预防性回肠造口，将回肠造口术作为外科治疗溃疡性结肠炎的一种方法，不仅避免了吻合口漏发生后导致的盆腔感染，还有利于患者逐步适应回肠结肠化过程，降低术后并发症的发生率。炎性肠病在行外科治疗后，规范的内科治疗是必要的，但对于预防性回肠造口还纳的可行性及还纳时机尚无定论，一般认为在临床症状改善、黏膜愈合、疾病处于静止期时评估造口还纳的可行性。

目前普遍认为肠造口术后8～12周可进行还纳术，但临床实践中手术时机应个体化，诸多因素使造口还纳时间不得不延长：如恶性肿瘤患者常伴有营养不良，还应观察肿瘤有无复发或转移情况；外伤性造口腹腔污染较重，肠道损伤愈合较慢；炎性肠病外科治疗后往往需要病情稳定之后才考虑手术。所以应根据患者个体的情况充分评估，具体对待。

二、肠造口还纳的手术指征

(一) 吻合口愈合完全，无狭窄梗阻

在吻合口和吻合口漏完全愈合后行还纳手术，此时预防性肠造口已达到保护作用。低位直肠癌保肛术后吻合口漏发生的平均时间是12.7天，临床瘘发生的平均时间是7天，影像学漏发生的平均时间是16天，还有12%的迟发漏术后30天才出现，从该角度建议肠造口术后8～12周进行还纳是合理的。

造口远端肠管狭窄梗阻或新的瘘管形成，与术后并发症的发生有直接关系。造口还纳术后粪便通过狭窄且无弹性的肠管时，肠道内压力增高，使得原本薄弱的肠壁破裂，导致迟发的吻合口漏。由于术后局部炎症反应及瘢痕形成，并且肛门长久缺乏成形粪便对吻合口机械性扩张，导致吻合口难免处于一种狭窄状态，有研究建议术后半个月即开始指导患者扩肛，可以一定程度避免术后狭窄相关并发症。若有狭窄或新的瘘管形成，应视情况推迟手术或在手术过程中行狭窄成形术、瘘管切除术。

患者在还纳术前充分评估是必要的，必须了解远端肠管病变是否已愈合，所有患者在行肠造口还纳术前需完善肛门直肠指诊，排除吻合口狭窄，运用肛管测压评估患者控便能力，以避免术后出现排便障碍的情况。行CT检查判断有无局部复发，行纤维结肠镜、碘水排粪造影以判断近、远段肠管的通畅性、是否存在吻合口漏或狭窄梗阻、是否有肿瘤残留。有文献报道，磁共振检查在结直肠瘘管诊断方面有较大意义。

预防性肠造口患者术前评估行电子结肠镜检查时，肠道的炎性病变导致肠黏膜质脆易、出血、肠壁薄弱，以及既往腹腔手术史导致肠粘连，在结肠镜检查过程中，肠道受牵拉，肠壁炎症薄弱处受刺激均可导致肠穿孔。接受过放射治疗的患者还会存在不同程度的放射性肠炎，肠黏膜的损伤更为严重，肠壁组织易纤维化，这些都是结肠镜检查发生肠穿孔的危险因素，在操作中要尽量避免，一旦发生必须在肠造口还纳术前妥善处理。

术前充分了解一期手术的情况、肠造口的类型和位置、远端肠管的位置和长度是非常必要的，对于行肠段切除的患者钡剂灌肠或纤维结肠镜检查了解远近段的距离有助于寻找远端、判断是否需要游离脾曲等。对于腹膜反折以下的直肠残端要充分考虑还纳手术的难度，做好充分准备，如输尿管置管避免误伤，尽量裸化远端肠管避免夹杂周围组织，使用器械吻合等。

(二) 造口周围皮肤及腹腔无感染

与其他胃肠道手术的Ⅱ类切口不同，肠造口周围皮肤长期受到粪便浸渍，属于Ⅲ类切口，若合并粪水性皮炎，则更加影响还纳术后切口的愈合。虽然与肠梗阻和吻合口漏等并发症相比，切口感染较为轻微，但切口感染是回肠造口还纳术后最常见的并发症，增加了患者的痛苦和住院费用，延长了住院时间。因此，如何减少切口感染是肠造口还纳术的重点之一。术前需评估肠造口周围皮肤，及时发现有无粪水性皮炎等情况，及时纠正皮炎问题，注意保持肠造口周围皮肤清洁、完整，以降低肠造口还纳术后发生切口感染的风险。对于造口周围皮肤出现顽固性溃疡的患者，仍可考虑行造口还纳术，还纳完成后缝合腹膜、腹直肌后鞘和腹直肌前鞘，皮下及皮肤进行二期缝合。

对于急性完全性肠梗阻或外伤造成的肠破裂、肠吻合口漏发生后的肠造口等情况，在还纳术前充分评估腹腔有无感染、肠道的炎症和水肿情况显得格外重要。术前发现局限性腹膜炎、盆腔脓肿、骶前慢性脓肿、上皮性窦道、直肠阴道瘘和直肠泌尿系瘘等异常时，需对症予以处理。如已证实存在直肠阴道瘘者，在还纳前需同时完善经直肠、阴道检查，或于直肠内注入美兰等确认瘘管是否愈合。

由于肠造口还纳术为重度污染手术，故术前需行充分肠道准备，以避免术中肠内容物污染腹腔及切口或术后出现感染。袢式造口近端肠段具有排泄功能，远端肠段则没有，但由于远端肠段和近端肠段的开口非常近，加上回肠造口和横结肠造口排出的粪便常为较稀的糊状，粪便极易从近端肠段流入远端肠段，因此，袢式造口通常采用顺逆结合的方式进行肠道清洁；单腔造口或改进式袢式造口因远端肠腔封闭，不会出现粪便积聚的情况，但仍需由肛门进行清洁灌肠以清除钡灌肠检查中远端肠腔残留的钡剂。

（三）原患疾病得以控制

外科治疗结肠直肠肿瘤、直肠肛管损伤、肠梗阻、肠坏死、炎性肠病等的过程中，行肠造口术的目的是暂时性作为排泄物的出口，缓解肠道压力，避免肠内容物继续污染吻合口或漏口。在行肠造口还纳术前应保证原患疾病得以控制，一方面保证对原患疾病的治疗作用，另一方面有效减少还纳术后并发症的发生。

对于结肠直肠恶性肿瘤预防性肠造口的患者，在还纳前应完善实验室检查（血常规、粪便隐血试验、CEA、CA19－9），影像学检查（CT/MRI）及内窥镜检查，无复发或转移证据方可行肠造口还纳术。对于Ⅲ期直肠癌患者，在接受根治性手术后1年后其局部复发风险显著下降，因此建议在术后1年后再考虑行肠造口还纳。

因良性疾病行肠造口的患者对生活质量的要求更高，不但造口还纳的比例高，而且经常会提出缩短暂时性造口时间、尽快还纳造口的要求。尽管如此，但对于原患病的控制同样显得重要。急性完全性肠梗阻或由于外伤造成的结肠破裂，因为腹腔污染较重，肠道损伤愈合较慢，手术时机应该选择在肠道损伤完全愈合，腹腔感染完全控制之后。肠缺血坏死性疾病要保证肠管侧支循环完全建立后行还纳手术。炎症性肠病的外科治疗切除了靶器官，仍需要内科综合治疗后病情稳定才可考虑手术。

（四）全身情况可耐受手术

手术前的检查应包括心肺功能检查、营养状态判断、贫血状况评估、水电解质平衡状况、精神状况评估等，保证患者能耐受麻醉，对于耐受性差但有手术指征的患者，需要对主要脏器的功能进行认真评估，有针对性做好细致的特殊准备后，才能考虑手术。

术前营养状况较差的患者，应尽量以肠内营养供给，适当补充肠外营养，以改善营养状况。贫血、低白蛋白血症、低氨基酸血症者可予以相应纠正。营养状况较差的患者，在肠造口还纳术前营养改善尤为重要，对手术的耐受、减少术后并发症和感染，促进切口愈合有重要意义。

患者术前难免有恐惧、紧张及焦虑等情绪，或对手术及预后有多种顾虑。应就疾病的诊断、手术的必要性、手术方式、术中和术后可能出现的不良反应、并发症、术后治疗及预后估计等方面，向患者及家属做详细介绍和解释。知情同意阶段应包括患者对可替代治疗方案，手术的风险和利益的全面咨询。患者对手术的期望、目标及对术后恢复阶段的预期时间和要求都应考虑在内，协助做好患者的心理工作。

第二节　结肠造口还纳的手术技巧

结肠造口与回肠造口相比，废用的肠道更少，保留了部分结肠的生理功能，因此更加接近生理状态，患者可获得较好的生活质量。但由于结肠本身的解剖学特征，其游离程度往往不如回肠，因此，结肠造口还纳手术较回肠造口还纳更加复杂，术中应根据具体情况及时调整手术策略。结肠造口根据位置不同分为盲肠造口、横结肠造口及乙状结肠造口；根据方式不同，又分为单腔造口、双腔造口及袢式造口。虽然造口分类方式较多，但还纳方式具有相似性。本节将以袢式造口(双腔造口)及单腔造口分别介绍结肠造口还纳的手术技巧。

一、结肠袢式造口还纳术

(一) 术前准备

口服聚乙二醇行机械性肠道准备，远端肠道自肛门清洁灌肠。改善全身状况，排除远端梗阻，控制造口周围皮肤炎症。

(二) 麻醉

气管内插管全身麻醉。

(三) 体位

水平仰卧位。

(四) 手术步骤

1. 填塞或关闭结肠造口　结肠造口内细菌较多，易污染手术切口，行结肠造口还纳术前可先揭除造口袋及底盘，清洁周围皮肤后使用碘伏消毒造口及周围 15 cm 的皮肤，然后封闭结肠造口，使污染切口转变为相对清洁切口，降低术后切口感染的风险。封闭造口的方式有多种，内容如下。

(1) 填塞法：使用碘伏纱布或油纱填塞近远端造口(图 18－1)，防止肠内容物在还纳过程中流出。之后按照腹部手术的要求重新消毒、铺巾。

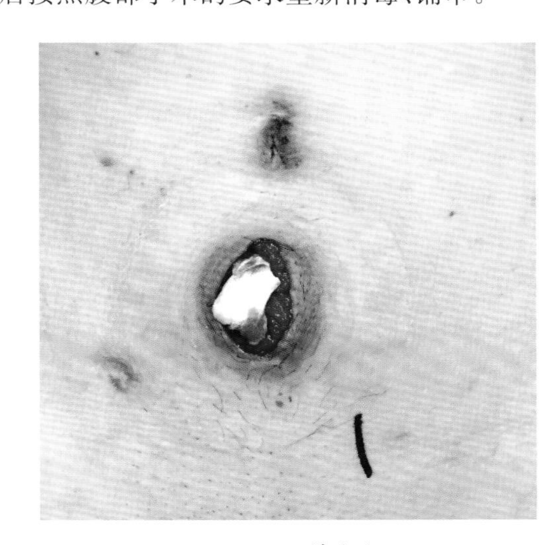

图 18－1　填塞法

(2) 缝合法：清洁周围皮肤后使用碘伏消毒造口及周围 15 cm 的皮肤，2－0 丝线缝合关闭结肠袢式造口。缝合方式可选择：连续纵行缝合、间断纵行缝合或荷包缝合(图 18－2)。如结肠造口张力较

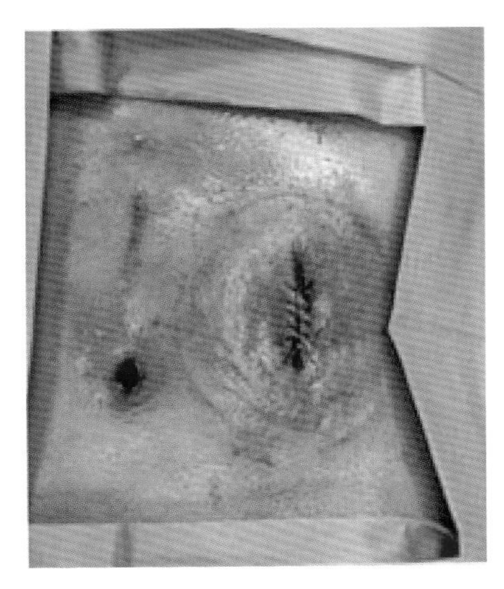

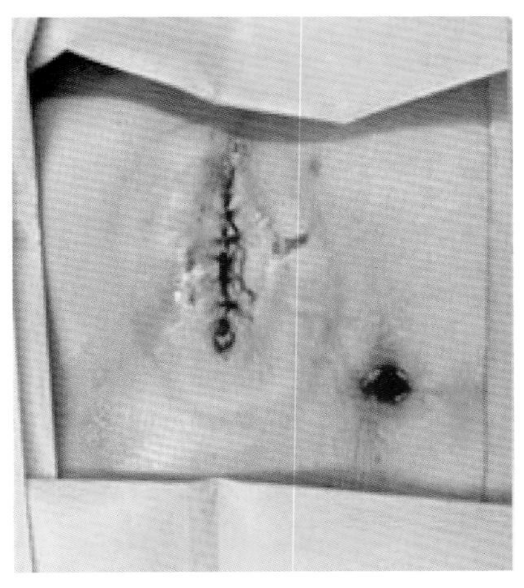

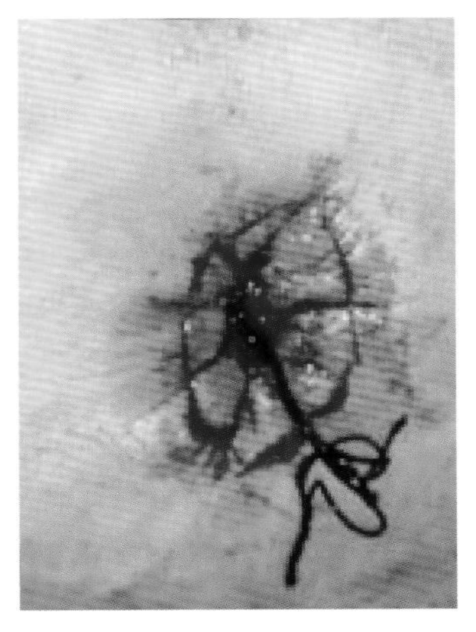

图 18－2　连续纵行缝合、间断纵行缝合及荷包缝合

大，无法直接缝合皮肤，亦可双荷包缝合关闭肠腔黏膜，防止肠内容物流出(图 18-3)。之后按照腹部手术的要求重新消毒、铺巾，更换清洁手术器械。

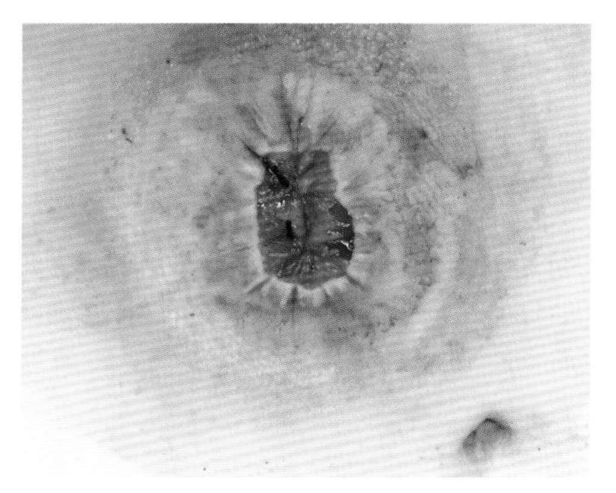
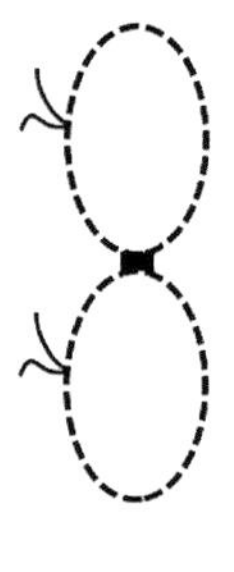

图 18-3　双荷包缝合

2. 选择造口周围皮肤切口　腹部皮肤切口可根据造口填塞及缝合方式的不同选择：① 梭形切口(图 18-4)；② 类圆形切口(图 18-5)。

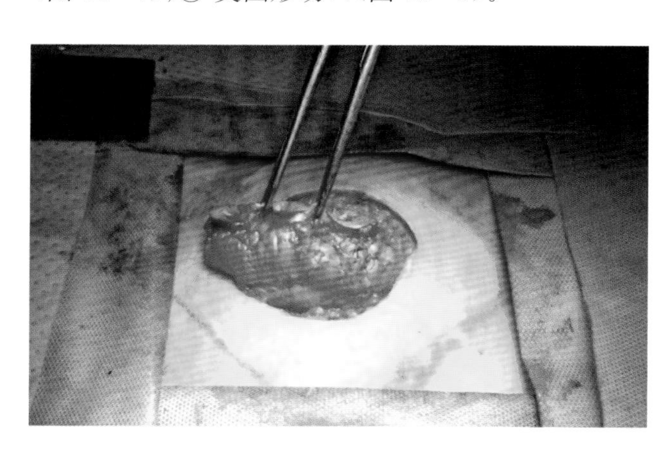
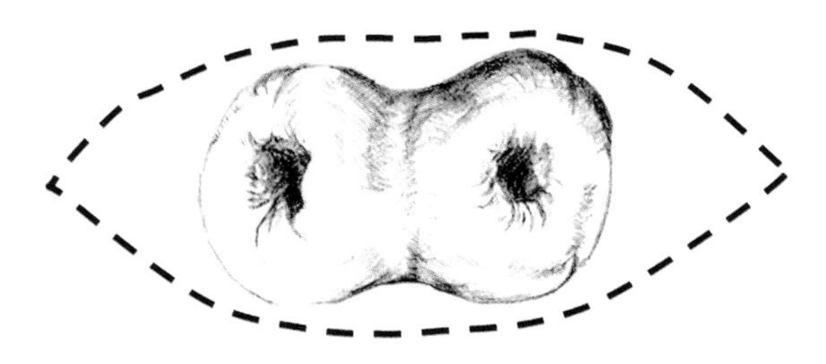

图 18-4　梭形切口

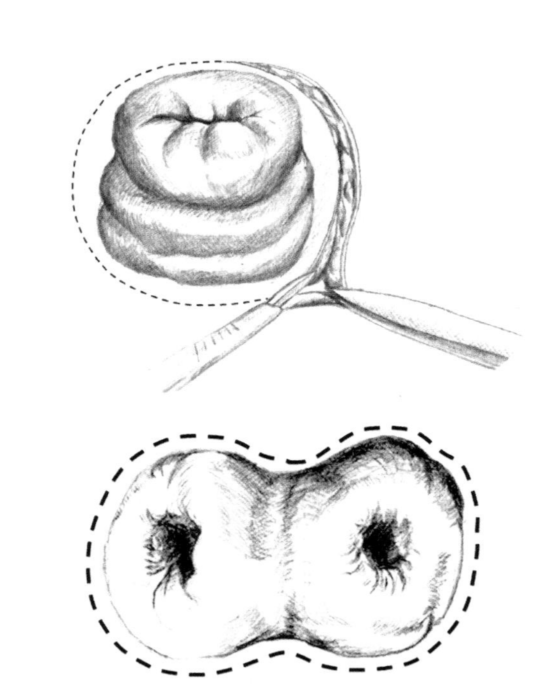

图 18-5　类圆形切口

3. 游离结肠造口　使用有齿镊牢固抓持皮肤，切开真皮层进入皮下组织。使用 Allis 钳抓持造口边缘处皮肤或中央部已经缝合的皮肤，切缘皮肤使用甲状腺拉钩对抗牵拉(图 18-6)，电刀临近肠壁向下切开至腹直肌前鞘层面，有时在该层面可见前次手术线结。沿肠壁周围切开腹直肌前鞘，必要时可将血管钳伸至筋膜下撑开，直视下将其分离，以免损伤肠壁。注意肠管的各个方向均须充分游离，之后选择一个方向切开腹膜进入腹腔。首先将小指伸入腹腔，探查造口周围是否有粘连，然后在示指的引导下，自粘连较少的方向切开腹膜，直至肠壁充分游离，选择合适尺寸的切口保护套保护切口。

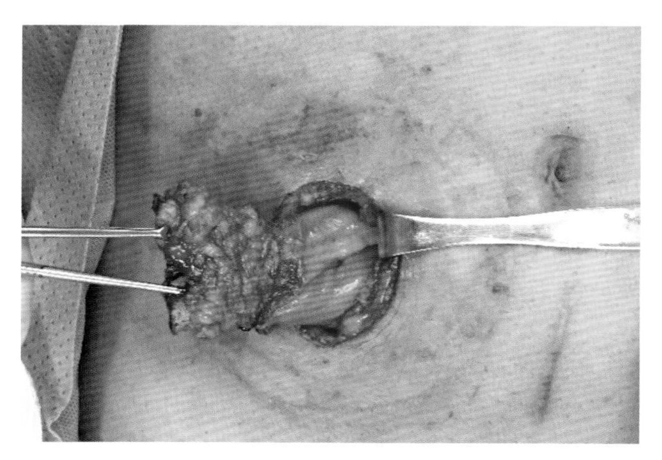

图 18-6　游离结肠造口

4. 切除吻合

(1) 侧侧吻合：如张力允许，游离后的结肠提出腹壁外达 5 cm 以上，则可行结肠近远端的侧侧吻合。具体方法是：于距离造口 2 cm 处的近远端结肠对系膜缘各做一 0.5 cm 切口，将直线型切割闭合器的粗头端置入近端结肠，细头端置入远端结肠，收紧闭合器，激发前将食指及中指自闭合器头端下方伸入近远端结肠系膜之间，确保系膜未被闭合器夹闭，随后激发闭合器(图 18-7)。激发后使用卵圆钳夹持较干燥的碘伏棉球置入近远端肠道，确保无出血及黏膜桥的存在。使用直线型切割闭合器闭合残端，切除外置肠袢、周围的瘢痕组织及部分正常柔软的肠壁，系膜分段结扎并关闭系膜裂孔(图 18-8)。4-0 可吸收线间断加固缝合数针，特别是拐角及吻合钉交界处(图 18-9)。腹腔内不常规留置引流管。

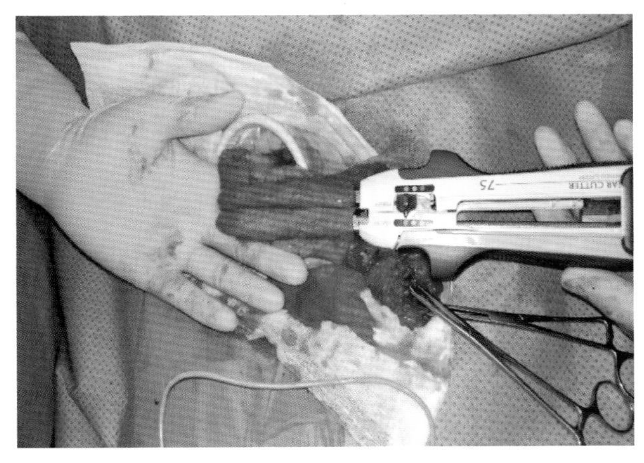

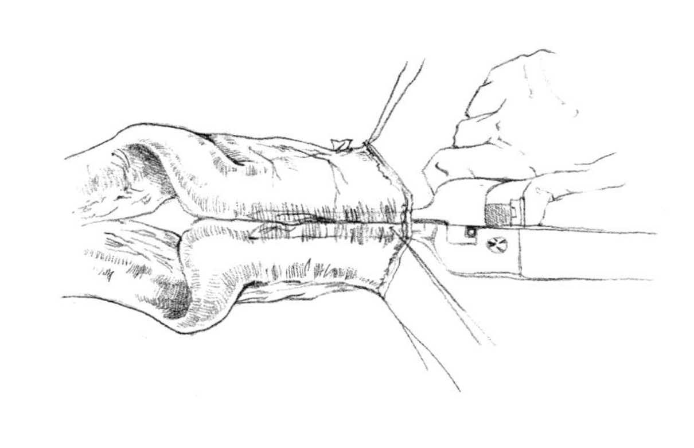

图 18-7　激发闭合器

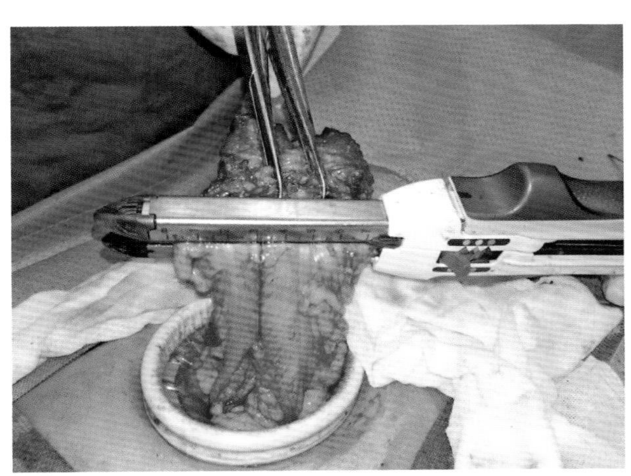

图 18-8　闭合残端

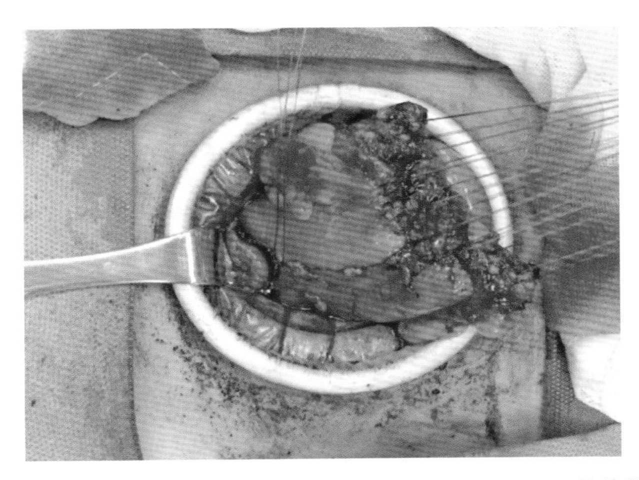

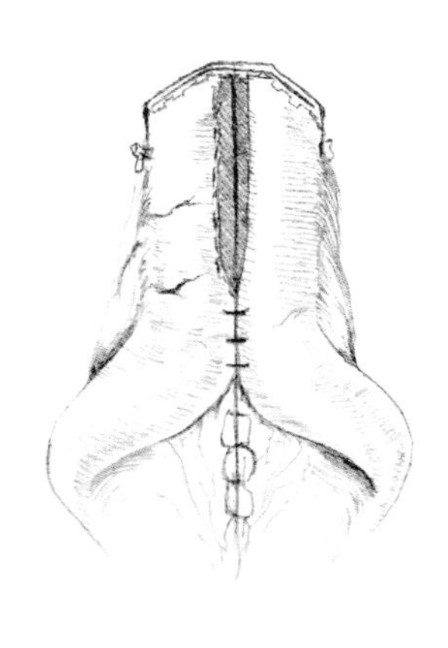

图 18-9　结扎并关闭系膜裂孔

（2）端端吻合：① 手工缝合：如结肠游离度有限，不足以将结肠壁提出行侧侧吻合，则切除造口边缘约 0.5 cm 的肠壁（包括皮肤和瘢痕组织），4－0 可吸收线沿横轴单层间断缝合肠壁，在无张力的情况下完成吻合（图 18－10）。腹腔内不常规留置引流管。② 吻合器吻合：如结肠游离足够，拟行端端吻合时，亦可使用圆形吻合器进行。游离结肠造口后（图 18－11），距造口近远端各约 5 cm 荷包钳断肠管，切除造口及部分肠管，远端置入抵钉座。于近端肠管距断端约 5 cm 结肠带处电刀切开一长约 2 cm 纵行切口，置入吻合器（28 mm）行近远端结肠端端吻合（图 18－12），缝合关闭纵行切口，加固缝合吻合口（图 18－13）。

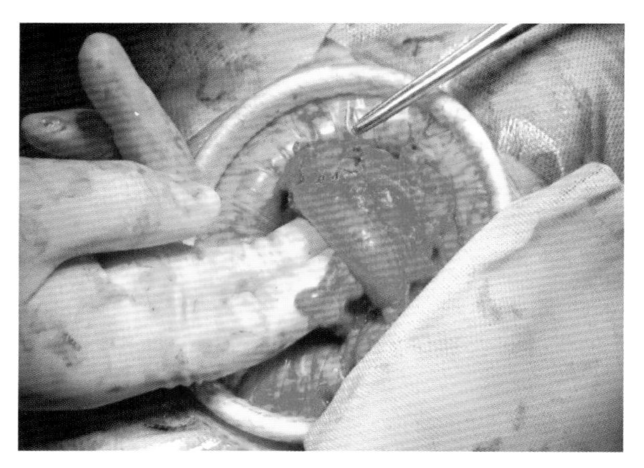
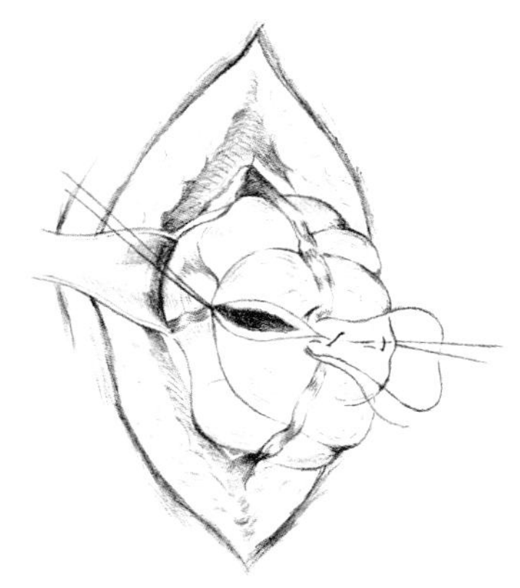

图 18－10 无张力的情况下完成吻合

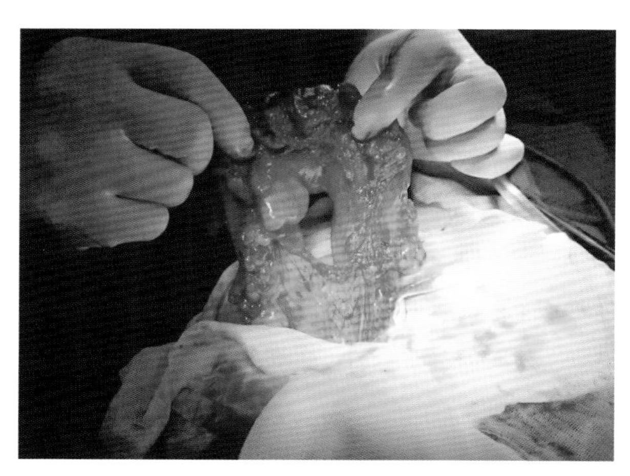

图 18－11 游离结肠造口

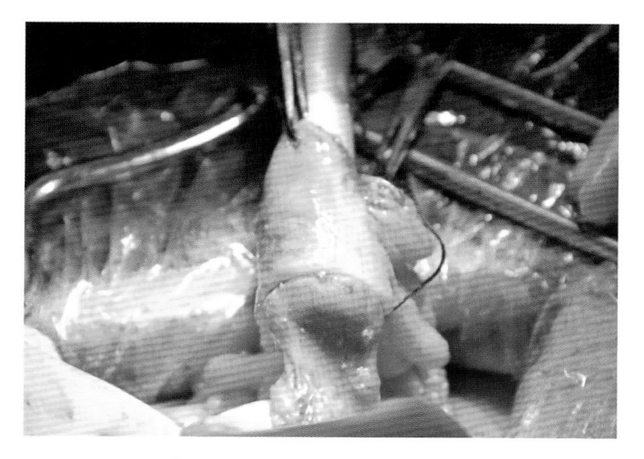

图 18－12 远端结肠端端吻合

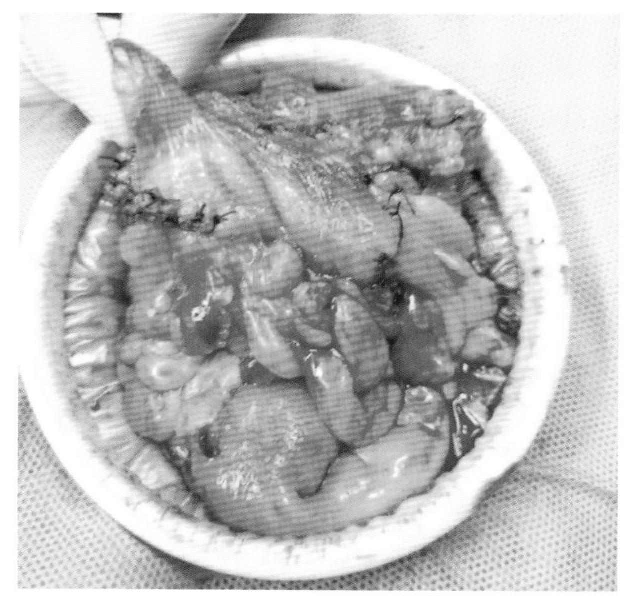

图 18－13 加固缝合吻合口

5. 关腹 横结肠造口还纳切口位于上腹部，张力往往较大，如无法单独关闭腹膜层，可与前鞘层一并缝合；乙状结肠造口还纳切口位于下腹部，张力相对较低，可单独缝合腹膜层及前鞘层。方式可选择连续缝合或间断缝合。表皮缝合方式应根据皮肤切口方式选择。因切口多为污染切口，关腹前应使用足量生理盐水冲洗切口（图 18－14）。

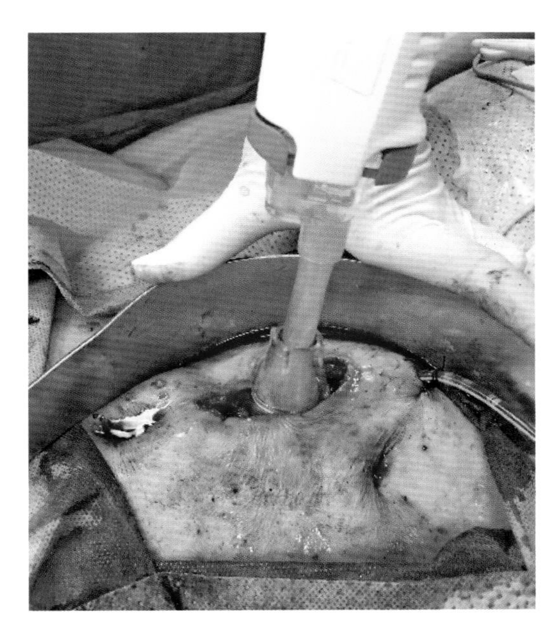

图 18-14　生理盐水冲洗切口

(1) 梭形切口：改良直接缝合(modified primary closure)，首先置入皮下负压引流管，然后使用 2-0 丝线行全层垂直褥式缝合，缝合时可采用大小边距交替的方式，即首先以边距 1 cm、针距 2 cm 均匀缝合切口，注意避免残留无效腔，之后在两针之间以 0.5 cm 边距加针缝合(图 18-15)。该缝合方式可起到部分减张的效果，也是目前最为常用的缝合方式。

(2) 类圆形切口

1) 荷包缝合(purse string skin closure)：不缝合皮下脂肪组织，使用 0/0 聚丙烯缝线(PDS)直接行皮内荷包缝合，收紧缝线，在缩小的切口中央(0.5～1 cm)放置引流条后包扎(图 18-16)，8～10 天后拆除缝线，90%的患者可望在 8 周内愈合。与直接缝合相比，荷包缝合的愈合时间并无延长，但切口感染率低，美容效果更佳。

2) 改良十字缝合(modified gun sight closure)：十字缝合技术又称“瞄准器”缝合技术，由 Lim 于 2010 年首先提出。该方法不关闭结肠造口，而是直接做菱形皮肤切口，肠管吻合完成后行十字缝合。改良十字缝合是在关闭造口、完成吻合、关闭腹膜及前鞘层的基础上，首先将类圆形皮肤切口修剪成菱形，2-0 可吸收缝线环行缝合皮下脂肪组织，然后使用 2-0 可吸收缝线行四点皮内缝合，收紧缝线，中央保留 0.5 cm 孔隙，形成“十”字。最后使用 2-0 丝线在“十”字的四条边中间各全层缝合一针(图 18-17)。该缝合方法可以减小切口张力，使切口中心残留较小的引流间隙，感染率低，瘢痕较小，美容效果好。

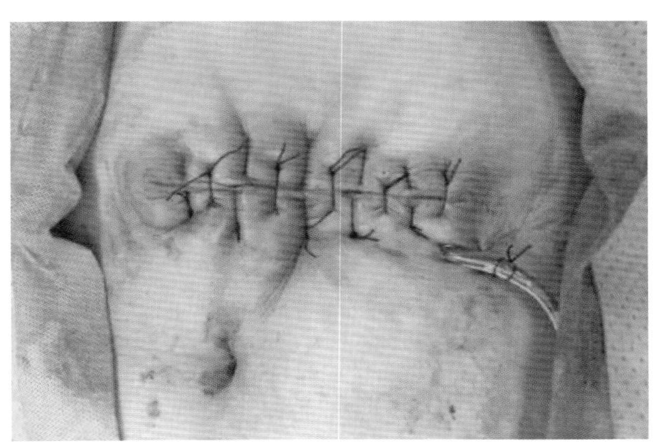

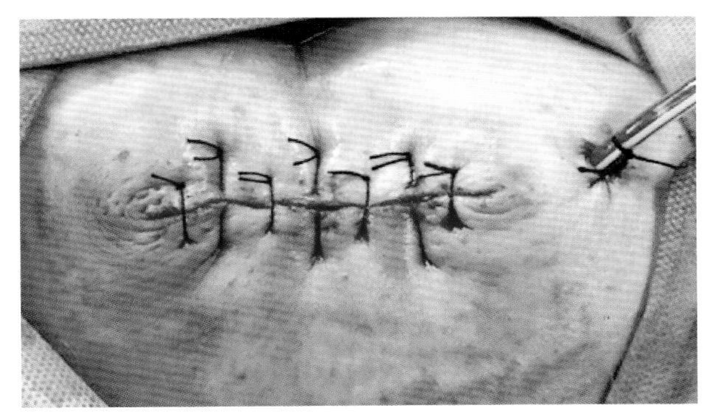

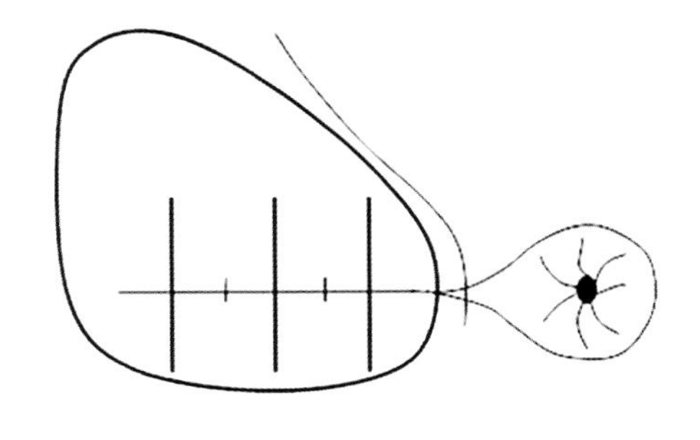

图 18-15　加针缝合

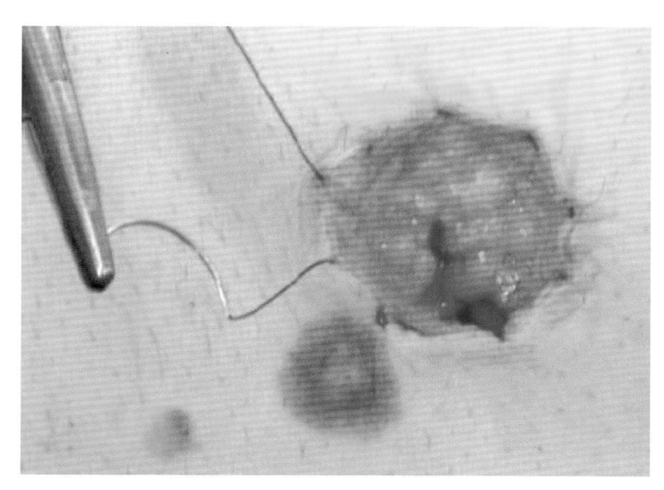
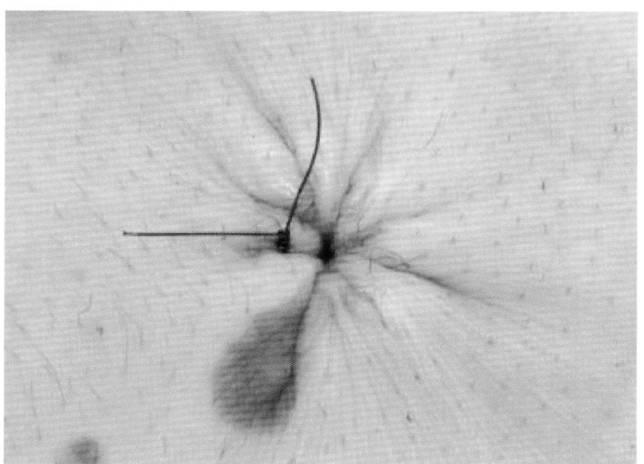
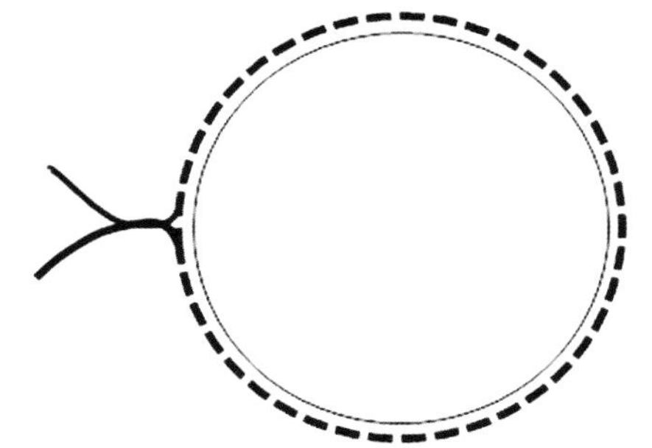
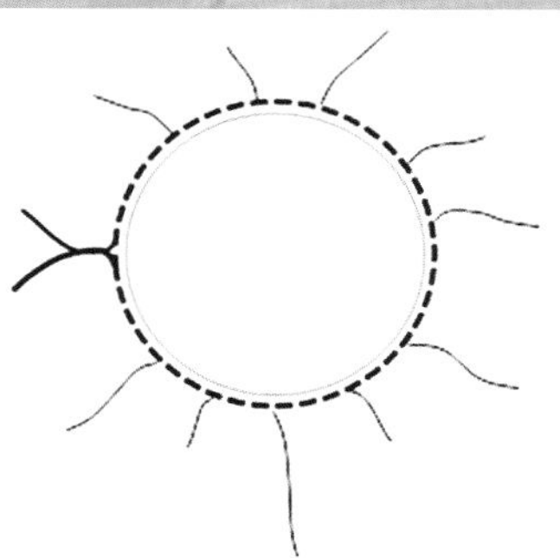

图 18-16　荷包缝合(图片由韩加刚教授提供)

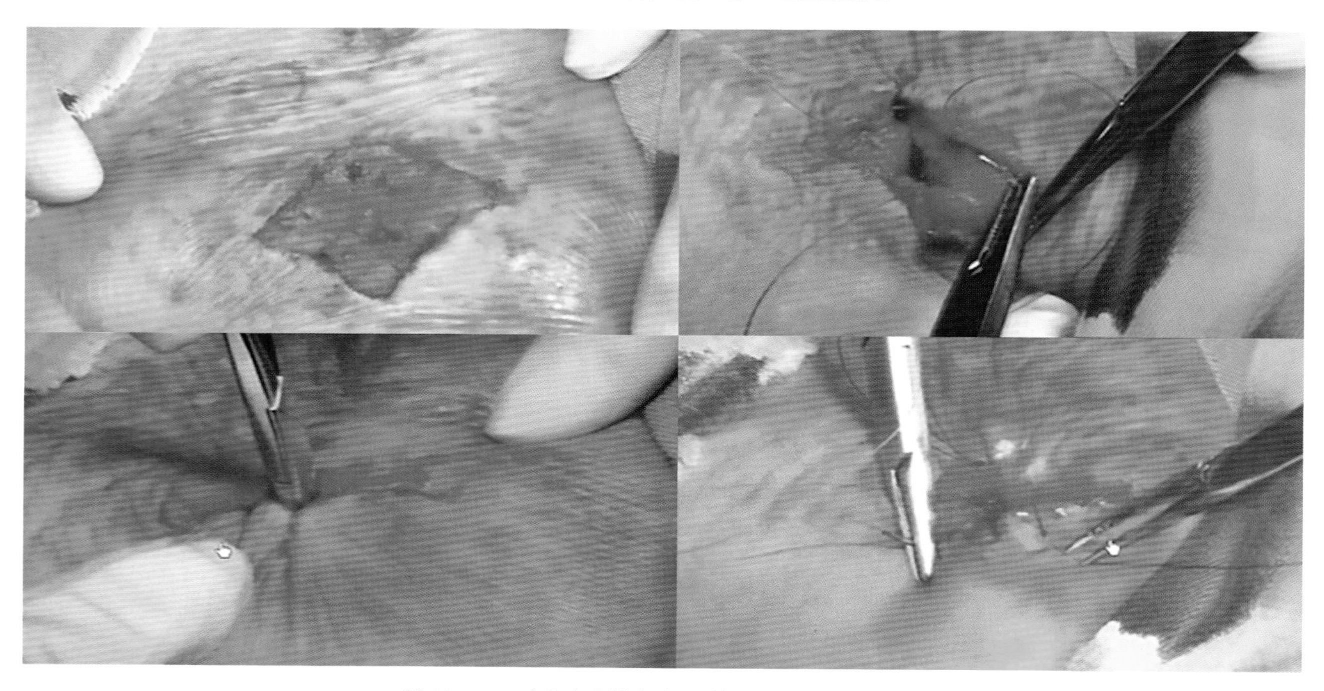

图 18-17　改良十字缝合法(图片由韩加刚教授提供)

(五) 术后处理

术后应保持切口处敷料干燥清洁,密切关注切口处及皮下引流管有无脓性渗出,术后 5～6 天观察无异常可拔除皮下引流管或引流条,使残留皮损自行愈合。如出现切口感染,应及时敞开切口,换药处理,必要时二期缝合。患者排气后给予流质饮食,在不常规留置腹腔引流管的情况下,注意监测患者的体温及腹部体征,及时发现吻合口漏等潜在并发症。

（六）小结

结肠造口还纳的方式较多，不同外科专家在该领域有各自的经验。例如，在术前是否需要缝合关闭造口方面尚无定论。对于皮肤切口缝合方式的选择，2015年版美国造口手术临床指南给予了推荐，认为荷包缝合在降低切口感染率及美容效果方面具有显著优势（1B级推荐）。国内专家对荷包缝合与改良十字缝合进行了初步对比，发现改良十字缝合可能在愈合时间方面更具优势。然而现有数据多来自回肠造口还纳，结肠造口还纳的数据较少，仍待进一步研究。

二、乙状结肠单腔造口还纳术

乙状结肠单腔造口多为Hartmann术后的临时性造口，主要适用于不宜行一期吻合的情况。二期还纳的难点在于近端肠管和远侧残端的游离。通常需游离脾曲，松解近端肠管，有时甚至需游离肝曲。远侧残端周围须仔细分离粘连，获得良好的暴露后行吻合。因此，精细、合理的术中操作是本术式的关键。

（一）术前准备

口服聚乙二醇行机械性肠道准备，远端肠道自肛门清洁灌肠；术前尽可能了解前次手术情况，预计残端寻找困难者，术前可使用造影剂造影，初步确定残端位置，必要时术前预置双J管标记输尿管位置或辅以术中肠镜，便于残端的寻找。

（二）麻醉

气管内插管全身麻醉。

（三）体位

截石位。

（四）手术步骤

1. *填塞或关闭结肠造口*　参见结肠袢式造口还纳术。

2. *腹部切口*　腹部切口可选择前次手术切口进入腹腔或剖腹探查口，以便于延长切口，游离脾曲。如为腹腔镜辅助的结肠单腔造口还纳，可于脐部上方开放法建立气腹，根据腹腔内的粘连情况，灵活选择戳孔位置（图18－18）。近年来有单孔腹腔镜辅助结肠单腔造口还纳术式的报道，即自造口处游离入腹，置入单孔操作装置完成手术（图18－19）。然而该术式技术难度较大，需要专门的单孔辅助装置，仅限于有条件的单位实验性开展。

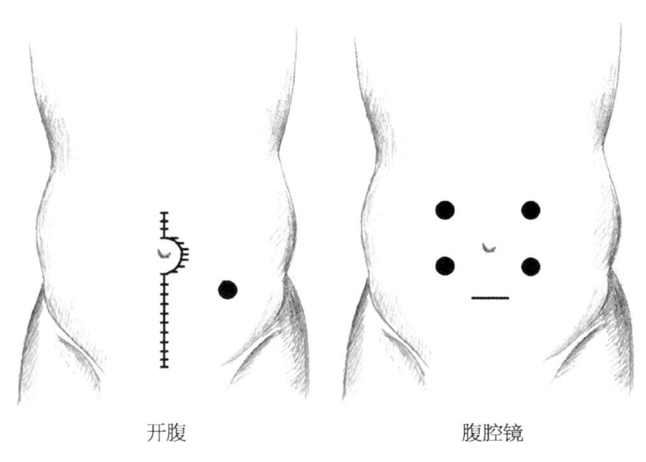

图18－18　戳孔位置

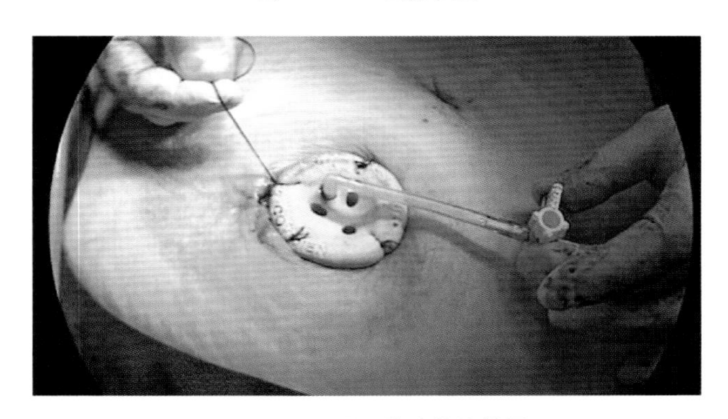

图18－19　置入单孔操作装置

3. *分离粘连*　由于前次手术的缘故，二期还纳时腹腔内多有粘连，入腹后应小心分离，避免肠管等重要脏器损伤。使用腹腔镜技术分离时，须严把适应证，在腔镜下分离困难时，应果断中转开腹，切勿强行分离，造成不必要的副损伤。

4. *游离残端*　残端的寻找和游离是本术式的难点，术中可能遇到多种情况，例如，无法找到残端、残端与周围组织粘连严重无法分离等，必要时可结合直肠指诊、术中肠镜等辨认远侧残端。如直肠残端较长，则只需剥离出吻合平面即可；如前次手术未切除肿瘤，可遵循TME手术的原则，经直肠周围间隙游离，切除肿瘤组织及至少5 cm的系膜，避免盆腔自主神经的损伤；如残端瘢痕化严重，应予以切除瘢痕以利吻合；如残端与周围组织如输尿管、髂血管等粘连严重，应避免强行分离，只需游离至可行肠管吻合即可;如残端无法分离,可将吻合器穿刺头端自肠壁穿出,行近远端肠管的端侧吻合,同时需确诊吻合口的位置距离残端在 2 cm 以上,避免影响残端和吻合口的血运造成术后吻合口漏。残端位置较高时,可切除后瘢痕后直接行荷包缝合;位置较低、置入荷包钳有困难,或为腔镜下切除,可使用内镜下切割闭合器(Endo-GIA)。

5. *游离造口及近端肠管* 经腹游离造口腹腔侧肠管周围粘连后,于造口周围做皮肤切口(方式可参照结肠袢式造口还纳),依次切开入腹。游离近端肠管后应与残端靠拢,多数情况下需游离脾曲。在游离过程中须注意个体化裁剪系膜,避免损伤边缘血管弓造成肠管缺血。近端肠管的游离长度以吻合后的结肠可以松垮的卧于骶骨表面为准。

6. *吻合* 近端肠管游离完成后切除造口皮肤及瘢痕化的肠管,置入抵钉座后荷包缝合,注意观察近端肠管的血运、远端肠管未夹杂其他周围组织,吻合前确定血运良好。圆形吻合器自肛门置入,完成吻合(图 18-20)。检验近远端肠管切环完整,吻合口通畅后 4-0 可吸收线加固缝合数针。

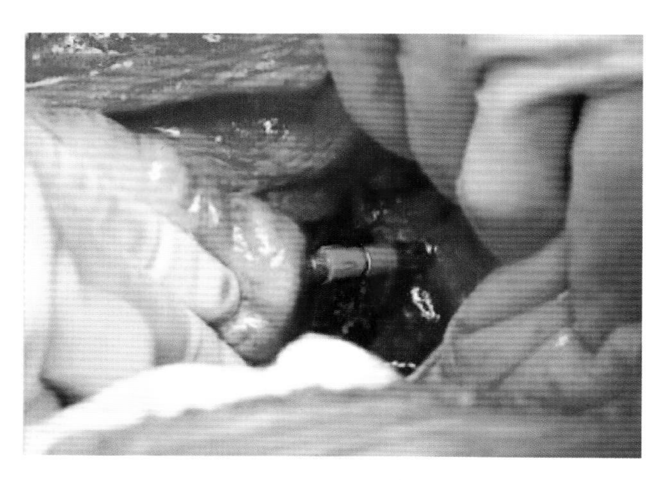

图 18-20 完成吻合

7. *吻合效果检验* 生理盐水冲洗腹盆腔,使用肠钳夹闭吻合口近端肠管,将吻合口置于生理盐水中,自肛门口注入空气,观察吻合口周围有无气泡出现,如无气泡产生,说明术中吻合效果良好。亦可吸净冲洗水,使用稀释后的亚甲蓝溶液自肛门内灌注,观察吻合口周围有无蓝染,根据蓝染部位选择性加固缝合。

8. *放置引流管、关腹* 于盆腔(或骶前)放置引流管。引流管可选择双套管,以便在出现吻合口漏时及时冲洗,充分引流。亦可于盆腔(或骶前)左右两侧各放置一根普通引流管,便于对口引流。分层关腹,腹部大切口张力较高时可行减张缝合,使用钉皮机或 2-0 丝线间断缝合表皮,皮下放置负压引流管。造口部位切口的关闭可参照结肠袢式造口还纳部分。

(五) 术后处理

术后腹部使用腹带加压包扎,保持切口处敷料干燥清洁,密切腹腔内引流管引流液的性状,关注切口处及皮下引流管有无脓性渗出。患者排气后给予流质饮食,注意监测患者的体温及腹部体征,密切关注腹腔引流管引流液的性状及引流量,及时发现吻合口漏等潜在并发症。

(六) 小结

乙状结肠单腔造口还纳术与结肠袢式造口还纳术相比,手术时间长、术后并发症发生率高,手术难度大。考虑到乙状结肠单腔造口还纳术需另做腹部切口,我们推荐术前缝合关闭造口,以减少腹部切口污染的风险。2015 年版美国造口手术临床指南认为,腹腔镜手术在缩短住院时间、减少术中出血量、降低术后总体并发症发生率方面具有显著优势,在术后吻合口漏及死亡率方面与开腹手术无差别。因此,该指南推荐具有丰富腹腔镜手术经验的外科医师选择腹腔镜手术方式行乙状结肠单腔造口还纳术(1C 级推荐)。

第三节 回肠造口还纳的手术技巧

一、术前准备

参见结肠造口还纳术。

二、麻醉

气管内插管全身麻醉。

三、体位

水平仰卧位。

四、手术步骤

(一) 填塞或关闭回肠造口

参见结肠造口还纳术。

(二) 选择腹部皮肤切口

参见结肠造口还纳术。

(三) 游离回肠造口

参见结肠造口还纳术。

(四) 切除吻合

回肠管腔较结肠细,远端肠管长期废用可能出现失用性萎缩,手工端端吻合有时较困难且有吻合口狭窄的风险;此外,回肠游离度高,可提出腹壁的距离长,因此,侧侧吻合在回肠造口还纳术中更为简单、实用。

游离后的回肠提出腹壁外可达 10 cm 以上,于距离造口 2 cm 处的近远端回肠对系膜缘各做一 0.5 cm 切口,将直线型切割闭合器的粗头端置入较粗的近端回肠,细头端置入较细的远端回肠,收紧闭合器,激发前将食指及中指自闭合器头端下方伸入近远端回肠系膜之间,确保系膜未被闭合器夹闭,随后激发闭合器(图 18-21)。激发后使用卵圆钳夹持较干燥的碘伏棉球置入近远端肠道,确保无出血及黏膜桥的存在。使用直线型切割闭合器闭合残端,切除外置肠袢、周围的瘢痕组织及部分正常柔软的肠壁,系膜分段结扎并关闭系膜裂孔(图 18-22)。4-0 可吸收线间断加固缝合数针,特别是拐角及吻合钉交界处。腹腔内不常规留置引流管。

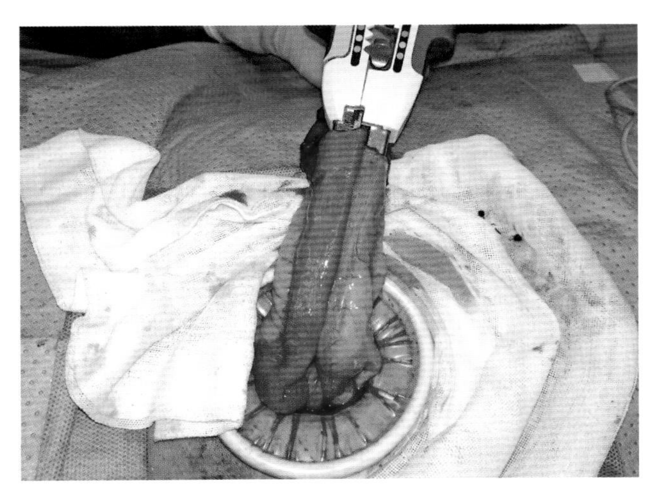

图 18-21 激发闭合器

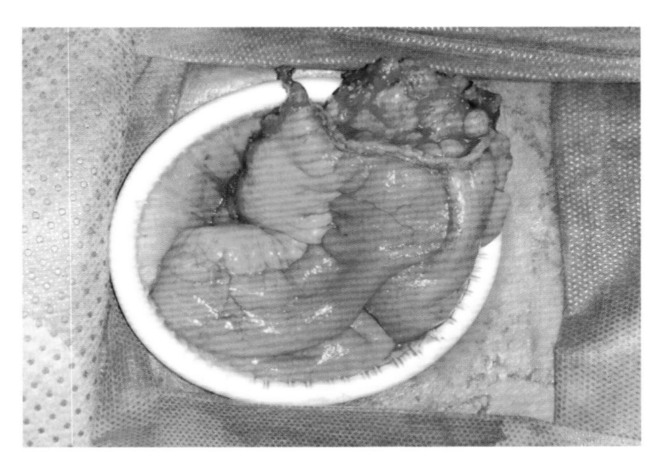

图 18-22 结扎并关闭系膜裂孔

(五) 关腹

回肠造口还纳切口位于下腹部,张力适中,可单独缝合腹膜层及前鞘层。方式可选择连续缝合或间断缝合。与结肠造口不同,回肠造口皮肤切口的张力相对较小,缝合后更为美观,具体关腹方式参见结肠造口还纳术。

五、术后处理

术后应保持切口处敷料干燥清洁,密切关注引流物及切口处有无脓性渗出,术后 5~6 天观察无异常可拔除引流物,使残留皮损自行愈合。

六、小结

一般来说,回肠造口还纳较结肠造口还纳简单,术后并发症少,且作为预防性造口时,术者可利用辅助切口或扩大主操作口行肠造口术及还纳术。因此,回肠造口成为目前较常用的预防性肠造口方式。

第四节 造口还纳术后并发症的防治

肠造口还纳术通常被认为是小手术，但其绝不是简单的手术。术中会遇到各种意外情况，需要根据术者自身经验灵活处理。由于肠造口还纳术的主要目的是改善患者生活质量，与肿瘤根治性手术有本质不同，当术后出现严重并发症时，外科医师将处于相对被动的处境。因此，做好术后并发症的防治工作显得尤为重要。

造口还纳术后总并发症的发生率为13.5%，二次手术率为2.0%。其中常见的并发症包括切口感染、吻合口漏、肠梗阻及切口疝等。与回肠造口还纳术相比，结肠造口还纳术后并发症发生率更高，可能与结肠造口张力大、污染重及结肠本身的血运特点有关。

一、切口感染

切口感染是肠造口还纳术后最常见的并发症(图18-23)，发生率高达8%～18%。因此，如何减少切口感染是造口还纳术的重点。与其他胃肠道手术的Ⅱ类切口不同，肠造口周围皮肤长期受到粪便浸渍，属于Ⅲ类切口；若合并粪性皮炎，则更加影响切口的愈合。因此，做造口周围切口前，通常会填塞或关闭造口，然后重新消毒铺巾，使Ⅲ类切口转变为Ⅱ类切口，同是防止术中造口内容物流出，污染切口。根据我们的经验及国内韩加刚、王振军教授等的报道，缝合皮肤关闭造口后再行消毒铺巾，可以降低术后切口感染的风险，如结肠造口张力较大，无法直接缝合皮肤，亦可双荷包缝合关闭肠腔黏膜，防止肠内容物流出。

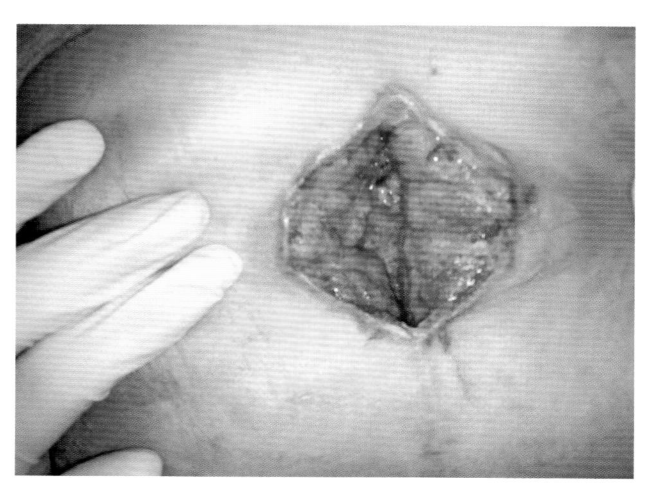

图18-23 切口感染

造口肠段切除后，腹壁上会留下一个较大的皮下空腔。如果一期闭合皮肤，则会残留皮下无效腔，若无有效引流，感染率可高达40%。鉴于此，目前主要通过改良皮肤缝合方式以降低切口感染率。常用的改良缝合方式包括荷包缝合及十字缝合。与传统的直接缝合不同，该两种缝合方式主要通过开放创面、通畅引流来达到减少切口感染的目的。研究表明荷包缝合后切口感染率显著下降，但愈合时间有所延长。近年来提出的十字缝合法在降低切口感染率方面与荷包缝合类似，愈合时间与直接缝合无显著差别，且具有美容效果，可能是较好的缝合方式。此外，研究发现，辅助放化疗、肥胖、手术时间过长及ASA高分级均是导致切口感染的危险因素，而皮下负压引流管可以减少皮下积液，使切口感染率显著下降，是发生切口感染的独立保护性因素。

一旦发生切口感染，应及时敞开切口，充分引流，促进新鲜肉芽组织生长，以待二期缝合。当切口感染严重，引流量较大时，应注意感染来源是否来自腹腔内部，以排除吻合口漏导致切口感染的可能。虽然与吻合口漏及肠梗阻等并发症相比，切口感染通常不危及生命，但其增加了患者的痛苦和住院费用，延长了住院时间。

二、迟发吻合口问题

尽管患者在还纳术前评估了吻合口情况，但仍有2%患者造口还纳术后发生了迟发吻合口问题，包括吻合口漏和直肠阴道漏。与传统吻合口漏不同，这些患者的吻合口漏症状出现在造口还纳之后，而非初次根治术后，因此称为“迟发吻合口问题”。肠造口可起到临时转流粪便的作用，为吻合口愈合创造条件。如果吻合口迟迟不愈合，在造口还纳之后原直肠吻合口漏就会表现出来。有学者认为,保护性造口并不能减少吻合口漏,而是推迟吻合口漏的发生或减轻其严重程度。也有研究表明,即使通过仔细的还纳前检查,仍有0.5%~2.1%吻合口漏不能被发现。我们认为迟发吻合口漏发生的原因可能与新直肠的容积减少和顺应性下降有关;造口还纳术后,粪便通过狭窄且无弹性的管腔时,新直肠内压力增高,原本薄弱的肠壁破裂,导致发生迟发性吻合口漏。因此,在患者行造口还纳手术前,应完善肠镜及影像学检查,明确远端肠管是否存在梗阻,必要时可行盆腔MRI检查,明确是否存在结直肠瘘管。在此种情况下,腹腔内通常未放置引流管,一旦出现症状无法保守治疗。应及时剖腹探查,再次行造口术。

三、肠梗阻

造口还纳术后小肠梗阻的发生率为5.7%~11.8%,手工缝合较吻合器吻合更易发生肠梗阻。采用手工端端吻合,回肠吻合口梗阻的发生率为2.4%。造成梗阻的原因主要有腹腔粘连、吻合口水肿等。发生肠梗阻后,应及时禁饮食,给予肠外营养支持,充分休息肠道。如梗阻持续存在,无法解除,应考虑剖腹探查,根据术中情况行短路手术、切除肠段重新吻合,甚至再次行造口术。

四、切口疝

切口疝在造口还纳术后发生率约9.3%,有研究显示切口疝发生与BMI指数相关。在造口还纳手术中预防性植入疝补片能够降低切口疝的发生率,但因此会增加伤口感染风险。因此,在行造口还纳术时,应确切缝合腹壁各层切口,防止因缝合技术导致的术后切口疝。对于已经出现切口疝的患者,应考虑手术治疗。

第五节 无法还纳的预防性造口的处理

预防性造口无法还纳的因素包括主观因素及客观因素,主观因素包括患者因对还纳手术的恐惧、经济原因无法承担还纳手术费用等而放弃还纳;客观原因包括原发病的特点和患者身体情况等,以上均是影响预防性造口术后造口还纳的重要因素。

原因可能包括:肿瘤出现局部复发或远处转移,预期生存期较短;术后出现吻合口相关并发症、盆腔大量异物残留(如术中放置大量止血材料、化疗药物等)、放疗后出现瘢痕性狭窄,二次手术造口后(二次手术原因包括吻合口漏、盆腔脓肿、腹膜炎、吻合口出血等)反复不愈,考虑存在骶前慢性脓肿、上皮性窦道、内瘘或肿瘤复发等可能;高龄,全身情况差,合并症多,美国麻醉医师协会分级(American Society of Anesthesiologists, ASA)>3的患者。

对于主观原因无法还纳预防性造口的患者,应积极针对原因创造手术机会;对于客观原因无法还纳预防性造口的患者,应针对原发病进行有效治疗,指导患者加强造口的自我管理,并注重患者心理疏导。

一、积极创造手术机会

有明确还纳手术指征,但因为患者主观因素而导致无法还纳者,因告知患者及家属手术的必要性、手术方式、术中和术后可能出现的不良反应、并发症、术后治疗及预后估计等方面,协助患者及家属充分认知。因包括结肠直肠癌的肿瘤学特点和患者身体情况在内的客观原因导致无法还纳者,应做积极针对性处理,如对吻合口狭窄者通过手指或扩张器扩张、内镜下气囊扩张、狭窄下段切开等方法解除狭窄;对瘢痕性狭窄或吻合口闭合者,可考虑行肠段切除。之后再做评估,决定能否行还纳术。

二、肿瘤复发或远处转移的综合治疗

在对肿瘤行手术治疗、化学治疗、放射治疗、靶向治疗等综合治疗的基础上,保证造口通畅,预防梗阻发生,尽可能保存肠道功能,提高患者生存质量。

三、加强造口的自我管理

保持造口周围皮肤清洁干燥,防止粪便及消化

液的刺激、腐蚀，防止造口周围皮肤炎症、糜烂、溃疡及湿疹。指导患者用手指或扩张器扩宽造口，尤其是结肠造口的患者，防止发生造口狭窄。回肠造口的患者，应增加富含膳食纤维食物摄入，预防粪水性皮炎的发生。结肠造口的患者运用腹肌收缩锻炼、调节膳食及结肠灌洗等方法，重建定时排便的习惯，降低造口周围皮炎的发生率，提高患者的生存质量。

四、注重患者心理疏导

接受肠造口术的患者往往已经经受了原发疾病的折磨，加上实施肠造口术后改变了患者的排便途径，使患者的生活习惯及原有形象发生变化，影响患者正常的社会交往。行预防性造口术前往往已告知患者腹壁造口只是暂时的，但由各种原因导致预防性造口无法还纳后，患者往往心理压力大、情绪低落、自卑、悲观失望，一时难以接受。此时，应根据肠造口术的不同目的采取不同的有针对性的心理疏导，向患者说明肠造口在疾病治疗中的必要性及安全性，只要学会正确的造口护理方法，训练规律排便，不会影响正常的工作、学习和社会交往。并与患者家庭相关成员沟通，帮助患者建立有效的社会支持系统，使患者能平静地接受肠造口存在，正确面对现实。

（戴 勇 张 翔）

参考文献

[1] 潘宏达，王林，彭亦凡，等. 直肠癌低位前切除保护性回肠造口还纳术后并发症分析[J]. 中华胃肠外科杂志，2015，(7)：656－660.

[2] 魏广辉，高志刚，杨勇，等. 封闭式造口肠段切除法在预防性肠造口还纳术中的临床应用[J]. 中华胃肠外科杂志，2012(4)：406.

[3] 中华人民共和国卫生和计划生育委员会医政医管局，中华医学会肿瘤学分会. 中国结直肠癌诊疗规范(2017年版)[J]. 中华外科杂志，2018(4)：241－258.

[4] Akesson O, Syk I, Lindmark G, et al. Morbidity related to defunctioning loop ileostomy in low anterior resection[J]. International journal of colorectal disease, 2012, 27(12): 1619－1623.

[5] Bailey C M, Wheeler J M, Birks M, et al. The incidence and causes of permanent stoma after anterior resection[J]. Colorectal disease: the official journal of the Association of Coloproctology of Great Britain and Ireland, 2003, 5(4): 331－334.

[6] Banerjee A. Pursestring skin closure after stoma reversal[J]. Diseases of the colon and rectum, 1997, 40(8): 993－994.

[7] Beaubrun En Famille Diant L, Sordes F, Chaubard T. Psychological impact of ostomy on the quality of life of colorectal cancer patients: Role of body image, self-esteem and anxiety[J]. Bull Cancer, 2018, 105(6): 573－580.

[8] Bhangu A, Tiramula R. An evaluation of whether neoadjuvant therapy delays closure of defunctioning loop ileostomy following anterior resection for rectal cancer[J]. Minerva Chir, 2011, 66(1): 49－54.

[9] Chand M, Nash G F, Talbot R W. Timely closure of loop ileostomy following anterior resection for rectal cancer[J]. Eur J Cancer Care (Engl), 2008, 17(6): 611－615.

[10] Chow A, Tilney H S, Paraskeva P, et al. The morbidity surrounding reversal of defunctioning ileostomies: a systematic review of 48 studies including 6 107 cases[J]. International journal of colorectal disease, 2009, 24(6): 711－723.

[11] den Dulk M, Smit M, Peeters K C, et al. A multivariate analysis of limiting factors for stoma reversal in patients with rectal cancer entered into the total mesorectal excision (TME) trial: a retrospective study[J]. Lancet Oncol, 2007, 8(4): 297－303.

[12] Duncan J E, Corwin C H, Sweeney W B, et al. Management of colorectal injuries during operation iraqi freedom: patterns of stoma usage[J]. J Trauma, 2008, 64(4): 1043－1047.

[13] Dusch N, Goranova D, Herrle F, et al. Randomized controlled trial: comparison of two surgical techniques for closing the wound following ileostomy closure: purse string vs direct suture[J]. Colorectal disease: the official journal of the Association of Coloproctology of Great Britain and Ireland, 2013, 15(8): 1033－1040.

[14] Emmertsen K J, Laurberg S. Bowel dysfunction after treatment for rectal cancer[J]. Acta Oncol, 2008, 47(6): 994－1003.

[15] Engel J, Kerr J, Schlesinger-Raab A, et al. Quality of life in rectal cancer patients: a four-year prospective study[J]. Ann Surg, 2003, 238(2): 183－213.

[16] Fauno L, Rasmussen C, Sloth K K, et al. Low complication rate after stoma closure. Consultants attended 90% of the operations[J]. Colorectal Disease: the Official Journal of the Association of Coloproctology of Great Britain and Ireland, 2012, 14(8): e499－505.

[17] Freeman A J, Graham J C. Damage control surgery and angiography in cases of acute mesenteric ischaemia[J]. ANZ J Surg, 2005, 75(5): 308 - 314.

[18] Gastinger I, Marusch F, Steinert R, et al. Protective defunctioning stoma in low anterior resection for rectal carcinoma[J]. The British journal of surgery, 2005, 92(9): 1137 - 1142.

[19] Gatt M, MacFie J, Mahon C, et al. Risk factors for anastomotic failure after total mesorectal excision of rectal cancer (Br J Surg, 2005, 92: 211 - 216)[J]. The British journal of surgery, 2005, 92(7): 896.

[20] Hassan I, Cima R R. Quality of life after rectal resection and multimodality therapy[J]. J Surg Oncol, 2007, 96(8): 684 - 692.

[21] Hendren S, Hammond K, Glasgow S C, et al. Clinical practice guidelines for ostomy surgery[J]. Diseases of the colon and rectum, 2015, 58(4): 375 - 387.

[22] Hong S Y, Kim D Y, Oh S Y, et al. Routine barium enema prior to closure of defunctioning ileostomy is not necessary [J]. Journal of the Korean Surgical Society, 2012, 83(2): 88 - 91.

[23] Hsieh M C, Kuo L T, Chi C C, et al. Pursestring closure versus conventional primary closure following stoma reversal to reduce surgical site infection rate: A meta-analysis of randomized controlled trials[J]. Diseases of the Colon and Rectum, 2015, 58(8): 808 - 815.

[24] Huser N, Michalski C W, Erkan M, et al. Systematic review and meta-analysis of the role of defunctioning stoma in low rectal cancer surgery[J]. Ann Surg, 2008, 248(1): 52 - 60.

[25] Kaiser A M, Israelit S, Klaristenfeld D, et al. Morbidity of ostomy takedown[J]. Journal of gastrointestinal surgery: official journal of the Society for Surgery of the Alimentary Tract, 2008, 12(3): 437 - 441.

[26] Kalady M F, Mantyh C R, Petrofski J, et al. Routine contrast imaging of low pelvic anastomosis prior to closure of defunctioning ileostomy: is it necessary? [J]. Journal of Gastrointestinal Surgery: Official Journal of the Society for Surgery of the Alimentary Tract, 2008, 12(7): 1227 - 1231.

[27] Kuryba A J, Scott N A, Hill J, et al. Determinants of stoma reversal in rectal cancer patients who had an anterior resection between 2009 and 2012 in the English National Health Service[J]. Colorectal Disease: the Official Journal of the Association of Coloproctology of Great Britain and Ireland, 2016, 18(6): O199 - 185.

[28] Lahat G, Tulchinsky H, Goldman G, et al. Wound infection after ileostomy closure: a prospective randomized study comparing primary vs. delayed primary closure techniques [J]. Techniques in Coloproctology, 2005, 9(3): 186 - 188.

[29] Lee S J, Park Y S. Serial evaluation of anorectal function following low anterior resection of the rectum [J]. International Journal of Colorectal Disease, 1998, 13(5 - 6): 241 - 246.

[30] Lim J T, Shedda S M, Hayes I P. "Gunsight" skin incision and closure technique for stoma reversal[J]. Diseases of the Colon and Rectum, 2010, 53(11): 1569 - 1575.

[31] Lundby L, Duelund-Jakobsen J. Management of fecal incontinence after treatment for rectal cancer[J]. Curr Opin Support Palliat Care, 2011, 5(1): 60 - 64.

[32] Luning T H, Keemers-Gels M E, Barendregt W B, et al. Colonoscopic perforations: a review of 30 366 patients[J]. Surg Endosc, 2007, 21(6): 994 - 997.

[33] Machado M, Hallbook O, Goldman S, et al. Defunctioning stoma in low anterior resection with colonic pouch for rectal cancer: a comparison between two hospitals with a different policy[J]. Diseases of the Colon and Rectum, 2002, 45(7): 940 - 945.

[34] Mansfield S D, Jensen C, Phair A S, et al. Complications of loop ileostomy closure: a retrospective cohort analysis of 123 patients[J]. World Journal of Surgery, 2008, 32(9): 2101 - 2106.

[35] Marusch F, Koch A, Schmidt U, et al. Value of a protective stoma in low anterior resections for rectal cancer [J]. Diseases of the Colon and Rectum, 2002, 45(9): 1164 - 1171.

[36] Matthiessen P. Risk factors for anastomotic leakage after anterior resection of the rectum[J]. Colorectal disease: the official journal of the Association of Coloproctology of Great Britain and Ireland, 2006, 8(4): 366.

[37] Milanchi S, Nasseri Y, Kidner T, et al. Wound infection after ileostomy closure can be eliminated by circumferential subcuticular wound approximation[J]. Diseases of the Colon and Rectum, 2009, 52(3): 469 - 474.

[38] Oresland T, Bemelman W A, Sampietro G M, et al. European evidence based consensus on surgery for ulcerative colitis[J]. J Crohns Colitis, 2015, 9(1): 4 - 25.

[39] O'Leary D P, Fide C J, Foy C. Quality of life after low anterior resection with total mesorectal excision and temporary loop ileostomy for rectal carcinoma [J]. The British Journal of Surgery, 2001, 88(9): 1216 - 1218.

[40] Patel, Frost, Bearn, et al. 'Canoe closure' of loop ileostomy gives improved cosmesis compared with conventional closure[J]. Colorectal disease: the Official Journal of the Association of Coloproctology of Great Britain and Ireland, 1999, 1(3): 155 - 157.

[41] Pedersen I K, Christiansen J, Hint K, et al. Anorectal function after low anterior resection for carcinoma[J]. Ann Surg, 1986, 184(2): 133 - 135.

[42] Phatak U R, Kao L S, You Y N, et al. Impact of ileostomy-related complications on the multidisciplinary treatment of rectal cancer[J]. Annals of Surgical Oncology, 2014, 21(2): 507 - 512.

[43] Rathgaber S W, Wick T M. Colonoscopy completion and complication rates in a community gastroenterology practice [J]. Gastrointest Endosc, 2006, 64(4): 556 - 562.

[44] Reid K, Pockney P, Pollitt T, et al. Randomized clinical trial of short-term outcomes following purse-string versus conventional closure of ileostomy wounds[J]. The British Journal of Surgery, 2010, 97(10): 1511 - 1517.

[45] Roumen R M. Meta-analysis of randomized clinical trials of colorectal surgery with or without mechanical bowel preparation (Br J Surg, 2004, 91: 1125 - 1130)[J]. The British Journal of Surgery, 2005, 92(2): 253.

[46] Saito N，Ono M，Sugito M，et al. Early results of intersphincteric resection for patients with very low rectal cancer：an active approach to avoid a permanent colostomy [J]. Diseases of the Colon and Rectum，2004，47(4)：459－466.

[47] Sajid M S，Craciunas L，Baig M K，et al. Systematic review and meta-analysis of published，randomized，controlled trials comparing suture anastomosis to stapled anastomosis for ileostomy closure[J]. Techniques in Coloproctology，2013，17(6)：631－639.

[48] Schmidt O，Merkel S，Hohenberger W. Anastomotic leakage after low rectal stapler anastomosis：significance of intraoperative anastomotic testing[J]. European journal of surgical oncology：the journal of the European Society of Surgical Oncology and the British Association of Surgical Oncology，2003，29(3)：239－243.

[49] Schreinemacher M H，Vijgen G H，Dagnelie P C，et al. Incisional hernias in temporary stoma wounds：a cohort study [J]. Archives of Surgery，2011，146(1)：94－99.

[50] Shirazi M H. Randomized clinical trial of early versus delayed temporary stoma closure after proctectomy[J]. The British Journal of Surgery，2008，95(12)：1541.

[51] Tam K W，Wei P L，Kuo L J，et al. Systematic review of the use of a mesh to prevent parastomal hernia[J]. World Journal of Surgery，2010，34(11)：2723－2729.

[52] Thalheimer A，Bueter M，Kortuem M，et al. Morbidity of temporary loop ileostomy in patients with colorectal cancer [J]. Diseases of the Colon and Rectum，2006，49(7)：1011－1017.

[53] van Duijvendijk P，Slors J F，Taat C W，et al. Prospective evaluation of anorectal function after total mesorectal excision for rectal carcinoma with or without preoperative radiotherapy [J]. Am J Gastroenterol，2002，97(9)：2282－2289.

[54] Velmahos G C，Degiannis E，Wells M，et al. Early closure of colostomies in trauma patients — a prospective randomized trial[J]. Surgery，1995，118(5)：815－818.

[55] Wong N Y，Eu K W. A defunctioning ileostomy does not prevent clinical anastomotic leak after a low anterior resection：a prospective，comparative study[J]. Diseases of the Colon and Rectum，2005，48(11)：1876－1879.

[56] Yun H R，Lee L J，Park J H，et al. Local recurrence after curative resection in patients with colon and rectal cancers [J]. International Journal of Colorectal Disease，2008，23(11)：1081－1087.

[57] Zheng Y X，Chen L，Tao S F，et al. Diagnosis and management of colonic injuries following blunt trauma[J]. World J Gastroenterol，2007，13(4)：633－636.

第十九章
肠造口本身的并发症

肠造口手术操作简单，但若手术操作或术后处理不当，常会发生许多并发症。由于其中绝大多数患者终生使用肠造口，这将长期影响患者日常生活、身心健康，给患者带来难以挽回的痛苦。国外肠造口合并症发生率为 11%～60%，国内文献报道为 16.3%～53.8%，平均为 20.8%。为此，对肠造口并发症的预防和治疗，应给予足够的重视。

第一节　概　　述

肠造口术是指暂时或永久地将肠管提至腹壁作为排泄出口的术式，是腹部外科最常施行的手术之一，是挽救、延续患者生命的主要手段，但它改变了患者的外在形象和排便途径，给患者的身心和社会功能造成了极大影响，特别是术后并发症发生率很高，其发生主要与患者的身体状况、施术者的技术和术后的护理质量等有关。按照造口的位置大致分为两类：回肠造口术和结肠造口术。

回肠袢式造口术是将回肠袢在不离断的情况下直接牵出体外进行造口，多数为临时造口，也称为回肠双腔造口。据统计，回肠造口并发症大部分发生在术后短期内，远期并发症比较少见。因此，熟悉产生造口并发症的原因及机理，对预防此类并发症具有重要意义，尤其在手术时就应杜绝产生常见并发症的诱因；并发症发生后若能及时处理，常能避免不良后果。

回肠造口的位置的选择常可因人而异。理想的造口开口部位最好让患者取不同体位都能看清楚。回肠袢式造口的位置一般选择在右下腹脐与髂前上棘连线腹直肌处。选择造口位置要尽力遵守如下原则：① 选择右下腹脂肪隆起的最高点；② 造口应位于腹直肌中间位置；③ 造口应尽量远离切口；④ 在平卧和坐位两个体位是确定造口部位。对于部分特殊患者，如有右下腹经腹直肌切口、脊柱畸形、下腹部有瘢痕或严重放射治疗损伤等，可以根据腹壁具体情况选择造口位置，要避免回肠在腹腔内形成锐角或扭转。一般男性的裤带、腰带比女性高，老年人比年轻人略高。肥胖体质的人一般裤带较低，特别肥胖妇女裤带更低。此外，肛管直肠癌根治术后造口的患者，术后通过疗养和长期保养，体重都有所增加，有些病例体重可增加 20 千克，那么原来造口的位置对肥胖者来说就会不便，术前应预测这些变化的可能性。消瘦或衰弱的病例，由于腹壁凹陷，髂骨突出比较明显，此类病例造口可选择在脐部开口，据统计，这个位置最为方便、舒适。在可能范围内力求扩大造口开口与腹部手术切口的距离。造口若靠近切口，当双方各自缝合后容易产生张力；造口部的渗液、分泌物、粪便等极易污染手术切口，导致感染。术后需要放疗的患者，造口应尽量避开照射部位，以防黏膜及皮肤糜烂，或溃疡形成。但有时要做到这一点并不容易，因此在术前或术中，医师要对患者术后是否需要追加放疗做出正确的判断，然后才能对造口的位置做出正确恰当的选择，同时还需要外科医师和放疗医师间的密切配合。对于已经进行过放疗或肥胖的患者行造口术时，往往会遇到手术操作的困难，肠袢无法脱出腹壁并放在合适的部位。这就要求手术医师术前应有充分的估计。

施行结肠造口是某些大肠癌患者手术治疗的一个重要环节。结肠造口会伴发一些并发症，若忽视其并发症的防治，则会严重影响患者的预后和生活质量。

结肠造口往往是在肿瘤晚期、伴有肠梗阻、未经充分术前肠道准备下施行的，产生合并症的机会很大。然而不少医师认为肠造口术简单，在主要手术部分完成后，有经验的高年资医师就下手术台，让助手完成肠造口或者肠造口时已近大手术的尾声，匆匆而为，缺少考虑，手术不够细致，结果术后出现不少并发症。所以要减少并发症，首先要重视和做好这种“简单”手术。为了防止或减少并发症，必须在术前详细检查患者，精确选择肠造口位置。肠造口选位最好能由医师、护士(造口治疗师)和患者共同商量决定，避免选在腹壁皱褶或患者难以自己处理的部位。定位后加以标记，免得手术时找不到。结合患者的具体情况，精心设计手术，细致操作。手术时，适当切除皮肤、皮下组织和部分筋膜，十字切开腹膜，造口的直径依据肠管粗细和患者胖瘦而定，一般单腔造口的腹壁孔要可容 2 指，双腔造口则要可容 3 指，过大、过小都容易发生并发症。拉出肠管时，应不松不紧。若腹壁不厚(皮下脂肪少)，可将腹膜翻至皮下缝合，然后肠壁与皮下缝合，再将肠管黏膜外翻与皮肤缝合；若腹壁厚(皮下脂肪多)，可以分别将腹膜、肌筋膜、皮下与肠管壁缝合，最后将肠造口黏膜外翻与皮肤缝合。为了防止内疝和肠造口膨出或脱垂，应将腹内肠管与侧腹膜间断缝合 8～10 针，然后再用荷包缝合关闭侧孔。如果一开始就用荷包缝合关闭侧孔，手术虽然快，但术后内疝和膨出或脱垂的机会会增加。当然，亦可以通过侧腹膜外将乙状结肠引出腹壁，这样可以消除结肠旁沟，防止内疝、肠造口回缩或脱垂，但往往因为有一定角度，易产生术后肠梗阻。采取措施，防止感染。肠造口是污染性手术，术前、术中、术后应使用抗生素。至于是否一期开放，则视肠道准备情况而定。择期手术者肠道干净，可以在术中一期开放；若为急诊手术，肠道准备不充分，则在术后 2 天才开放，肠造口周围用凡士林纱布条围绕，这样可以有效防止造口感染，又可以防止造口边缘出血。肠管拉出一般 3～4 cm 即可，外翻缝合后使造口高出皮肤表面 1～1.5 cm，这样安装人工肛门袋后，粪便可以直接入袋内，不致污染造口周围皮肤，从而减少感染，避免粪性皮炎。保证肠造口的血液供应。造口的肠管及其系膜要充分游离，使肠管能在无张力情况下拉出腹壁孔外。如为双腔造口，支撑的塑料棒或玻璃管应在近肠管的血管袢下方通过。缝合时，不要将系膜近肠管的边缘血管缝扎。造腹壁孔时一定要剪除部分肌筋膜，以免形成狭窄环影响造口的血供。上述措施可以防止造口缺血坏死，如肠造口段血运良好，拉出时又无张力，则术后肠造口极少水肿。造口完成后一定要细致检查有无出血，如有出血可以电灼或压迫或结扎。此外，还应注意造口肠黏膜颜色，如打开造口肠管时见到腺瘤，应即时处理(摘除或电灼)。避免使用患者过敏的器材或药膏。

肠造口并发症可按与肠造口术或造口本身关系分为两大类。

(1) 直接相关的合并症有：① 肠造口出血；② 肠造口坏死；③ 肠造口感染；④ 肠造口水肿；⑤ 肠造口狭窄；⑥ 肠造口回缩或内陷；⑦ 肠造口膨出或脱垂；⑧ 肠造口旁疝；⑨ 肠造口内疝或肠梗阻。

(2) 间接相关的合并症有：① 粪性皮炎；② 过敏性皮炎；③ 肠造口损伤。

本书将并发症按照病程分为近期并发症和远期并发症。

第二节 肠造口近期并发症

造口近期并发症是指造口术后2周内发生的并发症，主要包括造口缺血坏死、造口出血、造口水肿、造口早期脱垂、近期造口狭窄、造口扭转、造口梗阻、造口皮肤黏膜分离、造口脱出、造口凹陷等。

一、造口缺血坏死(图19-1)

1. 病因 这是一种严重的早期并发症，发生率为1%～10%，往往发生在术后24～72小时，且多发生于单腔造口术后。

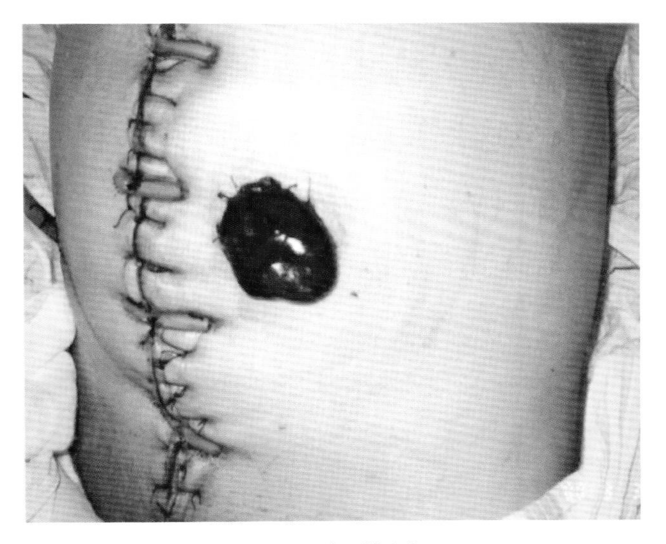

图19-1 造口缺血坏死

回肠造口缺血主要是由于损伤回肠边缘动脉、提出肠管时牵拉张力过大，扭曲及压迫肠系膜血管，导致供血不足，或者造口孔太小或缝合过紧，而影响肠壁血供。正常的造口黏膜颜色为淡红色，有光泽，犹如口腔黏膜，富有弹性，轻轻摩擦不易损伤出血，大力摩擦可见鲜红出血点。坏死皆因缺血所致，所以术后需每天，特别是前两天，注意观察造口血运，以防缺血性坏死。

结肠造瘘口肠管血运不足是结肠造瘘术后发生造瘘口肠管缺血坏死的直接原因：① 解剖变异：乙状结肠及降结肠的动脉血运主要来自左结肠动脉、侧副血管弓(Rioland弓)及它们分出的边缘动脉，脾曲边缘血管细或缺如者占0.7%，侧副血管弓国人出现率仅7.6%。肠系膜下动脉结扎后，结肠造瘘肠管的血运主要来自由结肠中动脉发出的侧副血管边缘动脉和边缘动脉，合并此处血管变异者肠系膜下动脉根部离断后，造瘘肠管的血运可以完全丧失。② 肠系膜供血障碍：手术保持造瘘口肠管良好的血供，避免其系膜的扭转及侧腹膜的卡压，可以避免或减少结肠造瘘肠管的缺血坏死的发生。在手术分离系膜时保留左结肠动脉的升支可以有效保护边缘血管弓的完整，将其误扎或离断可造成供血区肠管血运障碍。肠系膜游离不足或牵出腹壁造口时系膜扭转或张力较大，同样会引起造瘘口肠管血运障碍，分离肠系膜完毕后反复观察肠管血运是重要的预防措施。部分患者在手术当时肠管缺血可能不明显，但在术后出现腹胀时，由于腹壁抬高使肠系膜牵拉严重，可以加重血运障碍出现肠管缺血坏死。因此，术中肠系膜充分游离，预留足够的造瘘肠管，并在造口前确认肠系膜无扭转，每一步均相当重要。③ 造口腹壁切口太小或残端系膜游离过多：术中应避免腹壁切口过小，尤其是患者肥胖，腹壁较厚时，在皮肤层、腱膜层和肌肉层均可能压迫系膜血管和肠管，因此，造口时腹壁切口大小要根据腹壁的厚薄及拉出肠管和系膜的粗细适当调整，原则是以拉出肠管后切口能顺畅通过一中指为宜。同时不能为了造瘘口的美观将系膜过多游离，对断端的血供破坏过多，缝合时尽量不损伤系膜血管。多为造口肠管提出时张力过高，过分修剪造口结肠处的系膜、肠管及系膜脱出造口时扭转、肠梗阻过久引起肠管水肿导致肠壁长时间缺氧，引起造口肠管缺血坏死。造口过窄或造口袋托盘孔过小，缝合过紧、针距过密导致造口肠管血供减少。腔造口支撑物压迫边缘动脉等原因。

2. 临床表现 缺血坏死可以分为三度：轻度者造口黏膜边缘暗红色或微呈黑色，但范围不超过造口黏膜外1/3，尚无分泌物增多或异常臭味。造口皮肤无改变，此时应将围绕造口的凡士林纱布拆除，解除所有压迫造口的物品，用外用呋喃西林溶液或生理盐水清洗，生物频谱仪局部照射，每天 2 次，每次 30 分钟，照射后用呋喃西林溶液或康复新液持续湿敷。中度者造口黏膜外中 2/3 呈紫黑色，有分泌物和异常臭味，但是造口中央黏膜仍呈淡红色或红色，用力摩擦可见黏膜出血。处理同前，待正常部分和坏死部分的表皮组织出现明确界线后，才能着手消除坏死组织，清除坏死组织后造成的缺口可用粉末状或膏状护肤剂进行适当填补，并可促进创口的二期愈合。重度者造口黏膜全部呈漆黑色，有大量异常臭味的分泌物，摩擦黏膜未见出血点，这时造口为严重缺血坏死，宜再行急诊手术，切除坏死肠段，重做肠造口。临床上多见是造口游离缘的局部坏死，外置肠段全部坏死并延伸到腹腔内肠段，而引起腹膜炎者极少见。

3. *处理方法*　去除各种导致肠缺血的诱因；为促进血液循环，可采用多功能微波治疗仪局部理疗，促进局部组织的恢复再生功能；谨慎处理造口肠管周围脂肪垂组织；重度者需再次手术：当发现造口游离缘局部坏死时，如果坏死平面不影响造口回缩者，待坏死境界清楚后，清除坏死组织。周围腹壁的创面因污染而发炎，只要引流通畅，一般炎症仍局限在浅层，但肉芽组织增生二期愈合后，易导致造口环状狭窄。目前海军军医大学附属长海医院的经验是护士用手电筒检查造口黏膜坏死的深度，决定是否再次手术。

4. *预防措施*　造口并发肠管坏死是可以预防的。术中牵出肠段应无张力。支持杆应放置在弓形血管与肠壁之间，防止压迫血管而影响血供。如果支持杆压迫引起供血不足，可及早拔除。裁剪合适底板；缝扎适度，避免结扎过紧；局部频谱治疗仪照射；避免过度修剪结肠系膜，防止血供不佳。

二、造口出血(图 19－2)

1. *原因*　腹壁切口或肠管小血管未妥善处理，少数为肠管系膜小动脉结扎线脱落；造口肠黏膜水肿；由于佩戴装具太小或使用不当，损伤肠黏膜，导致毛细血管破裂。

2. *临床表现*　常发生在术后早期 72 小时以内，大多为少量渗血，个别病例出血较多。

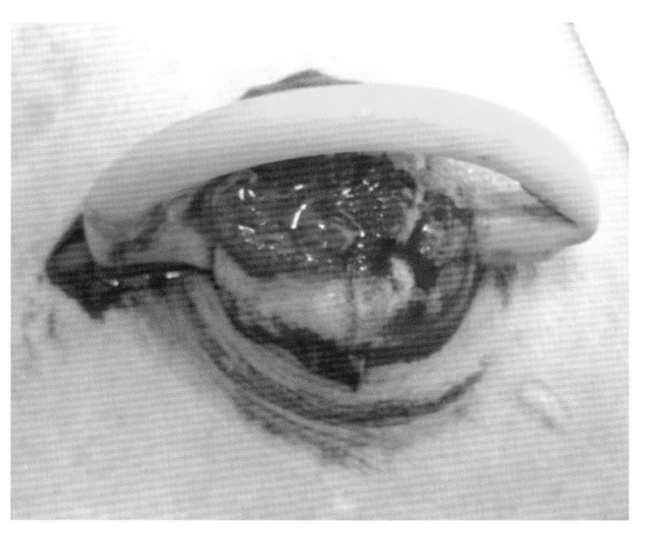

图 19－2　造口出血

3. *处理方法*　多数是回肠造口黏膜与皮肤连接处的毛细血管及小静脉出血，用棉球或纱布稍加压迫即可止血；若出血较多、较频，可以用 1‰ 肾上腺素溶液浸湿的纱布压迫或用云南白药粉外敷；更多的出血则可能是肠系膜小动脉未结扎或结扎线脱落，此时应拆开 1～2 针黏膜-皮肤缝线，找寻出血点加以钳扎，彻底止血。如果黏膜破损(可因造口器材摩擦)出血，则纱布压迫止血后外涂四环素软膏后用凡士林纱保护。结肠造口出血多数也是由于结肠造口黏膜与皮肤连接处的毛细血管及小静脉出血，处理同回肠造口出血，更严重的出血多为是肠系膜小动脉出血，应该找到出血小动脉，给予结扎，彻底止血；有些患者会在换造口袋时因用力过度或不慎划破造口周围黏膜，而导致造口周围出血，但往往是渗血，按压几分钟便可以止血，所以换造口袋时一定要小心、细致，造口袋开口要超过造口周围 2～3 mm，避免开口过小引起造口周围黏膜缺血、糜烂性出血或机械性损伤。

4. *预防措施*　造口完成后一定要细致检查有无出血，如有出血，可以电灼或压迫或结扎，并选择合适的佩戴装具。

三、造口水肿(图 19－3)

1. *原因*　手术创伤与刺激；腹壁切口过小；造口肠管外翻，引起嵌顿，静脉受压，淋巴回流不畅；肠管静脉损伤；造口瘢痕性狭窄。

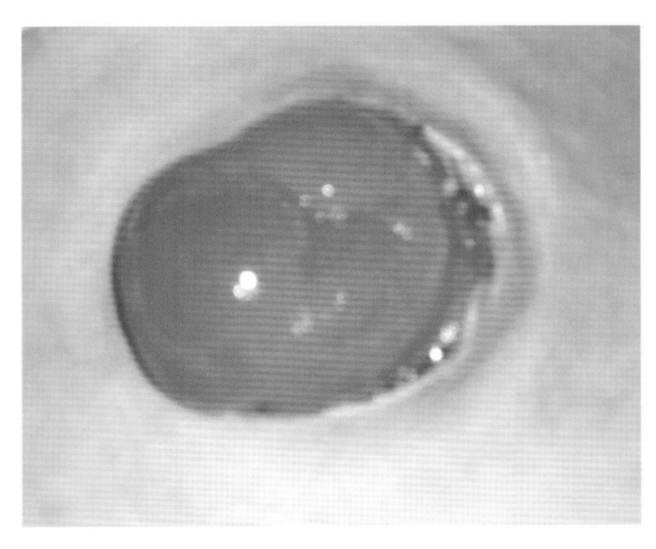

图 19-3　造口水肿

2. 临床表现　回肠与结肠造口水肿相似，很常见。术后 1 日至数日，造口黏膜水肿，轻重程度不一。重者可致排便困难。多数病例于月余内自行消退，极少数需数月。

3. 处理方法　50%硫酸镁湿热敷；若造瘘口过紧或处理系膜血管时损伤静脉等，术后水肿不易消退，严重时局部青紫，需和循环障碍鉴别。造口部黏膜水肿，用高渗生理盐水纱布湿敷，也能见效。

4. 预防措施　肠造口术后 2～5 天可见造口黏膜水肿，一般不必处理，一周后慢慢消失。如果造口黏膜水肿加重，呈灰白色，则应检查造口血运是否充足，并用生理盐水或呋喃西林溶液持续湿敷，必要时加用生物频谱仪外照射。

四、造口早期脱垂(图 19-4)

1. 原因　一种情况是回肠造口不恰当导致，造口附近肠段冗长和缺乏固定。造口肠段应与腹壁妥善固定，关键在于造口腹壁切口不宜过大，大小与两根肠管(双腔)粗细相当，或单根肠管粗细相当(单腔造口)，如腹壁切口过大，很容易导致造口脱垂或旁疝。另外，对于双腔造口，远端肠管留置不宜过长，一般 10～15 cm 为宜，否则可能会出现造口远端肠管脱垂，有文献报道，造口远端脱垂概率比近端高，原因在于远端肠段因去功能化导致肠壁萎缩。造口近端特别在有慢性哮喘等术后会导致腹压增加的情况下，可将造口系膜适当固定在腹壁，但有学者认为即使固定肠系膜也不能避免出现脱垂。另一情况就是患者自身因素，如肥胖、糖尿病、高龄及本身合并慢性哮喘、肺气肿、咳嗽等长期或暂时使腹压剧烈变化的患者，对于这类患者，术后建议应用弹力腹带，避免腹压过高。有文献报道，极少数营养状况差的患者术后合并回肠造口处艰难梭菌感染时可导致造口腹部薄弱，导致小肠大量翻出。

结肠造口脱垂是不太常见的并发症，特别是在腹会阴联合切除术后。Chandler 和 Evans 发现 197 人中行此手术发生此并发症的只有 2 例，低于常规(少于 1%)，结肠袢式造口相比单腔造口更容易发生脱垂。主要可能与术中游离肠段过长，肠管与腹壁缝合不牢，腹壁切口过大，腹压增高，腹部肌肉柔软，造口下方乙状结肠过长，造口用品太硬太韧、腰带太紧等有关。结肠造口不恰当导致，造口附近肠段冗长和缺乏固定。造口肠段应与腹壁妥善固定，关键在于造口腹壁切口不宜过大，大小与两根肠管(双腔)粗细相当，或单根肠管粗细相当(单腔造口)，如腹壁切口过大，很容易导致造口脱垂或旁疝。另外，对于双腔造口，远端肠管留置不宜过长，一般 10～15 cm 为宜，否则可能会出现造口远端肠管脱垂，有文献报道，造口远端脱垂概率比近端高，原因在于远端肠段因去功能化导致肠壁萎缩。造口近端特别在有慢性哮喘等术后会导致腹压增加的情况下，可将造口系膜适当固定在腹壁，但有学者认为即使固定肠系膜也不能避免出现脱垂。患者自身因

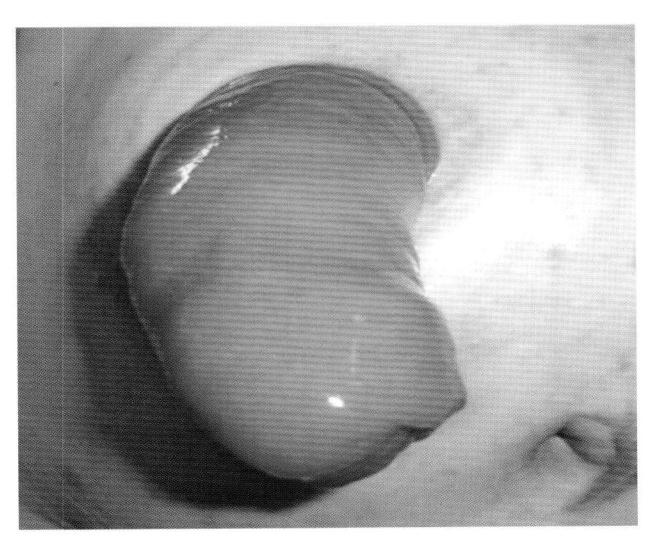

图 19-4　造口早期脱垂

素，如肥胖、糖尿病、高龄及本身合并慢性哮喘、肺气肿、咳嗽等长期或暂时使腹压剧烈变化的患者，对于这类患者，术后建议应用弹力腹带，避免腹压过高。

2. 临床表现　双腔造口膨出呈牛角状；单腔造口肠脱垂可长达几十厘米，给患者带来极大不便，有时连人工肛袋亦难装上。肠管由造口内向外翻出，轻者黏膜水肿呈环形脱出，重者表现为外突性肠套叠。双腔造口脱出多见，常呈牛角状；单腔造口肠脱垂可长达几十厘米，给患者带来困扰，有时连人工肛袋亦难装上。

3. 处理方法　回肠造口脱垂的治疗方式可因造口肠段血运情况、基础疾病及造口方式等不同而有不同选择。造口脱垂发生距离就诊时间短，一般30分钟内，并且血运良好，可选择保守治疗，如糖渗性脱水后，自行回纳或手法回纳；如果脱出时间长，虽经糖渗后，水肿减轻，但不能手法回纳，即使手法复位，应该轻柔，切忌暴力，有文献描述手法复位时导致脱出肠段破裂。对于早期脱垂患者，有学者报道用改良的 Reymond 小肠折叠术，即 3－0 可吸收线在距离系膜附着缘 1 cm 处间断单行缝合固定末端 60～70 cm 的回肠，防止再次脱垂效果良好。也有学者建议在条件允许的情况下，可在腹腔镜下将脱垂肠段复位后，将脱垂肠段系膜固定于腹壁。如果造口血运障碍，则需考虑切除脱垂肠段，重新造口。

结肠近期造口脱垂比较少见，脱出发生后应手法复位，可用高渗盐水湿敷，或给予硬化剂注射或手术固定；用弹性腹带对肠造口稍加压，防止膨出或脱垂；重者则要切除膨出或脱垂的肠段，重新造口，对于不伴有造口旁疝的脱垂患者通常不需开腹手术。对于手术后早期出现的造口脱垂，可以在皮肤黏膜连接处切开，游离肠管，切除多余肠管，重建造口。

4. 预防措施　经腹直肌行肠造口，能有效防止造口脱垂；腹壁切口不可太大，造口回肠与腹壁切口应逐层、可靠缝合-选用不吸收缝线。避免腹压增加的因素；心理支持；选用一件式造口袋、较软的底盘；造口袋尺寸恰当，正确粘贴，减少换袋次数。结肠近期造口脱垂预防措施大致与回肠近期造口类似，最突出的是要游离长度适宜的结肠，在合适的造口位置，将结肠造口逐层缝合在腹壁切口各层。

五、造口近期狭窄

造口近期狭窄的发生率为 2%～10%，是肠造口术后最常见的并发症之一。造口狭窄可在近期和远期发生，早期多因造口血运障碍、感染或隧道过窄、腹壁切口过小所致；晚期多由于粪便刺激造口肠管的浆膜而发生浆膜炎致筋膜或皮肤软组织瘢痕挛缩、肿瘤复发，导致造口狭窄。

1. 原因　造口周边愈合不良、血循环不良，造口黏膜皮肤缝线感染；黏膜或皮肤瘢痕组织收缩、手术时皮肤开口小、手术时腹壁内肌肉层开口太小、造口不是一期愈合（如已发生肠管回缩、坏死，使造瘘口二期愈合，也易发生瘢痕挛缩而致狭窄）而形成瘢痕组织收缩；结肠造口处肠管水肿造成梗阻；腹腔内肠管广泛粘连。

2. 临床表现　粪便流出形状变细、不成形，排便费力、腹胀等现象。

3. 处理方法　回肠造口近期狭窄情况不严重者，可用手指或扩张器扩宽造口，但要小心，不可损伤造口。扩宽造口的方法：戴手套涂润滑剂轻轻进入造口，停留 2～5 分钟，每天 1 次，开始时先用尾指，慢慢好转后改用示指，需要长期进行。结肠造口近期狭窄患者，需要留意是否因便秘阻塞造口，可口服轻泻剂使大便软化。教育患者有关肠梗阻的知识，了解其症状和体征，如发生肠梗阻应及时入院。若情况严重，行手术治疗。

造口狭窄以及坍塌的手术需要做到以下几点：① 切除足够的皮肤，建立适当大小的出口；② 根据需要游离肠管，以免使造口达到足够的长度。尽可能使回肠在腹膜内自由排列，用通常的方法进行造口成形。对于重度狭窄的患者可以尝试环形切除造口，游离肠管；如果局部手术不能够获得足够的肠管长度，则需要再次开腹切除造口部分结肠，重建造口，也可以用吻合器切除狭窄的造口肠管。结肠造口近期狭窄者可用手指定期扩张狭窄部。如长期无改善，可做狭窄环放射状切开或沿肠管环形切除瘢痕组织，伤口予以重新缝合，以上无效时，重建肠造口。

4. 预防措施　术中适当切除皮肤、皮下组织和部分筋膜，十字切开腹膜，切口直径因肠管粗细和患者胖瘦而定，一般单腔造口的腹壁孔要可容 2 指，双腔造口则要可容3指，过大过小都容易发生并发症；应注意切开的皮肤及前鞘不宜过小；前鞘与结肠固定要少，也可不缝；手术后未定时扩肛也是造成造口狭窄的原因之一，因此术后应早期定期扩张，术后1周开始扩肛，对过于狭窄或扩张治疗无效者可行手术。手术可做狭窄环放射状切开，或沿肠管环形切除瘢痕组织，重建造口。

六、造口扭转

不论单腔造口术还是双腔造口术出现肠扭转并发症的现象比较少见，而造口扭转常见于乙状结肠，并可见于回肠袢式造口。

1. *发病原因*　腹部切口过小，不便于观察乙状结肠远端；患者本身乙状结肠游动性大，从造口提出无张力，易发生扭转，不引起术者重视；术中应适当切开肠系膜，经系膜孔将腹膜缝合，并将结肠系膜及肠壁脂肪垂缝于腹膜上，便于观察有无肠扭转，并方便固定；造口部位亦选择不当，直肠损伤多伴有邻近器官损伤，往往需要重建肛门或再次手术处理，最好选择横结肠造口，不仅防止手术切口感染并可保留足够的结肠，以便再次手术游离使用，乙状结肠双腔造口对损伤较为单纯，不拟行直肠重建或其他手术时才适用；造口方式不恰当。

2. *临床表现*　腹痛、腹胀明显加重，偶可出现间断呕吐，无明显排气排便，腹部明显膨隆，叩诊鼓音，腹部X线片提示肠管扩张，近端造口排气管在X线片上显影，提示排气管远端指向盆腔。

3. *处理方法*　确诊肠扭转后，症状轻者可暂不手术，于近端回肠或结肠造口放置肛管即可，解除肠腔高压。局麻下扩张近端造口，以利粪便排出，避免大便干燥，待二次手术一并处理，可以避免医疗纠纷；或者直接行剖腹探查，行单腔造口术，以绝后患。

4. *预防措施*　造口不能太小，便于确认结肠远近端，以防扭转；行单腔造口可以直接避免双腔造口的造口肠扭转；尽量选择横结肠造口，为后期手术提供方便，并可避免伤口继发感染，达到清洁远端直肠损伤的目的；切开系膜，尽量采用经系膜孔将腹膜缝合，并将结肠系膜及肠壁脂肪垂缝于腹膜上。观察系膜有无重叠，也有利于观察肠管有无扭转。如有扭转疑问，术中直接切开造口肠管，直接探查近远端肠管，这种办法一般不用，但行之有效。术后早期发现，术后4～7天未排便要高度警惕，行近端造口灌肠，若发现灌肠液从肛门排出即可确诊，术后从造口行结肠造影亦可明确诊断。

七、造口近期梗阻

回肠和结肠造口均有可能发生造口近期梗阻，其中结肠造口梗阻是直肠癌Miles术后一种常见的并发症，其发生率为6%～15%，多数发生在术后3个月内。及时诊断并正确处理该并发症能够极大地减轻患者的痛苦。

1. *原因*　造口部肠管水肿；肠管与皮肤形成瘢痕挛缩；腹壁腔膜开口过小；肠管突出皮肤过长而外翻形成环状狭窄；肠管回缩；肠段肠脂垂缩窄；造口肠管坏死。造口周边愈合不良、血循环不良，造口黏膜皮肤缝线感染；黏膜或皮肤瘢痕组织收缩、手术时皮肤开口小、手术时腹壁内肌肉层开口太小、造口不是一期愈合（如已发生肠管回缩、坏死，使造瘘口二期愈合，也易发生瘢痕挛缩而致狭窄）而形成瘢痕组织收缩；结肠造口处肠管水肿造成梗阻。

2. *临床表现*　阵发性腹痛或腹胀，造口部结肠水肿，大便变细或次数增多，大便后肠黏膜出血，造口完全停止排气排便。

3. *处理方法*　造口梗阻如尚能通过小指或示指尖，每日手指扩张2次，绝大多数病例都能好转。当梗阻不能通过小指，就应做造口整复，将瘢痕组织环状切除，肠黏膜与皮肤边缘缝合。如梗阻是由于腱膜开口过小所致，可切开皮肤，进而扩大腱膜开口。有时结肠造口梗阻与腹内肠梗阻很难鉴别。对于这种患者，应当再次开腹探查，明确诊断，并及时处理。

4. *预防措施*　在做造口时注意以下几点有利于防止造口梗阻：① 在离断系膜血管时要确保造口肠段的血供及静脉回流，并且要顺着肠系膜方向引出腹壁。② 引出的肠管长短要合适。

八、造口皮肤黏膜分离（图19－5）

1. *原因*　造口固定过程中固定肠壁浆肌层与皮肤时，缝针穿透肠壁全层，在术后结肠收缩或腹压过高时撕裂肠壁，形成结肠壁侧漏或者造口袋渗漏

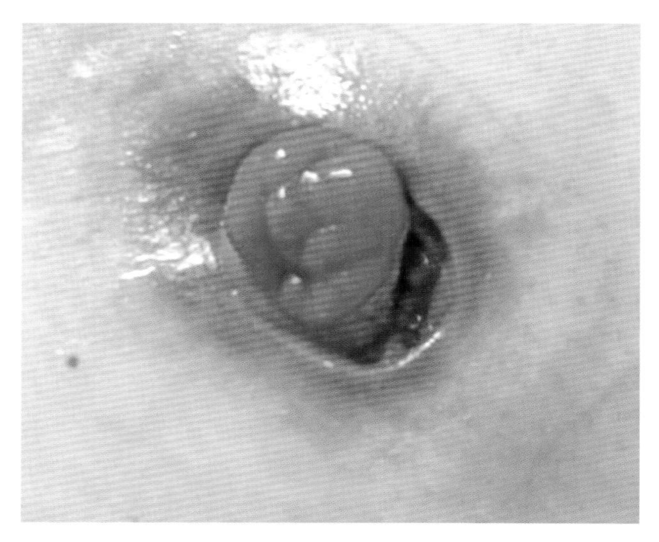

图 19－5　造口皮肤黏膜分离

等原因，使肠内容物外漏污染造口周围腹壁，在局部形成小脓肿，从而导致缝线脱落，或者因为营养不良、糖尿病，造成造口皮肤肠壁缝线处的组织愈合不良，进而形成开放性伤口，导致造口皮肤黏膜分离。皮肤黏膜分离常伴有造口回缩塌陷，在愈合后形成瘢痕是引起造口狭窄的原因之一。

2. *临床表现*　回肠造口和结肠造口皮肤黏膜分离指的是造口处肠壁与腹壁皮肤的缝合处发生分离，多发生在术后 1～3 周。

3. *处理方法*　对于表浅皮肤黏膜分离，切口浅小，用生理盐水清洗，无菌纱布擦干，局部使用溃疡粉，再常规粘贴造口袋。对于深层皮肤黏膜分离，如有感染存在时，需要彻底清除伤口内坏死组织后，并进一步使用生理盐水清洗彻底清洗，使用无菌纱布擦干，使用爱康肤银，感染控制后可改用藻酸盐敷料进行填充(藻酸盐与造口袋同时更换)，表面涂抹防漏膏填平后粘贴造口袋。伴有造口回缩塌陷者，处理方法同深层皮肤黏膜分离，粘贴造口袋时选择凸面底盘造口。注意在剪裁造口底板时，需注意将剪开的底盘裁口大小与突出的肠乳头大小一致，要能够遮盖皮肤黏膜分离处，又避免肠排泄物继续污染切口，促进伤口愈合。对于造口皮肤黏膜分离患者，应选用透明造口袋，便于观察，及时更换敷料及造口袋。在伤口愈合后，需尽早对造口有无狭窄进行评估，及时进行处理。

4. *预防措施*　正确地外置肠袢固定预防肠壁侧漏形成，避免造口渗漏等感染诱因并积极纠正营养不良、糖尿病等伴随疾病。

九、造口早期脱出(图 19－6)

1. *病因*　① 腹壁造口处开孔过大、过松；② 造口术中未将造口肠段及系膜妥善固定。在上述情况下，可能发生结肠套叠性脱出。如伴有长期咳嗽、排尿困难、便秘等腹压增高的诱因，小肠、网膜便可能由此脱出的结肠浆膜面所形成的间隙疝出，形成结肠滑动性脱出。

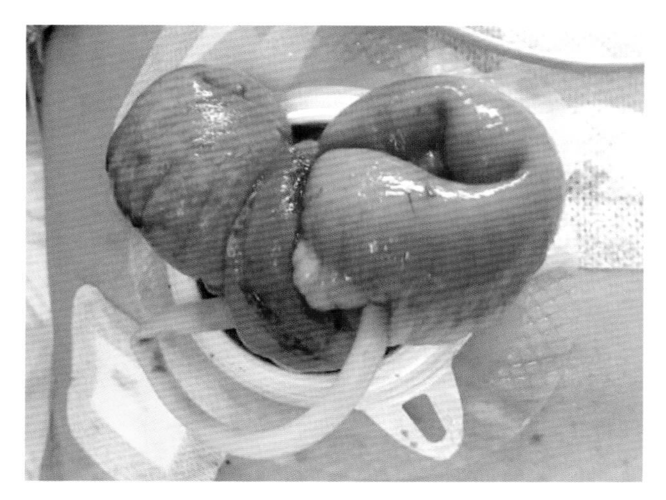

图 19－6　造口早期脱出

2. *临床表现*　在腹压增高等诱因的情况下突然有一大段肠管由造口处脱出，外观酷似直肠脱出，同时伴腹痛、呕吐。

3. *处理方法*　如为暂时性造口的小肠肠管脱出，在保证彻底消毒的情况下，用手轻轻往回送，一般均能回去，放回肠管后将肠管分别固定在前鞘、皮肤上，保证肠管血运好，3 个月后视情况行造口还纳手术。如为结肠造口脱出，由于结肠滑动性脱出可能发展成为难复性或嵌顿性外疝，导致机械性肠梗阻。因此，凡确诊为结肠造口术后结肠滑动性脱出的病例，均应手术治疗。对于嵌顿脱出者应积极施行急症手术。手术方式有二：① 经腹腔进行矫治手术，适用于脱出的结肠无坏死、脱出的肠段不是很长并能徒手还纳的病例。其操作包括还纳脱出的肠袢、妥善将脱出的肠段系膜固定于壁腹膜及修补缩小腹壁的腱膜开孔；② 脱出的结肠已坏死、过长或不能徒手还纳者。手术包括切除脱出的肠段、还纳疝的内容物，然后将腹壁腱膜开孔缩小。

4. 预防措施 ① 避免腹壁开孔过大，一般主张在造口肠段旁能插入 1 个手指为度；② 术中应妥善将造口肠段及系膜固定于壁腹膜；③ 积极治疗可能引起腹腔内压增高的疾病。20 世纪 80 年代开始，有人将造口的乙状结肠段，自后腹膜切口处顺壁腹膜外转向腹前壁，然后造口，一方面避免内疝，又可防止旁疝形成，兼有造口肠段充盈时感觉和控制排便作用。

十、造口凹陷

造口凹陷是指造口内陷低于皮肤表层，容易引起渗液，导致造口周围皮肤损伤，严重的回缩可导致肠段缩回腹腔内造成腹膜炎，发生率约为 6%。

1. 病因 多发生于肥胖患者，主要由于造口肠管游离时，造口牵出受限，吻合张力过大；造口周边缝合线固定不足或缝线过早脱落；造口周边愈合不良，导致瘢痕组织形成；造口腹壁切口过大，明显粗于肠管，缝合针距过大，或双腔造口支撑物撤出过早亦可引起造口回缩。

2. 临床表现 造口内陷于皮肤表层，造瘘口出现渗漏，严重者出现急性腹膜炎等症状。时间长者将出现肉芽组织增生，导致造瘘口狭窄、梗阻等症状。

3. 处理方法 造口回缩发生后轻者可用凸面底板，并用胶状或片状的皮肤保护剂填于凹陷部位等保守治疗，加强创面处理；如回缩过大或已回缩至腹腔内，造成严重腹腔内感染或弥散性腹膜炎者，应手术治疗。

4. 预防措施 在手术过程中应注意造口切口不可过大，肠管在没有张力的情况下应提出高于皮肤 3 cm，造口肠管的浆肌层要用不可吸收缝线与腹直肌鞘切实缝合固定。对回缩的处理视其程度而定，若造瘘口已回缩至腹腔内或虽在腹膜外已伴有腹膜炎者，均应立即手术，将造瘘肠管自原切口拉出固定或另置造瘘口。肠管尚在腹膜外的部分回缩，需严密观察，暂时可不予处理。

第三节 肠造口远期并发症

肠造口远期并发症是指造口术后 2 周以后发生的并发症，主要包括造口远期脱垂、造口旁疝、造口远期狭窄、造口周围皮炎、造口旁瘘、造口回缩、肠黏膜植入皮肤、造口旁沟疝（腹内疝）、造口远期梗阻等。

一、造口远期脱垂（图 19－7）

1. 病因 腹壁切口过大；移动性较大回肠易发生。结肠造口脱垂是不常见的并发症，结肠袢式造口比单腔造口更容易发生脱垂。原因可能与切口过大、造口下方游离的乙状结肠过长、腹压突然增加（如突然剧烈咳嗽）、造口用品太硬太韧、腰带太紧、造口肠段突出腹壁外过长有关，常合并造口旁疝。腹壁各层切口过大为乙状结肠袢式造口脱垂提供了条件，持续腹压升高和结肠出现逆蠕动，游离的乙状结肠肠管向腹壁外蠕动，即可发生造口脱垂。

2. 临床表现 肠管由造口内向外翻出，轻者黏膜水肿呈环形脱出，重者表现为外突性肠套叠。双腔造口脱出多见，常呈牛角状；单腔造口肠脱垂可长达几十厘米，给患者带来极大不便，有时连人工肛袋亦难装上。回肠袢式造口较易发生。轻者脱垂数厘米，重者长达 20～30 cm。严重妨碍造口装具的佩戴。继发造口出血与周围炎症。个别病例发生急性重度脱垂，可致肠管血运障碍。

3. 处理方法 对于直肠癌术后预防性回肠造口，可直接行造口脱垂肠段切除、肠吻合，相当于常规的造口还纳术，最好行术中肠镜，了解原直肠吻合口愈合情况，决定患者术后进食时机；对于永久性回肠造口患者，血运良好情况下，特别是容易反复出现造口脱垂患者，应考虑手术治疗，避免再次脱垂。

轻微的结肠袢式造口脱垂常无明显不适症状，如无肠坏死应及时回复，可自己用手法复位，保守治疗，平时注意保持良好的造口护理，可以使用造口专

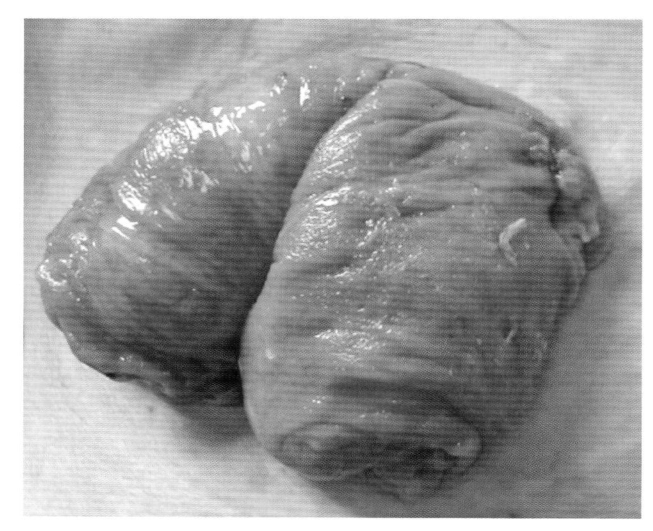

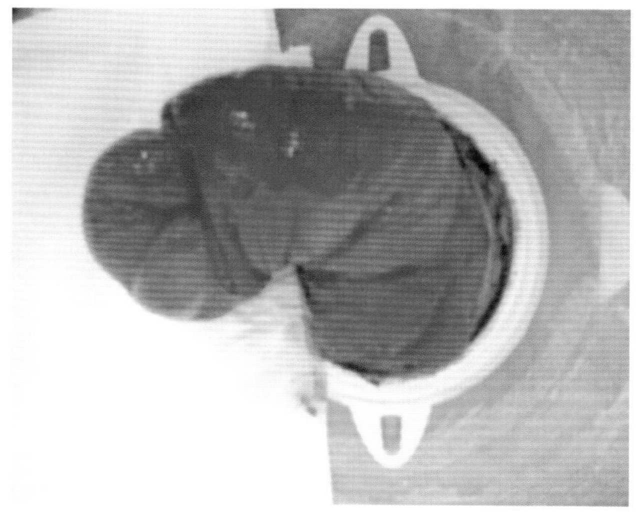

图 19-7 造口远期脱垂

用腹带固定于扩大的造口周围。出现严重结肠造口脱垂时，如无法回复或已发生肠坏死，则需手术治疗，手术应当在黏膜上切开，而不是皮肤上，造口周围皮肤的血供足够维持新建造口的活力，最后将结肠末端与残留黏膜进行吻合。这一技术细节非常重要，因为如果在皮肤上做切口，重建造口后开口会过大，导致复发。另外，造口重建时充分游离和切除腹腔多余结肠非常重要，可以避免复发的机会。如果结肠活动度过大，甚至可以用横结肠末端在左侧髂窝造口。轻微的乙状结肠袢式造口脱垂常无明显不适症状，如无肠坏死应及时回复，可自己用手法复位，保守治疗，平时注意保持良好的造口护理，可以使用造口专用腹带固定于扩大的造口周围。出现严重结肠造口脱垂时，如无法回复或已发生肠坏死，则需手术治疗，切除问题肠段后重建造口、将乙状结肠固定至腹壁各层。对于术后早期出现的乙状结肠袢式造口脱垂，可以在皮肤黏膜连接处切开，游离造口处乙状结肠肠管，切除多余肠管，重建乙状结肠造口；如果脱垂发生在术后几个月，再次手术应该在黏膜上切开，而不是皮肤上，游离乙状结肠肠管，切除多余肠管，将新建造口肠管与残留黏膜进行吻合，如果在皮肤上做切口，重建造口后开口会过大，容易导致复发。重建造口时，注意充分游离和切除腹腔内多余的结肠，避免术后复发。如果乙状结肠袢式造口脱垂伴有肠管血供障碍，甚至出现坏死，根据局部肠管缺血的严重程度，采用局部手术或者开腹手术切除坏死肠管，重建造口。如果脱垂合并造口旁疝，必须进行造口重建。

4. *预防措施* 经腹直肌行肠造口，能有效防止造口脱垂；腹壁切口不可太大；造口结肠与腹壁切口应逐层、可靠缝合-选用不吸收缝线。避免腹压增加的因素；心理支持；选用一件式造口袋、较软的底盘；造口袋尺寸恰当，正确粘贴，减少换袋次数。

二、造口旁疝(图 19-8)

1. *病因* 腹壁切口过大；腹壁肌肉薄弱(肥胖或营养不良)；肠造口与腹壁切口未严密闭合或缝线断裂、脱落；腹壁切口感染；腹内压长期较高者。

2. *临床表现* 多见于经腹腔途经造口者，肥胖女性较易发生。直立时，造口旁腹壁半球形软性隆

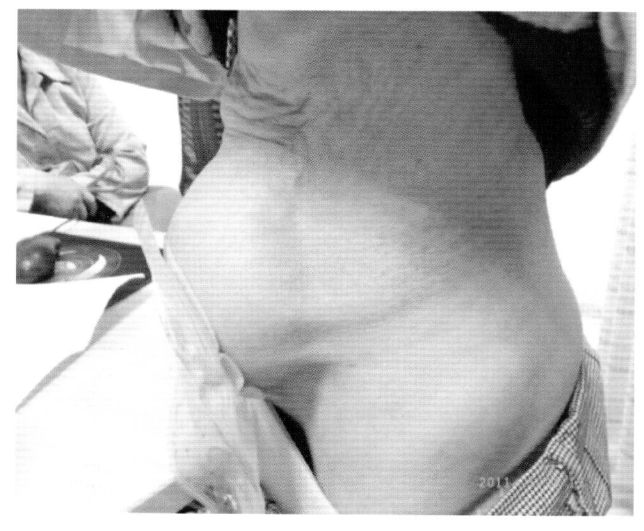

图 19-8 造口旁切口疝

起，平卧后消失或缩小，扪诊：腹壁软组织大片缺损区，直径为数厘米至 20 cm。病史越久，肿块越大。极少有疼痛等不适。

3. *处理方法* 轻者置腹带加压包紧。严重者与经久不愈影响装具佩戴者，应手术修补。

4. *预防措施* 首选经腹膜外途经行肠造口，如必须经腹腔途经，则应经腹直肌行结肠造口。

三、造口远期狭窄(图 19－9)

1. *病因* 造口回肠的浆膜层因受粪水长期刺激，继发炎症与肉芽组织增生，久之形成瘢痕挛缩；造口肠管部分坏死、回缩或造口旁脓肿等继发肉芽组织增生。

2. *临床表现* 术后常见并发症之一。术后早期或康复期均可发生。狭窄环多在皮肤与肠黏膜交界区或腹壁浅层，影响粪便排泄，严重者导致慢性肠梗阻。

3. *处理方法* 用手指定期扩张狭窄部。如长期无改善，可做狭窄环放射状切开或沿肠管环形切除瘢痕组织，伤口予以重新缝合，以上无效时，重建肠造口。

4. *预防措施* 采用造口结肠浆肌层与皮肤一期缝合法后，此并发症已较少发生。

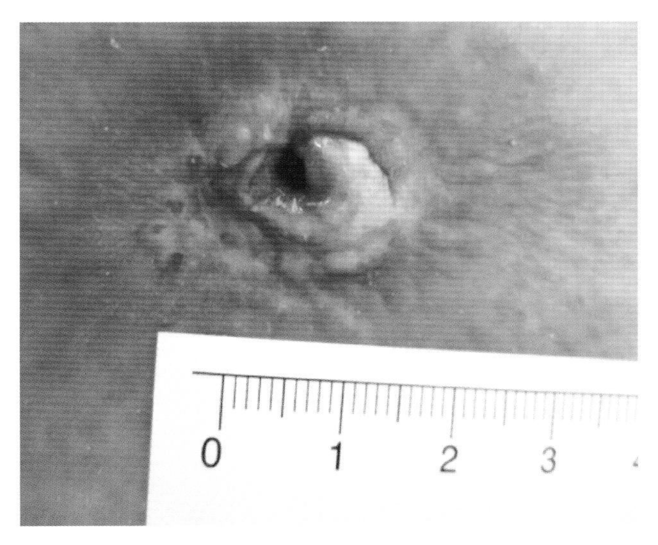

图 19－9 造口远期狭窄

四、造口周围皮炎(图 19－10)

1. *病因* 回肠造口时，消化液中胆汁、胰液及

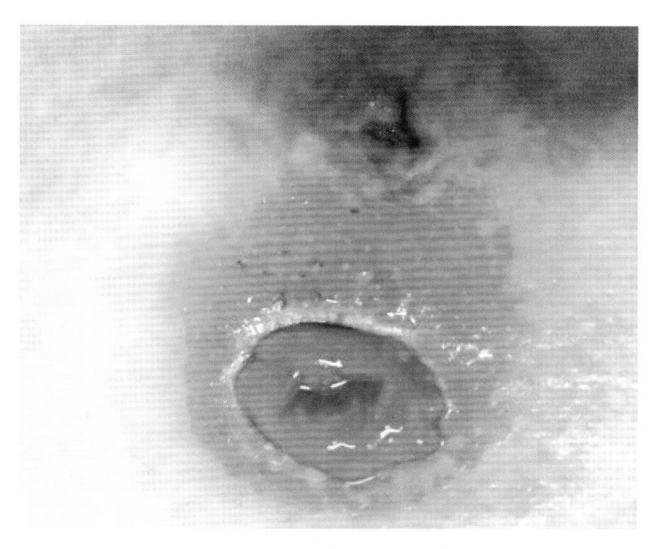

图 19－10 造口周围皮炎

消化酶类的浓度很高，对皮肤有强烈的刺激性，难免会合并此类并发症。若能早期注意预防，是可以避免的，形成严重的皮炎后，有时治疗比较棘手。造口用具无论是塑料制品、金属制品或硅橡胶制品等对局部皮肤都有刺激性，个别也有过敏反应。用具的机械刺激是很难避免的。局部皮肤长期处于潮湿状态时，不仅妨害皮肤的正常分泌、排泄、呼吸、吸收作用，同时为许多细菌、霉菌繁殖生长提供条件，那么在皮炎的基础上也容易混合感染。随粪便排出腐物寄生菌，有的腐物寄生菌能分解尿素而放出氨气，也有强烈的刺激性。总之，物理、化学、机械等因素都能促成造口周围产生皮炎，某些情况下还有不少综合因素。小儿及妇女更易糜烂，而且症状较重。顽固的溃疡应警惕克罗恩病。

2. *临床表现* 初起局部潮红，轻度疼痛、瘙痒，随之开始湿烂，分泌物渗出，糜烂面逐步扩大，有时一夜就能形成很大的糜烂面，若处理不当可形成溃疡，疼痛剧烈。长期慢性刺激后亦可呈慢性湿疹样改变，久之皮肤可有角化、萎缩，并可有色素沉着，经久不易消退，这些皮肤若部分切除后愈合能力差。继发感染后可有丘疹、脓疱及溃疡形成。

3. *处理措施* 应用生理盐水或呋喃西林溶液清洗伤口，涂抹粉状或胶状的皮肤保护剂，用制成啫喱状的皮肤保护剂将凹陷的皮肤和皱褶垫平，再贴上易于撕贴的带梧桐胶的人工肛袋，每天更换 1～2

次。此外,需加强支持疗法,增强机体抵抗能力,适当抗过敏治疗。

4. *预防* 针对此并发症,排便过稀者可适量给予止泻药,应加强对造口周围皮肤的护理,要勤换造口袋,经常保持造口皮肤清洁,并可涂以复方氧化锌糊剂或可的松软膏等做局部治疗。尝试几种不同的凸面造口袋以抬高造口,从而使之得到更好的固定,可以通过使用不同的黏合剂、粉剂或密封剂来达到良好的密封效果。发生轻、中度皮肤炎症反应时,可使用温水清洁造口周围皮肤,不应使用普通肥皂产品,造口周围区域应充分干燥。严重的皮肤反应可能由多种因素导致,如底盘使用不当、内容物渗漏、对黏合剂过敏等,在创面干燥并使用护肤剂后,使用防漏膏、皮肤保护胶保护。很多造口相关皮肤问题可被追溯至初始位置的选择失误,手术之前需要在合适的造口位置进行标记,不要置于皮肤皱痕之下。同时最主要的是保持局部清洁和干燥。每次排出大便后均应用温水洗净,然后擦干,不要经常用肥皂水擦洗,因肥皂为脂肪酸与碱类化合的产物,尤其碱性较强的家用肥皂可以刺激皮肤,最好用生理盐水擦洗,然后用单纯粉剂(氧化锌、硼酸、滑石粉各等份)、青黛粉或普通市售痱子粉局部外用,保持造口周围皮肤干燥。

五、造口旁瘘

1. *原因* 造口旁瘘临床较为少见,常常是由造口手术外翻缝合时全层缝合肠壁,或造口用具压迫外翻膨出边缘致压力性坏死或复发性克罗恩病产生的,或扩张造瘘口时用力不当或使用的扩肛器太粗导致肠壁浆肌撕裂产生的。

2. *临床表现* 皮肤黏膜分离或粪水性皮炎,瘘口较大的还易引起腹腔感染。当发生皮肤黏膜分离时,造口旁瘘较易被发现;当患者仅有粪水性皮炎时,造口旁瘘不易被发现。

3. *处理措施*

(1) 营养支持:回肠造口旁瘘产生危害的根本原因是具有强腐蚀性的粪液由瘘口渗入腹壁并继发感染。因此,减少粪液的产生和排出就显得尤为重要。在积极引流的同时,初期我们给予患者完全胃肠道外营养支持。待局部炎症得以控制后,给予患者口服肠内营养乳剂和无渣营养膳食。在控制饮食的同时,注意定时监测电解质、酸碱等生化指标以维持内环境稳定。

(2) 通畅引流:充分引流腹壁感染区和造口肠管的内容物是能否治愈回肠造口旁瘘的关键所在。在控制饮食、减少肠内容物形成的基础上,我们对造口肠管进行持续性负压吸引,以避免粪液漏入腹壁、促进瘘口的自行愈合。同时,应及时拆除造瘘口黏膜与感染区皮肤之间的缝线,由瘘口处置入带冲洗功能的引流管,在被动引流粪水及脓液的同时,对瘘口和感染区进行主动冲洗,保持创面的清洁,有利于瘘口的愈合。

(3) 造口护理:积极有效的造口护理有助于减轻回肠造口旁瘘所引起的皮肤湿疹糜烂。应注意正确选择、裁剪和粘贴造口袋。在造口旁瘘口自行闭合前,粘贴造口袋时不可封闭创面外口,以免造成引流不畅。通常应尽量选用二件式造口袋,因其有利于固定引流管于有效位置保持持续吸引能力。剪裁造口底盘时应注意选择合适的孔径,过小不利于引流,过大则会造成粪液漏出而腐蚀皮肤和创面;一般以剪取大于造口及创面外口 2～3 mm 的孔径为宜。粘贴造口袋底盘时注意勿压迫引流管。

4. *预防措施* 术中在造口肠管与腹壁固定缝合时缝针勿穿过黏膜层,以防造口穿孔;戴橡胶手套时用石蜡油或凡士林充分润滑,顺应造口肠腔方向缓慢插入,遇阻力调整方向,动作轻柔。如需使用开塞露,不能直接用开塞露插入造口,以免引起造口出血或损伤黏膜,造成穿孔,可通过注射器连接吸痰管注入药液;造口底板比造口大 2～3 mm 为宜,避免过小长期环箍压迫肠管造成造口黏膜溃烂穿孔。

六、造口回缩(图 19-11)

造口回缩是造口内陷低于皮肤表层,容易引起渗漏,导致造口周围皮肤损伤和干扰患者情绪,严重时可导致急性腹膜炎、局部或全身感染,后期可因周围皮肤或肉芽组织增生,导致造瘘口狭窄、梗阻。造口回缩是一种比较少见的并发症,若术后早期发生回缩,则需立即手术,否则会发生严重的腹膜炎。若后期发生回缩则造口周围出现环形肉芽组织,极易

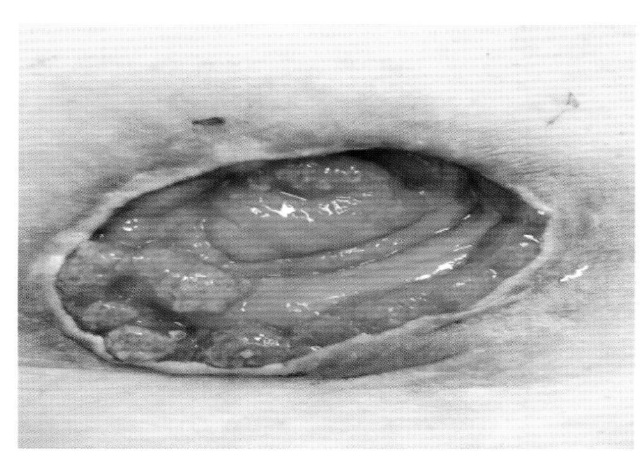

图 19-11　造口回缩

发生造口狭窄。

1. 原因　肠袢游离不够充分或肠段与腹壁的固定不当，使外置结肠张力过大；肠系膜过短；造口周边愈合不良，引致瘢痕组织形成；造口周边缝线固定不足或缝线过早脱落；继发于浆膜炎后的肠缩短；全身情况差，愈合能力低下；未及时发现造瘘口的缺血性坏死；其他：由于术前肠道准备不足，导致肠内粪便蓄积较多，造口后粪便排出肠壁缩小，故有回缩的可能。

2. 临床表现　造口内陷于皮肤表层，造瘘口出现渗漏，严重者出现急性腹膜炎等症状。时间长者将出现肉芽组织增生，导致造瘘口狭窄、梗阻等症状。

3. 处理方法　早期应保持造口处清洁，保护肉芽组织和周围皮肤，全身应用抗生素和营养支持治疗。结肠造口缺血坏死导致腹膜炎发生者应急诊手术。对后期回缩患者，郑树认为结肠造口因肠段不易提出，而需行剖腹术，游离腹腔内肠段后再行造口术。继发造口皮下感染和肥胖导致的造口回缩，因造口黏膜平面与皮肤间距短，可根据情况行保守治疗，个别情况需行手术治疗。

4. 预防措施　在手术过程中应注意造口切口不可过大，肠管在没有张力的情况下应提出高于皮肤 3 cm，造口肠管的浆肌层要用不可吸收缝线与腹直肌鞘切实缝合固定。对回缩的处理视其程度而定，若造瘘口已回缩至腹腔内或虽在腹膜外已伴有腹膜炎者，均应立即手术，将造瘘肠管自原切口拉出固定或另置造瘘口。肠管尚在腹膜外的部分回缩，需严密观察，暂时可不予处理。

七、肠黏膜植入皮肤(图 19-12)

1. 病因　肠管末端与皮肤缝合时，将肠黏膜种植到皮肤上。

2. 临床表现　造口附近皮肤有斑片状黏膜生长，有时呈岛状，多无不适，有时妨碍装具的佩戴，易出血。

3. 处理方法　手术切除。

4. 预防措施　术中仔细操作，注意针距。

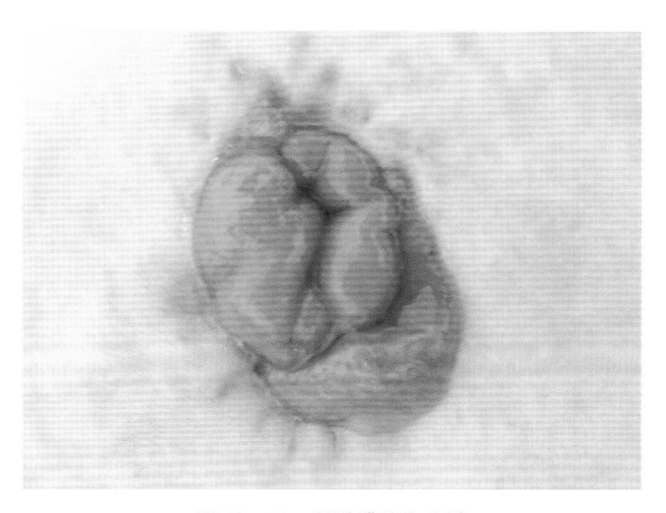

图 19-12　肠黏膜植入皮肤

八、造口旁沟疝(腹内疝)

1. 病因　经腹腔造口者：造口结肠系膜与侧腹壁之间隙未严密闭合；腹内压增高；闭合缝线断裂致小肠疝入此间隙；经腹膜外造口者：腹膜外组织过多切除或分离过大，导致腹膜隧道宽广、空虚，偶可引起小肠疝入。

2. 临床表现　此并发症主要发生在经腹腔造口者。营养不良或晚期患者较易发生。表现为直立、走动或腹内压猛烈升高的状况下，突发在下腹阵发性剧痛，出现小肠机械性梗阻，短期内发生绞窄。

3. 处理方法　造口旁沟疝极易造成小肠绞窄梗阻，病情危重，故诊断一经确定，均宜紧急手术。如与粘连性肠梗阻难以鉴别时，仍应剖腹探查。

4. 预防措施　近年来，由于大力推广经腹膜外途径的结肠术，该并发症已极少见。如为经腹腔造口者建议缝合造口肠管旁沟，关闭间隙。

九、造口远期梗阻

1. *病因* 造口回肠的浆膜层因受粪水长期刺激，继发炎症与肉芽组织增生，久之形成瘢痕挛缩；造口不是一期愈合（如已发生肠管回缩、坏死，使造瘘口二期愈合，也易发生瘢痕挛缩而致狭窄）而形成瘢痕组织收缩；腹腔内肠管粘连，均能造成造口远期梗阻。

2. *临床表现* 狭窄环多在皮肤与肠黏膜交界区或腹壁浅层，影响粪便排泄，严重者导致慢性肠梗阻。

3. *处理方法* 用手指定期扩张狭窄部。如长期无改善，可做狭窄环放射状切开或沿肠管环形切除瘢痕组织，伤口予以重新缝合，以上无效时，重建肠造口。

4. *预防措施* 术中适当切除皮肤、皮下组织和部分筋膜，十字切开腹膜，切口直径因肠管粗细和患者胖瘦而定，一般单腔造口的腹壁孔要可容 2 指，双腔造口则要可容 3 指，另外，行回肠和结肠造口时，需要注意以下几点：① 造口从原切口引出时，腹膜开口与腱膜开口要在同一平面，开口大小一般长为 3～4 cm。② 造口从腹壁另做切口引出时，腱膜要做十字形切开。③ Goiger 曾报道，如将造口肠黏膜与皮肤一期缝合，可有效地防止造口狭窄，术后不需扩肛。④ 术后注意观察大便性状及次数，术后 1 周开始以示指扩张造口，每天 1 次，坚持 3 个月以上，有助于防止造口狭窄。

大理大学第一附属医院的研究表明，肠造口并发症与年龄成正相关，越是年长的患者，并发症的发生率就越高，该结论与杜卫东等的研究相同。这可能与老年人各组织器官的退行性变导致免疫力低下、骨髓造血功能减弱、心肺功能降低、肠系膜供血减少、腹内压增高、腹壁强度减弱等因素有关。因此，老年人造口易发生感染、黏膜脱垂及旁疝。男女对并发症的总体发生率无明显的影响，这与易彩云的结论有所不同，但女性发生皮炎和感染的概率低于男性，这可能与男性不注意个人卫生有关。因此，对于男性患者，护理人员应该加强个人卫生宣教，造口袋有渗漏时应及时更换。营养正常者的造口并发症发生率低于消瘦、肥胖者。消瘦的患者因腹壁薄弱，在腹腔压力增大时易发生旁疝；而肥胖患者因腹壁下脂肪多，脂肪层血运差加之术中电刀能量过大可导致造口感染、回缩狭窄、皮炎、局部坏死等并发症的发生，该结果与易彩云、屠世良等的研究结果相同。有调查指出，切口脂肪液化的发生率大约为 6%，所以应控制好电刀能量，减少电刀在脂肪组织的运用可减少脂肪液化。白蛋白作为评定营养状况的另外一个指标，这里单独讨论，是因为它在术后愈合方面有着重要的作用。低蛋白血症时血浆胶体渗透压下降，大量液体溢出血管而潴留于组织间隙，使局部组织水肿，不仅降低了机体对感染的抵抗力，同时肌肉和脂肪大量消耗可导致肌肉萎缩，从而不利于伤口的愈合，易于造成水肿、皮肤黏膜分离、局部坏死、感染。因此，术前、术后都应积极纠正低蛋白血症，加强营养，减少术后造口并发症。袢式造口并发症高于末端造口，末端造口较袢式造口易于出现造口缺血及造口局部坏死，但其发生皮炎率低于袢式造口。末端结肠造口通过腹膜外隧道，有效加强了造瘘肠管的固定，避免了腹腔内造口近侧肠段的过度游离，同时减少了腹内压力对造口的直接作用，因而能有效减少造口皮炎、回缩狭窄、黏膜脱垂和造口旁疝的发生率，但因末端造口较袢式造口小，所以易出现缺血及局部坏死。

（郝立强　洪永刚　周继点　辛　诚）

◇参◇考◇文◇献◇

［1］ 柴新群，冯贤松，张寿熙．结肠造口梗阻 12 例分析［J］．临床外科杂志，1996(2)：109．

［2］ 陈兆永，王凯，刘宜翔，等．结肠造口术后造口坏死的防治［J］．临床外科杂志，2015(4)：319－320．

[3] 杜卫东，程爱群，袁祖荣，等. 老年直肠癌患者 Miles 术后结肠造口并发症的特点及其防治[J]. 中华胃肠外科杂志，2003，6(3)：161－163.
[4] 卢震海. 肠造口手术的并发症及其处理[J]. 广东医学，2009，30(8)：1029－1030.
[5] 屠世良，叶再元，邹寿椿，等. 结肠造口并发症与相关因素分析[J]. 中华胃肠外科杂志，2003，6(3)：157－160.
[6] 万德森. 肠造口的并发症及其处理[J]. 实用肿瘤杂志，1998，30(4)：195.
[7] 易彩云. 常见造口并发症影响因素的调查分析[J]. 当代护士(中旬刊)，2015(3)：146－147.
[8] 曾小兵，张卫东，张宜民，等. 胆道术后切口脂肪液化原因分析[J]. 皖南医学院学报，1999，18(3)：227－228.
[9] 张勤，葛现才，殷德光. 肠造口术后并发症 113 例临床分析[J]. 中国现代普通外科进展，2013，16(4)：293，295.
[10] 周继红. 低蛋白血症对呼吸机相关性肺炎预后的影响[J]. 陕西医学杂志，2009，38(1)：69－71.
[11] Corman M L. CORMAN 结直肠外科学[M]. 6 版. 傅传刚译. 上海：上海科学技术出版社，2016：1095，1097，1124.
[12] Leenen L P，Kuypers J H. Some factors influencing the outcome of stoma surgery[J]. Dis Colon Rectum，1989，32(6)：500－504.

第二十章
肠造口旁疝

造口旁疝是腹部造瘘口手术后常见的远期并发症之一(图 20-1),患者多会出现造口周围皮肤刺激、腹壁缺损区域胀痛,以及排便困难等症状,严重者更会并发肠管嵌顿、引起肠梗阻、肠坏死等情况,大大降低了造口患者术后的生活质量,并且威胁着造口患者的健康安全。

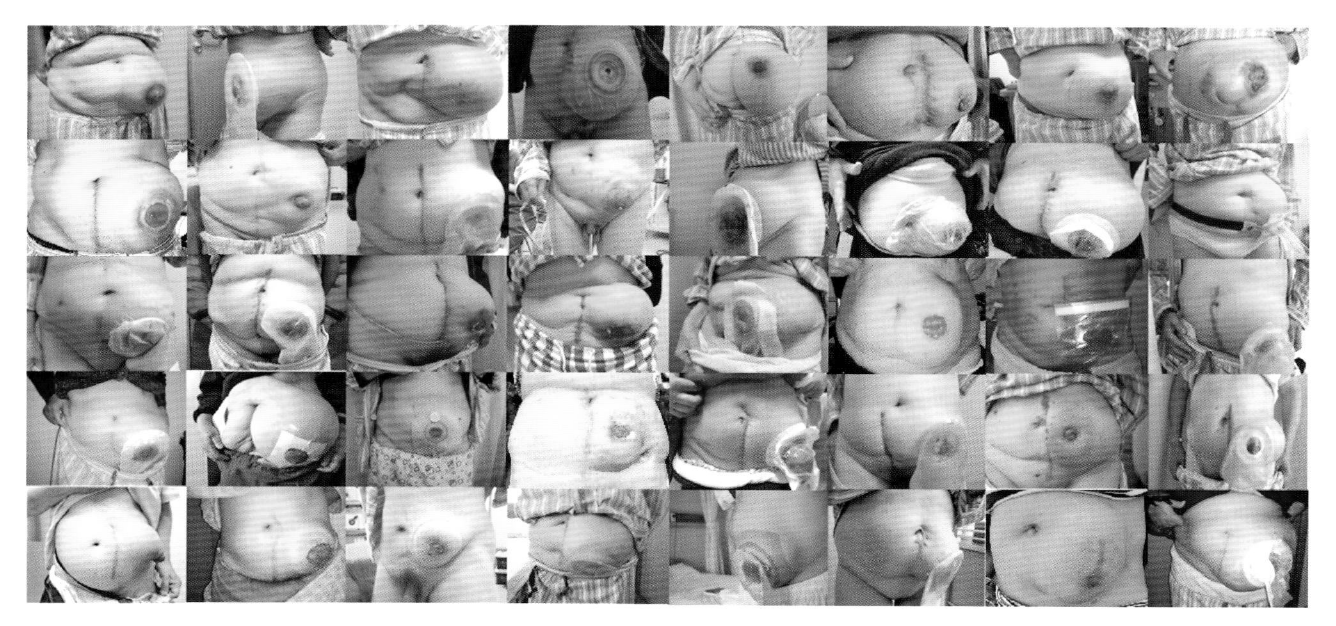

图 20-1 造口旁疝

根据造口肠管不同,分为回肠造口旁疝和结肠造口旁疝两大类,其发生率分别为 1.8%~28% 和 4.8%~48.1%,也有观点认为造口旁疝是腹壁造口术后不可避免的远期并发症。造口患者如果合并有肥胖、慢性阻塞性肺疾病、2 型糖尿病、高龄、营养不良、黄疸、肾功能不全、恶性肿瘤史、放疗史、化疗史、长期激素治疗、长期口服抗凝药物,都被认为会增加腹壁疝的发生率。同时,造口部位的选择、造口肠管穿出腹壁的路径、腹壁造口时腹壁肌肉筋膜切开的大小,也都是造口旁疝发生的潜在影响因素。

目前临床报道治疗造口旁疝的主要方法是应用人工合成材料进行疝的无张力修补手术。腹腔镜下造口旁疝补片修补术已经在临床得到了越来越多的应用,与传统的开放式造口旁疝修补术相比,具有术后恢复快、并发症少、复发率低等优势,正逐步广泛地应用于临床。2005—2011 年美国 ACS-NSQIP 造口旁疝病例的诊治项目,共计进行了 2 167 例造口旁疝修补手术,其中 202 例为腹腔镜修补术式,约占

10.24%，结果显示腹腔镜修补术式在手术时间、术后住院时间、并发症发生率，以及手术相关感染等多方面都具有显著优势。

目前，我们中心常用的腹腔镜造口旁疝修补手术技术主要包括全腹腔镜回肠造口旁疝 Sugarbaker 补片修补术（Sugar-baker Laparoscopic Paraileostomal Hernia Repair，Sugar-baker LPIHR）、全腹腔镜结肠造口旁疝 Sugarbaker 补片修补术（Sugarbaker Laparoscopic Paracolostomal Hernia Repair，Sugarbaker LPCHR）和腹腔镜结肠造口旁疝 Lap-re-Do 补片修补术（Laparoscopic Paracolostomal Hernia Repair with Re-ostomy in Situ，Lap-re-Do）。

第一节　腹腔镜回肠造口旁疝 Sugarbaker 补片修补术

Sugarbaker 造口旁疝补片修补术补片覆盖缺损及固定方式简单易行，修补效果也较好，Dieter Berger 医师报道将其应用于腹腔镜下造口旁疝补片修补手术中。我们于 2004 年在国内较早开始采用腹腔镜 Sugarbaker 补片修补术治疗回肠造口旁疝，特别针对回肠代膀胱术后的造口旁疝，取得了较好的临床效果。

一、手术指征

（1）因膀胱癌接受膀胱癌根治术＋回肠代膀胱造口手术（Bricker 手术）的患者。

（2）术后出现造口旁肿物逐渐增大并伴有腹胀、腹痛等症状。

（3）人工肛门袋密封性受影响。

（4）疝内容物回纳困难、有肠管嵌顿风险。

（5）患者因疝囊较大影响外观或正常生活。

（6）术前检查评估或术中探查无肿瘤复发依据。

二、术前准备

（1）术前 8 小时流质饮食，术前 6 小时禁食，清洁肠道准备一次。

（2）术前 0.5～1 小时预防性使用抗生素一次。

三、手术要点

（一）麻醉

静吸复合全身麻醉。

（二）体位

采用头低脚高位。

（三）消毒铺巾

先腹壁手术区域，后造口区域安尔碘消毒 3 遍，待干燥后，于回肠造口内留置导尿管，并以生理盐水 10 ml 充足水囊，造口外敷纱布一块，以手术粘贴膜封闭造口，用手术巾将术野自中线左右分开，并用手术粘贴膜将手术巾和腹壁粘贴，以分开手术操作区和相对污染区。

（四）手术入路

常规建立 CO_2 气腹，压力为 12 mmHg。3 枚 Trocar 置入部位位于回肠造口对侧象限腹壁（图 20－2）。

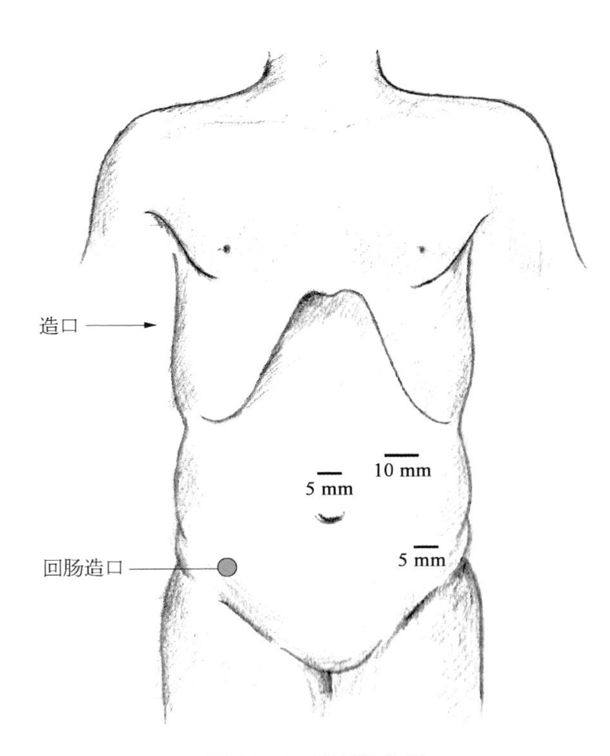

图 20－2　穿刺孔位置

四、手术步骤

1. 探查腹腔，分离粘连　探查腹腔（图 20－3），检查有无肿瘤复发、穿刺切口下是否有肠管损伤、原切口瘢痕下方及造口旁疝疝环缺损区域是否存在粘连，如为网膜粘连，运用超声刀分离粘连，以避免渗血影响术野；如为肠管粘连，建议腔镜剪锐性分离粘连，以避免隐匿性热损伤肠管（图 20－4）。由于造口肠管是小肠，与周围的粘连小肠需要仔细辨识，尤其需要小心辨识造口肠管的唯一供养血管，切勿损伤，另外，注意双侧输尿管多从后方接入造口肠管，游离时小心，防止损伤。

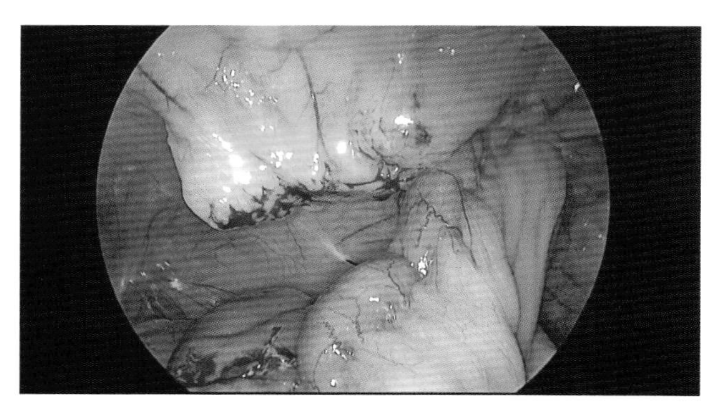

图 20－3　探查腹腔及回肠造口旁疝情况

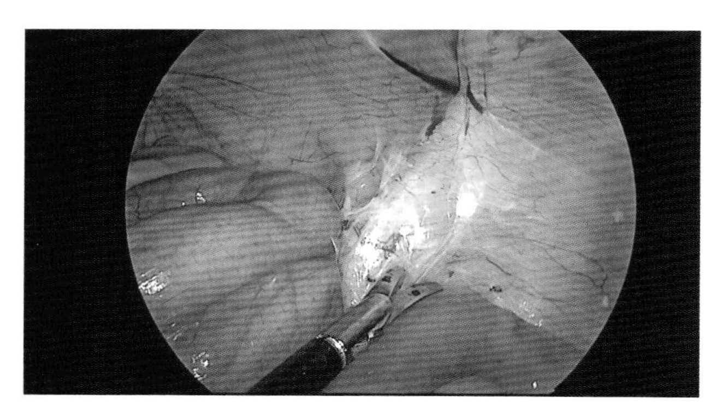

图 20－4　锐性分离造口旁疝肠管粘连

2. 回纳疝内容物　检查疝内容物性质（一般为网膜或小肠肠管），用无损伤抓钳回纳疝内容物，注意动作轻柔，有时疝内容物会与疝囊壁有粘连，建议暴露清楚后采用锐性分离，帮助回纳（图 20－5）。

3. 暴露并测量疝环大小　完全回纳疝内容物后，暴露疝环（图 20－6），将疝环周围至少 5 cm 的空间完全游离至可以放置钉合补片的条件（依所选补片大小来定游离的范围），腹腔镜下测量疝环大小

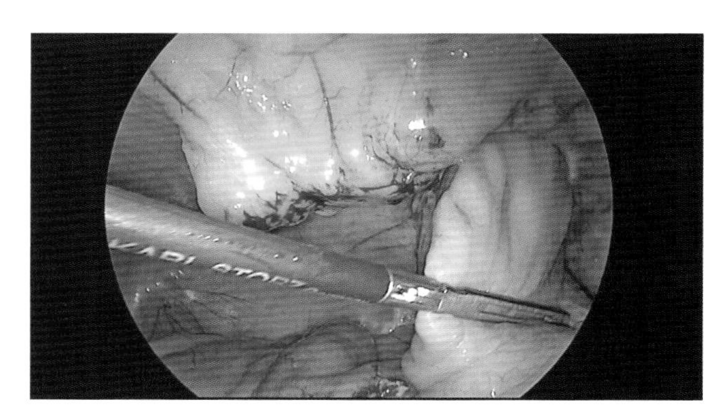

图 20－5　腹腔镜下回纳肠管等疝内容物

（图 20－7），选择尺寸合适的防粘连补片，通常选择大于缺损边缘 5 cm 的补片，由于回肠代膀胱造口旁疝疝环多数不大，我们选用 15 cm×15 cm 大小的补片可以满意覆盖。如可能，建议将疝环以 2－0 V－Lock 线缝合关闭。

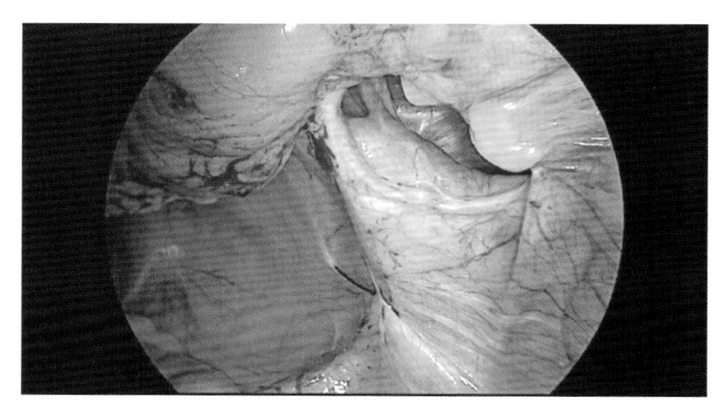

图 20－6　显露回肠造口旁疝疝环

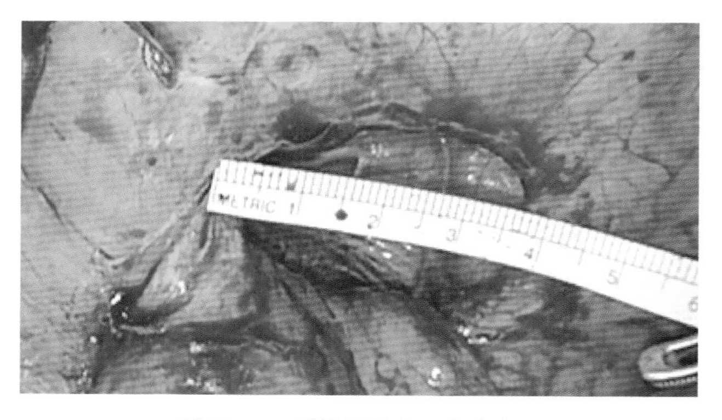

图 20－7　测量回肠造口旁疝疝环

4. 置入补片，修补固定　将尺寸适合的防粘连补片从无菌区域的腹腔镜穿刺孔置入腹腔内，注意将补片的防粘连面朝向腹腔脏器，补片覆盖缺损及造口肠管，补片中心点位于造口肠管出腹壁处，采用螺旋钉在造口肠管旁及补片周边，每间隔 1～1.5 cm 钉合固定补片（图 20－8）。

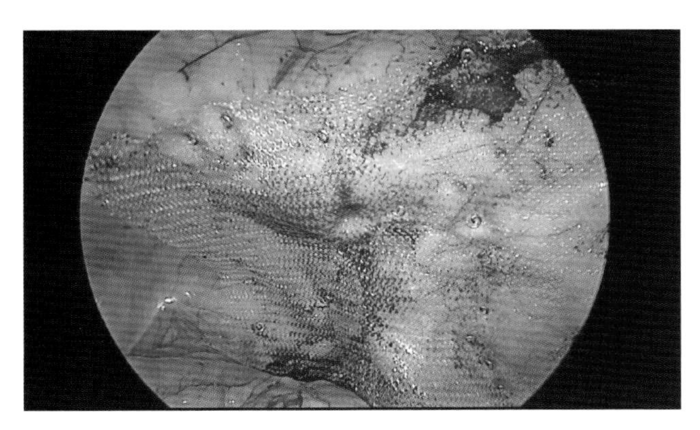

图 20-8　腹腔镜下 Sugarbaker 法钉合固定补片

5. 再次探查腹腔　确认腹腔、补片固定处以及粘连游离创面有无渗血，检查肠管粘连分离处浆膜面是否完整连续。

6. 根据术中分离粘连的创面程度，决定是否留置负压引流　负压引流管放置位置为造口旁疝修补区域，经过盆腔，转由下腹部 5 mm 穿刺孔(图 20-2 #3 号穿刺孔)引出，并缝合固定。

7. 缝合关闭 10 mm 穿刺孔　如肥胖患者，建议更换 5 mm 镜头，经 5 mm 穿刺孔进入腹腔，直视下，采用缝匠针对 10 mm 穿刺孔进行腹壁全层 8 字法缝合，线打结于皮下，余 5 mm 穿刺套管依次直视下退管。各穿刺孔表皮予以黏合胶对合。最后贴上造口袋，并围上腹带。

五、手术难点解析

1. 分离粘连、辨认造口肠管及其系膜解剖结构　值得注意的是，回肠袋膀胱造口肠管一般走行于腹膜外，所以从腹腔内手术，需仔细辨认其走行及其系膜血管位置，避免手术操作损伤，必要时可以由助手站在造口区域牵拉预留置的导尿管，帮助术者辨认解剖位置。

2. 钉合补片　钉合时注意避免损伤造口肠管及其系膜血管、避免损伤髂血管、避免钉合于同侧腹股沟区的疼痛三角区域。

六、术后处理

(1) 术后 6 小时可少量进水。术后第 1 天可视情况进流食。

(2) 术后密切观察造口色泽，评估造口血供情况。如留置负压引流管，需密切观察引流液的颜色和性质。

(3) 加强镇痛治疗。

(4) 建议患者注意术后床上翻身、抬腿等活动，并鼓励其早期下床活动，预防深静脉血栓形成，预防肺部感染。

第二节　全腹腔镜结肠造口旁疝补片修补术

目前，全腹腔镜结肠造口旁疝修补方式主要是运用 IPOM 的方式进行修补，包括 Keyhole、Sugarbaker 和 Sandwich 三种方式。值得注意的是，全腹腔镜结肠造口旁疝修补方式在复发率方面未见有明显优势，其中腹腔镜 Keyhole 术式术后复发率最高报道甚至超过 70%，多数 Keyhole 术式的临床研究报道显示结果均不理想，K. A. LeBlanc 医师因为担心手术会复发失败，现已放弃了该种术式。我们也不建议常规使用该方法进行造口旁疝修补。腹腔镜 Sugarbaker 术式相对 Keyhole 术式的手术效果较好，但是术后复发率仍有约 20%。Sandwich 术式由 D. Berger 医师在 Sugarbaker 结合 Keyhole 的基础上提出，目前随访结果较好，复发率低，但由于使用两张防粘连补片，费用较高，跟随者较少。

全腹腔镜结肠造口旁疝修补手术步骤过程类似，与前一节腹腔镜回肠造口旁疝修补术式一样，包括消毒、铺巾、穿刺位置选择和置放、探查腹腔、分离粘连、测量缺损、固定补片、放置引流等步骤，其中不同类型的全腹腔镜结肠造口旁疝修补术式主要还是固定补片的方式不同，下面我们就这三种不同的固定方式进行简述。

一、Keyhole 技术

这项技术最早由荷兰的 BME. Hansson 医师报道，具体手术步骤是腹腔镜下先分离造口肠管周围区域粘连、暴露疝环缺损，使用造口旁疝专用修补材料，或剪裁防粘连补片(通常是 20 cm×15 cm 大小补片)预留一造口肠管通过的适当孔径并围绕造口肠管,覆盖造口周围缺损进行修补,并使用螺旋钉沿补片边缘及造口旁疝疝环每隔 1～1.5 cm 进行钉合固定(图 20-9)。由于高复发率,这一术式已渐被淘汰。

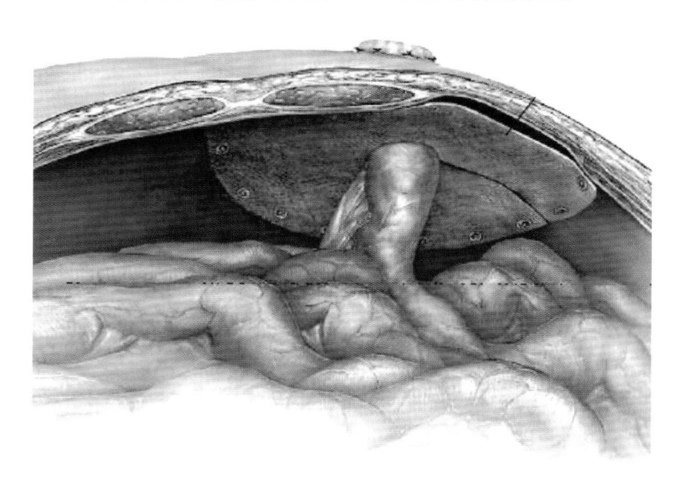

图 20-9　腹腔镜 Keyhole 修补技术

二、Sugarbaker 技术

Sugarbaker 医师于 1985 年首先报道了开放手术下的这种术式。他在 7 名造口旁疝患者中,运用腹腔内置入补片的方法一并覆盖一段 5 cm 的造口肠管及造口旁缺损区域,取得成功。腹腔镜下 Sugarbaker 修补术式正是基于这一理念进行的,其修补方法相当于切口疝补片修补,或可理解为利用补片作为腹膜行腹膜外造口,与开放修补术式相比,修补更为简便易行,补片覆盖缺损方式如图 20-10。

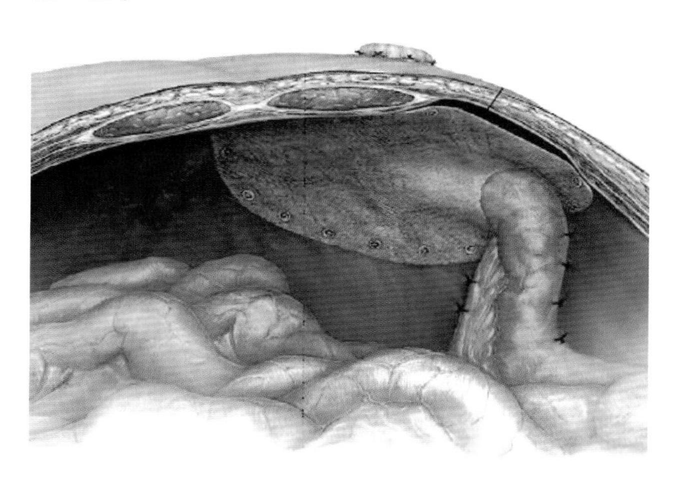

图 20-10　腹腔镜下 Sugarbaker 修补技术

三、Sandwich 技术

Sandwich 术式固定补片主要分为三部分,第一部分,为了保证能放置补片修补原切口下方的薄弱区域,需要游离膀胱前间隙暴露双侧耻骨梳韧带,游离肝圆韧带下缘的一部分;第二部分,先采用 1 张 15 cm×15 cm 的防粘连补片,裁剪并预留中央孔洞 1～1.5 cm 大小可以容纳造口肠管通过,并围绕造口肠管,补片剪开的部分需两边互相重叠再固定于腹壁(图 20-11);第三部分,采用 Sugarbaker 技术于腹部正中处向造口区覆盖另一张 30 cm×20 cm 防粘连补片,并予以钉合固定,使内外两层补片夹合一段造口肠管至一个恰当的松紧度及角度(图 20-12,图 20-13)。

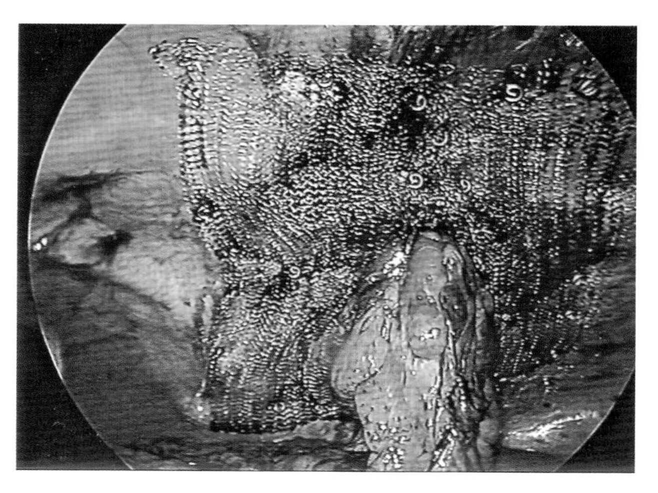

图 20-11　第 1 张 15 cm×15 cm 的防粘连补片经裁剪,类似 Keyhole 修补造口区域缺损

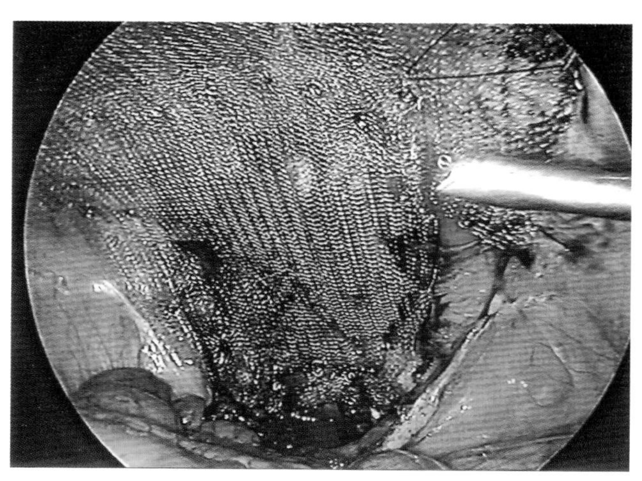

图 20-12　第 2 张 30 cm×20 cm 的防粘连补片修补原腹正中切口,上至肝缘韧带,下至耻骨联合和耻骨梳韧带

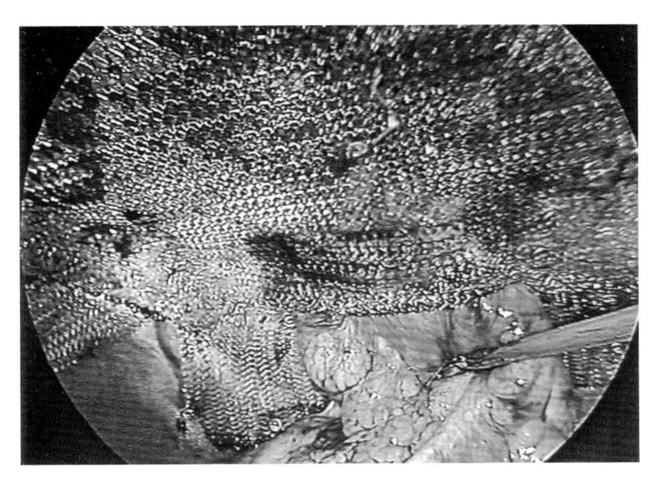

图 20 - 13　第 2 张 30 cm×20 cm 的防粘连补片边缘覆盖一段造口肠管

四、手术难点解析

(一) 分离粘连、辨认造口肠管及其系膜解剖结构

需仔细辨认结肠造口肠管走行及其系膜血管位置，避免手术操作损伤，必要时可以由助手站在造口区域行肛指检查或置入肛管，帮助术者辨认解剖位置。

(二) 钉合补片

钉合时注意避免损伤造口肠管及其系膜血管、避免损伤髂血管、避免钉合于同侧腹股沟区的疼痛三角区域。在行 Sugarbaker 钉合固定时，造口肠管两侧的补片固定是关键，让造口肠管贴合外侧腹壁，钉合补片时不能卡压肠管，以贴合腹壁固定为准。

五、术后处理

(1) 术后 6 小时可少量进水。术后根据造口袋排气排便情况，逐步进食流质、半流质。

(2) 术后密切观察造口色泽，评估造口血供情况。如留置负压引流管，需密切观察引流液的颜色和性质。

(3) 加强镇痛治疗。

(4) 建议患者注意术后床上翻身、抬腿等活动，并鼓励其早期下床活动，预防深静脉血栓形成，预防肺部感染。

第三节　腹腔镜结肠造口旁疝 Lap-re-Do 补片修补术

我们于 2004 年率先在国内开始开展了全腹腔镜造口旁疝补片修补术，通过远期的随访结果来看，结果相似。全腹腔镜下 Sugarbaker 修补术式针对回肠造口旁疝的治疗效果令人满意，但是全腹腔镜修补术式针对结肠造口旁疝的效果却不甚理想，术后复发率仍然较高，尤其是 Keyhole 术式修补。

我们总结认为，导致结肠造口旁疝复发率高的首要原因在于，早期开展的全腹腔镜下造口旁疝修补手术，仅仅以补片桥接的方式覆盖了造口旁缺损，但是对疝环缺损、皮下疝囊空间，以及冗长的造口肠管均未做相应处理，术后结肠排便蠕动强，容易复入疝囊，引起复发。另外，Keyhole 术式补片中央留出孔洞，后面空虚，腹腔内的压力加上补片向四周的牵拉，补片中央孔洞将逐渐扩大，补片从中央膨出，变成漏斗状也是时间问题，这就是造成全腔镜下造口旁疝修补 Keyhole 术式复发率明显升高的主要原因。相对来说回肠代膀胱的造口旁疝，因为代膀胱的回肠蠕动轻，而且排出的为尿液，疝环偏小，疝囊膨出不大，所以采用腹腔镜 Sugarbaker 修补术式就能取得较好的效果。因此，针对结肠造口旁疝的治疗，理想地关闭疝环、切除多余的造口肠管，再以补片进行加强修补，进行造口处腹壁解剖复位及功能修补才是修补的关键。

我们自 2009 年起，将腔镜手术的微创优势与开放手术的缝合、切除优势结合在一起，对结肠造口旁疝的疝环缺损、皮下疝囊分别做缝合关闭，冗长的造口肠管予以切除并原位重建造口，让造口腹壁区域恢复到人工肛门初始时的状态，然后再使用补片对造口区域进行加强修补，恢复造口肠管出腹壁“短而直”的排便功能。我们定义这一技术为“Lap-re-Do”，即造口原位重建的腹腔镜结肠造口旁疝补片修补技术。

一、手术指征

(1) 因直肠癌接受腹会阴联合切除 + 结肠永久性造瘘手术(Miles'手术)的患者。

(2) 术后出现造口旁肿物逐渐增大并伴有腹胀、腹痛等症状。

(3) 人工肛门袋密封性受影响。

(4) 疝内容物回纳困难、有肠管嵌顿风险。

(5) 患者因疝囊较大影响外观或正常生活。

(6) 术前检查评估或术中探查无肿瘤复发依据。

二、术前准备

(1) 术前8小时流质饮食,术前6小时禁食,清洁肠道准备一次。

(2) 术前0.5～1小时预防性使用抗生素一次。

三、手术要点

(一) 麻醉

静吸复合全身麻醉。

(二) 体位

采用头低脚高位。

(三) 消毒铺巾

先腹壁手术区域,后造口区域安尔碘消毒3遍,待干燥后,造口外敷纱布一块,以手术粘贴膜封闭造口,常规留置导尿管,腹部手术常规铺巾。

(四) 手术入路

常规建立 CO_2 气腹,压力为12 mmHg。3枚Trocar置入部位位于结肠肠造口对侧象限腹壁(图20-14)。

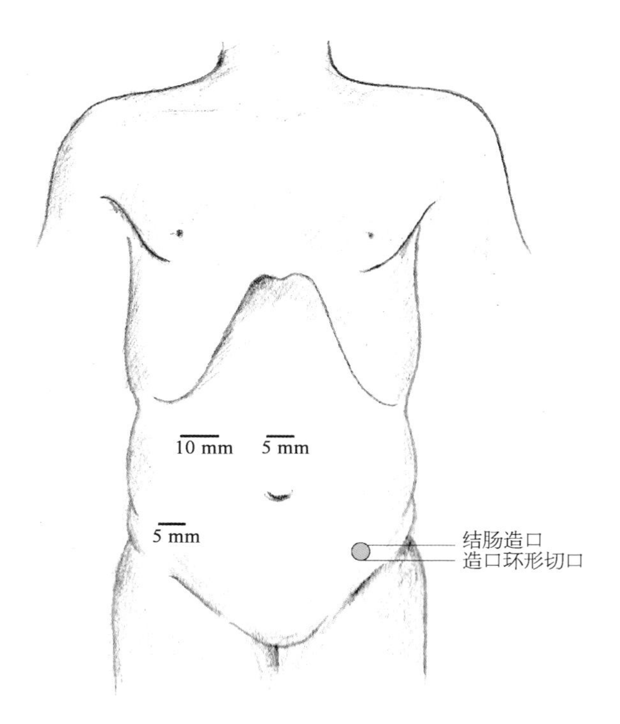

图20-14 消毒铺巾及穿刺孔位置

四、手术步骤

1. 腹腔镜探查、分离粘连　检查有无肿瘤复发,原切口下方及造口旁疝疝环缺损区域是否存在腹腔粘连:如为网膜粘连,运用超声刀分离粘连(图20-15,图20-16),以避免渗血影响术野;如为肠管粘连,建议腔镜剪锐性分离粘连(图20-17),以避免隐匿性热损伤肠管。回纳疝内容物,注意操作轻柔(图20-18)。

2. 腹腔镜下游离造口肠管、暴露并测量疝环大小　超声刀分离造口旁疝内粘连,并尽可能游离造口肠管直至皮下(图20-19a,图20-19b),注意勿损伤造口肠管及其系膜血管。完整暴露造口旁疝(图20-20),并测量疝环缺损大小(图20-21)。

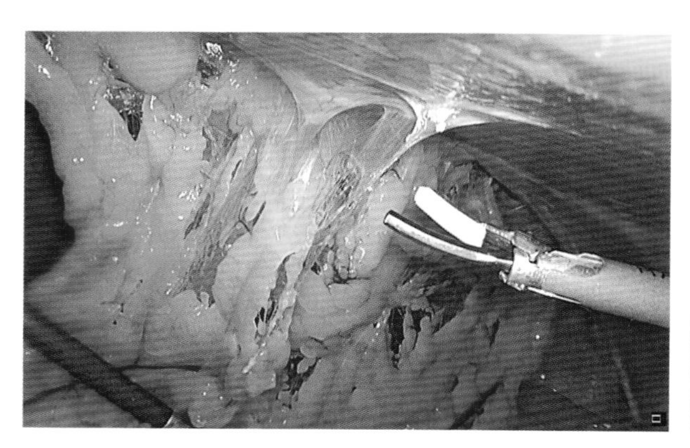

图20-15 超声刀分离原切口下方的网膜粘连

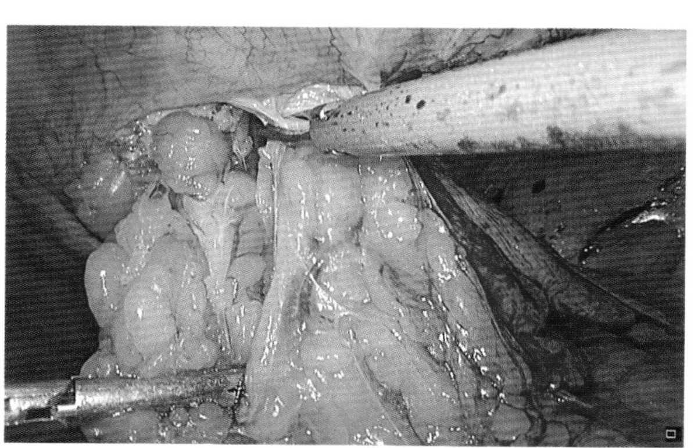

图20-16 超声刀分离造口疝囊内粘连

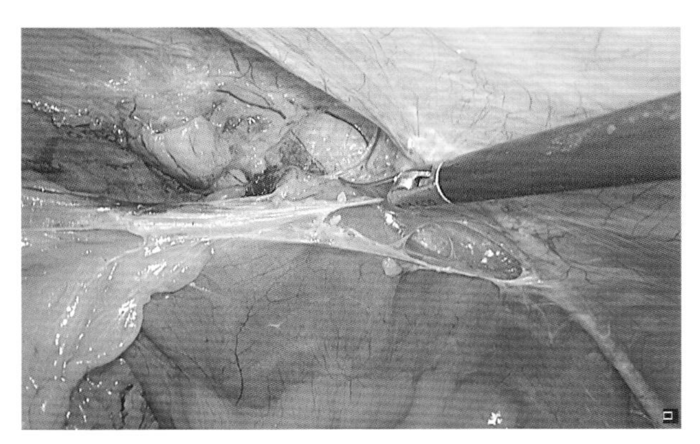

图 20 - 17　腔镜剪锐性分离肠管粘连

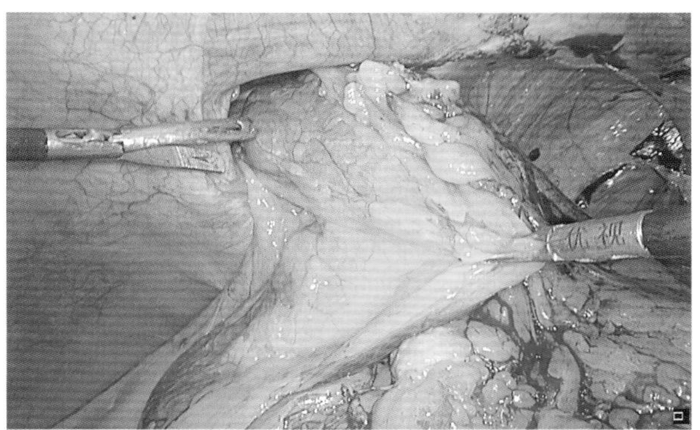

图 20 - 18　腹腔镜下回纳疝内容物

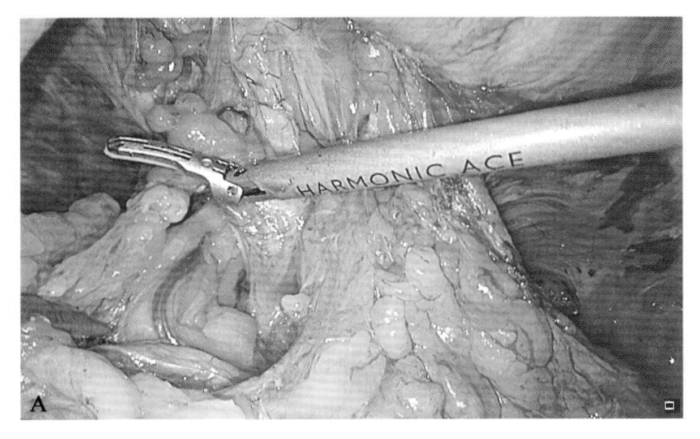

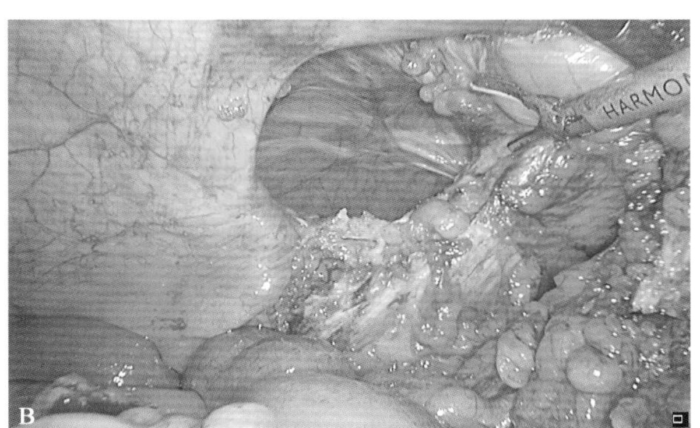

图 20 - 19　A. 游离造口肠管直至皮下；B. 游离造口肠管直至皮下

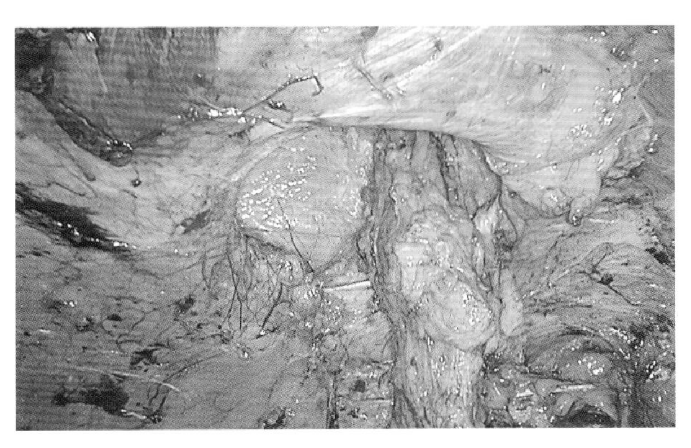

图 20 - 20　完整游离暴露造口旁疝疝环

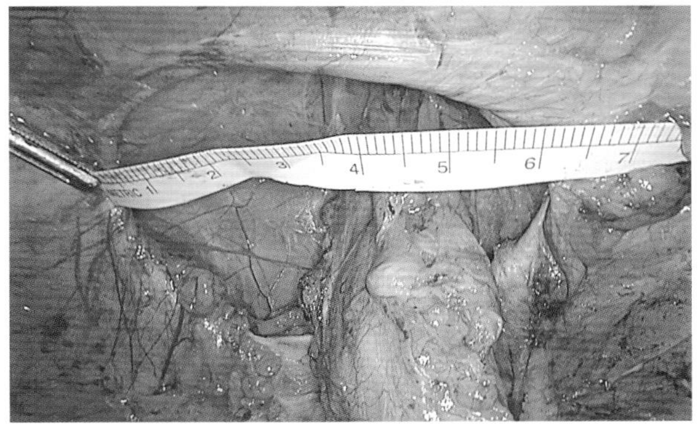

图 20 - 21　测量造口旁疝疝环大小

3. 环形切开造口　注意切开前先造口区域再次消毒。采用开放术式于造口原位环形切开造口肠管，脱出造口肠管并使用无菌手套对其进行封闭(图 20 - 22)，并用丝线结扎。

4. 经原位环形切开造口处　直视下脱出并检查腹腔镜分离粘连时可能存在损伤的肠管，如检查有损伤可以直接缝合修补。

5. 调整造口肠管与补片位置，缝合疝环缺损　套入造口旁疝 IPST 补片(图 20 - 23)，确定切除造口肠管长度，调整补片与造口肠管位置并缝合固定。

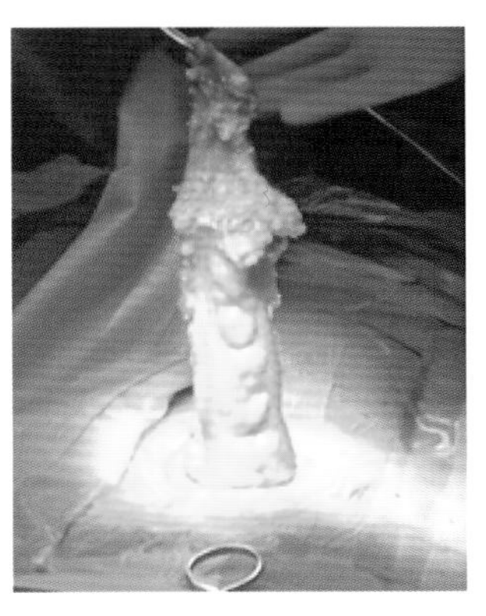

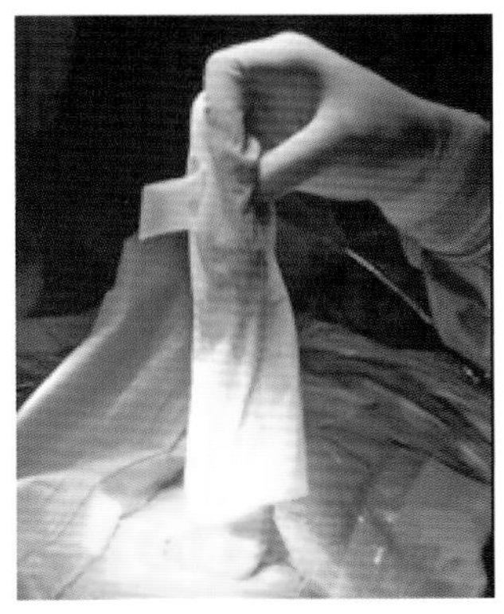

图 20 - 22　封闭造口肠管

如采用 Sugarbaker 法修补固定补片，则由穿刺孔置入防粘连修补材料。采用疝修补线沿身体纵向、自疝环两侧间断全层缝合造口旁疝环，直至疝环仅能容造口肠管通过（图 20－24）。

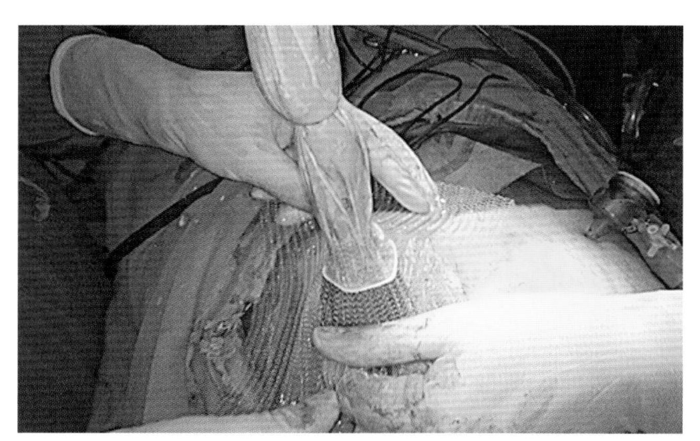

图 20－23 套入造口旁疝专用补片（Dynamesh-IPST）

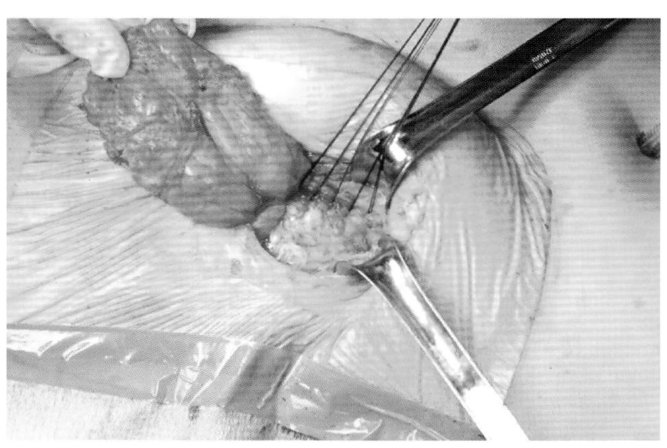

图 20－24 缝合疝环

6. 腹腔镜下调整固定补片　根据剩余造口肠管及系膜长度决定是采用哪种方式修补，较短者采用 Lap-re-Do Keyhole 方式修补（图 20－25），较长者建议采用 Lap-re-Do Sugarbaker 方式修补（图 20－26）。视分离粘连情况决定是否放置负压引流。

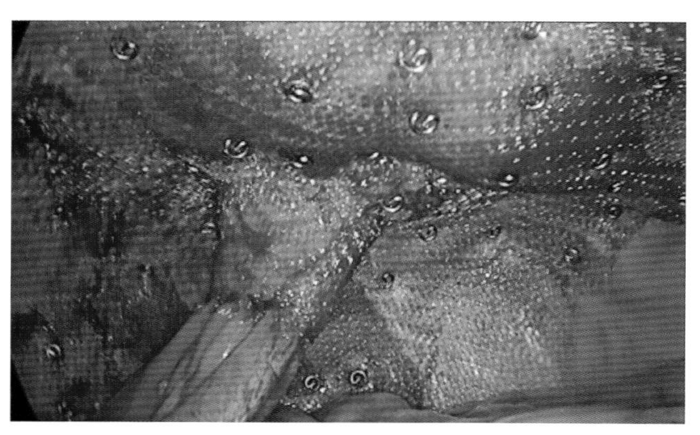

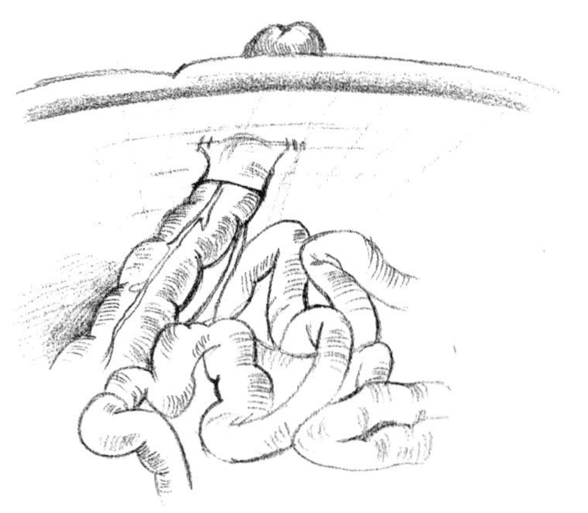

图 20－25 Lap-re-Do Keyhole 方式修补

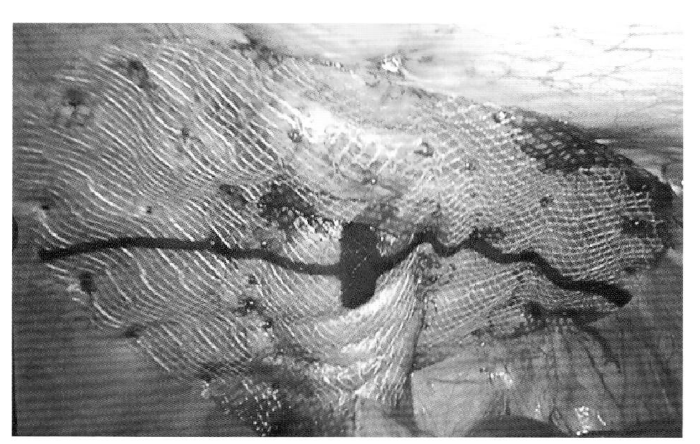

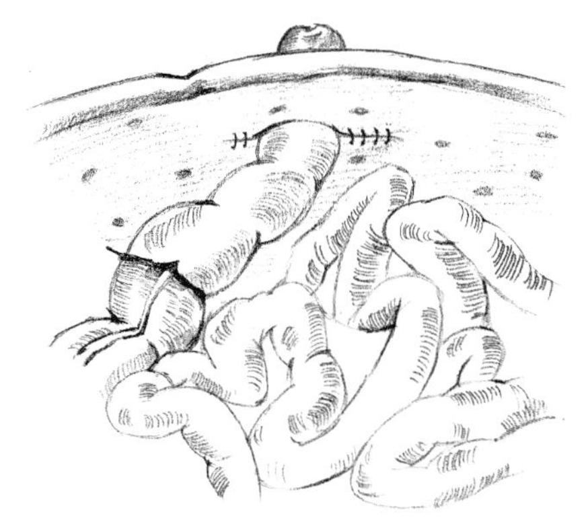

图 20－26 Lap-re-Do Sugarbaker 方式修补

7. 尽可能切除皮下疝囊组织　缩小皮下局部空间，视缝合满意程度决定是否放置引流管。

8. 原位重建结肠造口　切除冗长造口肠管，并原位重建结肠造口。

五、手术难点解析

1. 无菌手术操作　因为 Lap-re-Do 手术涉及

重建结肠造口，局部手术区域有细菌污染风险，而且要放置人工合成材料进行修补，所以要格外注意无菌操作及无菌理念。术中及时封闭及消毒开放的造口和造口区域、避免肠管损伤、关闭并引流皮下疝囊、选择不含 e-PTFE 材质的防粘连补片等，这些均能最大限度地预防感染的发生。

2. 重建造口区域　通过切除皮下冗长的造口肠管、采用不可吸收的疝修补线缝合疝环至仅能容纳造口肠管通过、固定造口肠管、切除皮下疝囊囊壁组织、原位重建造口，从而达到恢复造口区域初始的状态，这样能有效地降低术后复发率，预防皮下浆液肿的发生，最为不同的是，这种术式使得患者术后的排便功能及外观状态达到了更好的恢复效果。

六、术后处理

（1）术后 6 小时可少量进水。术后第一天可视情况进流食。待排气后再进食半流质。

（2）术后密切观察造口色泽，评估造口血供情况。如留置负压引流管，需密切观察引流液的颜色和性质。

（3）加强镇痛治疗。

（4）建议患者注意术后床上翻身、抬腿等活动，并鼓励其早期下床活动，预防深静脉血栓形成，预防肺部感染。

（姚琪远　何　凯）

◇参◇考◇文◇献◇

[1] 何凯，姚琪远，陈浩，等. 腹腔镜下回肠袋膀胱造口旁疝补片修补术初步体会[J]. 中华疝和腹壁外科杂志（电子版），2007，1(2)：110－112.

[2] 何凯，姚琪远，陈浩，等. 腹腔镜造口重做造口旁疝补片修补术的手术效果及安全性评估[J]. 外科理论与实践，2010，15(6)：616－619.

[3] 姚琪远，陈浩，丁锐，等. 腹腔镜下造口旁疝补片修补术可行性、安全性探讨[J]. 外科理论与实践，2006，11(5)：406－408.

[4] Berger D, Bientzle M. Laparoscopic repair of parastomal hernias: a single surgeon's experience in 66 patients[J]. Dis Colon Rectum, 2007, 50(10): 1668－1673.

[5] Brown H, Randle J. Living with a stoma: a review of the literature[J]. J Clin Nurs, 2005, 14(1): 74－81.

[6] Funahashi K, Suzuki K, Nagashima Y, et al. Risk factors for parastomal hernia in Japanese patients with permanent colostomy[J]. Surg Today, 2014, 44(8): 1465－1469.

[7] Halabi W J, Jafari M D, Carmichael J C, et al. Laparoscopic versus open repair of parastomal hernias: an ACS－NSQIP analysis of short-term outcomes[J]. Surg Endosc, 2013, 27(11): 4067－4072.

[8] Hansson B M, Bleichrodt R P, de Hingh I H. Laparoscopic parastomal hernia repair using a keyhole technique results in a high recurrence rate[J]. Surg Endosc, 2009, 23(7): 1456－1459.

[9] Hansson B M E, de Hingh I H, Bleichrodt R P. Laparoscopic Parastomal Hernia Repair: Pitfalls and Complications[J]. Hernia Repair Sequelae, 2010, 3: 451－455.

[10] Moreno-Matias J, Serra-Aracil X. The prevalence of parastomal hernia after formation of an end colostomy. A new clinic-radiological classification[J]. Colorectal Dis, 2010, 11(2): 173－177.

[11] Pilgrim C H, McIntyre R, Bailey M. Prospective audit of parastomal hernia: prevalence and associated comorbidities[J]. Dis Colon Rectum, 2010, 53(1): 71－76.

第二十一章
肠造口周围皮肤并发症

第一节　肠造口周围皮肤炎

造口周围皮肤的状态直接影响造口护理的结局，造口周围皮肤的状态受多个因素的影响，造口周围皮肤异常的情况统称为造口周围皮肤炎，造口周围皮肤炎是常见的造口周围皮肤并发症，主要包括了刺激性皮肤炎(粪水性皮肤炎)、接触性皮肤炎(过敏性皮肤炎)、真菌感染三类并发症。皮肤并发症发生率是10%～70%，其中刺激接触性皮肤炎是最常见的皮肤并发症，在并发症中，15.5%的患者是刺激性皮肤炎；过敏性接触皮炎发现实际只发生在0.6%的患者；在底盘及潮湿的环境中真菌感染也非常常见。

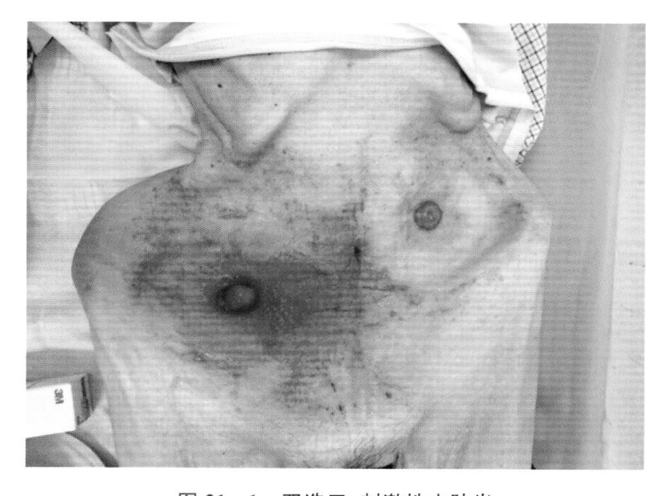

图 21－1　双造口、刺激性皮肤炎

刺激性皮肤炎(irritant dermatitis, ID)是由造口周围皮肤受到浸润性损伤及化学刺激引起的，尤其回肠造口后，粪水经常接触而引起造口周围皮肤糜烂，因粪水排泄物中含有丰富的消化酶，pH较高，呈弱碱性，腐蚀性强，发生渗漏后易腐蚀造口周围皮肤，导致皮损(图 21－1)。

接触性皮炎(contact dermatitis, CD)是由造口周围皮肤接触到化学成分产生超敏反应而导致的皮肤炎症。分为急性或者慢性接触性皮肤炎性。接触性皮肤炎的特点是有一定的潜伏期，首次接触后不发生反应，经过1～2周后如再次接触同样致敏物才发病；皮损呈广泛性，皮肤斑贴试验阳性(图21－2)。

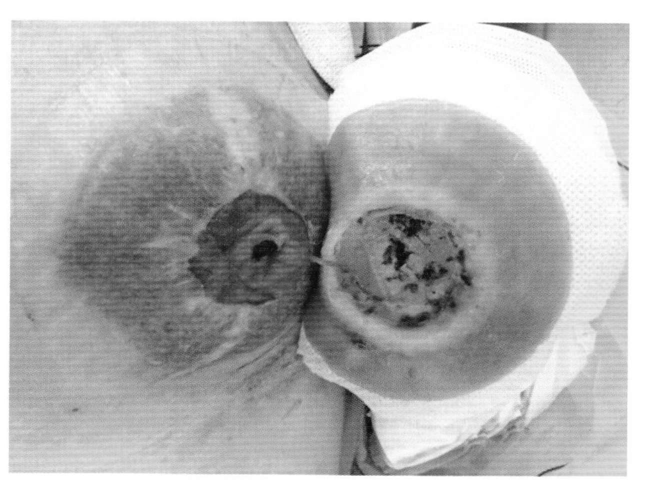

图 21－2　接触性皮肤炎

真菌感染(candida infection)指真菌感染导致造口周围感染性皮肤炎,以白色念珠菌感染为最多见,出现界限清楚的皮肤红斑,呈卫星状丘疹脓疱。发病率高、具有传染性、易复发或再感染。不合理、不规范的治疗会造成反复发作、反复治疗,极大地影响患者的生活质量(图 21-3)。

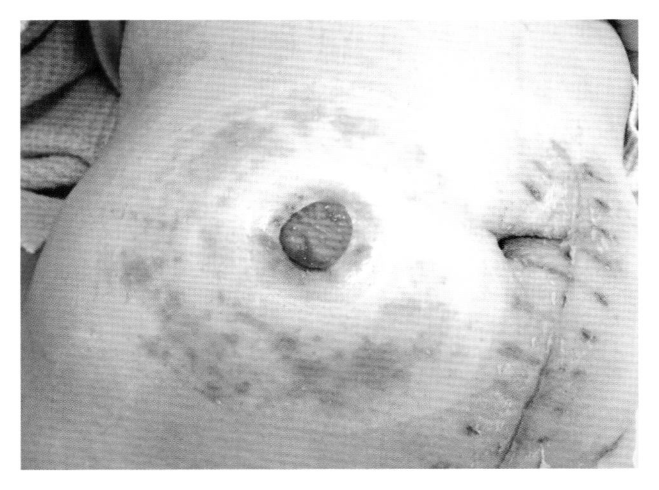

图 21-3　真菌感染

一、病因

(一)刺激性皮肤炎

各种原因引起的粪水浸渍皮肤,皮肤炎症。回肠造口排泄物的强腐蚀性;造口外露黏膜的高度;坐位时造口周围皮肤不平整;底盘圈剪裁形状或大小不当;支撑棒留置的时间及移位。

1. *造口位置不理想*　造口位于皮肤皱褶中间,排泄物容易渗漏到底盘与皮肤之间;造口位置偏下,位于腹股沟上方,坐位时底盘下缘粘贴不稳;造口离切口近或位于切口上,易渗漏。

2. *黏膜高度*　造口开口或近端造口最低黏膜高度,造口平齐或低于皮肤,回肠造口平坦或回缩导致没有一个适当的乳头突起。

3. *底盘中心孔裁剪不合适*　中心孔偏大,与造口形状不一致,外露皮肤过多,皮肤长时间直接接触粪水,皮肤损伤。

4. *底盘粘贴*　底盘粘贴后过早改变体位,底盘粘贴皮肤后需要按压,保证底盘完全贴合皮肤,减少皮肤底盘之间空隙。

5. *底盘粘贴时间过长*　底盘使用超过产品建议使用的时间,底盘失去黏性。

6. *小肠液的特点*　回肠流出液中有丰富的蛋白酶,这些蛋白酶有腐蚀作用,接触皮肤容易引起皮肤破溃。

7. *结肠排泄物的特点*　结肠造口粪便中的高浓度细菌,容易引起感染。

8. *造口并发症等发生*　造口回缩、造口周围肿瘤移植、造口皮肤黏膜分离、增生、造口旁疝等并发症影响造口袋的粘贴。

9. *支撑棒的留置*　支撑棒增加造口粘贴难度,中心孔形状和大小容易不匹配,皮肤外露接触排泄物。

(二)接触性皮肤炎

造口手术后需使用造口用品收集大小便,这些造口用品是外源性物质,接触皮肤后容易诱发皮肤炎症反应。造口用品内各类成分过敏,包括底盘、防漏膏、造口袋、护肤粉、夹子、腰带、皮肤清洗剂等,以造口底盘黏附剂过敏者最多见。

(三)真菌感染

1. *环境潮湿*　真菌喜欢温暖、潮湿,底盘下皮肤处于潮湿的环境,尤其是泌尿造口及回肠造口,水分大,容易导致渗漏。

2. *尿路感染*　尿路感染对于泌尿造口患者容易引发真菌性皮炎。

3. *身体素质较差的患者*　如接受抗生素或类固醇治疗或者抑制细胞生长的药物治疗者导致皮肤易感性增加,导致真菌感染。

4. *其他并发症*　皮肤并发症导致皮肤抵抗力下降,此时可能导致真菌滋生。

5. *糖尿病患者*　皮肤抵抗力差容易发生真菌感染。

二、病理

(一)刺激性皮肤炎

肠道的主要生理功能是消化和吸收,其分泌的肠蛋白酶、乳糖酶、麦芽糖酶、蔗糖酶、脂肪酶,加上胰液、胆液和胃液等,均可对造口周围皮肤造成侵蚀。由于造口排泄物内含有粪水,故而可导致粪水渗漏,渗出物刺激造口周围皮肤,损坏其防御功能,有害物质直接穿透皮肤,失去了皮肤屏障的保护作用而形成刺激性炎症。肠道漏出的消化液富含消化酶，呈弱碱性，对正常皮肤的腐蚀、刺激性很强，一旦与皮肤接触，1 小时内即可引起皮肤红斑，数小时即可引发皮肤表面溃疡，形成粪水性皮炎。

（二）接触性皮肤炎

接触性皮肤炎，又称过敏性皮炎，是由接触过敏性抗原引起的皮肤过敏反应，其本质是由 IgE 介导的Ⅰ型变态反应。

Comini 于 2000 年的研究证明，在使用造口用品一段时间后会出现皮肤瘙痒、发红等症状。造口用品对皮肤而言是刺激物，刺激物的刺激反应之间可能会出现交叉现象。化学刺激、机械损伤、表皮细胞损坏及促炎性细胞因子介质释放都能破坏皮肤屏障功能，一旦皮肤屏障破坏后，可引起表皮的脂质双层结构破坏并伴随着细胞连接丢失以及 TEWL 增加所致的脱屑。同时，随着皮肤屏障破坏，也可导致一些细胞因子如白细胞介素和肿瘤坏死因子等释放。另一方面，随着皮肤屏障的破坏，进入表皮内的化学物也增加，进而导致角质形成细胞结构进一步改变以及细胞因子的进一步释放。其中释放的促炎性细胞因子包括、粒-巨噬细胞集落刺激因子和干扰素等，这些因子除了可进一步直接造成细胞损伤外，还可激活皮肤内的其他细胞如朗格汉斯细胞、肥大细胞、淋巴细胞释放炎性介质及细胞因子，这些物质共同造成局部反应。

当身体再一次接触过敏原有可能会引起全身皮疹、风团、瘙痒，严重时甚至发生过敏性休克的患者，积极有效的治疗不仅能减轻患者痛苦，甚至能挽救患者生命(图 21-4)。

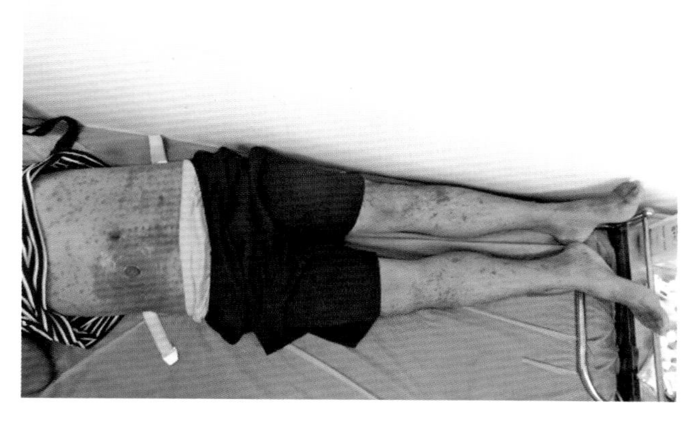

图 21-4　全身过敏症状

（三）真菌感染

真菌是一种以寄生或腐生方式吸收营养，广泛存在于自然界中，与人类生活密切相关的真核微生物。真菌通常会寄生在人体皮肤和黏膜中，属于正常菌群，其感染多发生于免疫力低下和基础疾病较重的人群。

三、评估

造口周围皮肤炎症均表现为皮肤的变色，但是不同的并发症变色的范围不一致，伴随的症状也不同，严重程度不同。为了便于同行间沟通和患者的健康教育，对造口周围皮肤问题采用造口皮肤工具进行标准化持续监测和再评估，选用 DET/AIM 评估法评估造口周围皮肤，有效处理造口周围皮炎的问题。

（一）刺激性皮肤炎

1. *局部损伤的范围*

（1）受损区域：排泄物接触区域或底盘浸渍的范围，形状不规则，范围不等，常从造口基部向外延伸，以造口近端开口处或下半部皮肤多见。

（2）DET 评估：D 为根据皮肤变色占所用底盘的面积，25% 以下、25%～50%、50% 以上，分别为 1～3 分；根据有无伴随症状判断严重程度，无伴随症状为 1 分、有伴随症状为 2 分，常以 2 分多见。E 为皮肤溃疡的面积，1～3 分计算方法同“D”。严重程度以损伤的深度为准，损伤真皮层以上为 1 分、损伤超过真皮层为 2 分，无论深度面积多少，以深度损伤为准。T 为组织增生的面积，分别为 1～3 分，根据有无伴随症状判断严重程度分别为 1～2 分，急性期 T 常常为 0 分，慢性期可伴有增生。

2. *疼痛*　有烧灼感，排泄物排出时疼痛明显。

3. *底盘稳妥性差*　因排泄物渗漏至底盘下，造口袋粘贴时间缩短，更换造口袋频率增加。

4. *造口周围腹部状态*　坐位时腹部的状态，内陷或隆起。

5. *造口黏膜高度*　最低黏膜的高度、近端造口开口的高度，与周围皮肤平齐或低于皮肤。

（二）接触性皮肤炎

1. *局部损伤的范围*

（1）受损区域：与造口产品接触的皮肤出现红

斑、水疱;皮损的范围和形状与过敏原一致(图 1),常见的造口底盘过敏,底盘圆形、椭圆形、方形不同形状,皮损也不同形状。

(2) DET 评估:以底盘过敏为例,D 皮肤变色占所用底盘的面积 100%,属于>50%以上,为 3 分;常伴有瘙痒等其他症状,严重程度为 2 分。急性期皮肤完整为多见,E 为 0。慢性期可伴有组织增生,T 根据增生面积和严重程度评估。

2. 急性期　主要表现为皮肤红斑、水肿、脱屑和角质形成细胞囊泡化样变。

3. 慢性期　主要表现为皮肤裂隙、苔藓化和角化过度。皮损轻度增生及苔藓样变;皮损的范围和形状与过敏原一致。

4. 皮肤瘙痒　瘙痒可能是最早出现的症状,过敏原一接触到皮肤即有痒感,有时伴有烧灼感。

5. 底盘稳妥性差　皮肤伴有皮疹破溃,或后期皮肤光亮是有患者表现为造口袋粘贴困难。

6. 自限性疾病　停止接触过敏原,一般 1～2 周内可愈合。

(三) 真菌感染

1. 局部损伤的范围

(1) 受损区域:底盘下散在皮疹,可融合成片,分布在底盘的外侧缘多见。

(2) DET 评估:D 为皮疹总的皮肤变色占所用底盘的面积,为 1～3 分不等;都伴随瘙痒症状严重程度为 2 分。E 皮肤溃疡较少见,通常为 0 分或面积 1 分加严重程度 1。T 组织增生为 0。

2. 瘙痒　初期皮肤瘙痒,严重者奇痒无比。

3. 皮疹　白色疹子的脓疱及界线清楚的皮肤红斑,皮疹呈卫星灶样丘疹,表面溢脓,灰白色的脱皮。

4. 刮屑涂片　在显微镜下检查可明确感染真菌的类型,最常见的是酵母菌感染。

四、管理

(一) 刺激性皮肤炎(图 21-5)

1. 轻柔撕除底盘　自上而下撕开底盘,必要时使用皮肤剥离剂。

2. 检查　底盘及底盘下皮肤,是否有排泄物浸渍。

3. 清洗　用生理盐水或温开水清洗造口及周围皮肤,注意动作轻柔,清洗后用于纸巾轻轻拭干皮肤,最大限度地减轻对皮肤的刺激,避免皮肤损伤。

4. 皮肤损伤的处理　按照 DET 评估工具确定局部皮损的处理方法,当 E>0 时造口周围皮肤有溃疡,伴有渗液,随着分值的上升从 2～5 分,面积变大、深度加深,合理选择敷料,可促进皮肤愈合。E 为 0 时,使用护肤粉和防漏贴环,粘贴底盘。E>3 时可加用藻酸钙、亲水纤维敷料外加水胶体敷料。创面合并感染时,可使用藻酸钙银、亲水纤维银,外加水胶体敷料。

5. 造口周围腹部状态的处理　内陷者使用凸面底盘加腰带;隆起者使用弹力胶贴固定底盘外缘。

6. 黏膜高度的处理　对造口回缩、黏膜高度低平、袢式造口近端开口过低者,选用凸面底盘配合腰带使用,便于粪水收集,减少对皮肤的浸渍。

7. 饮食指导　饮食上建议进易消化的食物,避免辛辣刺激性食物,少量多餐。排泄物水样便,可适当补充粗纤维食物。

8. 高排量者　必要时转介医师。

9. 护理指导　重新评估和指导患者造口护理技能,根据产品的特性,按时更换造口袋,及时排放排泄物。

(二) 接触性皮肤炎(图 21-6)

1. 寻找病因　根据排放损伤的形状,发现过敏原,常见有底盘、防漏膏。

2. 清洗　用生理盐水或温开水清洗造口及周围皮肤。

3. 接触性皮炎的治疗　内服外涂(内用抗组胺药,外加类固醇),在粘贴底盘前将皮肤清洗干净,然后涂类固醇药膏,涂药 10 分钟,再用清水洗干净,抹干后贴袋。

4. 脱离过敏原　避免再次接触过敏原,应更换造口用品品牌。

5. 渗液处理　皮损严重渗液多者,可使用水胶体敷料,帮助渗液管理。

6. 过敏体质者　结肠造口患者必要时选择结肠造口灌洗方法,避免再接触造口用品。

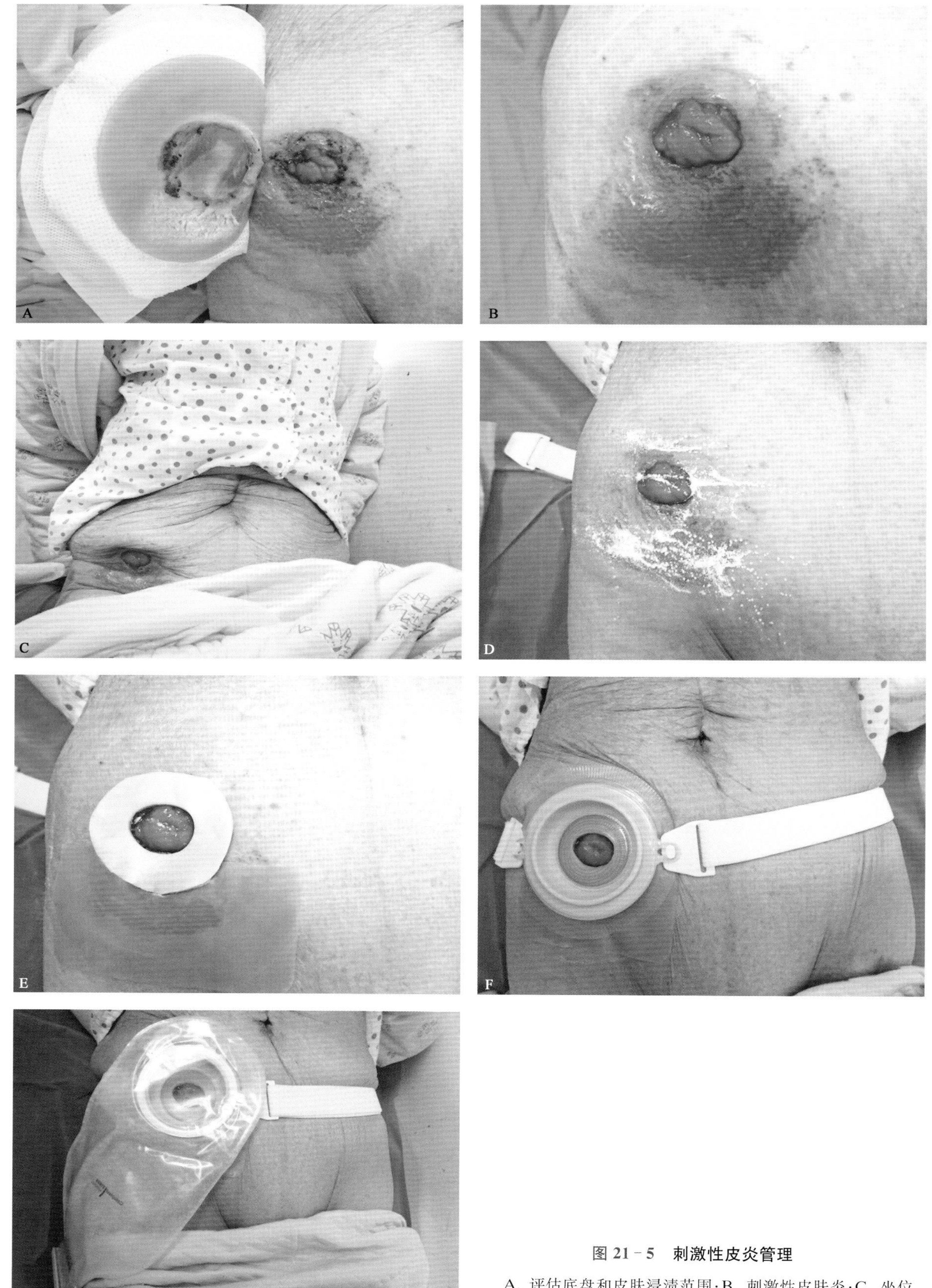

图 21-5 刺激性皮炎管理

A. 评估底盘和皮肤浸渍范围；B. 刺激性皮肤炎；C. 坐位评估；D. 洒护肤粉；E. 防漏贴环加水胶体敷料；F. 贴底盘；G. 扣造口袋

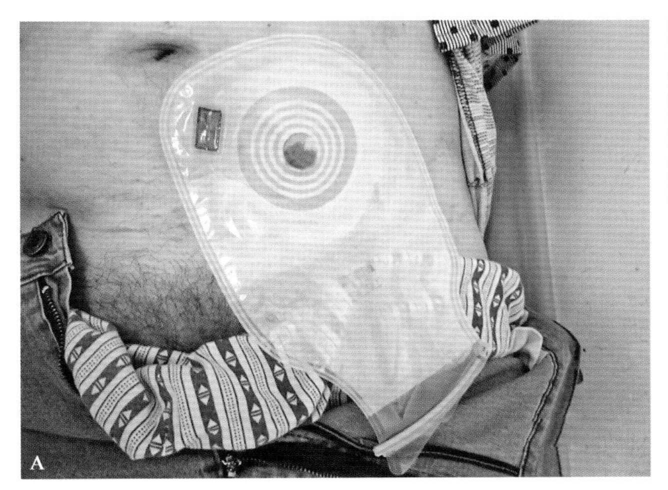

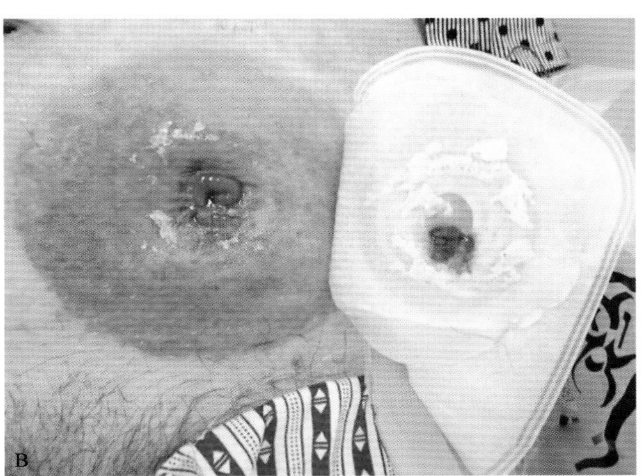

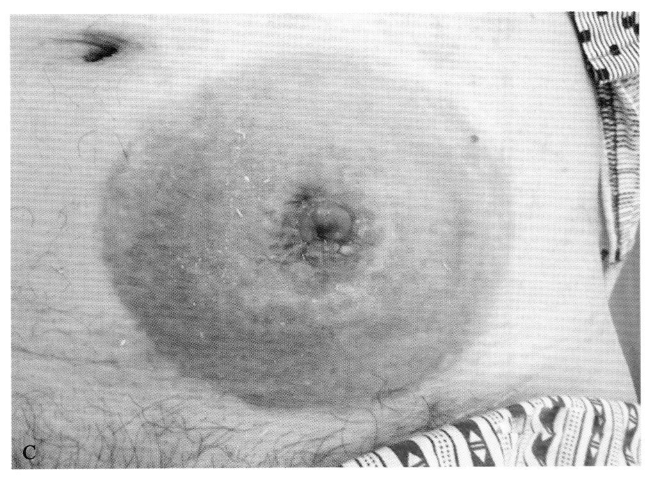

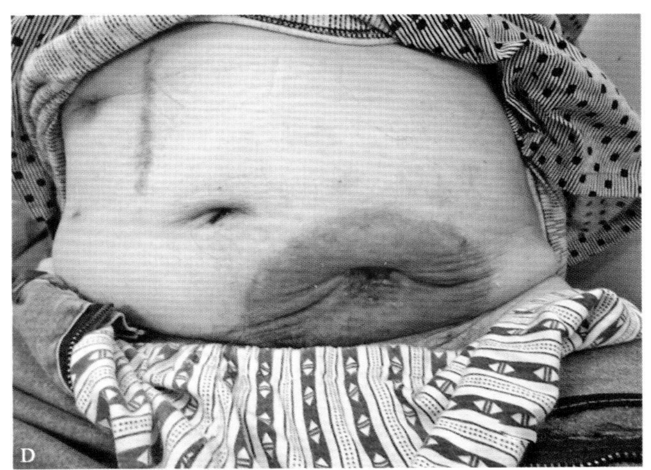

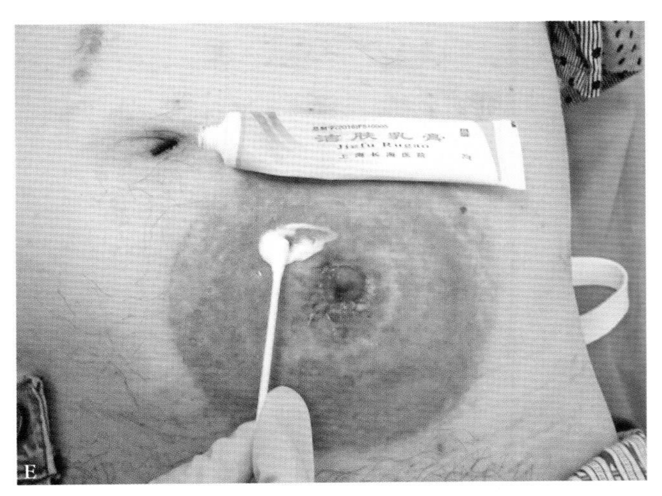

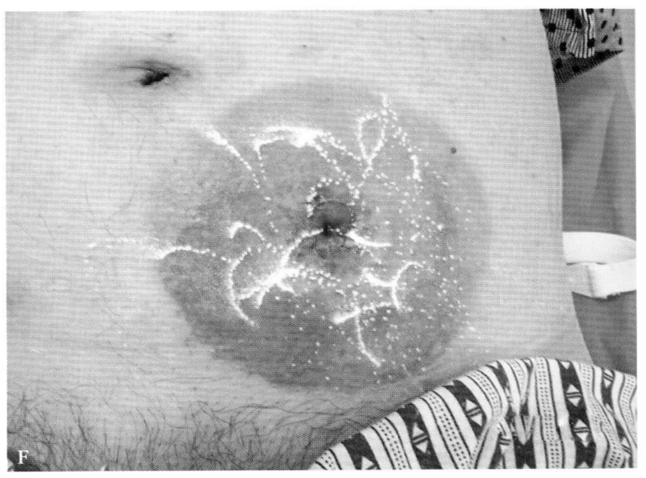

图 21－6　接触性皮炎管理

A. 原造口用品；B. 揭除造口底盘；C. 接触性皮肤炎；D. 坐位评估；E. 涂抗真菌药；F. 洒护肤粉

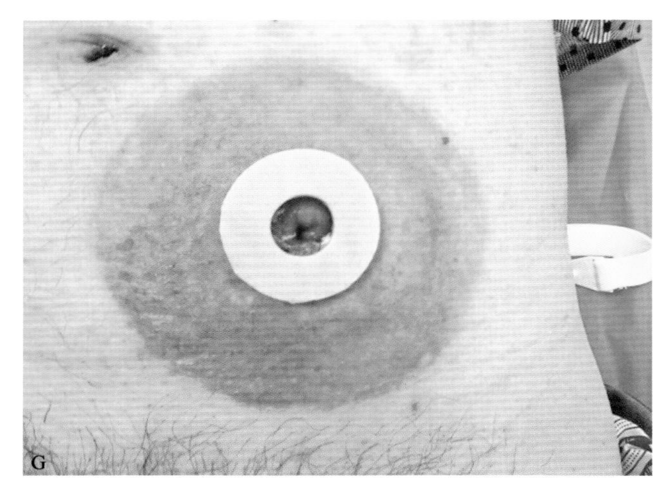

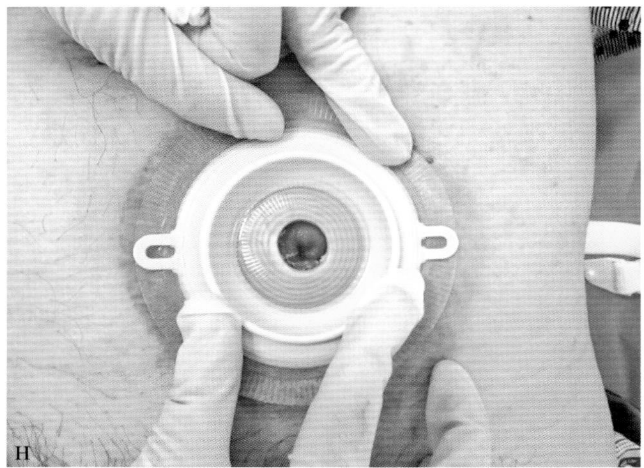

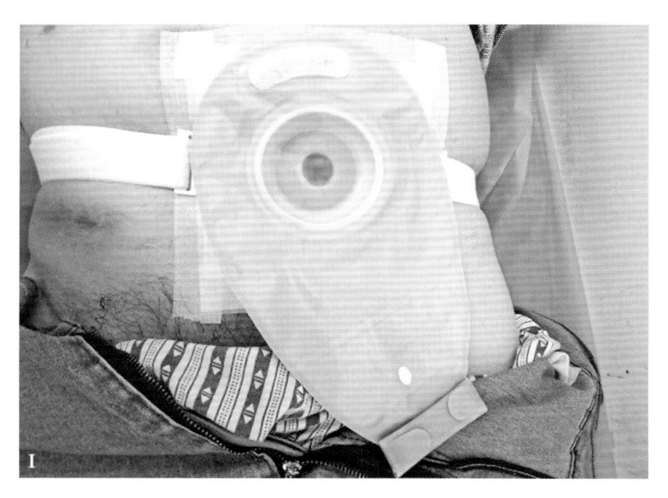

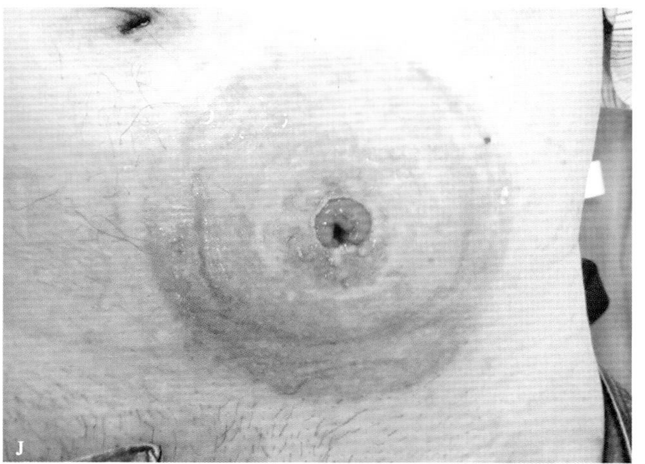

图 21-6(续)

G. 防漏贴环;H. 更换造口用品品牌;I. 新造口用品;J. 皮肤愈合

7. 接触性皮炎合并刺激性皮炎　应结合刺激性皮炎的处理方法处理。

8. 斑贴试验　斑贴试验是临床诊断接触性皮炎简单可靠的方法,可以协助患者找到确切的过敏原,避免再次接触,达到预防复发的目的。

9. 接触性皮炎的诊断标准

(1) 有接触史。

(2) 在接触部位突然出现境界清晰的水肿性红斑及密集的丘疹、水疱,严重者出现大疱、渗液。

(3) 斑贴试验阳性。腹部粘贴一小块用品,24 小时和 48 小时后分别评估一次,皮肤是否发红、肿、痒、烧灼感及过敏反应表现。无皮肤反应为阴性,24 小时后皮肤发红不消失或严重,则为过敏反应。

(三) 真菌感染(图 21-7)

1. 提供干爽环境　调整底盘中心孔的大小,使用防漏附件产品,选择凸面底盘加腰带,来避免底盘下的渗漏,减少皮肤浸渍。

2. 定期更换造口用品　根据产品的特性,无论是否渗漏,定期更换。天气炎热易出汗时,缩短粘贴时间,提前更换。自觉底盘下皮肤瘙痒、不适时及时更换。

3. 身体虚弱　使用类固醇、抗生素、化疗药物等患者,勤换造口袋底盘。

4. 真菌感染处理　局部涂抗真菌药物,如酮康唑软膏、制霉菌素软膏、达克宁软膏,涂药 10 分钟,再用清水洗干净,抹干后贴袋。真菌感染易反复,需持续用药 2～3 周,以免影响治疗效果。

5. 转诊　必要时皮肤科会诊。

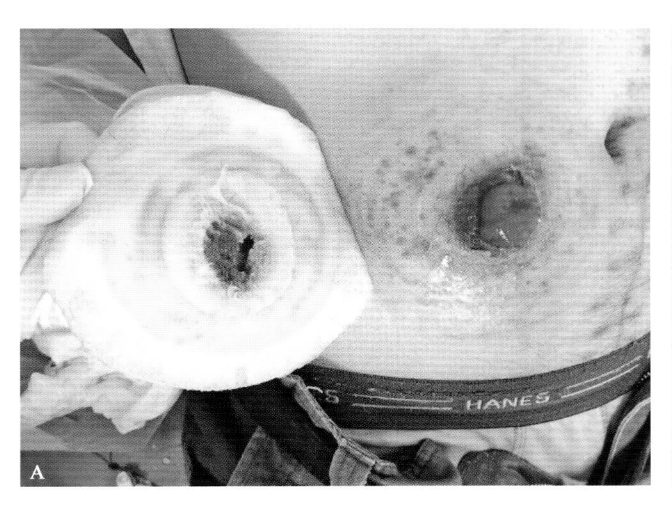

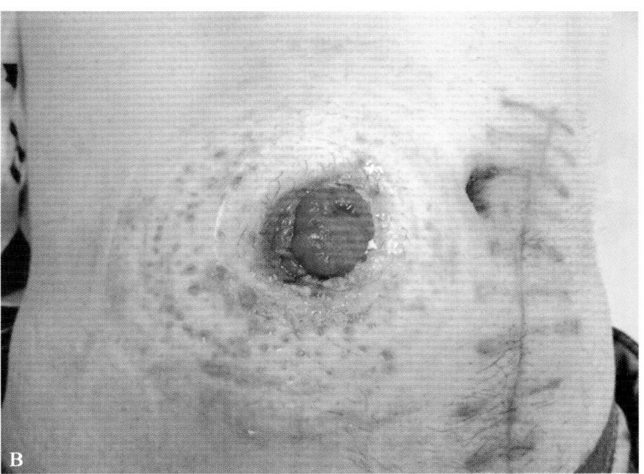

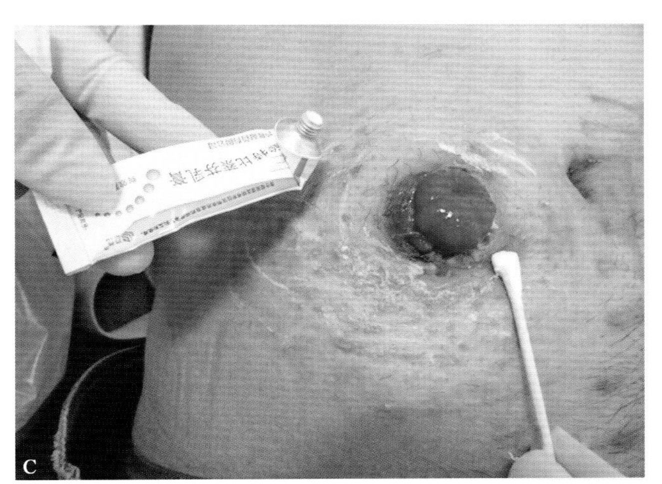

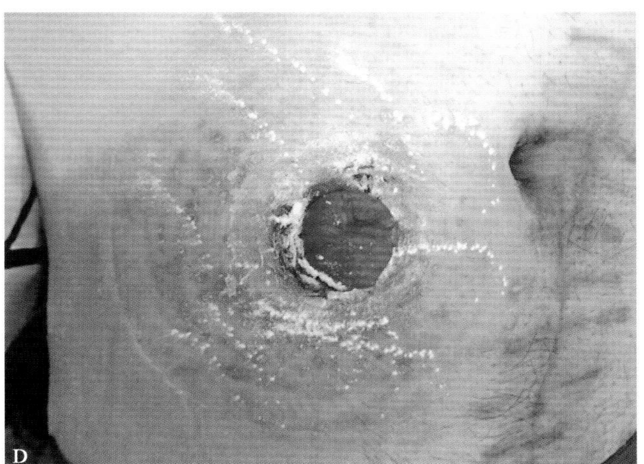

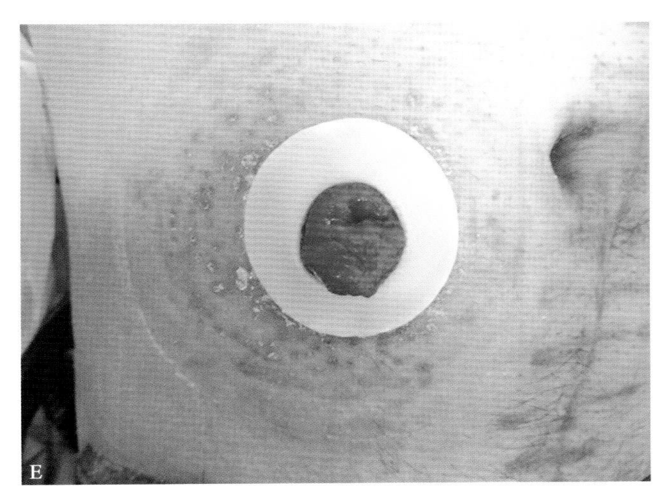

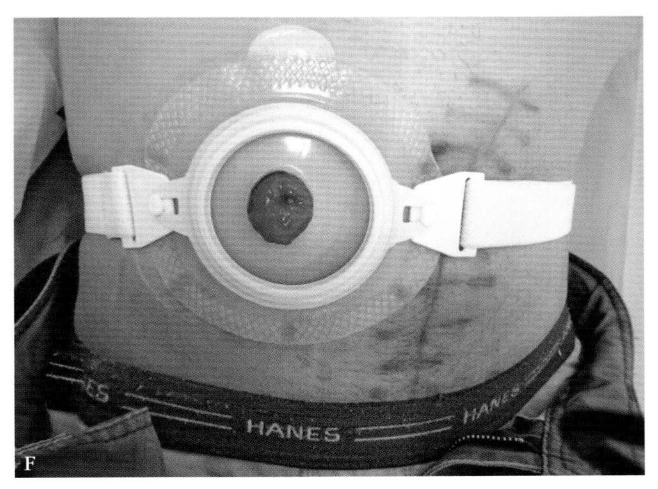

图 21－7　真菌感染管理

A. 揭除造口底盘；B. 真菌感染；C. 涂抗真菌药；D. 洒护肤粉；E. 防漏贴环；F. 底盘加腰带

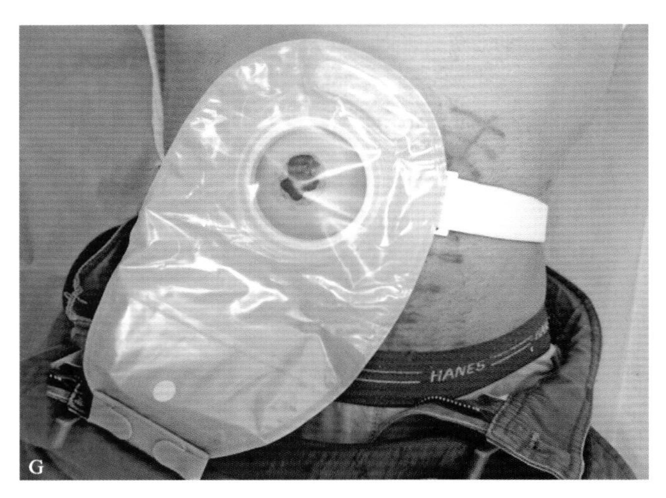
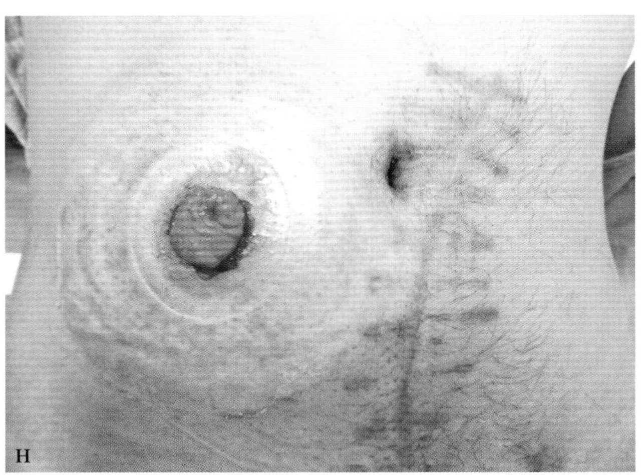

图 21－7(续)

G. 扣造口袋；H. 复诊时皮肤愈合

(四) 三种皮肤并发症的比较

见表 21－1。

表 21－1 三种皮肤并发症的比较

并发症	特　点	处理方法
刺激性皮肤炎	因渗漏液引起皮肤化学性损伤，皮损部位出现红斑、潮湿和疼痛。皮损可以局限于造口袋或渗漏的特殊部位	追问患者使用的产品和方法，以确定病因，根据需要调整产品防止渗漏
接触性皮肤炎	患者对某一特定产品过敏反应，皮肤出现红斑、水肿、糜烂、渗出或出血，皮损一般局限于接触部位	除去过敏原，避免再次接触，保护皮肤，局部涂类固醇药。根据需要对其他产品进行斑贴试验
真菌感染	湿热环境适合白色念珠菌的生长，常见为弥散的红斑丘疹样变，也可形成有侵袭性边缘的斑片卫星灶，常有严重瘙痒	局部使用抗真菌药，检查造口底盘是否渗漏或封闭不严

第二节　肠造口皮肤黏膜分离

造口皮肤黏膜分离(mucocutaneous separation，MCS)是指造口黏膜边缘与周围腹壁皮肤之间缝合处组织愈合不良，使皮肤与黏膜之间形成了开放性伤口(图 21－8)。造口黏膜分离是造口术后早期并发症之一，常发生于造口术后 1～4 周，其中术后 10～14 天最易发生，随着外科快速康复的开展，患者的住院时间短了，术后 10～14 天常常患者已出院，患者最早是以造口袋渗漏来就诊。国外文献报道发生率为 4%～24%，国内文献报道发生率为 16.33%。皮肤黏膜分离的范围不同、深度不同，愈合时间也不太。皮肤黏膜分离处理不及时，会合并刺激性皮肤炎、造口回缩、造口狭窄等其他并发症，甚至会导致造口重建。

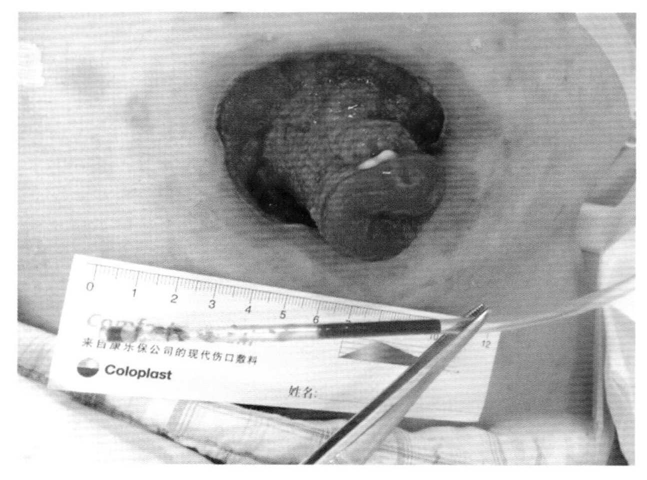

图 21－8　皮肤黏膜分离

一、病因

(一) 造口肠壁黏膜缺血坏死

造口术后黏膜颜色发灰、发白、发黑时，应密切观察黏膜颜色的变化，异常黏膜的范围大小。黏膜缺血无法逆转时，进一步发生黏膜坏死，坏死黏膜液化、糜烂后坏死组织松动脱落，皮肤黏膜交界处组织缺损，形成伤口。

(二) 造口处张力

造口肠管拉出时因无张力，当患者肥胖、肠管游离不够、术者用力外拉等原因，使造口处于高张力缝合，缝合结束后造口的张力过大，影响皮肤黏膜的愈合。袢式造口支撑棒紧压皮肤，造成压力性损伤。

(三) 缝线

造口处采用可吸收线全层缝合，缝合不宜过紧，造口肠黏膜会蠕动，过紧的缝合，缝线会切割黏膜，在皮肤黏膜处出现分离。可吸收线比较细滑，缝线会打结不牢、缝线断裂、已脱落。过早拆除缝线，组织未愈合裂开。

(四) 腹内压过高

术后早期剧烈咳嗽咳痰，腹腔内压力增高明显，造口皮肤黏膜缝合处张力过高，影响愈合。

(五) 伤口感染

肠道准备差，术中排泄物污染伤口。皮肤黏膜交界处皮下积液，未及时引流，积液逐渐增多，最后导致感染。

(六) 造口处碘仿纱布

一般 48 小时拆除，纱布未能及时拆除，尤其患者肠蠕动恢复进食后，排泄物增多，排泄物易积聚在纱布上，细菌数增多。碘仿纱布本身在底盘的作用下，对局部形成压力，影响愈合。

(七) 营养状况

营养状况不佳，MBI 低于正常，术后白蛋白低于正常、术后血红蛋白低于正常，均会影响伤口的愈合。

(八) 造口位置

造口术前未定位或造口位置不佳，如造口在切口上、皮肤凹陷处、坐位皮肤不平整，底盘粘贴处张力过大，影响愈合。

(九) 炎性肠病

炎性肠病包括克罗恩病和溃疡性结肠炎，是病因未明的胃肠道慢性炎症、溃疡，长期消化吸收功能受损，而患者术前已处于营养不良状态。炎性肠病患者术前长期使用糖皮质激素（泼尼松）以控制症状，这就影响了蛋白合成，从而影响了术后切口及造口周围皮肤的愈合及生长。炎性肠病手术者常伴有其他并发症，如肠穿孔、内、感染等，影响造口皮肤黏膜愈合。

(十) 肠梗阻

肠梗阻时肠壁充血、水肿、脆性大，缝合处不牢靠，容易分离。肠管变粗，手术将近端肠管拉出，梗阻缓解后，水肿消退，缝线拉力的作用，容易分离形成伤口。

(十一) 药物

长期使用类固醇药物、免疫抑制剂、术前化疗等影响组织愈合。

(十二) 糖尿病

血糖高，影响组织愈合。

二、病理

健康的造口是造口黏膜与皮肤之间用可吸收线缝合，皮肤黏膜交界处完整紧密无缝隙。随着手术后时间的延长，皮肤黏膜交界处完全愈合，可吸收线可以自行脱落。当造口处张力过高、血供不佳等原因，造口手术 24 小时，造口与黏膜皮肤交界处可能开始发生分离。在单腔造口中更容易发生，由于结肠终末血管直血管，侧支较少，供血的范围小 1～2 cm，极易出现缺血而导致坏死。

三、评估

(一) 黏膜颜色

黏膜缺血坏死时，注意坏死的部位和范围，坏死的进展，坏死组织液化、脱落的时间。

(二) 周围皮肤

造口周围局部皮肤发硬、发红、按压疼痛，提示可能有积液，逐渐增多，出现波动感时提示合并感染。周围皮肤红肿热痛，蜂窝组织炎迹象合并感染。

(三) 分离范围

以造口周长为标准，部分周长的分离称为部分分离；整个周长的分离称为完全分离。钟面法是用于评估造口皮肤黏膜分离的常用工具之一，主要功能是评估并记录皮肤黏膜分离的方位，如几点至几点，直观了解分离的具体范围。

（四）分离深度

分离累及浅表皮肤称浅表分离；分离累及真皮层称中央分离；分离累及脂肪层或筋膜水平称深分离。用软管和纸尺测量分离的深度，了解是否与腹腔相同，最深处深度。

（五）黏膜高度

部分分离者黏膜的高度可以高出皮肤，最低黏膜高度可能低于或平于皮肤；完全分离，尤其完全深分离者，黏膜高度会受影响，造口可能回缩，黏膜低于皮肤。

（六）伤口基底颜色

黏膜侧的颜色、腹壁侧的颜色，基底不同的颜色，提示选择不同的方法。

（七）伤口渗液颜色、气味及量

渗液的颜色浆液性、脓性、排泄物，合并肠瘘时有排泄物排出。渗液的气味也可以提示是否合并感染和肠瘘。渗液量多，造口袋粘贴困难，合并有排泄物时，更容易引起渗漏。

（八）腹部情况

有无压痛、反跳痛、肌紧张等腹膜刺激征。

（九）全身情况

血糖、发热、白细胞计数、脓毒症或感染迹象。

四、管理

（一）局部管理

1. *清洗伤口*　用生理盐水清洗造口周围皮肤、黏膜、分离处创面，逐步去除松动的黄色腐肉和坏死组织，必要时冲洗伤口。

2. *评估分离*　黏膜活性、周围皮肤、分离范围、分离深度、黏膜高度、伤口基底颜色、伤口渗液颜色、气味及量、腹部情况、全身情况等。

3. *部分、浅层分离*　擦干创面后洒护肤粉，再涂防漏膏后贴造口袋。

4. *完全、深层分离伤口*　用藻酸盐敷料充填伤口用碘伏和生理盐水清洗创面，清除创面内污物及坏死组织，填充藻酸盐银离子敷料（注意勿填充过紧，以免影响肉芽组织生长），使用防漏膏和透明贴预防渗漏，最后贴上造口袋。在创面上形成一个相对密闭的环境，既可避免大便污染，又可提供湿性愈合环境，促进肉芽组织生长。

5. *造口产品选择*　完全分离合并造口回缩者，选用凸面底板加腰带固定，对造口皮肤黏膜分离伴有回缩的患者，选用凸面底盘，配合专用腰带，适当加压固定，能有效减少分离处皮肤黏膜间隙的距离，有利于防止粪便渗入创面，且能缩短分离愈合时间，防止造口内陷和造口狭窄的发生。

6. *造口袋更换频率*　早期感染严重，渗液较多时，隔天更换底盘，当分离创面均为红色肉芽组织且生长良好时，可延长换药间隔时间，直造口底板一般每2天更换一次，渗液多者需每天更换一次至愈合。

7. *预防狭窄*　皮肤黏膜分离处愈合后，指导定期手指扩张，预防造口狭窄因创面修复过程中形成的纤维组织易收缩导致造口狭窄，因此在伤口护理的同时，应予适时扩肛，防止造口狭窄（图21-9）。

（二）全身管理

1. *营养支持*　加强营养，均衡饮食，以高蛋白质、高热量、低渣、少渣的半流质饮食为主，少量多餐，避免进食难消化、生、冷、硬、刺激或胀气的食物，注意饮食卫生，观察造口排便、排气情况。对严重营养不良的患者，遵医嘱输血或白蛋白，增加机体组织修复力和抵抗力。每周1次。术前重视全身情况对营养不良患者，术前术后应遵医嘱行肠外及肠内营养支持，改善营养状况。尤其是低蛋白血症和贫血，应使血浆总蛋白水平超过60 g/L，白蛋白超过30 g/L，血红蛋白超过90 g/L。

2. *避免腹内压增高*　戒烟，积极治疗咳嗽咳痰，术后使用腹带。

3. *控制血糖*　指导控制饮食，监测毛细血糖，将血糖控制在7.0～10.0 mmol/L，必要时内分泌科会诊。

4. *肠道准备差*　对于肠梗阻的患者，在术前未做肠道准备的情况下，需判断伤口有无感染迹象，必要时抗炎治疗。

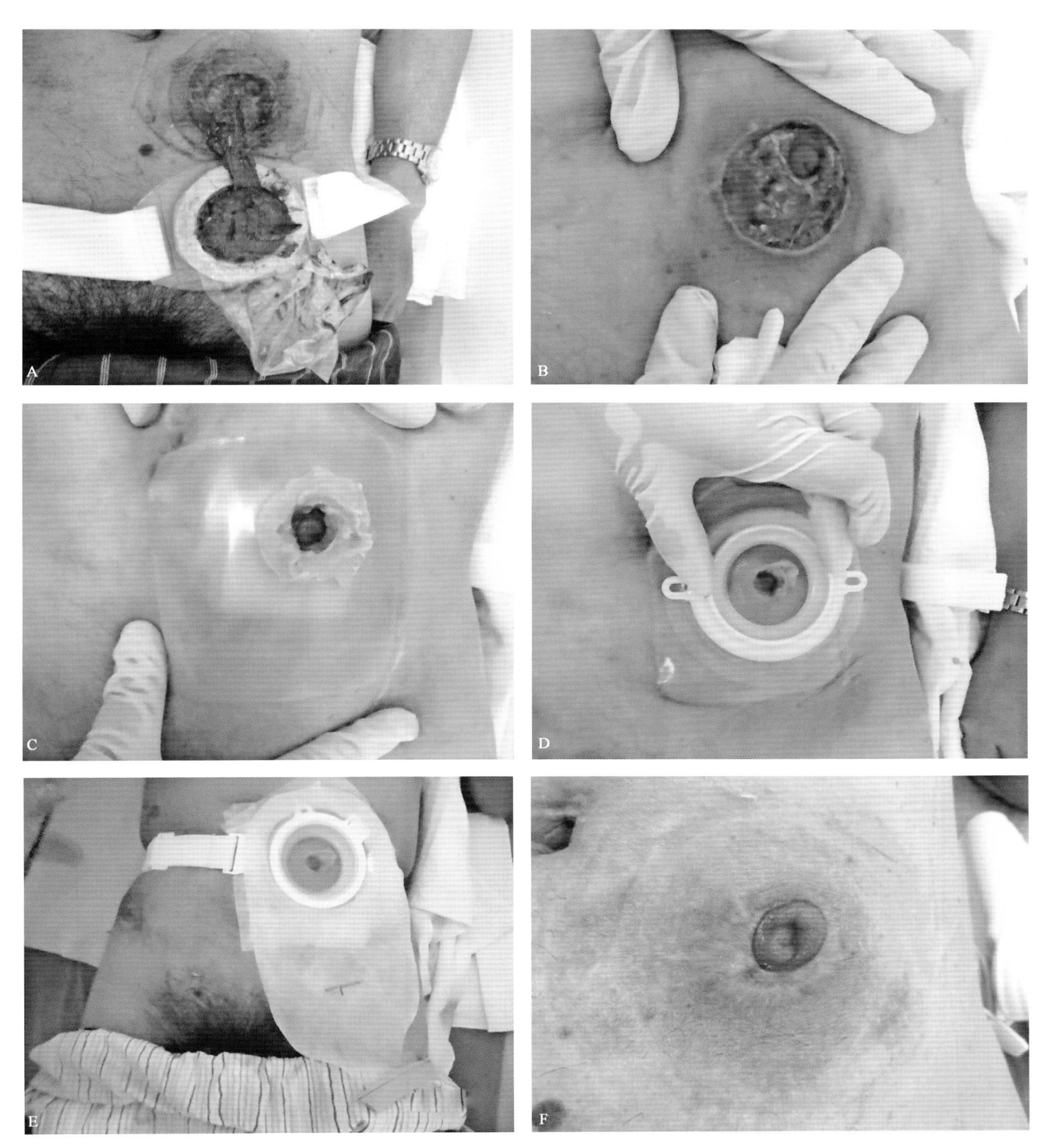

图 21-9　皮肤黏膜愈合过程

第三节　放、化疗相关肠造口周围皮肤并发症

放射治疗及化学药物治疗是直肠癌综合治疗方法之一。术前、后辅助放射治疗及化疗能明显减

少局部复发率，使肿瘤病灶缩小、粘连松解，巩固手术疗效等。近20年，对于Ⅱ～Ⅲ期直肠癌患者，标准治疗为同步放、化疗＋手术或手术＋同步放、化疗。但放射治疗期间可能会出现放射治疗并发症，如皮肤黏膜炎症性损害及胃肠道炎症；而化疗的严重不良反应为骨髓抑制及胃肠道反应。造口周围皮肤因受粪水刺激，容易渗漏，反复粘贴底盘，导致局部抵抗力弱，在放疗中更易发生皮肤损害。如没有及时、恰当的护理，将影响放射治疗或化疗的进行。

一、病因

放射线照射会引起肠造口及其周围皮肤黏膜炎症性损害。化疗药物的毒副作用会降低患者自我管理造口的能力；化疗药物本身会引起患者胃肠道反应，改变大便形态，如便秘、腹泻等，排泄没有规律，易发生渗漏、污染、胀袋等情况，患者难于管理和适应，出现造口周围皮肤损伤。

二、病理

皮肤辐射损伤的病理改变主要与照射剂量直接相关，随着放射剂量的增加，基底层细胞被破坏，导致干性脱皮、湿性脱皮甚至溃疡坏死。化疗药物的不良反应会损伤回肠造口周围皮肤表层，增加皮肤脆性，延迟皮肤的自我修护；其次，过度出汗、皮肤附属组织异常等会增加毛囊炎、真菌感染的风险，大大增加了皮肤并发症发生的概率。另外，化疗药的代谢产物会从患者的排泄物中排至皮肤和造口底盘上，浸渍造口底盘后形成潮湿的培养基，易形成粪水性皮炎，且容易造成感染，对皮肤的损伤更大。

三、临床表现

（1）通常放射线治疗时都会以铅板覆盖、保护肠造口，所以因放射线治疗引起肠造口损伤的较少见。放疗引起的皮肤黏膜炎症性损害发生的迟早及轻重与射线的性质、剂量及患者的个体差异有关。造口周围皮肤红肿、糜烂、溃疡，患者可出现不同程度的疼痛、不适感、刺激感、痒和烧灼感。

（2）化疗导致的皮肤损伤以粪水性皮炎和真菌感染性皮炎为主。表现为粘贴造口底盘不稳，易出现粪水渗漏、底盘脱落。皮肤出现红损、刺痛。真菌感染性皮炎（图21－10）：造口周围皮肤潮湿，底盘下皮肤出现环状的红色皮疹、瘙痒、脱皮。

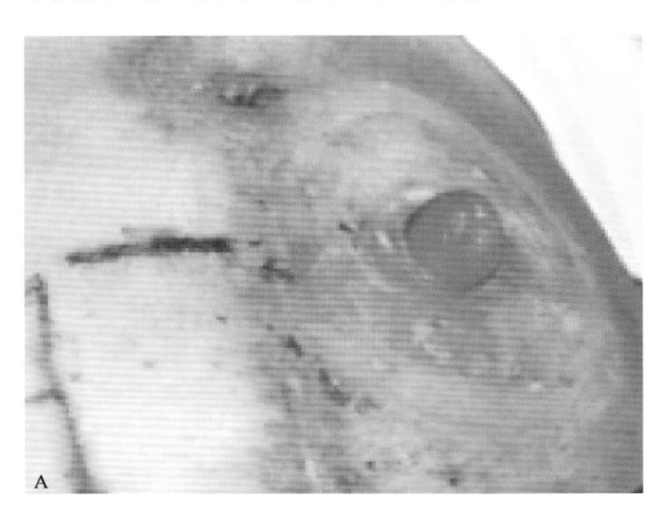
A

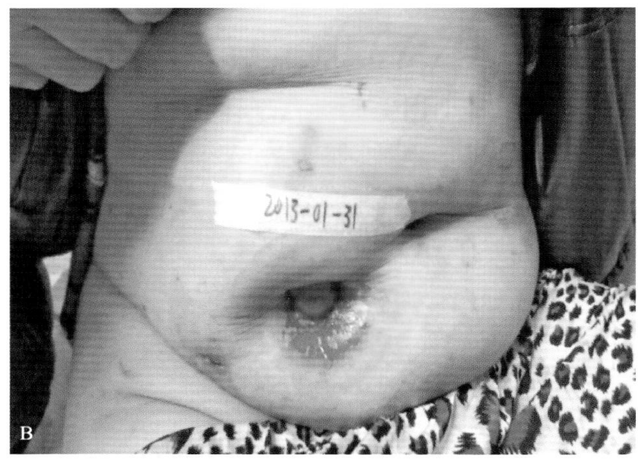

B

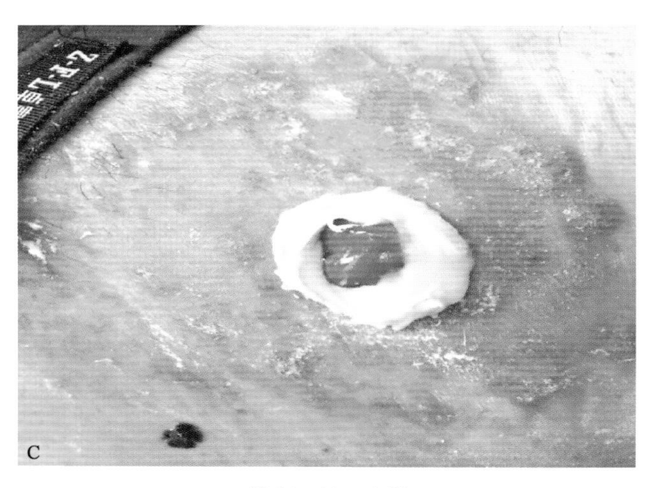
C

图21－10　皮炎

A. 放射性皮肤炎；B. 粪水性皮炎；C. 肠造口周围

四、管理(处理)

(一) 放射性皮肤损伤

(1) 一旦出现放射性损伤,适当调整放射剂量,放射治疗时遮挡好造口。

(2) 首选二件式底盘,避免高频率的反复揭除。

(3) 选择亲肤性较好的黏胶底盘和黏胶去除剂,避免对皮肤的进一步损伤。

(4) 每次更换造口袋时,动作轻柔,一只手撕开造口底板,另一只手按着皮肤,避免损伤皮肤。

(5) 淋浴或用温水、湿纸巾清洁造口及造口周围皮肤。禁止用消毒液或强碱性肥皂清洗。

(6) 严重损伤应立即脱离辐射源,进行营养支持治疗,局部使用促进表皮组织再生的敷料:金因肽、银离子喷剂等。

(二) 化疗所致的皮肤损伤

1. 做好预防

(1) 化疗会引发腹泻等不良反应,针对排泄物量多且较稀的特点,应首选增强型黏胶底盘和开口袋。

(2) 排泄物稀、量大,易引起水和电解质不平衡,造成营养不良、体形消瘦,需用可塑造口底盘或可塑贴环。

(3) 及时调整底盘剪孔大小。

(4) 合理使用造口附件产品,有效收集排泄物,防治渗漏。

(5) 造口底盘粘贴时间不能太长,回肠造口 3～5 天更换,结肠造口 5～7 天更换。

2. 刺激性(粪水性)皮炎的处理

(1) 分析原因。

(2) 排便出口低平者:选用凸面底盘或特别柔软的造口底盘,并备附件产品:防漏条/防漏膏、保护皮、造口粉、液体敷料、腰带,必要时备腹带。

(3) 做好饮食管理:无疾病禁忌,尽早进食固体食物及含膳食纤维较丰富的食物,如干米饭、燕麦片、燕麦包,去皮隔水蒸苹果,粗纤维食物切碎、炖烂。饮温开水,少量多次。

(4) 适当服用止泻药物。

(5) 指导患者尽早学会自我护理,每次更换造口袋时严格遵循 ARC 原则,多注意观察自己的造口,及时调整剪孔尺寸。

3. 真菌性皮炎的处理

(1) 转介皮肤科诊断和治疗。

(2) 清洁伤口:生理盐水彻底清洁伤口-造口。

(3) 按医嘱局部涂药,用纱块覆盖。

(4) 造口底盘黏胶不撕除,防漏条贴于造口边缘,防止渗漏。选择二件式造口底板加腰带固定。

(5) 增加更换次数,保持伤口清洁干燥。

第四节 肠造口周围皮肤脓皮病

坏疽性脓皮病(pyoderma gangrenosum, PG)是一种罕见的嗜中性粒细胞性皮肤病,其典型表现为无菌中性粒细胞浸润和全身炎症,是一种慢性、坏死性、溃疡性、瘢痕性、疼痛性皮肤病。还可表现为大疱型、增殖型、造口周围和皮肤外病变。

一、病因

病因不明,可能与自身免疫反应及原发疾病活动期有关,约占坏疽性脓皮病的 15%,女性多见。疾病发展到一定程度的有细菌感染,但不是原发疾病。使用糖皮质激素及免疫制剂治疗有效。

二、病理

初起时表现为丘疹、水疱、血疱、脓疱及结节,后快速进展为疼痛性溃疡,伴皮下组织潜行破坏,呈火山口样凹陷或者筛状瘢痕。皮肤活检见大量中性粒细胞浸润。

三、临床表现

初起时表现为炎性丘疹或脓疱,相互融合形成浸润性的紫红色硬块,短期内出现坏死、溃疡,边缘仍然为紫红色,溃疡的形状不规则,溃疡面上附有恶臭的黄绿色脓苔和结痂,溃疡中心结成瘢痕愈合的同时，边缘紫红色的斑块仍然不断地扩大，皮损的数量可以多片，常以一片为重，随后进展为疼痛性溃疡，且溃疡不断向四周扩大(潜行性边缘)，边缘皮肤呈紫红色，溃疡基底化脓。最常见于炎性肠病(IBD)患者(80%)，也可见于结直肠癌、前列腺癌、妇科肿瘤等癌症患者。IBD 合并造口患者，2%～5% 会发生(peristomal pyoderma gangrenosum，PPG)。发病时间不定，从造口术后 2 个月到 22 年不等，中位发病时间 1.5～7 个月，而平均发病时间为 21 个月。最常见于回肠造口，结肠造口和泌尿系统造口也可发生。愈合缓慢，治疗周期多数为 1 个月以上，甚至迁延不愈。

四、治疗

(一) 支持、对症治疗

根据患者症状，如疼痛较为剧烈，可适当给予止痛药物等治疗。

(二) 药物治疗

糖皮质激素、免疫抑制剂、柳氮磺胺吡啶、抗生素。

(三) 特殊治疗

(1) 大剂量静脉输注丙种球蛋白。

(2) 血浆置换。

(3) 高压氧治疗。

(四) 局部治疗

(1) 目的在于清洁创面，保持局部干洁。

(2) 合适的造口袋防止渗漏。

(3) 预防继发感染。

(4) 选用合适敷料，促进溃疡愈合：抗菌敷料、藻酸盐、泡沫敷料。

(五) 病例

病例 1

男性患者，43 岁，2017-11-19 因车祸致骨盆骨折，双肺、肾、腹部挫伤及直肠肛管周围裂伤，在当地行剖腹探查及结肠造口术，术后在 SICU 治疗。2017-12-07 转入中山大学附属第六医院结直肠外科进一步治疗。5 月 26 日接诊，该患者准备关瘘，但造口旁溃烂、疼痛 3 个月余，一直用造口粉、片状水胶体敷料等处理无明显好转。请造口师协助处理，希望创面尽快愈合，争取早日关瘘(图 21-11)。

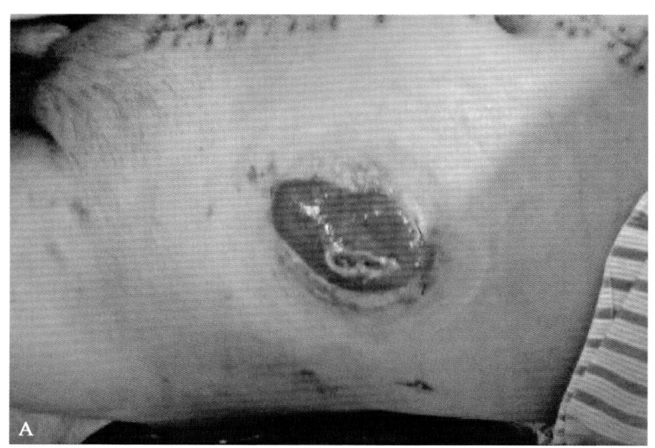

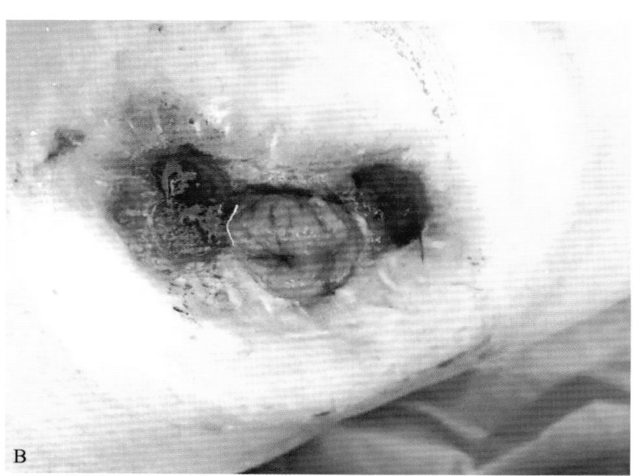

图 21-11 病例情况

A. 转院时的造口及周围情况；B. 接诊时的造口和周围情况

1. 整体评估 该患者因车祸致多器官复合伤，住院时间长，长期卧床，大剂量使用抗生素。

接诊时血液检测异常结果：

- 白细胞 3.94×10^9/L，空腹血糖 8.17 mmol/L。
- 白蛋白 28 g/L，肌酐 35 U/L。

既往基础疾病，家庭关系融洽，经济一般。焦虑，担心愈合。

2. 局部评估

(1) 乙状结肠造口，大小约 2 cm×2.5 cm，黏膜红润，有糊状便排出。

(2) 伤口：12 点钟方向 2.2 cm×2.5 cm 皮肤溃疡伤口，6～7 点钟方向 2.5 cm×2 cm 皮肤破溃；中等量黄褐色渗液，伴异味；溃疡周围皮肤呈紫红色，可见瘢痕形成。

基底：100%红色，肉芽组织疏松、潜行，剪除过长肉芽时，血色偏黑(图 21-12)。

疼痛：4 分(数字等级评定量表法)。

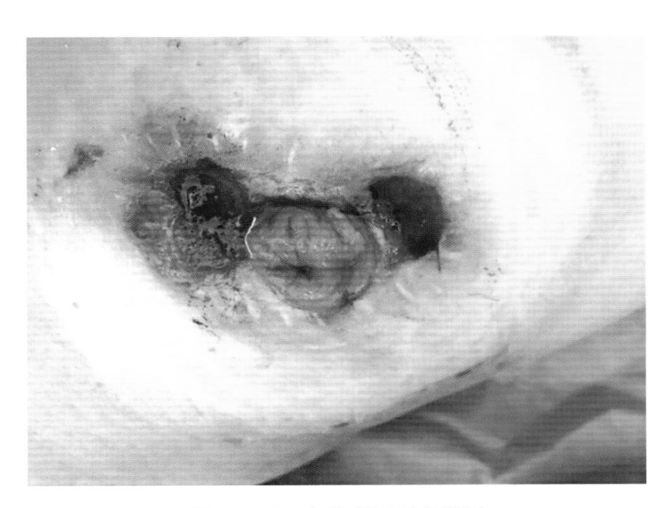

图 21－12　初步处理后的造口

3. 处理(图 21－13)

(1) 抽血查血沉、炎症反应因子等：C－反应蛋白测：4.08 mg/L；超敏 C－反应蛋白测：3.31 mg/L↑；血沉：24 mm/h↑。

(2) 取分泌物培养：涂片为革兰阴性杆菌感染。

(3) 取组织活检：炎性肉芽组织形成、中性粒细胞↑。

(4) 止痛：换药时局部涂利宁胶浆。

(5) 局部处理

1) 清洁伤口：生理盐水彻底清洁伤口-造口。

2) 纽储非(伤口清洁液)喷于伤口处，3 分钟后用银离子液体敷料喷于伤口待干，藻酸盐填塞，无菌纱布覆盖。

3) 防漏条贴于造口边缘，防止渗漏。选择两件式造口底板加腰带固定。

4) 增加更换次数，保持伤口清洁干燥。

经过 22 天的处理，患者伤口较前明显缩小，基底干净，疼痛缓解。

6 月 21 日造口回纳，7 月 10 日创面完全愈合。

该图片是出院 3 个月后拍的摄片。

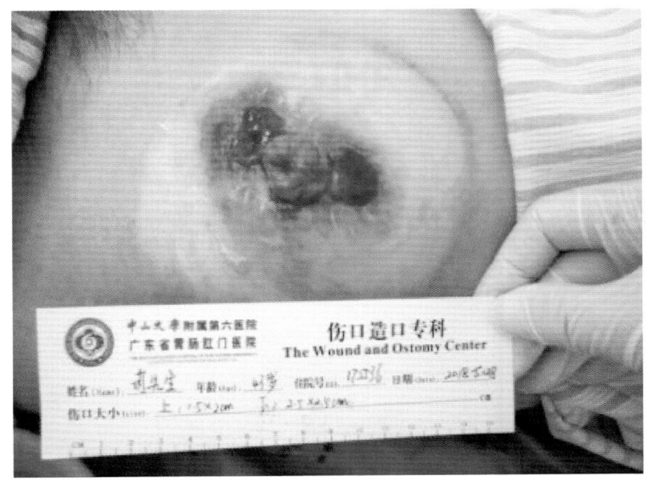

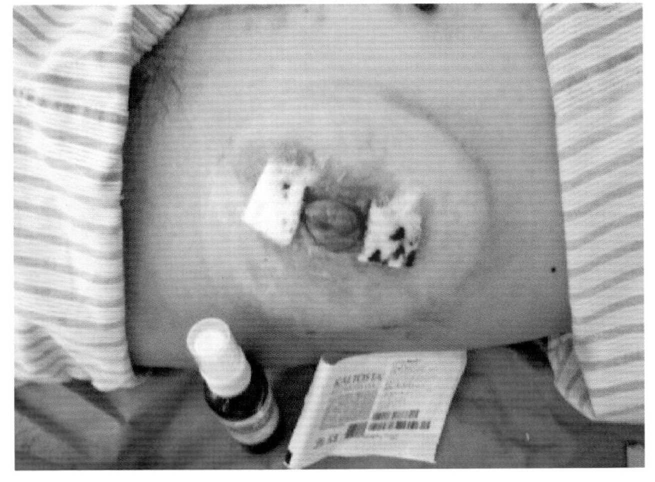

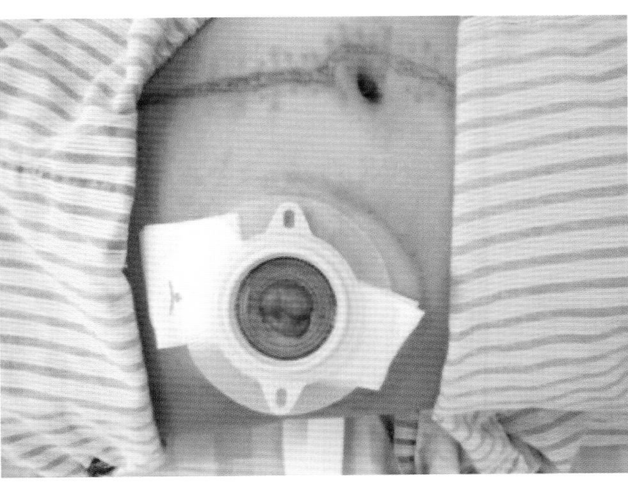

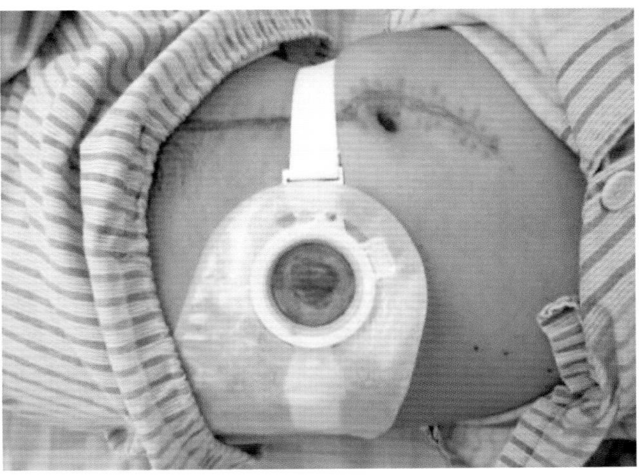

图 21－13　造口处理过程

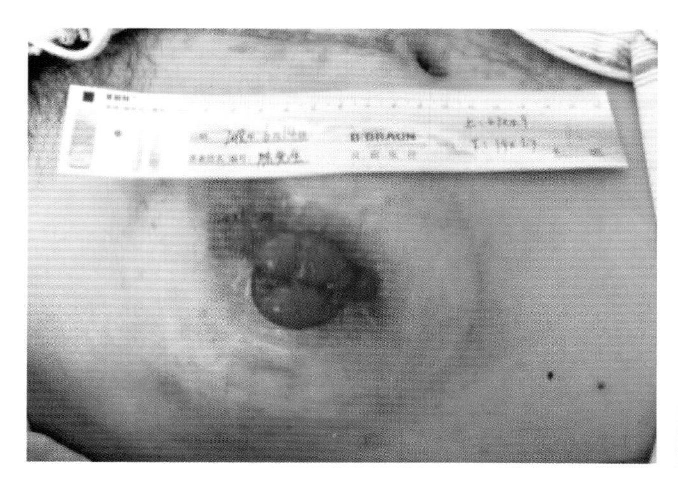

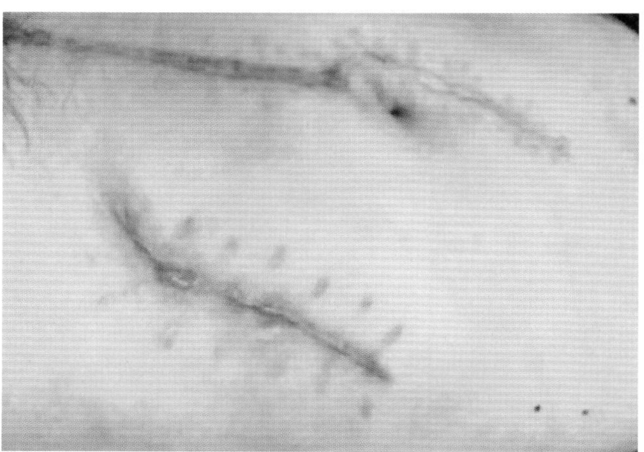

图 21 - 13(续)

病例 2

女性患者,25 岁。2014 - 06 - 28 因克罗恩病,行回盲部切除 + 回肠、升结肠并列造口术。术后因皮肤黏膜分离处理了近 1 个月,分离处逐渐愈合,不久出现造口旁丘疹样改变、肉芽粒,进而出现疼痛性溃疡。使用了多种方法处理:造口粉、藻酸盐、银离子、水胶体敷料、泡沫敷料等,均不见明显改善。于 2016 - 4 - 28 收住消化内科治疗,5 月 13 日请造口师会诊。

1. 整体评估　该患者患克罗恩病多年,长期使用糖皮质激素及免疫治疗,自 2014 年 6 月手术后,已停止使用药物治疗,偶尔经鼻胃管给予肠内营养治疗。接诊时血液检测异常结果:血钾:3.47 mmol/L↓;血沉:60 mm/h↑;超敏 C 反应蛋白测定:11.19 mg/L↑;视黄醇结合蛋白测定:21.80 mg/L↓;前白蛋白:0.14 g/L↓。

既往克罗恩病,独生子女,家庭关系融洽,经济一般。焦虑,担心愈合。

2. 局部评估(图 21 - 14)

(1) 回肠、升结肠并列造口,大小约 3 cm×2 cm×0.2 cm,造口近端出口黏膜与皮肤表面基本平齐,造口排稀烂便,粪水极易污染伤口。

(2) 伤口基底与右下腹双腔回肠造口相接,伤口大小 6 cm×5.6 cm×0.3 cm;基底见 100% 黄色坏死组织,触之易出血;渗液饱和,无臭味;伤口周边皮肤无明显红肿,紫红色改变,周边下方组织呈潜行性破坏;触碰伤口疼痛剧烈,疼痛数字评分为 7 分。

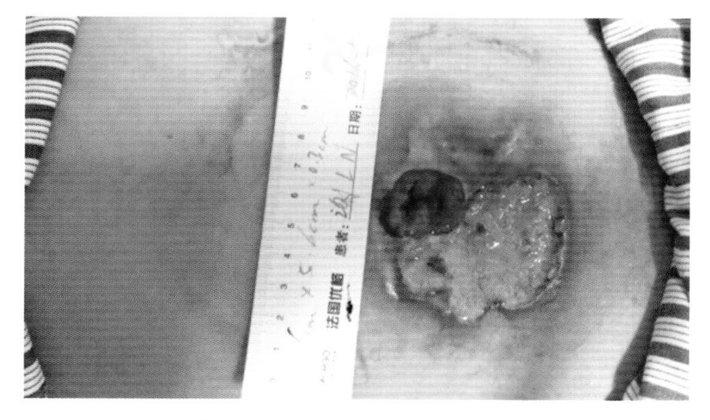

图 21 - 14　造口局部评估情况

3. 处理(图 21 - 15,图 21 - 16)

(1) 全身治疗

1) 暂停经口饮食,改为鼻肠管滴注肠内营养液,肠内营养与肠外营养结合。

2) 免疫治疗:输注白蛋白和球蛋白。

3) 使用糖皮质激素。

4) 心理干预。

(2) 局部处理

1) 止痛:换药前肌内注射杜冷丁,换药时局部涂利宁胶浆。

2) 清洁伤口:生理盐水彻底清洁伤口-造口。

3) 膏状水凝胶涂于伤口处,再放银离子敷料,最后贴泡沫敷料。起到止痛、溶解坏死组织,抗菌、吸收渗液作用。

4) 防漏条贴于造口与伤口连接处,防止粪便渗漏到伤口。选择凸面底盘加腰带,使低平的造口突出,有效收集粪便。

5) 隔天更换伤口敷料和造口底盘,有渗漏及时

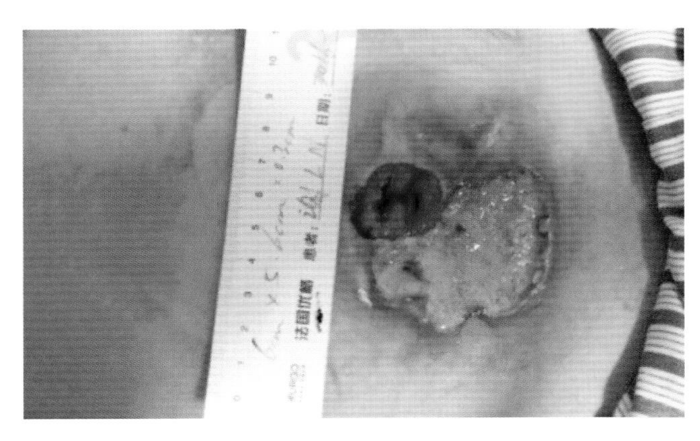

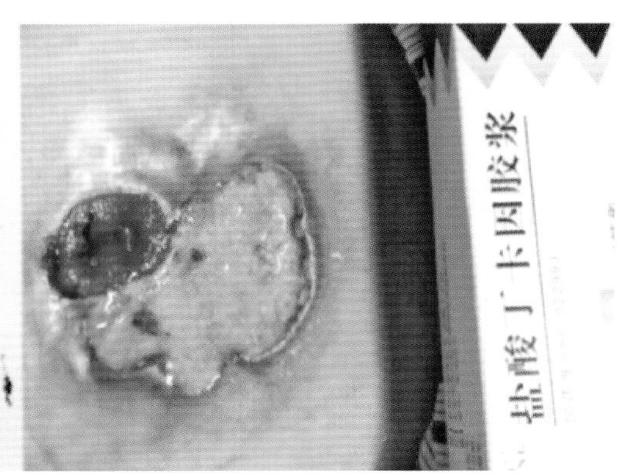

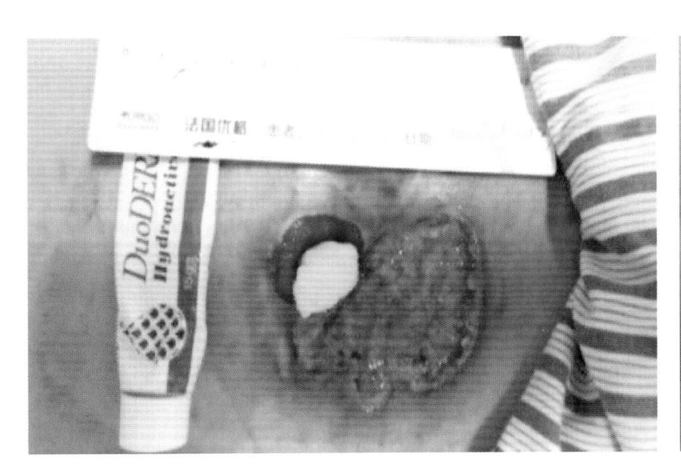

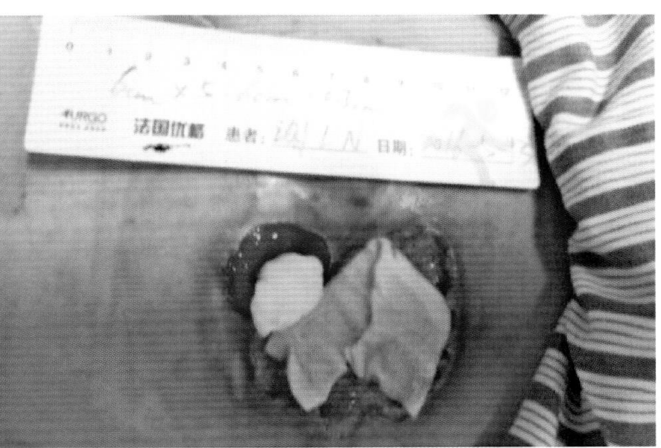

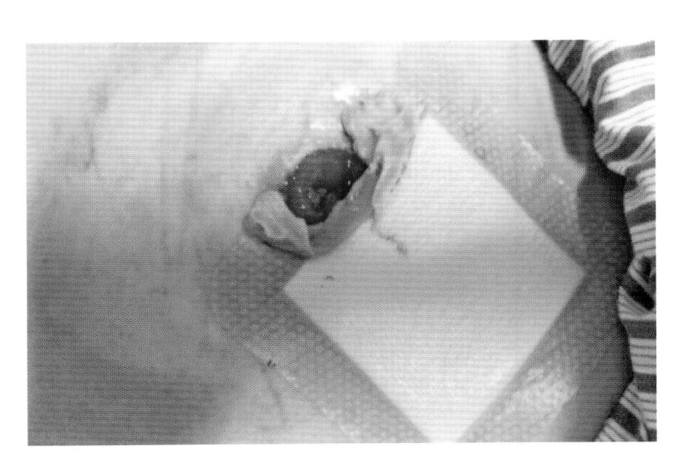
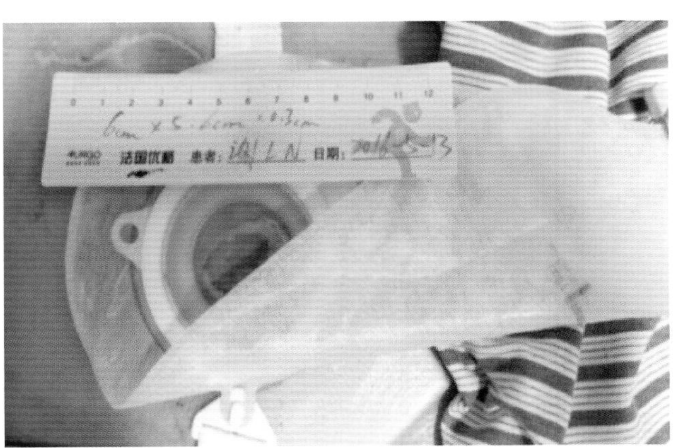

图 21-15　处理 3 天后的创面情况和反复发作创面

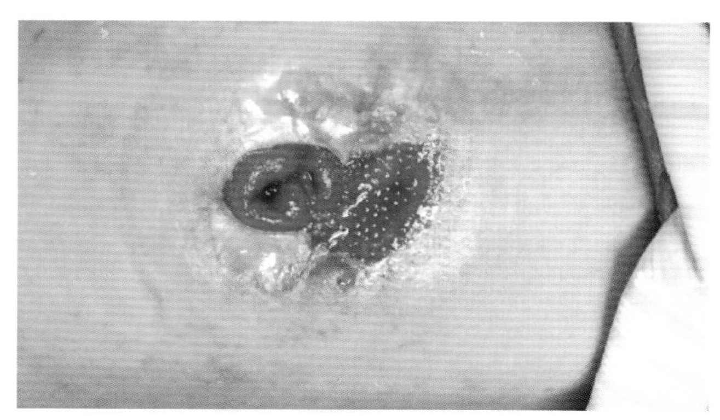
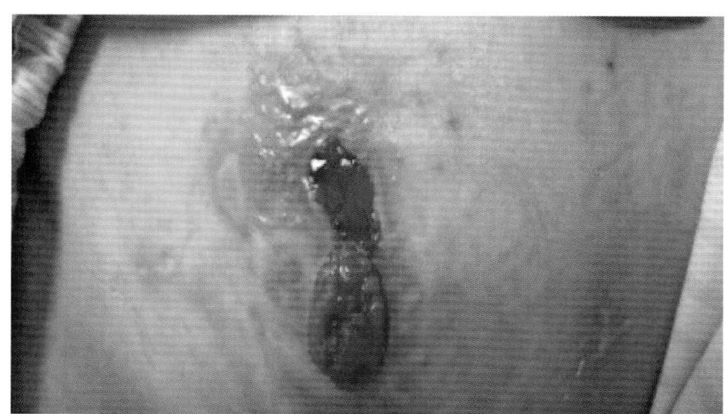
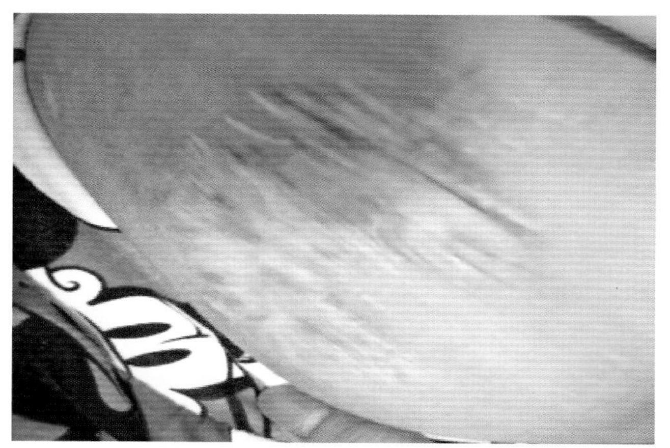

图 21-16 2017 年 12 月造口回纳，换药 1 个月原创面愈合(出院半年不拍照片)

更换，保持伤口清洁干燥。

五、小结

造口周围坏疽性脓皮病是一种少见的、表现为炎性溃疡的嗜中性皮病。共同的特点前期出现刺激性皮炎，按皮炎处理症状无明显改善，经综合处理后创面愈合或好转；一旦发生造口袋渗漏，迅速出现红疹、水疱、疼痛性溃疡，需要多学科合作共同处理。对于炎性肠病的造口，有效收集排泄物，预防渗漏，把皮炎的预防做在前面。另外，出现此并发症，对有可能回纳的造口，尽早回纳。

(徐洪莲　叶新梅)

◇参◇考◇文◇献◇

[1] 曹国海. 20 例造口周围坏疽性脓皮病的分析[J]. 国际外科学杂志, 2000(6): 377-378.
[2] 陈传杰, 陆春. 坏疽性脓皮病治疗现状与进展[J]. 中国皮肤性病学杂志, 2010, 24(2): 175-177.
[3] 戴辉风, 丁岚, 余红梅, 等. 克罗恩病患者回肠造口皮肤黏膜分离的原因分析及护理体会[J]. 实用临床医药杂志, 2016, 20(2): 167-168.
[4] 丁炎明. 造口护理学[M]. 北京: 人民卫生出版社, 2017.
[5] 傅传刚, 汪建平, 王杉. 结直肠外科学[M]. 6 版. 上海: 上海科学技术出版社, 2016.
[6] 顾有守. 坏疽性脓皮病[J]. 临床皮肤科杂志, 2005, 34(10): 708-709.
[7] 胡克, 庞延田, 杨波, 等. 直肠癌术前放疗中三维适形放疗与调强适形放疗的剂量学比较分析[J]. 中华放射医学与防护杂志, 2010, 30(3): 310-313.
[8] 黄漫容, 曾讯, 李敏宜, 等. 1 例坏疽性脓皮病患者伤口床准备理论指导下的护理[J]. 护理学报, 2013, 20(16): 54-56.
[9] 黎明, 万淑琴. 美肤康在肠造口放疗患者皮肤保护中的应用[J]. 护理实践与研究, 2014, 11(11): 60-61.
[10] 万淑琴, 徐宝兰, 蔡玉莲. 造口皮肤黏膜分离相关危险因素的

前瞻性研究[J].护理实践与研究,2016,13(18):1-4.
[11] 王芳.22例肠造口皮肤黏膜分离的护理[J].当代护士,2016,2(中):136-137.
[12] 王泠,胡爱玲.中华护理学会专科护士培训教材——伤口造口失禁专科护理[M].北京:人民卫生出版社,2018.
[13] 王玉珏,马雪玲.辅助化疗期结直肠癌患者术后造口并发症的回顾性研究[J].护士进修杂志,2017,32(22):2061-2063.
[14] 魏惠燕,胡宏鸯,王瑛,等.难治性克罗恩病造口周围坏疽性脓皮病行联合治疗1例的护理[J].护理与康复,2017,16(7):796-798.
[15] 张晓华,李勇.直肠癌术后盆腔三维适形放疗、调强放疗和简化调强放疗的三维剂量学[J].中国医药指南,2012,10(14):148-149.
[16] 杨多,孟凡师.影响回肠造口术后并发症发生的因素分析[J].护理研究,2013,27(25):2733-2735.
[17] 张礼莎.直肠癌结肠造口术后患者辅助化疗期间的护理[J].心理医生月刊,2012(12):247-248.
[18] 张水华,梅其炳,潘学营,等.化疗药物诱导的手足综合征[J].中国临床药理学与治疗学,2009,14(2):210-213.
[19] 郑美春,冯伟嫦,易珠,等.乙状结肠造口放射治疗患者的护理[J].护理学报,2004,11(7):47-48.
[20] 智喜荷,宫叶琴.肠造口皮肤黏膜分离的护理研究进展[J].齐鲁护理杂志,2017, 21(20):74-76.
[21] 周秀红.肠造口周围粪水性皮炎的护理进展[J].当代护士(上旬刊),2018,25(1):13-15.
[22] Carmel J E, Cohvell J C, Goldberg M T. Wound Ostomy and Continence Nurses Society Core Curriculum: Ostomy Management[M]. China: Wolters Kluwer, 2016.
[23] Comini E, Galli C L. Epidermal cytokines in experimental contact dermatitis[J]. Toxicology, 2000, 142: 203-211.
[24] Hoeflok J, Salvadalena G, Pridham S, et al. Use of convexity in ostomy care[J]. Journal of Wound Ostomy & Continence Nursing, 2017, 44(1): 55-62.
[25] Jane E C, Janice C C, Margaret T G. Ostomy management [J]. Wolters Kluwer. 2016.
[26] Jemec G B, Martins L, Claessens I, et al. Assessing peristomal skin changes in ostomy patients: validation of the ostomy skin tool[J]. Br J Dermatol, 2011, 164(2): 330-335.
[27] Oliphant R, Czerniewski A, Robertson I, et al. The effect of adjuvant chemotherapy on stoma-related complications after surgery for colorectal cancer: a retrospective analysis [J]. Journal of Wound Ostomy & Continence Nursing, 2015, 42(5): 494.
[28] How P, Stelzner S, Branagan G, et al. Comparative quality of life in patients following abdominoperineal excision and low anterior resection for low rectal cancer[J]. Diseases of the Colon & Rectum, 2012, 55(4).
[29] Phatak U R, Kao L S, You Y N, et al. Impact of ileostomy-related complications on the multidisciplinary treatment of rectal cancer [J]. Annals of Surgical Oncology, 2014, 21(2): 507-512.
[30] Zulkowski K, Ayello E A, Stelton S. WCET International Ostomy Guideline[M]. Perth, Australia: WCET, 2014.

第二十二章
肠造口相关全身并发症

肠造口术是普外科最常见的手术之一，是挽救患者生命和改善生活质量的重要手段。据统计，全球每年由于外伤、胃肠道肿瘤、炎症感染、先天畸形等而行肠造口术的患者高达数十万例，我国每年也约有10万例患者行永久性肠造口，且有增加趋势。肠造口术的实施使大多数患者摆脱了原发疾病的折磨，延续了生命。然而造口并发症的发生却再次严重影响患者的躯体、心理和社会功能，使患者生活质量下降。国外肠造口并发症的发生率为11.0%～60.0%，国内肠造口并发症的发生率为16.3%～53.8%。我国造口之父喻德洪教授曾经说过："肠造口手术的目的是提高生活质量。"如果术后患者的生活质量得不到改善，手术便没什么意义。肠造口并发症在肠造口术后患者中较普遍，肠造口并发症的发生严重影响肠造口患者术后的生活质量，给患者不仅带来护理上的困难，影响患者的术后康复，还增加了其心理负担、经济负担。降低肠造口并发症的发生率，对提高患者的生活质量有着重要意义。

肠造口并发症大致可以分为以下三大类。

1. *肠造口本身直接有关的并发症* 包括造口水肿、造口出血、造口狭窄、造口回缩、凹陷、造口脱垂、造口坏死、造口旁疝、造口皮肤黏膜分离、黏膜肉芽肿、造口肿瘤等。

2. *肠造口周围皮肤的并发症* 如粪水样皮炎、毛囊炎、真菌感染、过敏性皮炎、机械性损伤、造口周围静脉曲张等。

3. *造口相关的全身并发症* 感染、水电解质酸碱平衡紊乱、短肠综合征、肾功能衰竭、营养不良、肠梗阻、精神心理疾病、性功能障碍等。

本章将针对造口相关的全身并发症作一简要介绍。

第一节 造口相关的感染

感染是肠造口术后常见的并发症之一。肠造口在低位直肠癌、肠梗阻、结直肠损伤、肠瘘等疾病中应用较多见。然而，无论是结肠造口还是小肠造口，临时性造口还是永久性造口，造口排气、排便后均极易造成其周围创面的污染，加之造口肠管周围组织空虚，常存在潜在腔隙，此时若不及时处理或处理不当，造口周围感染发生率极高。因造口排粪的污染，造口旁感染一旦发生甚难处理，患者往往住院时间延长，严重影响患者的生活质量。造口周围感染可能引起造口皮肤黏膜分离，导致粪水渗入腹腔，引起脓毒血症和败血症，甚至导致患者死亡。

一、造口相关感染的病因

造口相关感染的可能原因有：腹部外伤造成腹

腔感染，腹部伤口与肠造口距离小于 3 cm，或肠管皮肤缝合不确切，或粪便污染肠造口，导致皮下感染、化脓。造口周围感染也有可能是由术中造口周围被粪便污染所致，也可由于将肠管固定于腹壁时缝合肠管过深且结扎过紧，或由于过分修剪造口结肠处的系膜，导致肠管发生局灶状坏死而出现肠穿孔，造成造口周围感染。造口相关感染常见于消化道穿孔、吻合口瘘等合并严重腹腔感染的患者，尤其多见于那些合并克罗恩病、溃疡性结肠炎、结核病、使用免疫抑制剂的患者。笔者曾治疗过一例溃疡性结肠炎患者，直肠癌术后出现吻合口瘘，术后 7 天行横结肠造口。因为吻合口瘘引流不畅导致腹腔污染严重，长期大剂量使用广谱抗生素，治疗期间出现了造口黏膜皮肤分离，引起了造口周围感染，出现了肺炎克雷伯菌、大肠杆菌和白念珠菌等多种耐药菌和真菌混合感染引起的败血症。

结直肠癌伴梗阻是肠造口感染的常见原因。结直肠癌致肠腔狭窄，肠道通畅受阻，引起急性结肠梗阻。发病急，一般状态较差，围手术期并发症多。肠造口术在直肠癌、左半结肠癌合并肠梗阻的患者中应用很广泛，可以行单纯的横结肠造口，也可以行结直肠癌根治性切除 + 术中结肠灌洗 + 末端回肠造口术。由于结直肠癌合并肠梗阻的患者通常年龄大，一般情况差，梗阻时间长，肠管管壁增粗，肠壁增厚，充血水肿明显，肠腔内大量粪便堆积，还常常合并贫血、脱水和电解质紊乱。术中发生伤口污染和造口肠管污染的概率很高，再加上免疫力低下，所以术后容易发生造口周围感染、切口感染、腹腔感染，甚至引起败血症、感染性休克和多系统器官衰竭。

肠穿孔也是肠造口感染的常见原因。肠穿孔作为普外科较为常见的一种急腹症，具有发病急骤、病况严重等特点，易致肠内容物溢出至腹腔，引发腹腔感染等并发症，严重时直接致使患者休克，甚至死亡。肠造口术取肠穿孔近端的肠管进行造口，彻底切断了污染源，并保留了肠道正常的消化功能，避免粪便对穿孔处的再次污染，有助于快速控制感染和促进患者的康复。但是，由于术中腹腔和腹壁切口污染严重，术后发生造口周围感染的概率极高，是造口相关全身感染的重要原因。

二、造口相关感染的治疗

造口相关感染，一般经换药、抗感染治疗后会好转，形成脓肿则早期敞开伤口引流。造口皮肤黏膜分离的患者应尽早请造口治疗师进行处理，一般清理干净造口肠管和皮肤之间的间隙内残留的粪渣和污染物，用银离子敷料进行严密的充填，防止粪水再次渗入，为伤口的愈合创造良好的条件。建议每天更换造口袋，检查造口皮肤黏膜分离的愈合情况。

每天用碘伏消毒皮肤切口，及时清理粪便，勿使粪液污染皮肤伤口。造口袋底板开口应比结肠造口跟部直径大 2～3 mm 为宜，裁剪过小，造口会因摩擦而出血或肉芽组织增生。造口底板与肠造口根部之间暴露的伤口皮肤缝隙可填充防漏膏，尽量减少造口周围皮肤受粪液刺激，对感染伤口及时引流，以促进愈合。

三、造口相关感染的预防

（一）腹部切口和肠造口这两个切口不要相隔太近

直肠癌根治术时，腹部切口和肠造口这两个切口距离较近，易被粪便及分泌物污染，同时切口与肠造口之间的皮肤由于互相牵拉，影响切口愈合，不仅感染率高，且易发生切口裂开、切口疝和造口旁脓肿等。将腹部切口移至旁正中线位置，加宽了两个切口的距离。由于腹正中线的固定，可以明显减低切口之间的互相牵拉作用。肠造口排出的粪便、分泌物不易污染腹壁切口，降低了腹壁切口感染和造口旁感染的发生率。

（二）预防造口缺血坏死

选择造口肠段时要充分考虑造口的血供，术中要松动造口肠段，避免压迫肠壁动脉。在行袢式造口时，应将支持棒插在肠壁动脉和肠之间，以防止压迫动脉和阻断血供。腹壁的切口不宜过小，否则术后易挤压造口造成缺血。切口直径以 2.5～3.0 cm 为宜，具体要根据造口肠管和肠系膜的粗细而定，一般以肠管拉出腹壁外后切口内还能容纳一小指为宜。确保血运良好，勿扭转肠管，不过分修剪造口端的边缘脂肪垂，勿伤血管弓，可以预防肠造口坏死的发生。

(三) 预防造口回缩

造口回缩的主要原因是手术时拉出到腹壁外的肠段及其系膜过短或张力过高所致。游离拖出的肠管长度适宜无张力可预防肠造口回缩。其次是袢式造口时,拖出肠袢后未用支持棒稳固;切口过大,造口肠段与腹壁或腹直肌前鞘之间未用缝线固定。

(四) 防止皮肤与黏膜连接处的并发症

术前加强营养,术中彻底止血,术后消除皮下和黏膜下的积血或小脓肿。肠造口手术时,应严格无菌操作,消除异物、血肿,皮肤与黏膜的缝合用 3-0 的可吸收线。若用不可吸收的缝线,则术后 7～10 天必须拆线。造口时多留皮下脂肪,结束时造口内填塞油纱一块,可以检查造口通畅,使造口肠管周壁扩开,与皮下组织充分接触,消灭无效腔,避免造口周围积液脓肿的形成。

(五) 精细的手术操作

做与肠管管径相适宜的切口,各层切口应与肠管径及皮肤切口相一致,并略斜向肠管方向,可以预防造口成角、梗阻及水肿。肠梗阻患者腹壁切口应小于肠径,以免肠管恢复正常时造口过大,频繁稀便刺激造口周围皮肤引起造口周围炎,同时应严密缝合造口各层。造口尽可能皮肤肠管一期缝合,使用细针细线,仔细对合肠管切缘和皮肤,打结松紧适度,减少污染及外置肠段浆膜炎致肉芽组织增生、瘢痕挛缩而引起的造口狭窄。

(六) 改善全身状况,控制诱发因素

糖尿病伴肥胖,常易并发造口周围感染,造口回缩坏死及造口周围炎,所以血糖的控制十分重要。还要注意保持水电解质酸碱平衡,可以避免麻痹性肠梗阻;纠正贫血和低蛋白血症,改善全身营养状况,可以减少造口愈合不良、造口感染及水肿等并发症的发生;对急诊肠道无准备的梗阻患者,要加强抗生素的使用。

目前随着材料学的发展、造口护理器材的进步与推广,如防漏膏、多件式造口袋、防漏条等护理用品的使用,大大地减少了造口周围粪液的污染,造口周围感染发生率明显下降。但另一方面,造口周围感染发生后,由于上述护理用品的使用,常常掩盖造口周围感染灶,导致造口旁感染难以及时发现,同时由于造口护理用品对造口周围密封,常常影响感染灶的引流和处理,进而导致感染的进一步加重。因此,术后一周内应每 2～3 天更换造口袋,观察造口的情况,一旦发生感染,要及时而有效地进行处理。处理的关键:① 有效地将感染灶与造口排出的粪液隔绝开来;② 有效地清除感染病灶内坏死组织和感染灶,并充分引流。

第二节　水、电解质、酸碱平衡紊乱

肠造口术后发生水电解质酸碱平衡紊乱的概率很高,其发生率与造口肠管的部位密切相关。乙状结肠造口和横结肠造口的患者造口排出物与正常的大便基本相似,不容易发生水电解质酸碱平衡的紊乱。小肠造口(包括空肠造口和回肠造口)发生水电解质酸碱平衡紊乱的概率很高,空肠造口患者的发生率最高。严重的脱水,如果不及时纠正,可能引起肾功能衰竭。肠造口术后发生水电解质酸碱平衡紊乱一般都是由高排液量造口引起的。高排液量造口是回肠造口患者的常见并发症,其尚未被很好地识别,并且临床医师通常不能正确诊断和处理。关于它的定义,目前还未统一。一般认为,患者连续 2 天造口排液量在 1 500～2 000 ml,即可诊断为高排液量造口。造口高排液量不仅会给患者带来一些短期和长期的负面影响,并且可能导致患者再入院。

概括起来,造口患者发生水电解质酸碱平衡紊乱的原因有以下几种。

(一) 肠道菌群失调

由于结肠镜检查和手术前都需要喝泻药进行肠道准备,再加上围手术期使用抗生素,特别是当合并感染,需要长时间大剂量应用广谱抗生素的时候,容易导致肠道菌群紊乱,引起腹泻。腹泻导致造口排出大量水样便,导致水分和电解质的大量丢失。

（二）饮食不当

由于肠道功能的不完善，造口者比正常人更容易产生胃肠道的不适，尤其腹泻。肠造口者腹泻是指大便稀薄或水样。粪水对造口周围皮肤产生刺激，同时大量腹泻会引起脱水、电解质紊乱和酸碱平衡失调。

（三）短肠综合征

中段回肠、上段回肠和空肠肠造口时，由于可供利用的肠管较短，无法充分吸收食物中的水分和电解质，导致水分和电解质的大量丢失。

尤其需要引起注意的是，肠造口术后抗生素相关性腹泻的发生率越来越高，3%～29%的住院患者罹患。引起抗生素相关性腹泻的病原菌主要有艰难梭状芽孢杆菌和耐甲氧西林金黄色葡萄球菌（MRSA）。联合应用广谱抗生素时最易发生；同时，质子泵抑制剂及H2受体阻滞剂的应用也是高危因素。克罗恩病患者本身菌群紊乱也是重要的发病原因之一。MRSA在肠道中的数量极少，且自身的竞争力并不强，只有其他肠道菌群被抑制后，才可能出现大量的繁殖。此外，术后暂时的肠道功能障碍，肠蠕动减慢，使得MRSA有充足的时间在肠道内繁殖，释放毒素而导致明显的临床症状。MRSA性肠炎的症状一般于术后第2～7天出现，其主要临床特征为高热、腹胀、严重腹泻或其他胃肠道功能障碍、脱水，一些重症患者还可表现为中毒休克综合征。表现为不明原因的高热、胃胀、呕吐、造口大量排液及极度心动过速。此时应该考虑到抗生素相关性腹泻，立即停用抗生素，同时予以对症支持治疗。在培养结果回报后，应注意调整抗生素的应用，联合静脉及胃肠道给予万古霉素治疗。口服万古霉素0.5 g/次，每天4次，连续7～10天是治疗MRSA肠炎的常见治疗方案。严重的感染可以加用静脉滴注万古霉素抗感染；同时考虑感染性休克有应用糖皮质激素的指征，在复苏过程中以小剂量激素维持。

肠造口患者在饮食上应特别注意食物的质量，食物要新鲜、干净、卫生，少吃太油腻的食物。同时在尝试某种新食物时，最好不要一次进食过多，无不良反应时，下次才能吃。过量饮用酒精类饮品可导致稀便。出现腹泻症状，宜进食低纤维、少油炸的食物，也可进食一些炖苹果、苹果酱、香蕉、花生酱、燕麦卷等可溶性纤维食物。同时喝含钠、钾高的溶液来补充丧失的水分及电解质（如果汁、去油的肉汤等）。

治疗：一旦发现造口排液量增多，应嘱患者多饮水，口服糖盐水。同时口服肠道菌群调节剂[如米雅（口服酪酸梭菌活菌片），40 mg，口服3次/天]。还可以口服盐酸小檗碱片0.2 g，口服，3次/天；蒙脱石散3 g，口服，3次/天行止泻治疗，此外还可以口服“组合可溶性膳食纤维”。由于该营养制剂内含有大量的可溶性纤维素，可以大量吸收水分，可以使水样粪便变成糊样稀便，使得肠内容物的排出延迟，促进水电解质和营养物质的吸收。还可以给予奥曲肽0.1 mg皮下注射，每8小时一次，减少消化道液体的分泌。经过饮食调整和口服药物治疗后，腹泻无缓解或严重腹泻者应及时到医院就诊，通过静脉输液纠正水电解质酸碱平衡紊乱。短肠综合征引起的水电解质酸碱平衡紊乱，需要通过静脉补充水电解质和营养物质，然后尽早行造口还纳，重建消化道的连续性。

第三节　肠造口相关的营养不良

造口相关的营养不良与造口肠管的部位和患者的基础疾病密切相关。一般来说，乙状结肠造口和横结肠造口的患者不容易出现营养不良。由于保留了全部的小肠和完整的回盲瓣，肠内容物不会快速排出体外，而且保留了大部分的结肠，结肠可以吸收水分，使排出的大便接近正常，有利于水电解质和营养物质的吸收。小肠造口，特别是空肠造口的患者，出现短肠综合征和营养不良的概率就比较高了。回肠造口患者，由于失去了回盲瓣的阀门作用，腹壁组织对造口肠管肠内容物排出的控制能力有限，而且回肠造口的排出物较稀，容易导致消化液和营养物质的大量丢失，进而引起营养不良。目前，临床上应用最多的是直肠癌术后的末端回肠预防性造口，一般造口的肠管选择的是距离回盲瓣 20～30 cm 处的末端回肠，因为末端回肠对于营养物质（尤其是维生素 B_{12} 和胆汁酸）的吸收很重要，维生素 B_{12} 的缺乏可能导致术后容易发生小细胞低色素性贫血，而胆汁酸的缺乏可能引起脂肪吸收障碍。在一些特殊的情况下，如小肠中段的严重挫裂伤，腹茧症导致末端回肠无法拉出至腹腔外，右半结肠切除术后的吻合口瘘，可能需要选择中段回肠、上段回肠甚至空肠行肠造口。在这些情况下，由于剩余的可供利用的小肠肠管过少，术后发生短肠综合征和营养不良的概率很高，需要长期行肠内营养 + 静脉营养治疗。合并克罗恩病、溃疡型结肠炎、腹腔感染等疾病的患者，肠造口术后发生营养不良的概率更高。

先天性肛门直肠畸形患儿行肠造口治疗后，发生营养不良的概率也很高。多数先天性肛门直肠的患儿在发现肛门直肠畸形时通常急诊入院，患儿因腹胀呕吐导致严重脱水及电解质紊乱，一般情况较差。由于不能明确具体病理类型及合并的其他系统畸形，往往需先行预防性造口术，再择期行肛门成型手术。据报道，先天性肛门直肠畸形患儿行预防性横结肠袢式造口术后，轻度贫血的发生率为 33.9%～35.5%，无重度及极重度贫血的发生。低蛋白血症的发生率为 1.6%～8.1%，电解质紊乱的发生率为 11.3%。

营养不良的患者，需要通过增加营养物质的摄入量，调整食物的种类和性状，减慢肠蠕动，使大便成形，促进肠道对营养物质的吸收。如果还是不能纠正，则需要通过肠内营养 + 肠外静脉补充营养物质和水电解质。根据患者的病情，如果可能，尽早行造口还纳，重建消化道的连续性。

第四节　肠　梗　阻

肠造口患者也容易发生肠梗阻。一方面，由于有手术史，存在腹腔粘连的可能性，术后可能发生粘连性肠梗阻。另一方面，肠造口可引起腹腔内结构的改变，术后容易发生肠梗阻，如造口肠管旁的内疝和造口狭窄引起的肠梗阻。

一、造口肠管旁的内疝引发的肠梗阻

造口肠管旁的内疝发生的原因主要是乙状结肠造口时，未闭合造口肠段与左侧壁层腹膜之间的裂隙，造口肠管与侧腹膜间留有较大间隙，小肠进入此空隙而导致内疝。为了预防内疝的发生，必须将造口肠段系膜或脂肪垂与壁腹膜做固定缝合，封闭此空隙。现主张采用腹膜外造口，即造口肠段紧贴侧腹壁，通过腹膜外分离形成一隧道，将乙状结肠拉出至腹壁外的造口处。手术中不必再缝闭结肠与侧腹壁的间隙，术后发生造口旁疝和肠梗阻的概率较低。

二、造口狭窄引发的肠梗阻

造口狭窄是肠造口术后最常见的并发症之一，发生率为 6.0%～15.0%，可发生在术后任何时期，严重的造口狭窄可能引起肠梗阻。造口狭窄多数是由手术时腹壁开口过小或外置肠管浆膜层受粪便刺激产生浆膜炎、肉芽组织增生产生瘢痕引起。此外，造口周边愈合不良、血液回流不畅、造口黏膜皮肤缝线感染、筋膜或皮肤瘢痕组织收缩、克罗恩病复发、肿瘤压迫肠管、局部缺血和外露的结肠浆膜因受粪便等刺激引起浆膜炎，产生肉芽组织增生，继之发生瘢痕收缩与皮肤切缘共同形成环行狭窄。

（一）临床表现

粪便流出形状变细、不成形，排便费力、腹胀等现象。造口外观可见皮肤开口缩小，看不见黏膜；或者外观正常，但指诊时手指难以进入肠管内，肠管周围紧缩。

（二）处理

症状不严重者，可用手指扩张造口，注意不可再损伤造口。如手指扩张造口失败则需要行手术治疗。如果随访过程中发现造口变小，则需定期扩张造口，每周 1～2 次，指导患者用示指戴指套，涂润滑剂后缓慢插入造口，至第 2 指关节处，在造口内停留 5～10 分钟，使造口内径保持在 2.5 cm 为宜。一般

不主张术后常规行预防性的扩张造口。

三、造口狭窄患者的饮食指导

(一)进食粗纤维食物应适量

粗纤维的食物可促进肠蠕动,加快粪便排出,增加粪便量。对便秘的造口者,多吃粗纤维食物能帮助粪便形成,减轻排出困难。但一般造口者,大量粗纤维饮食易形成大量粪便,需经常排放粪便或更换造口袋,给造口者外出活动带来不便,造口狭窄者,由于出口狭小使粪便排出困难,进食粗纤维饮食后,容易引起造口梗阻,出现腹痛、腹胀,甚至呕吐等症状。注意进食含粗纤维的食物时,要饮水充足。含粗纤维较多的食物有玉米、芹菜、南瓜、红薯、卷心菜、莴笋、绿豆芽、叶类蔬菜、贝壳类海鲜等。

(二)避免进食容易引起便秘的食物

对于肠造口者保持大便通畅是很重要的。粪便过硬,可能会导致粪便难以通过狭窄的造口,引起造口梗阻,还容易引起造口出血和造口脱垂。粪便的黏稠度与所进食的食物种类有关,也与饮食时间、次数,服用的药物和患者的情绪有关。容易引起便秘的食物有番石榴、巧克力、隔夜茶等;药物有氢氧化铝、碳酸钙和吗啡类药物等。

第五节 精神心理疾病

肠造口由于改变了粪便的正常出口,并且粪便无法随意控制,严重影响患者的心理和生理健康。肠造口术后的患者一方面由于还没有适应生理上的改变,难以接受大便从腹壁上排出这个现实,心理负担很重;再加上术后并发症多,如造口出血、造口狭窄、造口周围皮炎等,这些并发症的发生往往会增加患者生理、心理及经济上的负担,严重影响造口患者的生活质量。甚至会引发各种精神心理疾病,如焦虑症和抑郁症等。据报道,肠造口术后轻度焦虑的发生率为26.7%,中度焦虑的发生率为28.9%,重度焦虑的发生率为6.6%;轻度抑郁的发生率为40.0%,中度抑郁的发生率为26.7%,重度抑郁的发生率为6.6%。如果在常规护理基础上进一步增加心理护理教育,可以减轻缓解患者的心理负担,显著降低肠造口患者的抑郁症和焦虑症的发生率,提高患者生活质量,还可以降低造口相关并发症的发生率。在提高生存率的前提下,医务人员尽可能地给予患者更多的心理护理,帮助患者顺利康复,使患者由自卑自弃走向接受现实、积极面对人生,由生活不能自理到恢复正常的工作和社会生活,达到身心健康。

一、肠造口患者的心理特点

(一)否认和抵触心理

不愿接受事实无论何种原因行肠造口术,都会严重影响患者的外在形象,改变其生活习惯,不利于参加正常的社会活动。因此,患者一旦得知自己需行肠造口时,第一个反应往往是怀疑诊断和手术方法的正确性与合理性,对医师的诊断表示否认。多数患者要求复查,而当诊断再次被确认之后,患者常拒绝医务人员的进一步治疗,甚至出现孤独心理,开始封闭自己,不愿与他人交谈,往往会脱离正常生活。

(二)焦虑和恐惧心理

当得知自己患了癌症,面对人生突如其来的打击,几乎所有患者都不同程度地表现出焦虑、恐惧、怀疑、担心等心理,出现失眠、厌食、忧虑、悲观等消极情绪,有的患者感到恐惧、空虚和孤独,情绪波动较大。

(三)悲观和绝望心理

当患者在知道自己将要做造口手术时,常常因为害怕手术而产生紧张的心理。虽然知道这是必然的选择,但是由于对手术方式的不了解,并且对术后生活没有把握,容易不知所措,情绪低落,甚至悲观绝望。

(四)自卑、羞怯、偏激心理

肠造口会引起排便方式及自身形象的改变,患者可能认为疾病给生活带来诸多的不便,甚至危及婚姻、家庭及社会人际关系。部分患者因对肠造口及化疗引起的脱发、呕吐、腹泻等造成的自我形象紊乱难以接受，他们迫切希望得到心理安慰，却又羞于被他人知道病情，最终产生自卑、羞怯、偏激的心理。

(五) 抑郁心理

在康复期，患者往往认为自己残废无用，对手术后的康复没有信心，害怕别人的厌恶和歧视，并且由于生活上的不方便而不愿与人交往。另外，肠造口患者的额外医疗费用也会使患者产生过重的思想负担和压力，导致患者心情抑郁不快，对生活失去兴趣。

(六) 依赖心理

患者对恢复到原来的生活状态缺乏信心，始终把自己当作患者，凡事都要依赖别人，出现退行性行为。

(七) 害怕进食心理

患者担心异味、排便方式及个人形象改变会遭到他人的歧视。有些患者害怕进食过多而使排便次数增多，常常不敢正常进食，影响伤口和全身功能的恢复。

(八) 求知欲望心理

随着时间的推移和患者健康状况的逐渐恢复，患者逐渐对疾病有了正确的认识，渴望得到有关造口的护理知识，同时希望获得更精良的造口用具来控制排便，从而提高生活质量。

二、肠造口相关精神心理疾病的预防措施

(1) 术前积极稳定患者情绪，指导患者缓解心理压力是促进肠造口患者术后康复的重要环节。术前做好患者思想工作，加强对造口患者的心理护理，使患者明确造口的目的、意义，以便更好地配合治疗。邀请患者和家属一起观看幻灯片，运用形象化的教育模式，介绍造口的类型、形状、位置及特点，让患者初步认识造口。同时，通过有效的交谈稳定患者的情绪，让患者从容地接受现实，以积极的心态配合治疗。

(2) 腹部手术切口尽量采用右旁正中切口，使之与肠造口部位有尽可能宽的距离，减少粪便污染机会，而肠造口应在站立位时患者能看到，并便于患者的自我护理。

(3) 对术后患者进行相关知识的宣教：在患者手术清醒之后，医护人员应及时告知患者及其家属手术成功的消息，并详细、耐心地向患者及其家属交代手术后需要注意的事项，积极指导患者进行自我护理的训练。护理人员应详细告知患者造口的重要性，指导患者对于造口相关知识的学习，使其对造口术后的排便方式及护理过程产生客观理性的认识。时刻细致入微地去主动了解患者的情绪变化和心理状态，随时做到安慰、鼓励、支持。通过积极有效的术后心理干预等护理措施，以减轻患者的心理负担及生活、心理压力，改善患者的生活质量，提高患者的自理能力，以及提高其回归正常社会活动的信心。

(4) 康复期间心理护理：与患者积极建立良好的护患关系，时刻给予患者鼓励和信心，借用各类成功案例打消患者的疑虑，从而减轻患者对疾病的恐惧心理，帮助患者提高术后自我康复能力。对术后半年以内的结肠造口患者进行 2 个月一次的门诊随访。对患者的自我康复情况进行鼓励，帮助其乐观面对躯体疾病及心理问题的康复，提高患者躯体和社会两方面的生存质量。护理人员为每个造口患者建立周全、完整的护理档案。及时总结经验教训，应针对患者的实际情况，加强肠造口患者院外健康教育，以利于提高造口护理知识和技术，使造口患者能得到良好的造口护理，以改善造口患者的生活质量。

(5) 造口治疗师及护理人员帮助患者或家属选择适当的肠造口用品，指导患者及家属使用正确的方法，采取正确的肠造口护理方式，掌握基本的造口护理技术，加强居家照顾，当造口患者造口形态有所改变时，能事先预见到可能发生的问题，提早给予合理的处理，以避免并发症的发生或病情恶化。

(6) 指导自我护理能力：自我护理有助于患者回归家庭、回归社会，提高生活质量。造口术后患者的生活质量受到很大的影响，应针对患者的实际情况，加强造口患者的健康教育，提高患者自理能力，帮助患者建立规律排便，以提高患者的生活质量。造口术后患者相关知识的掌握程度极低，自理知识缺乏，大部分肠造口术后患者希望了解有关的造口知识。因此，护理工作者应及时发现患者的学习愿望与知识掌握情况，当患者有治疗性自理需求但需要指导时，护理人员应通过支持教育来满足患者的需要。指导患者正确使用、处理造口袋的方法；教会患者根据自身经济情况，选择适合自己的造口用品，保持造口局部清洁干燥；教会患者如何解决腹部造

口黏膜及周围皮肤潮湿的刺激问题，肠造口灌洗的方法；同时对患者进行大便控制的训练，指导患者每日早晚各采用腹部加压等措施，促进便意，从而形成一定程度的规律性排便习惯，以减少日常生活中的诸多不便。结合患者年龄、文化程度及乐于接受的学习方式，不失时机地开展形式多样的健康教育，使患者在自我护理的过程中体会到生存的价值，以改善生活质量。

(7) 饮食指导：饮食应以低脂肪、高蛋白质、少渣、无刺激的半流食或软食为主，以促进伤口的愈合。原则上应从少到多，从稀到稠，从简单到多样，进食应有规律，避免进食产气食物(如牛奶、豆制品)或喝产气饮料，养成定时排便的习惯。

(8) 保持精神愉快，摆脱自卑的困扰：愉快是人的一种良好心态，是心理健康的重要标志。应帮助患者从自己思想上着实提高对精神愉快重要性的认识，从自己的行动上寻找愉快。引导患者努力发现自己的内在美，发挥自己的内在潜力，巧妙运用"代偿"心理防卫机制，如利用自己聪明的头脑和丰富的想象力创造自己的东西，补偿由于疾病带来的自卑心理，取得心理平衡。多与患者讨论自身价值所在，用多种方式向患者表达对他们的正性评价以提高自尊。

(9) 对高危患者进行重点预防：对这些术前就存在心理疾病高危因素的患者，我们要做好心理护理，消除其心理障碍。术后严密观察病情变化，定期随访，早期发现和预防并发症的发生，给予积极的处理。给患者提供能够相互交流造口护理及生活经验的平台，重视和充分利用患者资源，更好地促进造口患者身心健康，提高患者的身心健康及生活质量。

三、肠造口相关精神心理疾病的治疗

肠造口术后患者多出现焦虑、抑郁症状，肠造口后躯体形象改变、患者相关知识认知度低、不合理信念存在等多种因素均会加重负性情绪。而焦虑、抑郁等强烈的心理应激反应抑制自身免疫系统的正常功能，降低机体抵抗力，增加并发症发生的可能性，不利于患者的早日康复。为此积极采取措施缓解患者焦虑、抑郁等负性情绪至关重要。认知指的是人类获取或应用知识过程，包括感觉、想象、语言等多种内容，被认为是人类最基本的心理过程，它在很大程度上影响个人行为。通过认知重构的心理干预，一方面帮助患者正确认识认知行为与心理活动之间的关系，另一方面根据患者情况采取针对性的措施帮助患者改掉不正确的认知信念，构建正常信念，进而改变患者行为，提高其配合度。同时通过家属、朋友、医护人员等给予患者心理支持，让患者获取力量，有利于其积极面对疾病。此外，心理系统脱敏疗法作为行为疗法的一种重要手段，在特定情境下患者出现焦虑、抑郁状态时使用，给予患者个性化心理干预。心理干预有利于患者负性情绪调节，帮助患者正确认识自己，积极配合以促进自身早日康复。

第六节　性功能障碍

人类的性功能是个复杂的生理过程，要通过一系列生理性及非生理性反射来完成。正常的性功能除了必须具有健全的神经-内分泌控制和正常的生殖器官这两个基本条件外，全身健康与营养状况、精神状况与性配偶间的情感、性生活经验、生活环境和社会因素等等，都会直接或间接地影响性功能。由前者的异常改变引起的性功能障碍属于器质性的，而后者诸因素的变化常导致心理性性功能障碍。对于任何一位将接受造口术的患者，都有发生器质性或心理性性功能障碍的可能。

直肠癌是消化道最常见的恶性肿瘤之一，也是肠造口的最常见的病因。随着手术技术的不断进步和综合治疗的不断发展，直肠癌的保肛率大幅度提高，很多原来无法保肛的低位直肠癌变得可以保留肛门了。但是，仍有相当一部分直肠癌患者需要行临时性的末端回肠造口，还有一部分极低位直肠癌的患者需要行永久性的乙状结肠造口。另外，还有少数结肠癌的患者也需要行肠造口治疗。肠造口患

者不仅要承受癌症本身的痛苦，还要承受造口带来的生理和心理上的极大痛苦，从而严重影响了患者性行为和性功能。而且性方面的问题很容易被患者、家属及医护人员忽略，引起了一些严重后果，如自卑、抑郁、性生活不满或性疾病传播等。

一、性行为及性功能障碍的相关概念

性行为是一个复杂的现象，它是由态度、情感、身体功能和行为等组成的复杂事物。它将心理、情感和社会因素结合起来，并影响人的自我形象、情感和人际关系。世界卫生组织于2004年指出，性行为是人类生活的一个中心部分，它受身体、心理、社会、经济、政治、文化、法律、道德、历史、宗教和精神元素的影响。而性功能障碍一般分为四种类型：性欲障碍、性唤起障碍、高潮有关的疾病和疼痛。

二、肠造口术后性功能障碍的原因

（一）手术对盆腔血管神经的损伤

正常的性功能与盆腔神经及血管的生理结构密切相关，受交感神经、副交感神经和体神经的协调活动所控制。结直肠癌的手术都有可能造成盆腔血管神经的损伤而引起性功能障碍。据报告，大约有40%的肠造口患者术后存在不同程度的性功能障碍，直肠癌Miles术后的患者性功能障碍的发生率高达32%～100%，而且其发生率与患者术前的健康状况、年龄、性生活经验、配偶关系和手术本身造成血管神经损伤的程度有关。性功能障碍一方面是由直肠癌手术时损伤了支配勃起和射精的神经引起的，另一方面是由于术后的瘢痕压迫神经。另外，术后由于体力尚未完全恢复，再加上造口的外观和臭味可能影响双方的心情，还有些担心性生活时粪便漏出，性配偶的抗拒心理，上述因素都有可能引起性功能障碍。

（二）心理因素

无论何种原因施行造口术后，患者都将面临由此引起的一系列心理性改变。在整体上，这类患者常将自己视为不同于正常人的、肮脏的、毫无吸引力的残疾人。尤其是在术后的前半年，患者对身体形象的突然改变尚不适应，对造口的护理又不熟练而常常造成负担，特别是因癌症患者，他们的生命还时时受到癌症复发的威胁。因此易产生抑郁、悲观、暴躁等情感变化。此时患者的心理状态是敏感而又十分脆弱的，如果缺乏社会、亲友、配偶的理解、关怀和鼓励，尤其是缺乏医师关于有关性生活的咨询和指导，可能导致部分心理性性功能障碍的发生。

三、肠造口患者性功能障碍的影响因素

（一）年龄

有研究表明，患者的年龄是直肠癌手术后性功能障碍最重要的因素。研究证实，不管癌症本身对生理和心理造成怎样变化，年龄对性行为和性功能会产生负面影响。并且有研究表明，年龄大的患者会比年龄小的患者遇到更多性功能障碍的问题。

（二）手术方式

直肠癌Miles术后发生性功能障碍的概率最高，因为这种手术创伤最大，对各种支配性功能的神经损伤最严重。因此，保留骨盆自主神经是维护性功能最好的方法。术者应熟悉盆腔自主神经的解剖位置，并在术中注意保护盆腔自主神经。

（三）辅助治疗

放疗和化疗是为了避免复发和转移，但是这两种治疗措施对性功能会产生不利的影响，都可导致自主神经损害及性功能受损。

（四）性别差异

直肠癌结肠造口术后男性患者比女性患者性生活受损更严重。术后男性性功能障碍中最常见的是勃起功能障碍和逆行射精。术后女性性功能障碍的问题研究甚少。但有研究表明，骶部交感神经受到损害会引起阴道干燥，造成性交时疼痛从而导致性交困难，这是女性术后最常见的性功能障碍问题。

（五）身体形象

身体形象是个体对个人外表和别人对自己印象的主观看法。肠造口造成的身体外观改变，会使患者对身体形象评估产生消极影响，并且造口的持续存在时常提醒患者疾病的存在。肠造口会削弱人的身体形象、自尊和自信心，从而影响性功能。

（六）心理因素

造口手术所引起的心理变化在很大程度上影响着患者的性行为，而且对于男女患者都有影响。但

是女性术后对自己的身体有更强的羞愧感,她们认为自己的伴侣会对自己不感兴趣,从而导致性的自发性丧失。

(七) 性伴侣

性伴侣对于造口患者性功能的恢复状况发挥着非常重要的作用。但是许多伴侣对性生活排斥或者犹豫不决,因为他们害怕弄伤造口。这种谨慎可能导致患者产生被遗弃的感觉,进一步降低自尊和身体形象。因此,肠造口患者及其性伴侣应被告知在性生活时造口不会受到损害,并且学会对粪便、腹胀及气味的处理。医务人员在讲解这些问题时应按照患者意愿决定是否请其伴侣一起讨论。

(八) 文化信仰

东方人对性的态度和表达都比较保守,这主要是受文化及传统医学思想的影响。因此,许多东方人对性方面的事情都比较谨慎。

四、肠造口术后性功能障碍的预防和治疗

肠造口术后引起性功能障碍的影响因素众多,这就要求医护人员有针对性的分析影响患者性功能的各种因素,并给予有针对性的健康宣教及社会支持,从而帮助患者恢复健康的性生活。对于手术原因而致不可逆性损伤造成的器质性性功能障碍的处理,防止及减少其发生是最为重要的。这就要求术中应掌握好解剖层次,在不影响手术效果的前提下远离盆壁剥离,仔细辨认和保护前述神经纤维,从而降低性功能障碍的发生。对已出现性功能障碍,特别是阳痿的男性患者,药物治疗效果往往不佳,可予采用假体治疗。

对于由于心理性因素造成的术后性功能障碍,往往需要医护人员、患者亲友、配偶及患者本人的相互配合、理解来完成治疗,效果通常是令人满意的。首先,夫妻双方要明白造口术一般不会影响性生活,以排除心理上的阴影。其次,患者应尽快学会保持造口的清洁卫生,如合理安排饮食,养成定时排便习惯,在房事前清净造口袋中的粪便等。此外,可酌情采取适合自己的性生活姿势,可避免直接看到造口袋而引起不快。一般而言,患者在经过一段时间之后,有可能恢复性兴趣和性功能,只要相互理解,配合默契,也能过好性生活。

另外,肠造口术后,开始性生活的时机也很重要。在术后早期(3 个月内),患者往往更乐于接受亲吻、拥抱、抚摸等亲昵举动,以获知自己是否仍然能被社会、亲友所接受和理解,从而增强自信心。而对于性交本身并不热衷,女性患者尤为明显。因此,我们认为患者在术后早期处于康复及适应的阶段,这包括患者的自我适应及家庭适应。随着患者生理及心理条件的不断完善及有关医师的正确指导。再逐渐过渡到正常的性生活,将有助于减少心理性性功能障碍的发生。

(高显华　刘连杰　郑　阔)

◇参◇考◇文◇献◇

[1] 郭亚民,安艳明,王皓. 克罗恩病的外科治疗分析[J]. 中国普外基础与临床杂志,2013,20(7): 809－811.

[2] 华静蕙,王凌. 肠造口患者恢复期并发症的处理[J]. 中国综合临床,2004,20(11): 1039－1040.

[3] 梁小波,江波. 肠造口的实施及并发症的预防[J]. 大肠肛门病外科杂志,2004,10(2): 90－91.

[4] 梁秀琼. 肠造口术的护理进展[J]. 护理学杂志(外科版),2005,20(11): 79－81.

[5] 刘芳腾,楼茜洁,邹霞,等. 肠造口并发症护理研究进展[J]. 世界华人消化杂志. 2015,23(19): 3109－3111.

[6] 吕其君,侯华芳,谢雪虹,等. 小流量负压引流在腹壁排粪造口旁感染中的应用价值研究(附 18 例病例分析)[J]. 中国普外基础与临床杂志,2017,24(4): 498－501.

[7] 马永江,孙颖浩. 造口术后病人性功能障碍[J]. 实用外科杂志,1990,10(8): 423－424.

[8] 乔小平,张桂华,陈名林. 肠穿孔腹腔感染肠造口术的应用研究[J]. 中华医院感染学杂志,2015,25(18): 4243－4245.

[9] 孙静,王至立,侯金风,等. 横结肠袢式造口术在先天性肛门直肠畸形分期手术中应用的临床研究[J]. 第三军医大学学报,2017,39(18): 1848－1853.

[10] 唐晟. 直肠癌结肠造口术对患者性功能影响的研究进展[J]. 齐鲁护理杂志,2011,17(17): 49－51.

[11] 滕长胜,张利刚,王宇. 结肠造口并发症的防治(附 295 例报告)[J]. 北京医学,2005,27(6): 334－335.

[12] 万德森.促进我国造口康复治疗的发展[J].中华胃肠外科杂志,2003,6(3):144-145.

[13] 王敏,玉华.结肠造口患者院外心理干预对心理行为反应特征、焦虑及抑郁评分的影响[J].结直肠肛门外科,2017,23(2):247-250.

[14] 王青青,霍孝蓉,吴玲,等.造口患者社会心理适应水平与自我效能的关系及影响因素研究[J].中华现代护理杂志,2018,9:1017-1021.

[15] 王秀丽,芦桂芝,张慧琳,等.永久性肠造口患者心理一致感与社会支持及应对方式关系模型的研究[J].中国实用护理杂志,2017,33(17):1286-1292.

[16] 韦瑶,龚剑峰,郭栋,等.粪便菌群移植联合万古霉素治疗小肠造口术后耐甲氧西林金黄色葡萄球菌肠炎1例报告[J].中国实用外科杂志,2014,34(6):584-586.

[17] 肖洋,戴玲,王胜琴.造口患者心理韧性水平及其影响因素分析[J].国际护理学杂志,2017,36(18):2498-2501.

[18] Arenas Villafranca JJ, Abiles J, Moreno G, et al. High output stoma: detection and approach[J]. Nutr Hosp, 2014, 30(6): 1391-1396.

[19] Black P. Practical stoma care[J]. Nurs Stand, 2000, 14(41): 47-53.

[20] Brown H, Randle J. Living with a stoma: a review of the literature[J]. J Clin Nurs, 2005, 14(1): 74-81.

[21] Burch J. Current nursing practice by hospital-based stoma specialist nurses[J]. Br J Nurs, 2014, 23(5): S31-34.

[22] Burch J. Stoma complications: an overview[J]. Br J Community Nurs, 2013, 18(8): 375-377, 378.

[23] Formijne Jonkers H A, Draaisma W A, Roskott A M, et al. Early complications after stoma formation: a prospective cohort study in 100 patients with 1-year follow-up[J]. Int J Colorectal Dis, 2012, 27(8): 1095-1099.

[24] Fratric I, Radovanovic Z, Radovanovic D, et al. Value of protective stoma in rectal cancer surgery[J]. Med Pregl, 2016, 69(3-4): 73-78.

[25] Iqbal F, Zaman S, Bowley D M. Stoma location requires special consideration in selected patients[J]. J Wound Ostomy Continence Nurs, 2013, 40(6): 565-566.

[26] Kye B H, Kim H J, Kim J G, et al. The nutritional impact of diverting stoma-related complications in elderly rectal cancer patients[J]. Int J Colorectal Dis, 2013, 28(10): 1393-1400.

[27] Liechty S T, Barnhart D C, Huber J T, et al. The morbidity of a divided stoma compared to a loop colostomy in patients with anorectal malformation[J]. J Pediatr Surg, 2016, 51(1): 107-110.

[28] Manterola C, Flores P, Otzen T. Floating stoma: An alternative strategy in the context of damage control surgery[J]. J Visc Surg, 2016, 153(6): 419-424.

[29] Nakagawa H, Misao H. Effect of stoma location on the incidence of surgical site infections in colorectal surgery patients[J]. J Wound Ostomy Continence Nurs, 2013, 40(3): 287-296.

[30] Orsini R G, Thong M S, van de Poll-Franse L V, et al. Quality of life of older rectal cancer patients is not impaired by a permanent stoma[J]. Eur J Surg Oncol, 2013, 39(2): 164-170.

[31] Park J J, Del Pino A, Orsay C P, et al. Stoma complications: the Cook County Hospital experience[J]. Dis Colon Rectum, 1999, 42(12): 1575-1580.

[32] Parmar K L, Zammit M, Smith A, et al. A prospective audit of early stoma complications in colorectal cancer treatment throughout the greater manchester and cheshire colorectal cancer network[J]. Colorectal Dis, 2011, 13(8): 935-938.

[33] Pericleous S, Hannay J A, Sharma T, et al. Reducing spillage during emergency stoma formation in patients with obstructed and unprepared bowel[J]. Ann R Coll Surg Engl, 2013, 95(2): 156.

[34] Persson E, Berndtsson I, Carlsson E, et al. Stoma-related complications and stoma size—a 2-year follow up[J]. Colorectal Dis, 2010, 12(10): 971-976.

[35] Ricciardi R, Roberts P L, Hall J F, et al. What is the effect of stoma construction on surgical site infection after colorectal surgery[J]. J Gastrointest Surg, 2014, 18(4): 789-795.

[36] Shabbir J, Britton D C. Stoma complications: a literature overview[J]. Colorectal Dis, 2010, 12(10): 958-964.

[37] Wu S W, Ma C C, Yang Y. Role of protective stoma in low anterior resection for rectal cancer: a meta-analysis[J]. World J Gastroenterol, 2014, 20(47): 18031-18037.

第二十三章
肠造口新生物

回肠造口或者结肠造口有各种早期并发症和晚期并发症。如皮肤刺激、造口回缩或者脱垂、造口旁疝、造口水肿、造口狭窄、造口皮肤瘘或者窦道、造口周围脓肿、造口穿孔等。回肠造口还可以发生末段回肠炎。肠造口及造口周围新生物属于造口相关的晚期并发症，包括造口处息肉、造口癌、造口周围皮肤癌。

肠造口一般有末端回肠造口和结肠造口两种，从文献报道来看，末端回肠造口新生物明显多于结肠造口新生物。新生物有炎性息肉、腺瘤和癌三种。

第一节　肠造口息肉

与常见的肠息肉类型相反，多数肠造口息肉都是炎性息肉。肠造口息肉研究报道非常少，一般通过病理活检、息肉摘除、切除和临床观察记录来进行研究。

炎性息肉多见，病因与造口黏膜摩擦刺激性炎症有关，可以随机发生在肠造口后任何时间和造口黏膜的任何地方，多数患者是由造口反复脱垂导致的，患者还可以出现造口黏膜粗糙、出血、造口周围皮肤侵蚀等伴随症状，息肉多数为广基或亚蒂息肉，多发，10 枚左右，病理检查示黏膜急性炎性增生和血管增生。

腺瘤性息肉很少，病因可能与患者自身肿瘤因素、局部灌洗等黏膜物理刺激、造口黏胶物质的化学刺激有关。多数发生在肠造口后 15 年以上，并且多数生长在肠造口的黏膜和皮肤交界处，单发或者多发，一般没有症状，表现为新生物，偶有出血，肠造口处的腺瘤性息肉容易癌变。

对于肠造口患者，应该定期检查造口处黏膜，特别是黏膜与皮肤交界处，肠造口的炎性息肉或者腺瘤性息肉通过肉眼或者肠镜下难于鉴别，治疗上均应该摘除后病理检查（表 23－1）。

表 23－1　炎性息肉和腺瘤性息肉鉴别

肠造口	炎性息肉	腺瘤性息肉
数量	多发	单发多见
部位	黏膜表面随机	黏膜皮肤连接处
时间	术后随时发生	术后多年以后
伴发造口脱垂	常见	无
症状	出血皮肤刺激多见	早期无后期肿块、出血、梗阻
病理表现	急性炎症、血管增生	腺瘤可有上皮内瘤变，甚至癌变
治疗	摘除＋病理	摘除＋病理
恶变	少	容易恶变

第二节 肠造口癌

肠造口癌非常罕见。造口癌在造口多年之后发生，是肠造口的最后一个并发症。肠造口有回肠造口和结肠造口两种，可能是回肠与皮肤交界处受到更多粪液刺激的原因，回肠造口癌明显多于结肠造口癌。1966年，伦敦西敏市医院Morgan报道了第一例结肠造口癌，发生在造口术后31年；1968年，美国纽约罗切斯特总院Luis Sigler报道了第一例回肠造口癌，发生在造口术后19年。回肠造口癌和结肠造口癌似乎机制不同，但是由于病例稀少、研究较少，全世界文献报道回肠造口癌大约50例，结肠造口癌不足20例，当然实际发生的肠造口癌远远多于文献报道。

(一) 结肠造口癌(图23-1～图23-5)

结肠造口癌多数既往有肠癌病史，Chiyo在2015年对所有结肠造口癌报道进行总结，共13例结肠造口癌中9例为直肠癌术后，2例为溃疡性结肠炎术后，2例为良性疾病结肠造口。直肠癌术后发生结肠造口癌可以说是一种异时性多原发癌，多原发癌约占肠癌3%左右，异时性多原发癌不算罕见，而正好发生在造口位置就非常罕见。

直肠癌术后发生结肠造口癌的可能原因有肿瘤切缘过近直接浸润；系膜的淋巴引流或者逆流播散；手术中的腹腔腹膜播散；造口处黏膜本身有腺瘤性息肉；肠腔内逆行播散。Goligher在连续2 000例

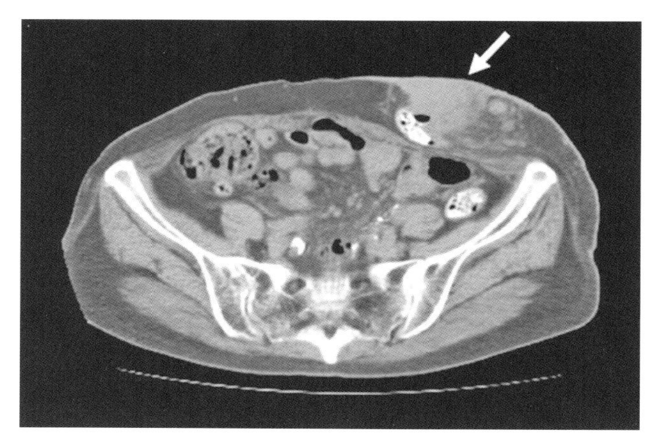

图23-2 CT及PET-CT所见

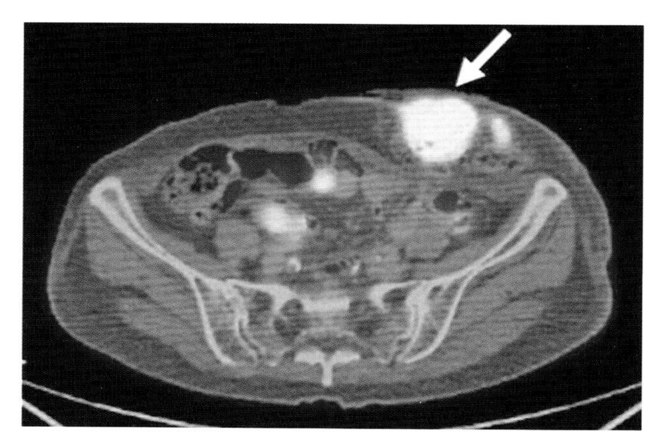

图23-3 CT及PET-CT所见

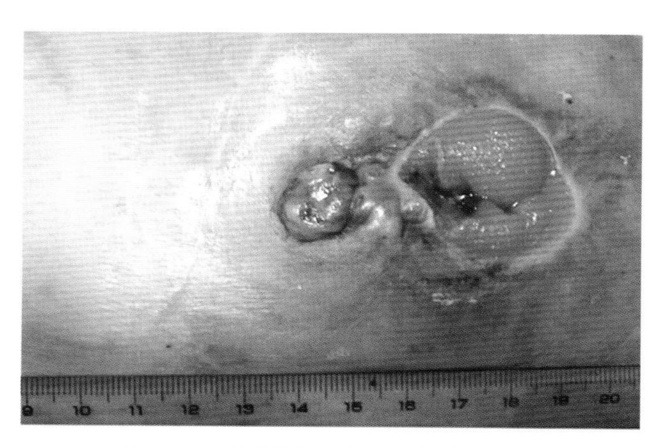

图23-1 溃疡性结肠造口癌浸润周围皮肤

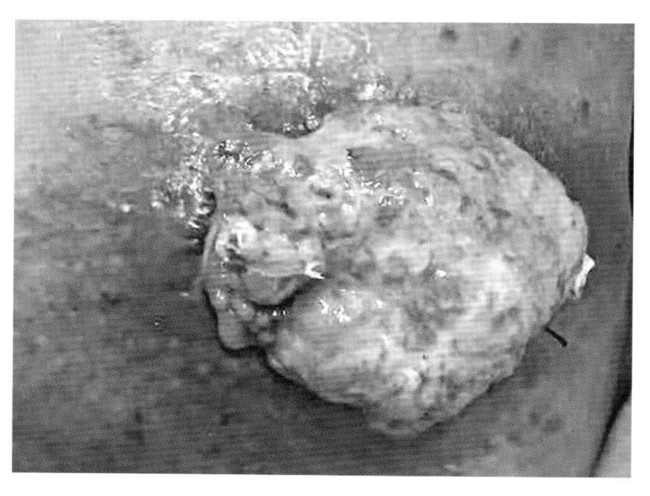

图23-4 结肠造口癌

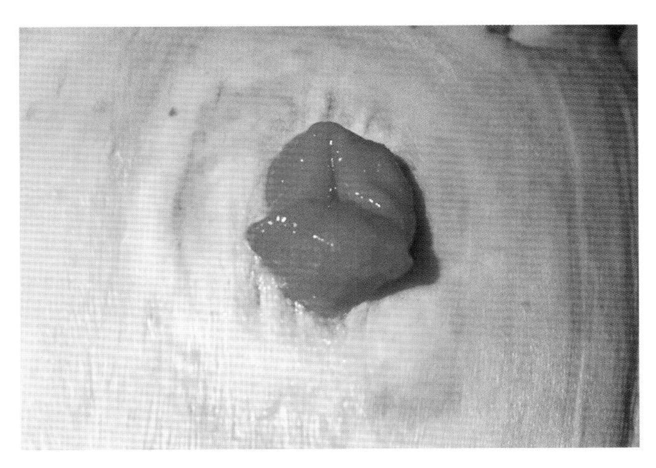

图 23-5　结肠造口癌浸润黏膜和黏膜下层

结肠造口患者中有3例发生结肠造口癌。临床上因原发肠癌处理不当发生造口处癌较为多见，但这不属于肠造口的原发癌。

因溃疡性结肠炎而行结肠造口也有发生造口处癌的报道。更为罕见的个案是因泌尿科手术损伤降结肠行横结肠造口后53年发生横结肠造口处癌的报道、造口处皮肤放疗后发生鳞癌的报道、大细胞肺癌转移至结肠造口的报道。一例乙状结肠癌患者行Hartmann术，术后2年在降结肠造口处发生毛母细胞癌，而毛母细胞癌是起源于毛囊细胞的一种罕见皮肤癌。

(二) 回肠造口癌(图23-6)

回肠造口有两种，包括临时性回肠造口和永久性回肠造口。临时性回肠造口多用于直肠癌手术防治吻合口瘘，属于保护性造口，3～6个月回纳。永久性回肠造口多用于溃疡性结肠炎全结直肠切除术，也用于家族性腺瘤性息肉病全结直肠切除术。只有永久性回肠造口才可能发生肠造口癌。Quah于2005年回顾了所有回肠造口癌报道，共44例，包括40例腺癌和4例鳞癌，其中31例为溃疡性结肠炎，2例为克罗恩病，11例为FAP。这些患者在回肠造口后3～51年后发生造口癌，平均28年。

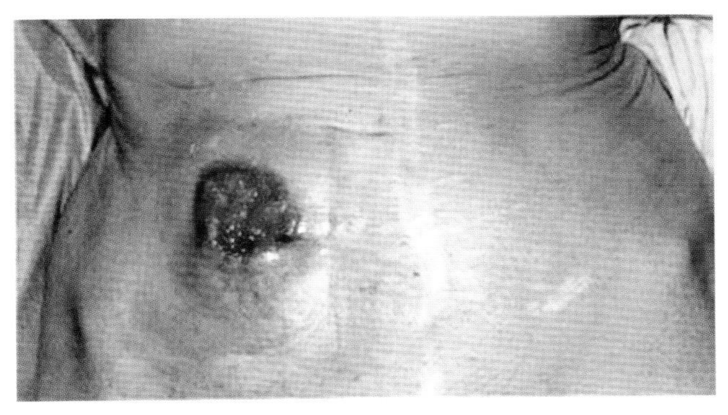

图 23-6　末端回肠造口溃疡性癌，伴有造口回缩、狭窄

回肠造口癌的发生与多种因素有关，佩戴造口袋造成的慢性机械性损伤，黏胶和消化液导致的长期的化学性刺激，回肠造口黏膜和周围皮肤交界处反复损伤和修复可以引起回肠黏膜上皮增生和结肠化生，溃疡性结肠炎患者出现反流性回肠炎，回肠造口造成了局部细菌菌群发生改变，这些都可能是回肠造口癌发生的原因。另外，对于FAP患者，全结直肠切除后末端回肠容易发生腺瘤样息肉，在报道的11例FAP患者发生回肠造口癌的病例中有7例末段回肠有多发腺瘤样息肉，腺瘤在反复刺激损伤情况下容易发生恶变。

(三) 肠造口癌的临床表现

造口处肿块最多见，表现为局部无痛性进行性生长的肿块，其他症状如近期新出现的造口周围刺激症状、出血、造口袋容易泄露，少部分患者出现梗阻、溃疡、疼痛。

由于肠道肿瘤随访时间只有5年，而造口新生物多发生在造口15年之后，所以对于造口15年以上患者应该常规定期检查，并教育患者自查，自查是早期发现造口癌的重要方法。门诊医师或者造口治疗师应该仔细检查造口防止漏诊，发现肠造口硬结、狭窄和梗阻、溃疡和肠炎都应该注意排除造口癌可能。

(四) 肠造口癌的治疗

首先需要活检明确病理性质，局部影像学检查判断病变范围，系统性全身检查排除远处转移或者其他肿瘤。肠造口癌一般进展较为缓慢，表现为局部浸润，只有少数几例报道发生淋巴结转移。手术需要广泛、整块切除造口癌及周围皮肤、全层腹壁及邻近肠管，在其他位置重新造口。腹壁缺损可以单纯修补、转移皮瓣修补或者应用补片修补。

肠造口癌淋巴转移可以转移至肠系膜淋巴结，也可以转移至腹壁或者腹股沟淋巴结。值得注意的是，肠造口癌发生腹股沟淋巴结转移并不属于晚期，而应该当作前哨淋巴结转移，还是应该积极手术清扫，使患者获得根治性切除(R0切除)机会。

(龚海峰　曹付敖)

◇参◇考◇文◇献◇

[1] 俞一峰，孙琦，龚海. 原发性末端回肠造口癌一例[J]. 中华胃肠外科杂志，2013，16(6)：591.

[2] Chiyo Maeda, Eiji Hidaka, Mari Shimada, et al. Transverse colon cancer occurring at a colostomy site 35 years after colostomy: a case report[J]. World Journal of Surgical Oncology, 2015, 13: 171－177.

[3] Daisuke Hashimoto, Hideyuki Kuroki, Yutaka Motomura, et al. Trichoblastic carcinoma arising from colostomy[J]. The American Journal of Surgery, 2011, 202, e35－e37.

[4] H. M. Quah, A. Samad, A. Maw. Ileostomy carcinomas a review: the latent risk after colectomy for ulcerative colitis and familial adenomatous polyposis[J]. Colorectal Disease, 2005, 7: 538－544.

[5] Luis Sigler, Frank L Jedd. Adenocarcinoma of the ileostomy occurring after colectomy for ulcerative colitis: report of a case[J]. Dis Colon Rectum, 1969, 12: 45－48.

[6] Morgan M N. Carcinoma in a caecostomy in longstanding ulcerative colitis[J]. Proc R Soc Med, 1966, 59: 427.

[7] Manel Cremades-Pérez, Miquel Gómez-Artacho, Jordi Navinés, et al. Adenocarcinoma at the site of a terminal colostomy. A rare but important entity[J]. Revista Española de Enfermedades Digestivas, 2015, 107(5): 309.

[8] Masayoshi Iwamoto, Kenji Kawada, et al. Adenocarcinoma arising at a colostomy site with inguinal lymph node metastasis: report of a case[J]. Japanese Journal of Clinical Oncology, 2015, 45(2): 217－220.

[9] R Attanoos, P J Billings, L E Hughes, et al. Ileostomy polyps, adenomas, and adenocarcinomas[J]. Gut, 1995, 37: 840－844.

第二十四章
肠造口术前定位

第一节　肠造口术前定位的方法

由于肠造口没有括约肌的功能，无法控制大小便的排出，影响了患者的生活质量。开展肠造口术前定位不仅降低了造口并发症的发生率，还减少了影响生活质量的不利因素，从而提高了生活质量。造口术前定位在国外已有50多年的历史，无论择期和非择期手术，术前均应选择合适的位置，国内开展造口术前定位已有20年的历史，但是，在国内仍有部分医师在手术中选择造口位置，术后发现造口位置欠佳，已无法弥补。在术前患者清醒状态下定位，可以考虑多种因素，尊重患者的宗教信仰和意愿，做到造口定位个性化。

一、概念

肠造口定位是指手术前由造口治疗师、护士或者医师评估患者腹部情况，选择最理想的造口位置并在皮肤上标记的过程。理想的肠造口不仅需要医师的技术，还要根据患者情况进行个体化定位。2014年国际造口指南指出造口定位标记在腹部凸起的部位，在腹直肌范围以内，避开瘢痕、皱褶、皱痕或腰带部位。无论是择期手术或非择期手术，定位尽可能在术前由造口治疗师或接受过造口护理教育的临床医师完成。患者及其家属的术前教育应包括造口说明、造口定位、外科手术过程、术后造口管理。

二、目的

（一）便于自我护理

造口手术后，如果患者能自我护理，患者对造口后的生活就会有足够的信心。如果患者无法直接看到自己的造口，将无法完成自我护理。因此，造口定位的主要目的是便于患者自我护理。

（二）便于造口用品使用

由于造口没有括约肌，患者术后无法控制粪便或尿液的排放，临床上用造口袋来收集排泄物。尤其是永久性肠造口和尿路造口者需长期使用造口用品，选择一个合适的位置能便于造口用品的使用，避免因造口袋渗漏而需频繁更换，可减轻患者经济负担。

（三）预防并发症的发生

永久性造口随着造口术后时间的延长，造口并发症发生率会上升，其中造口旁疝、造口脱垂等与造口位置有关的并发症更为明显，选择合适的造口位置可预防并发症的发生。而临时性回肠造口患者虽然造口只有3～6个月，但是由于排泄物呈碱性并含有大量的消化酶，接触皮肤2～4小时即会引起刺激性皮炎。因此合适的造口位置在预防造口并发症方面有十分重要的作用。

（四）尊重患者生活习惯

造口不应该改变患者的生活习惯，造口者最终要像正常人一样生活，回归社会，术前定位应尊重患者利益，在不影响治疗的前提下，以患者需要而定位。

三、原则

(一) 患者能看清楚造口

患者取不同体位时都能看清楚造口，尤其是半卧位、坐位、站立位。肥胖患者如果造口位置太低，腹部脂肪挡住视线，患者无法看到造口，当患者术后体力恢复，生活基本自理，患者仍无法自我护理造口。造口护理问题将困扰患者，也给家庭增加了负担。患者借助镜子看清自己造口后再护理，自我护理的难度增大。所以，患者能看清楚造口是参与自我护理的重要方面。

(二) 造口周围皮肤平整、健康

造口位于平整皮肤中，皮肤健康、无瘢痕、皱褶。造口处排泄物通过粘贴造口袋收集，有黏性的造口底盘，能较长时间地固定于身体的同一位置。皮肤不健康，有脱屑、感染等，底盘不能很好地贴合。皮肤不平整，底盘不能紧贴皮肤，粪水易渗漏。避开不健康和不平整的皮肤可以延长造口袋使用时间。

(三) 造口位于腹直肌处

造口是在腹壁上开一个口，形成了一个腹壁薄弱处，随着术后时间的延长，如果有慢性咳嗽、排尿困难、重体力劳动、经常抬举重物、腹水等腹内压增高的情况，老年人腹部肌肉薄弱，腹腔内活动度大的小肠、大网膜通过造口的薄弱处突向体外，形成造口旁疝。造口旁疝是造口常见并发症之一，随着患者生存期的延长，造口旁疝的发生率有上升趋势，造口开口于腹直肌处可预防造口旁疝的发生。

腹直肌位于腹前壁正中线的两旁，居腹直肌鞘中，为上宽下窄的带形肌，起自耻骨联合和耻骨嵴，肌束向上止于胸骨剑突和第5～7肋软骨的前面。腹直肌与深层的腹外斜肌、腹内斜肌、腹横肌共同组成腹前外侧肌群，它的作用是保护腹腔脏器及维持腹内压，保护腹腔脏器位置的固定。造口位于腹直肌处使造口平时处于微微关闭状态，可预防造口脱垂。

(四) 不影响患者生活习惯

日常生活中，男女的穿衣习惯有所不同。一般男性的腰带扎在平脐或脐以下，女性的腰带扎在脐以上。肥胖者穿衣喜欢宽松，消瘦者喜欢穿较紧身的衣服。体力劳动者经常弯腰，造口位置宜低一点；久坐者及坐轮椅者造口位置宜高一点；上肢功能不全或丧失者的造口位置应适合患者的需要；脊柱侧凸者的造口位置应在凸侧；二胡演奏员造口宜放在右下腹。造口不影响系腰带，以腰带下方最适宜。定位时应尊重患者的要求，尽可能不改变患者的生活习惯。如有可能，在下腹部选择一个低于腰带的位置以使造口袋更隐蔽，如果患者在髋部佩带腰带，这对患者来说是不可取的，应在腰带上方标记造口。

四、意义

张连阳提出，凭外科医师的经验于手术中定位，由于手术时平卧、麻醉和切口等因素的影响，造口的解剖位置可能与理想的位置有较大偏离，而给术后护理带来不便。有研究显示，术前造口定位能提高肠造口患者对造口的适应水平，改善生活质量，并发症的发生率有一定的降低。Mehendale 等提出造口位置选择时应在站立和坐位时也合理，尤其是肥胖患者麻醉时躺在手术台上仰卧位，选择的造口位置可能不正确，应术前定位。造口位置不当还会影响患者的性生活，造成造口的损伤。

(一) 不同体位皮肤皱褶的差异

平卧位时腹部皮肤皱褶最少。术前定位时造口治疗师可让患者改变体位，仔细观察腹部皮肤情况，避免造口在皮肤皱褶处。坐位、下蹲时腹部皮肤皱褶最多，必须观察不同体位患者的腹部皮肤皱褶情况，选择合适的造口位置。

(二) 开腹后解剖结构改变

传统的造口位置是由手术医师在术中完成，当腹腔打开后，腹部的解剖结构发生改变，术中选择的造口位置与术后造口位置差异很大，且术中皮肤暴露有限，造口与切口、切口与底盘的关系都难以确定。

(三) 可避免术中与造口者交流障碍

全麻患者意识完全丧失，操作者无法与患者交流。术后造口位置不易更改，不合适的造口位置将影响患者术后的生活质量。

五、方法

(一) 定位前评估

1. *手术方式评估*　造口的位置依据疾病、手术方式、患者个体差异而决定。造口专科护士应对患者情况有充分的了解，明确手术方式，选择合适的造口位置。

2. 患者一般情况评估　确定患者是否有影响造口部位的疾病、残疾、损伤（如腹部膨胀、灵活性差、关节炎、视力差、使用轮椅），是否有宗教信仰（鞠躬、弯腰和跪着祈祷），包括文化程度、职业、宗教信仰（宗教对身体排泄物有限制，如穆斯林祈祷要求，造口位置、造口用品）、营养状况、体型、腹部情况（有无皮肤病、手术瘢痕、腹部毛发情况等）、手灵活度、视力等。评估患者的心理接受程度及相关知识的了解程度。沟通至关重要，使用交互式技巧（如激励性访谈）来鼓励患者或照顾者。诊断结果、年龄、职业、生活方式（如癌症患者体重可能会减轻，IBD 患者术后体重可能会增加，警察和木匠可能会佩戴装有工具的重型腰带）。

（二）理想的造口位置

应位于腹直肌上，避开陈旧的瘢痕、皮肤皱褶、脐、腰部、髂骨、耻骨、手术切口、肋骨、腹直肌外、慢性皮肤病、现有疝的部位。患者能在不同体位看到造口并能完成自我护理。理想的造口位置为脐、左右髂前上棘和耻骨联合形成的菱形区域内。乙状结肠造口选择在左下腹，回肠和尿路造口选择在右下腹。横结肠造口在剑突至脐连线中点的左侧或右侧，旁开中线 2 横指。

（三）造口定位的操作流程

1. 用物准备　治疗盘、弯盘、油性记号笔（或手术部位标识用笔）、直径为 2.0～2.5 cm 红色圆形粘贴纸、棉签、75%乙醇溶液、专用量尺均成清洁备用状态。

2. 患者准备　向患者解释定位的目的及必要性、关门窗、拉隔帘，注意保护患者隐私，操作者站于患者的定位侧，协助患者移至床边，患者取平卧位，暴露腹部皮肤，注意保暖。

3. 选择造口位置

（1）方法一：传统定位法。① 确定腹直肌边缘：回肠造口、横结肠造口和尿路造口时操作者站在患者右侧，乙状结肠造口时操作者站在患者左侧。确定腹直肌方法有两种：一是让患者平卧，头部抬高 30°左右，双手掌十指交叉放在枕部，让患者做咳嗽动作，此时在患者脐部两侧的腹壁可触摸到较坚硬的组织随着咳嗽动作在起伏，在这范围内至脐部两侧标记为腹直肌的位置。也可以让患者双手放于枕下，嘱患者逐渐抬头眼睛注视脚尖，同时操作者的手向患者腹部外侧滑动，此时应能摸到一条纵行收缩的肌肉，即为腹直肌。提出将造口位置选择在腹直肌上可减少造口脱垂的风险。② 预计造口位置：以脐与髂前上棘连线中上 1/3 交界处为预计造口位置。以乙状结肠造口为例，操作者用右手示指和拇指，示指放于脐与左髂前上棘连线上，左手示指放于左髂前上棘，拇指也放于脐与左髂前上棘连线上，将脐与左髂前上棘连线三等分，取脐与髂前上棘连线中上 1/3 交界处为预计造口位置。确定预计造口位置后，用一个直径为 2.0 cm 的圆形红色粘贴纸，贴于预计造口位置。③ 实际造口位置：要求患者站立、坐直、后仰、放松静坐、向前弯曲、向右弯曲、向左弯曲并躺下，同时暴露腹部。如果因文化或宗教问题需要鞠躬，则请患者跪拜。让患者取半卧位、坐位、站立位、下蹲位等不同体位观察自己的造口，以能看清楚造口为原则。为了明确造口与周围皮肤、解剖标志之间关系，用 10 cm×10 cm 造口底板模型观察底板与脐、切口、皮肤皱褶、髂前上棘、腰带的关系。在观察过程中上下左右调整粘贴纸的位置。调整时注意必须在腹直肌虚线范围内调整。

（2）方法二：三角法。① 在左或右下腹，以脐、髂前上棘、耻骨联合三点形成一个三角形，该三角形的三条中线相交点为预计造口位置造口位置，贴上粘贴纸（图 24－1）。② 实际造口位置：按方法一进行调整到合适位置（图 24－2）。

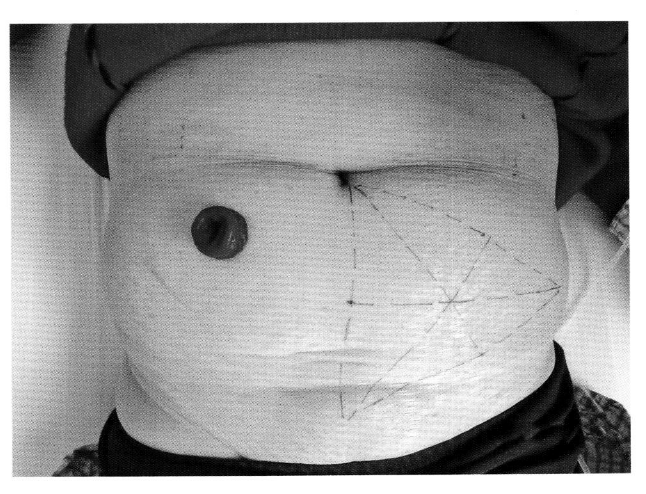

图 24－1　三角法定位

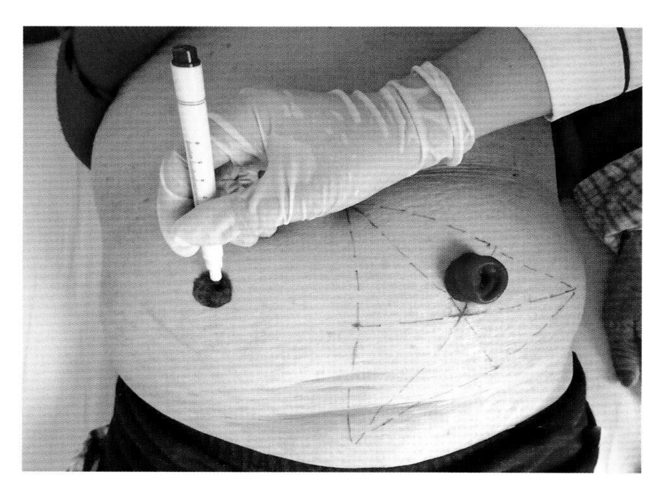

图 24-2　调整后实际位置

4. 造口标记　要求患者取坐、站立、弯曲、扭转体位来观察皱褶并相应调整造口位置，调整后造口位置为实际造口位置，应用手术记号笔画一个实心圆，备手术时医师使用。

(四) 造口定位后健康教育

嘱患者淋浴时不要用力擦洗，否则会影响标示的清晰度，若术前标记颜色变淡或模糊，应及时告知护士加固标记。

(五) 记录

定位后需记录在病历和护理病历内。

(六) 造口部位选择

最终的造口部位由外科医师在评估手术期间患者的肠道状况和使用预先定位的造口部位的可能性之后进行选择。

六、造口定位的注意点

(1) 造口定位应在肠道准备之前，因为排空粪便后会使患者腹部的外形发生变化。

(2) 造口定位一般由造口治疗师或有经验的护士执行，定位前应主动向医师了解患者病情，了解患者和家人对疾病了解程度。确定造口位置是患者、造口治疗师和医师之间紧密合作的过程，有任何违背常规原则的位置标记都要记录在患者的病历中，这样做可以使参与者都知道偏差的原因。如果因为外科手术不能满足患者造口位置的需求时，应该向患者解释清楚。

(3) 造口应避开陈旧的瘢痕、皮肤皱褶、脐、腰部、髂骨、耻骨、手术切口、肋骨、腹直肌外、慢性皮肤病、现有疝的部位。

(4) 造口位置确定后，患者可试戴造口袋。造口专科护士将患者选择的造口袋按常规更换造口袋方法示范给患者和家人看，造口袋贴于实际造口位置。造口袋内装有 100 ml 的清水，以增加患者对造口真实感。24 小时后造口专科护士了解患者对造口感受，并适当调整造口位置。

第二节　特殊情况肠造口定位及困难肠造口定位案例分析

常规的定位方法在左下腹或右下腹行造口定位，临床上会遇到特殊情况的定位，例如：横结肠造口定位、急诊手术、需要同时行肠造口和尿路造口、多次手术后定位、特殊体型患者的定位等情况，造口专科护士需掌握各种情况的定位方法，术前选择合适的定位方法，为手术医师提供方便，且合适的造口位置可以提高患者术后的生活质量。

一、特殊情况的造口定位

(一) 横结肠造口定位

横结肠造口定位的方法，在左或右上腹部以脐部和肋缘分别做一水平线，选择的造口位置在两线之间的区域内，并在腹直肌范围内。其他的定位要求同常规造口定位。术后造口底盘的粘贴应避开肋骨，所以选择的造口位置必须距离肋缘下 2 横指(图 24-3)。

(二) 急诊手术造口定位

急诊手术或剖腹探查手术时，手术中遇到的不确定因素较多，因此，造口的位置选择要方便手术者操作，可同时定两个或两个以上的位置，手术者视术中情况选择，避免术中盲目定位，也避免术前所定的位置给手术者术中操作带来难度。临床上可选择上腹部及下腹部各 2 个位置(图 24-4)。

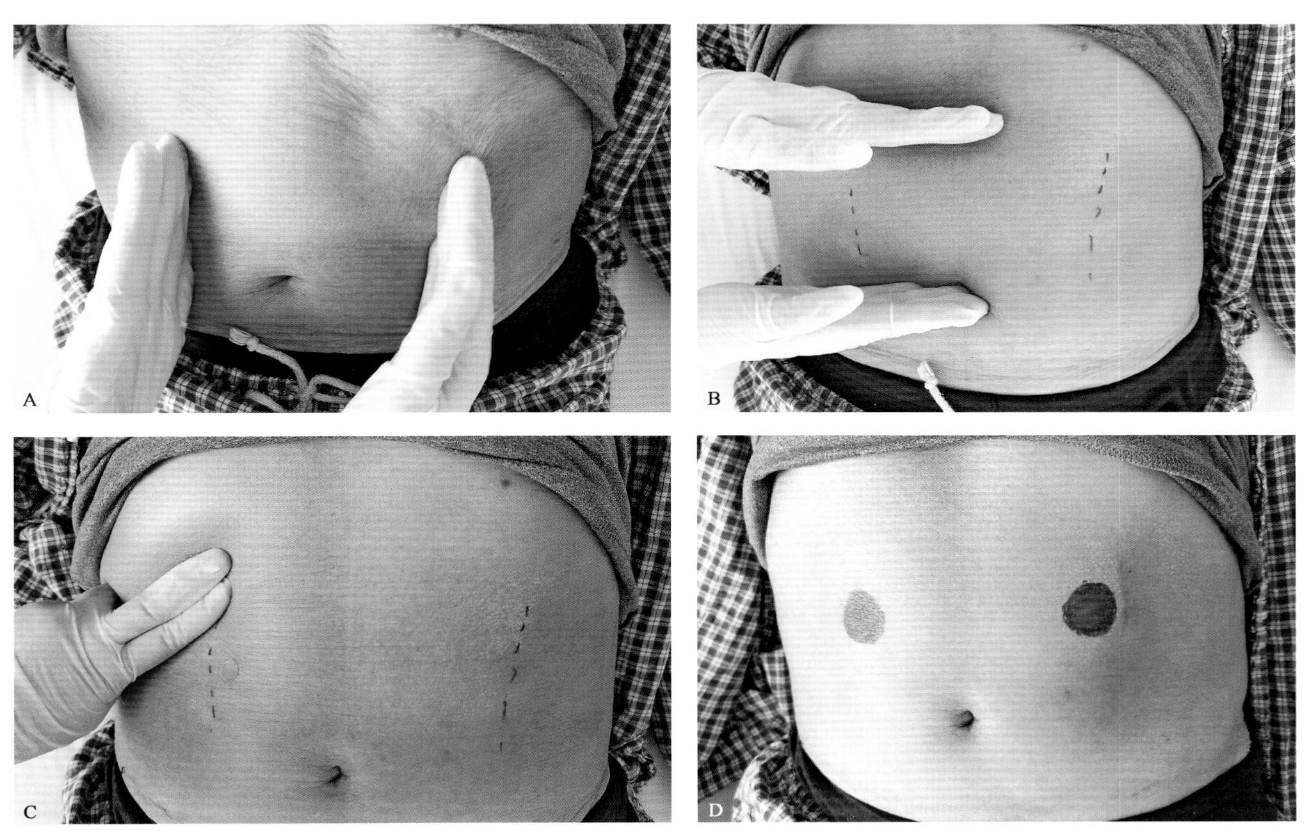

图 24－3　横结肠造口定位

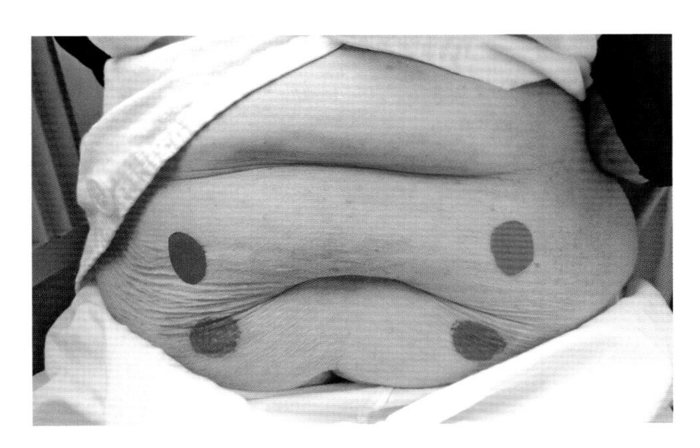

图 24－4　急诊手术患者定位

（三）双造口的造口定位

术前确定需要做两个造口，位置选择时需要考虑两个造口的高度与距离。同时行肠造口和尿路造口时，肠造口的排泄物污染尿路造口后，易发生尿路造口感染，所以两个造口位置不应在同一平面上。在右侧腹直肌处的尿路造口应该略高；在左侧腹直肌处的肠造口稍低些，两个造口之间留有底盘粘贴的空间。两个造口位置不在同一平面上，还方便手术后造口出现并发症时的处理，如果一侧造口因造口回缩或造口周围皮炎需要使用凸面底盘佩戴造口腰带时，在同一个高度，造口腰带易压迫另一个造口影响血运。如果同时行回肠和结肠双造口时，回肠造口应偏上（图 24－5）。

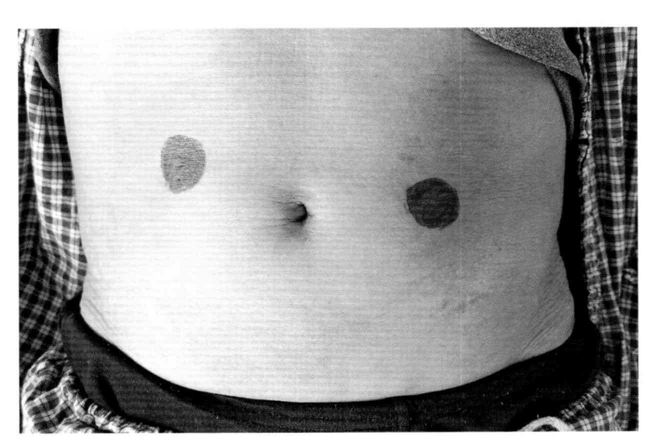

图 24－5　双造口定位

（四）肠梗阻患者的造口定位

因肠梗阻等原因导致腹胀时，患者腹部膨隆，腹部看不到皱褶，也不容易摸到腹直肌，此时应按理想造口位置进行，选择足够平坦的位置，避开患者习惯系腰带的位置(图 24－6)。如果腹部膨胀,定位时必须考虑此因素,因为术后腹部会缩小,腹部又会出现皱褶。在造口定位困难的情况下,应告知外科医师并向其说明原因。

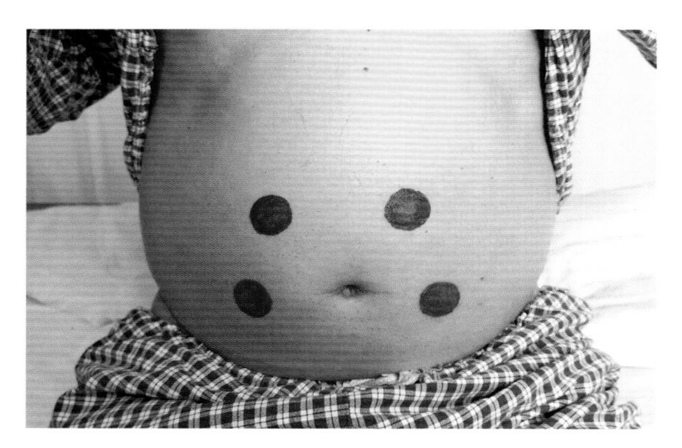

图 24－6　肠梗阻患者定位

(五) 坐轮椅、安装义肢患者的造口定位

需按日常生活需要坐在轮椅或穿戴义肢后再定位。如果患者平时需要坐轮椅,因轮椅椅面的高度与弧度不一样,会影响患者腹部形体,所以,在造口定位评估腹部形态时,患者应坐在自己的轮椅上(图 24－7)。为了确保患者能够看到自己的造口,考虑在腹部稍高的部位标记。

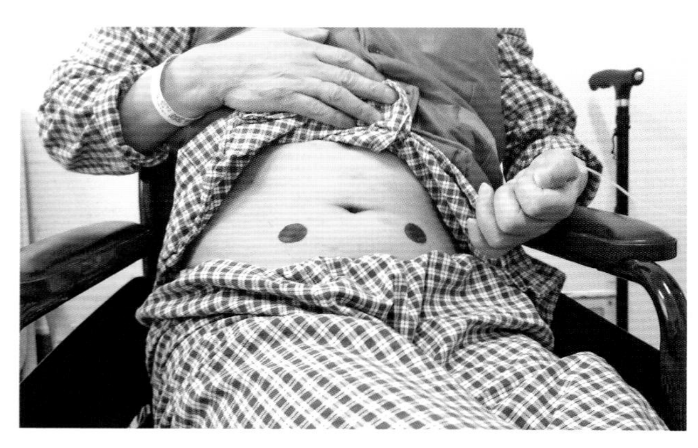

图 24－7　坐轮椅患者定位

(六) 腹部多次手术的造口定位

对于腹部多次手术患者的造口定位(图 24－8),定位者应与手术医师一起定位,或定位前明确手术方式及可能施行的造口,尤其要明确本次手术的腹部切口,如果是右切口、正中切口者定位时应避开瘢痕,左切口者造口位置应偏内侧,输卵管结扎术者造口偏上、偏外一些。因多次手术患者腹腔内肠管易发生粘连,需要行造口的肠管可能因张力原因拉不到腹壁相应的位置,术前需要尽可能多选择几个位置,可以提供手术医师选择。

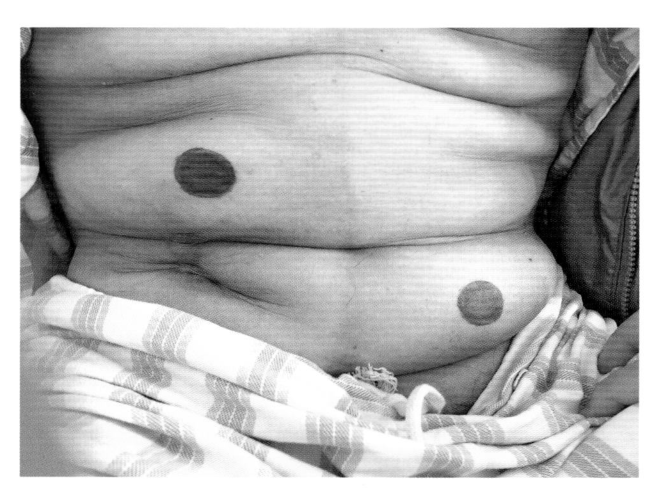

图 24－8　多次手术定位

(七) 特殊体型的造口定位

上肢功能不全或丧失者:应适合患者的需要;脊柱侧凸者的造口位置应在凸侧;肥胖患者脂肪组织形成的皱褶不易发现,如果用手指能掐出皱褶的好好检查,肥胖隆起的腹部造口定于腹部隆起之上,但不能定在腹部最隆起处,以方便患者能够清楚看见整个造口(图 24－9)。

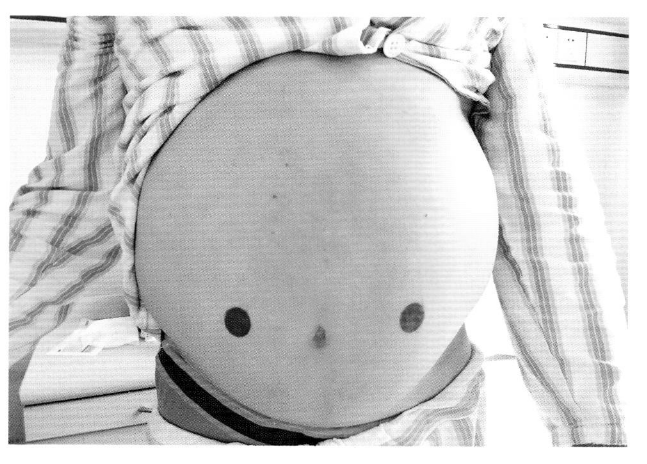

图 24－9　肥胖患者定位

(八) 腹腔镜手术患者的造口定位

腹腔镜手术不同于常规开腹手术,腹腔镜手术需在腹部打 3～4 个(Trocar)孔,直径约 1 cm,手术医师为了减少患者痛苦,往往会在 Trocar 孔的位置，就近拖出肠管行肠造口，这样就失去术前造口定位的意义，且增加了腹腔镜肠造口术后并发症。所以，术前及时和医师沟通，医护同时确定造口的位置，手术后发现造口位置有调整，也应与手术医师沟通，了解造口位置调整的具体原因，以便提高手术前定位的准确率(图 24－10)。

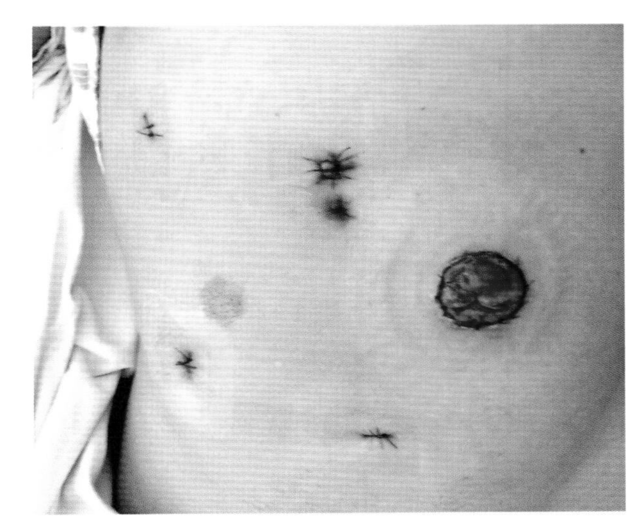

图 24－10　腹腔镜手术造口定位

二、困难造口定位案例

案例 1

黄某某，女，72 岁，因直肠癌复发住院，曾因直肠癌行两次开腹手术，现术后 6 年，腹部有两条手术瘢痕，本次手术方式准备行横结肠造口或回肠造口，术前需要行造口定位。

造口治疗师根据患者准备行横结肠造口或回肠造口，多次手术史，体型特殊，先了解患者的病情及既往史，患者腹部评估，腹部正中有手术瘢痕长 18 cm，宽 1.5 cm，瘢痕质硬；左下腹有手术瘢痕长 5 cm，宽 1.5 cm，瘢痕质硬。平卧位时腹部平坦，坐位时腹部皮肤皱褶明显，站立位时腹部皮肤皱褶伴双侧乳房下垂，与手术医师沟通，这次手术的切口为正中切口，考虑左侧腹部有手术瘢痕及明显皱褶，将造口位置一选择在左下腹平坦处，按要求行横结肠造口定位后，发现患者站立及坐位时，双侧乳房下垂正好盖着造口，患者看不到造口。调整时，我们将造口尽量靠近腹部中线，保证有足够平坦的皮肤粘贴造口底盘，又避开下垂的乳房。此类情况不用考虑左右横结肠造口位置间的距离，因为手术时左右横结肠造口位置是二选一，不会同时存在。具体定位情况如图所示(图 24－11)。

案例 2

患者，男，76 岁，外籍，因膀胱癌住院，患者身高 175 cm，体重 175 kg，考虑到手术难度大，需要行预防性回肠造口，给予术前造口定位。

考虑到患者的特殊体型，两名造口治疗师及多位肛肠科专家到病房会诊并共同造口定位，患者重度肥胖，体位改变需要他人协助，腹部情况评估，腹部脂肪厚，无法确定腹直肌边缘，造口治疗师徐洪莲老师指出，对于肥胖患者的定位考虑尽可能靠近手术切口，但要有足够粘贴底盘的距离，也要考虑肥胖患者需要使用减张线预防切口裂开，定位时均要考虑。要征求手术医师手术方式选择的意见，也要考虑患者的日常生活需求，需要综合考虑。具体定位情况如图所示(图 24－12)。

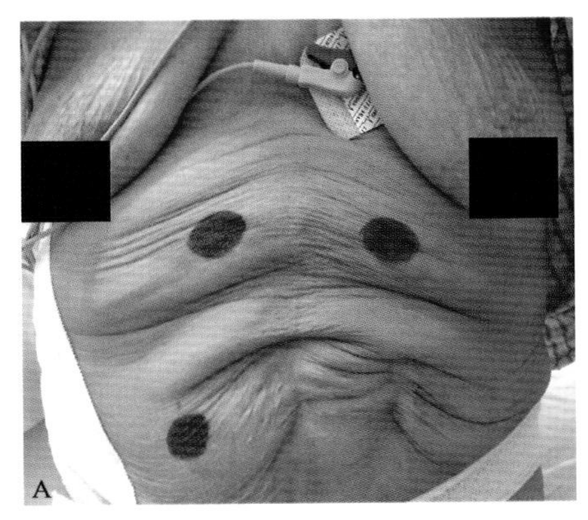

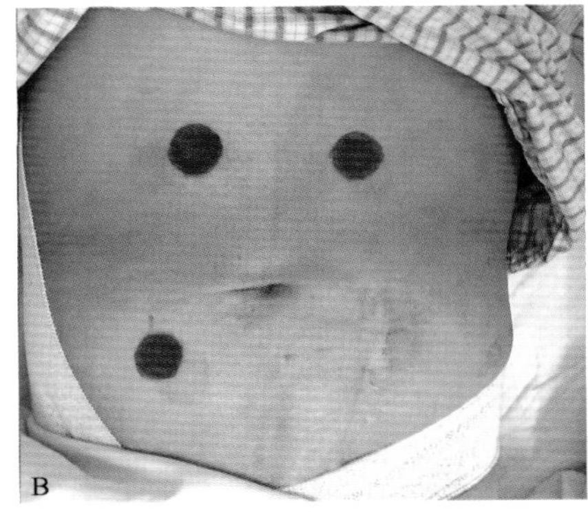

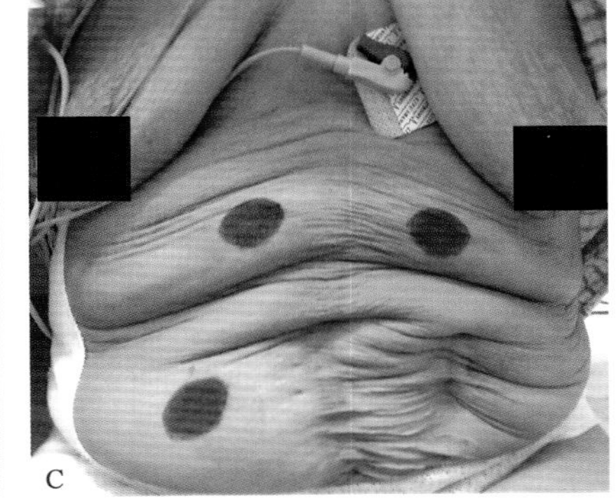

图 24－11　案例 1 的造口定位

A. 站立位；B. 平卧位；C. 坐位

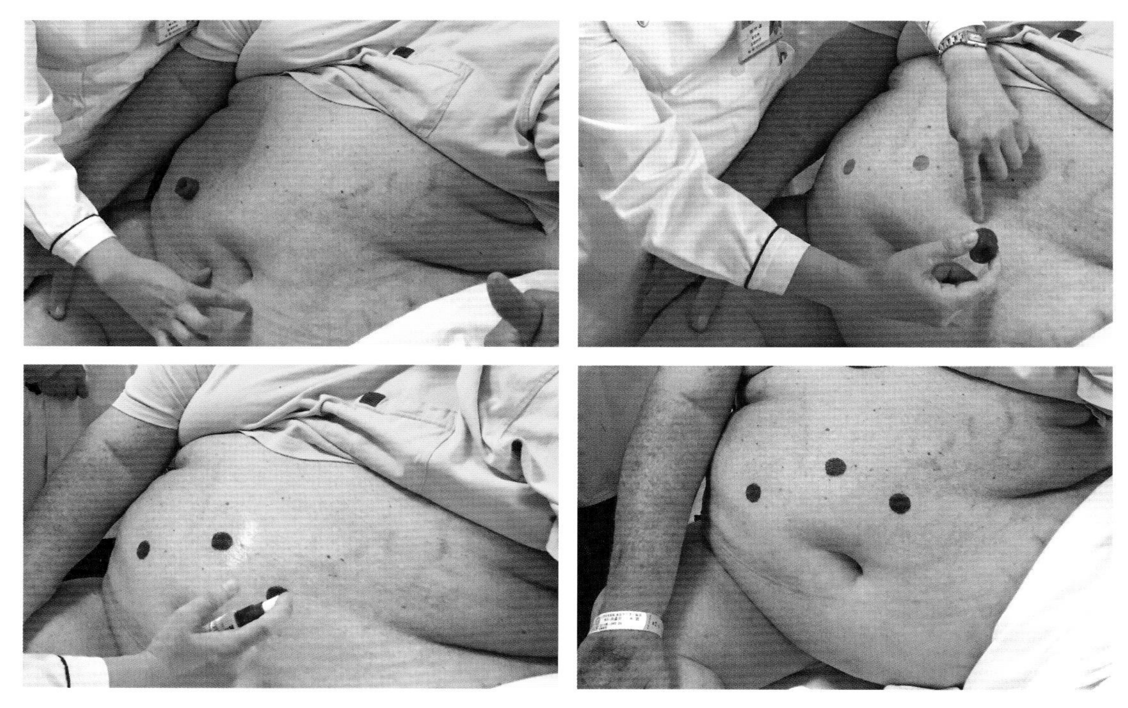

图 24－12　案例 2 的造口定位

（邱　群）

◇参◇考◇文◇献◇

［1］ 戴晓冬，杨宁王，宋迪．患者术前参与造口定位对造口患者生活质量的影响［J］．江苏医药，2011，37(1)：121－122．

［2］ 何秀珍，韩平，何玉每，等．术前定位与术中定位造口者生活质量的比较分析［J］．护理研究，2011，25(24)：2206－2207．

［3］ 胡爱玲，郑美春，李伟娟．现代伤口与肠造口临床护理实践［J］．北京：中国协和医科大学出版社，2010：283－286．

［4］ 黄漫容，叶新梅．肠造口术前定位探讨［J］．现代临床护理，2004，3(1)：22－23．

［5］ 梁建群．结肠造口术前定位对减少造口并发症及病人术后生活质量的影响［J］．护理研究，2010，24(33)：3052～3053．

［6］ 唐佳玉，何玉霞，唐婕．直肠癌 Miles 术的造口定位与护理［J］．第三军医大学学报，2011，33(18)：1993－1994．

［7］ 王敏，钱卫红．输尿管回肠皮肤造口术前造口定位的方法及其效果［J］．解放军护理杂志，2013，30(10)：66－67．

［8］ 徐洪莲，傅传刚．造口术前定位的护理现状［J］．中华现代护理杂志，2013，33(19)：4065－4068．

［9］ 徐洪莲，喻德洪，卢梅芳，等．肠造口术前定位的护理［J］．中华护理杂志，2001，36(10)：741－742．

［10］ 易珠，郑美春．肠造口患者的术前健康教育和造口定位［J］．护士进修杂志，1999，14(10)：57．

［11］ 张剑锋．泌尿造口术前定位及患者指导［J］．中国实用护理杂志，2008，24(11)：32－33．

［12］ 张连阳．肠造口的定位原则［J］．大肠肛门病外科杂志，2004，10(2)：89．

［13］ 赵晓维，寇京莉，韩斌如．肠造口病人术前定位调查［J］．护理研究，2007，21(14)：1243－1244．

［14］ 朱蓓，魏青，王永嫒．术前造口定位对肠造口患者造口适应性及生命质量的影响［J］．护士进修杂志，2013，28(12)：1094－1096．

［15］ Dukes S. Considerations when earing for a person with a prolapsed stoma［J］. Br J Nurs，2010，19(17)：21－26.

［16］ Foskett K. The role of the coloretal and stoma clinical nul especialist［J］. J Community Nurs，2012，26(6)：11－12.

［17］ Julie R. Complications arising from poor stomasiting［J］. Gastroenterol Nurs，2011，34(9)：17－22.

［18］ Julle R. Understanding the complexities of the clinical numespeeiali：A focus on stomasiting［J］. Gastroenterel Nurs，2009，32(7)：18－26.

［19］ Mehendale V G，Chaudhari N C，Shenoy S N，et al. Henna as a durable preoperative skin marker［J］. World J Surg，2011，35(2)：311.

第二十五章
肠造口与生活质量

随着医学的不断发展，患者的生活质量日益受到重视。肠造口手术是腹部外科急诊临时性或根治性、永久性的治疗措施，它既是挽救患者生命的需要，也是患者永久生活的保证。但肠造口在挽救、延续患者生命的同时，改变了患者的外在形象和排便途径，容易造成患者自尊心低下等心理变化和社交障碍，给患者的身心和社会功能造成了极大影响，引起的生理、病理变化导致了患者的躯体功能、生理功能、精神状态的改变，从而严重影响其生活质量。肠造口患者的生活质量已受到临床医护工作者的普遍重视，美国食品药品管理局提出，对疾病的治疗必须从存活率的提高和生活质量改善两个方面来评价。现代医学模式已经由传统的以治病为目的单纯生物医学模式向“生物—心理—社会”医学模式发生转变，因此，肠造口患者生活质量的改善程度就成为评价治疗效果和生存期的重要指标。

第一节　肠造口患者的生活质量评估

生活质量的评价贯穿于疾病的整个过程，正确的评价有利于医护人员采取恰当的医疗手段和护理措施，现将从肠造口患者生活质量现状、肠造口患者生活质量测评工具以及肠造口患者生活质量的影响因素方面进行阐述，以期为医务工作者针对性地选择干预措施，提高该类人群生活质量提供借鉴与参考。

一、肠造口患者生活质量现状

生活质量（quality of life，QOL），又叫生命质量、生存质量，它从一个社会学概念逐渐在医疗护理工作中得到广泛应用和发展，世界卫生组织对其定义为：不同文化和价值体系中的个体对与他们的目标、期望、标准及所关心的事情有关的生存状况的体验，包括身体功能、心理状况、独立能力、社会关系、生活环境、宗教信仰与精神寄托等，同时强调对自身价值和自我实现的认知，以及对社会的责任和义务。

肠造口术后患者回归家庭、社会，仍要面临各种生理、心理及社会不适。其生活质量是指针对肠造口这一特定因素的影响，患者的心理、社会健康、功能水平和对疾病（或）治疗相关症状控制水平的满意度。美国造口师 Fumbull 曾提出，不仅让造口患者活着，还要让他们活得有尊严，活得愉快，活得有生命质量。学者们对此展开了相关的研究，因研究目的、所用的测评工具及侧重点不同，所得的结果也有所差异，但所有的研究都表明，与其他人群生活质量相比，肠造口患者的生活质量整体水平偏低。造口患者改变了原有的正常排便方式，自我形象发生紊乱，有明显的情绪障碍、抑郁、焦虑、恐惧症状，常会出现自卑、失落甚至绝望等负性情绪。肠造口不仅给患者生活造成极大不便,并使其承受躯体、心理等多方面的痛苦,生活质量受到很大影响。目前关于肠造口患者生活质量调查均显示得分偏低。相关研究报道社会支持维度得分最低,Gervaz 等通过调查造口患者术后 1 个月、6 个月、12 个月生活质量水平,得出造口在术后 1 年依然影响患者生活质量。Kopp 等研究发现,肠造口患者 6 个月后生活质量有了改善,但是角色功能、生理功能、疲乏等方面改善不明显。Ito 等研究表明,造口术后 1 年患者生活质量才能渐恢复至术前水平。研究表明,造口患者的压力为重新建立新的排泄方式,即是身体结构、功能及外观的重大改变,也就是说身心的改变是造口患者面临的最大的挑战,更是影响患者手术后生活质量的重要因素。因此,剖析其影响因素,从而为制定相应护理方案、改善肠造口患者生活质量提供依据。

二、肠造口患者生活质量测评工具

国内外对造口患者生活质量测定还没有一种公认的工具,量表是用来量化观察中所得印象的一种测量工具,是心理卫生评估中收集资料的重要手段之一,国内外对造口患者生活质量测定使用的量表种类较多,但有学者认为,对造口患者生活质量评估应至少包括 4 项功能:身体的、心理的、社会的和性生活方面的内容。国内对肠造口患者的生活质量研究较晚,没有统一的生活质量的测定量表,目前用得较多的有以下三类量表:普适性量表、癌症患者适用量表、造口患者专用量表。常见的肠造口患者生活质量测评量表如下。

(一) 普适性量表

普适性量表(非特异性量表)的适用范围广,各种人群和疾病患者均能使用该类量表进行生活质量的评价,不含针对某特定疾病的评估项目,因此反应和敏感度稍差。健康状况调查问卷(The MOS Item Short Form Health Survey, SF－36)是 Stewart 等在医学结局量表的基础上由美国医学结局研究组开发的普适性测定量表,该量表由 36 个条目组成,分为 8 个领域,分别评价生理功能、生理职能、躯体疼痛、总体健康、活力、社会功能、情感职能和精神健康。通过多方面的综合分析来帮助判断患者的生活质量。评分 0～100 分,耗时 4～10 分钟。中国版由中山大学的方积乾教授等研制出来。2002 年,李鲁等开发研制了该量表的中文版并进行性能测试,其具有良好的信度、效度,用来评价护理干预对结肠造口患者的生活质量的影响,并适用于中国人群。

(二) 癌症患者适用量表

1. *癌症患者生命质量测定量表(EORTCQLQ－C30)* 欧洲癌症研究和治疗组织 EORTC(European organization for research and treatment of cancer, EORTC)研究制定的用于评价生活质量的量表,QLQ－C30(quality of life questionnaire － Core 30)。这一量表从最初 version 1.0 版本发展到现在的 version 3.0 版本。EORTC QLQ－C30(V3.0 中文版),其科学性较强,能够较好地用于肿瘤患者生存质量评价。EORTC QLQ－C30(V3.0 中文版)量表包括 30 个条目,15 个纬度。此量表是面向所有癌症患者的核心量表。中文版由万崇华等评价,认为具有较好的信度、效度和反应度,可用于中国癌症患者的生命质量测定。角色功能(role function, RF)有 2 个问题;躯体功能(physical function, PF)包括 5 个问题;认知功能(cognitive function, CF)有 2 个问题;情绪功能(emotional function, EF)有 4 个问题;社会功能(social function, SF)有 2 个问题;在症状方面,其中疼痛(pain, PA)包括 2 个问题;恶心呕吐(nausea and vomiting, NV)包括 2 个问题;疲乏(fatigue, FA)有 3 个问题;最后还包括便秘(constipation, CO)、食欲减退(appetite loss, AP)、失眠(sleeplessness, SL)、腹泻(diarrhea, DI)、气促(dyspnea, DY)、经济困难(economic difficulties, FI)和一个总体健康状况子量表(general quality of life, GQL)。这 30 个条目的问题,1～27 项的评分为 4 个等级,从“没有”“有一点”“较多”“很多”,评分记为 1、2、3、4 分。最后两个问题的评分项为 7 个,评分从 1～7 分。根据量表的设计与计分规则,我们可以看出患者在功能领域和总体健康领域得分越高,其功能相关生活质量越好。而症状领域的得分越多,说明患者的症状越多,生活质量越差。

2. *大肠癌患者生命质量测定量表(QLQ－CR68)* 生命质量测定的前提是制定适宜的测定工具(量表)。已经有一些大肠癌的特异性测定量表,如 FACT－C，QLQ－C30 和 QLQ－CR38 等。其中欧洲癌症研究治疗组织（European Organization for Research and Treatment，EORTC）生命质量核心量表 QLQ－C30 和 QLQ－CR38 应用较广（将其合在一起并统称为 QLQ－CR68），能较全面地测定大肠癌患者的生命质量。QLQ－CR68 是由用于所有癌症患者生命质量测定（测定其共性部分）的核心模块 QLQ－C30（V3.0）和专门用于大肠癌的特异模块 QLQ－CR38 两部分构成。前者 30 个条目，已经有中文版，后者包括 5 个功能领域、3 个症状领域、1 个总体健康状况子量表和 6 个反映症状的特异性条目构成，38 个条目。中文版 QLQ－CR68 特异模块由姜丹等研制（汉化）和评价，具有较好的信度、效度和反应度，可用于中国大肠癌患者生命质量的测定，包括 38 个条目，除第 24 个条目外每个均是 4 个等级，从没有、有一点、较多至很多分别计 1～4 分。

3. 造口患者专用量表

（1）造口患者生活质量量表（Stoma Quality of Life，Stoma-QOL）：该量表由 Prieto、Thorsen 等研制而成，包括 20 个条目，每个条目 4 个等级，评估造口相关的心理、生理、社会各维度的状况，主要测评患者近 1 个月的生活质量。中文版造口患者生活质量量表（stoma quality of life-Chinese version，Stoma-QOL－C）由吴雪等翻译和汉化的中文版造口患者生活质量量表（Stoma-QOL－C），分为 4 个维度 20 个条目，即心理负担（8 条）、社会交往（4 条）、造口管理（4 条）、日常起居（4 条）。每条含 4 个选项：总是、有时、很少、从不，分别赋值 1～4 分，患者根据自身近一个月的实际情况进行选择。量表原始得分范围 20～80 分，可换算为 0～100 分，得分越高生活质量越好。从总体上，该量表在结构上能够达到测量造口患者生活质量的目的和作用，各因子使问卷的条理更加清晰，便于分析生活质量的各方面。同时，各因子表述更符合中国的实际情况，便于造口患者的理解和填写。Stoma-QOL 中文译本的各种信度和效度指标较好，值得推广应用，适用于在中国文化背景下造口患者生活质量的评估。

（2）克利夫兰临床佛罗里达造口功能指数量表（Cleveland Clinical Florida Ostomy Function Index，CCFOFI）是 2006 年由 Colquhoun P，Kaiser R 等临床人员和造口治疗师设计，主要用于评估与造口护理有关的功能，暂未在国内应用。

三、造口患者生活质量影响因素

造口患者生活质量影响因素主要包括人口学因素、生理因素、心理因素、社会支持因素等。

（一）人口学因素

人口学资料是影响肠造口患者生活质量的一个重要方面，主要包括年龄、性别、教育程度、经济收入等。

1. 年龄　近年来，中国结直肠癌的发病率和病死率均呈上升趋势，发病年龄较西方患者早 10～15 年，且青年患者较西方国家多见。造口患者年轻化应当引起医护人员的关注，改善终身与造口共存状态患者的生活质量尤为重要。

2. 性别　因地域、样本量大小不同，研究结果不完全一致，有研究显示女性造口患者在生活质量各维度测量得分与男性相似或低于男性；亦有女性造口患者生活质量的躯体功能得分明显高于男性。

3. 教育程度　文化程度对患者躯体功能、主观感受、症状均有影响，文化程度越高，得分越高，表现为躯体功能和主观感受好，症状较轻。

4. 经济状况　经济收入是影响造口患者生活质量的重要因素，不仅影响患者的生理、心理状况和自身满意度，还影响患者总体生活质量水平，造口患者除了承担手术及治疗费用，还要负担长期使用造口护理产品的费用，经济水平低的患者担心增加家庭负担，从而产生负性心理，生活质量较经济水平高的患者差。经济状况好坏是影响大肠癌患者生活质量的主要因素。张铁玲等通过调查研究发现 53.88%的患者认为经济承受能力较困难，21.98%的患者认为非常困难，主要与选用护理用品、纳入医疗保险比例、月收入水平及自护能力不同所引起造口袋更换频率不同有关。这些研究对相关政策是否将造口护理用品纳入医保具有参考意义。根据目前人口学因素对于造口患者生活质量各方面的影响分析，如何针对不同年龄、性别、教育背景及经济状况的患者制定合理有效的解决方案是值得探究的问题。

（二）生理因素

生理因素包括年龄、造口相关并发症、造口合并症、排便习惯和性生活。

1. 年龄　研究显示，年龄对造口患者的生活质量有较大影响，Man 等对 49 例造口患者分别于术前、术后 6 个月和 12 个月给予 SF－36 量表测生命质量，结果发现，在心理健康方面，年轻患者一直呈好转趋势直至术后 12 个月，而老年患者在开始较高，但随后改善不明显；在生理健康方面，两者都随着时间改善，老年患者开始即高，到 6 个月时达到最高，年轻患者一直逐步改善，据此得出结论，老年患者更需心理和生理方面的支持。年龄越大生活质量越差，可能与高龄患者年老体弱且伴发一些慢性疾病、精力有限、手脚活动不灵便、对新知识接受能力慢、生活不能自理、需要依赖照护者，而年轻造口患者精力充沛，对新知识新事物的接受能力较老年患者强，对术后恢复的期望值更高，态度更积极，对回归家庭、社会的需求更强烈有关。

2. 合并症　需要行永久性肠造口术的疾病包括炎性肠病、结肠或直肠恶性肿瘤、膀胱癌等，有些患者还合并高血压、糖尿病、心脏病等慢性疾病，这些并存疾病对造口患者的生活质量有很大的影响。

3. 造口相关并发症　回肠造口术后并发症发生率很高，国外报道并发症发生率为 21%～71%，国内为 16.3%～53.8%，有 1/3 的结肠造口患者和 2/3 的回肠和尿路造口患者会有皮肤问题，造口的存在影响患者生理、心理和社会适应水平，如合并造口相关并发症，会加剧其心理和经济负担，严重影响患者生活质量。造口并发症和周围皮肤问题，近期并发症如造口出血、造口缺血坏死、造口水肿、造口皮肤黏膜分离、造口肉芽肿、造口狭窄；远期并发症如造口回缩、造口狭窄、造口脱垂、造口旁疝；造口周围皮肤问题如刺激性皮炎、过敏性皮炎、机械性皮炎、毛囊炎等，是影响患者生活质量的主要因素。轻者造成日常生活不便于痛苦，重者需再次手术，甚至威胁生命安全。声响、疼痛、肠道产气过多、异味等不适感均给患者生活和社交带来负面影响。预防大于治疗，护理人员应严密观察，及时准确评估危险因素，预防造口并发症的发生显得尤为重要。

4. 排便习惯　肠造口患者因受内脏神经支配，不受意识控制，无肛门括约肌收缩，导致大便不易控制、次数增多、给患者带来很多不便，使患者需要耗费相当多的时间和精力护理造口，且常常会因粪便溢出损害造口周围的皮肤，引起粪水性皮炎，并且散发出异味，致使患者出现自卑心理，严重影响患者生活质量和参加社交活动。

5. 性生活　造口患者由于身体形象发生了改变，在性生活中产生了不良的视觉及心理影响，长期的心理负担导致大脑神经中枢受抑制，性高潮障碍，性欲下降，甚至性厌恶，最后形成心理性性功能障碍。严重影响婚姻的满意度，从而影响患者的生活质量。

（三）心理因素

1. 心理状态　造口患者的心理状态是生活质量影响因素，也是反映指标。肠造口患者由于躯体形象的改变，心理变化复杂，容易出现孤独、抑郁、自卑等心理负性情绪，严重影响生活质量，这些心理变化主要受患者性格、文化程度、社会和家庭背景及对疾病和肠造口认识程度的影响。患者主要表现：悲观失望，担心手术效果和后果；对排便失去控制的悲观；对未来生活的恐惧，其中情绪障碍、抑郁状态最为多见，其次为焦虑、恐惧。永久性肠造口患者的病耻感处于中等水平，倾向于采用回避的应对方式，面对方式得分与病耻感呈负相关，屈服方式得分与病耻感呈正相关。有研究表明，癌症患者的情绪异常对预后影响很大，负性心理状态严重影响患者的治疗及康复，导致生活质量严重下降。针对性的护理干预，鼓励患者积极面对，可降低直肠癌术后造口患者病耻感，专科护士的关注可促进患者身心健康恢复，尽快回归融入社会。

2. 行为认知因素　自我效能是指个体对自己是否有能力去实施某一行为的期望，是人们对自我行为能力的认知与评价。香港的 Wu 等对出院后的造口患者进行为期 4 个月的研究发现，造口患者由于身体功能下降和自我形象紊乱，易引起社会心理障碍，自我效能与生活质量有关，在护理中应注意提高患者的自我效能，以改善患者的生活质量。自我效能影响患者的生理、认知和应对能力，可以减少压力使生活质量提高，或者可以通过对患者产生积极的影响而直接提高生活质量。

(四) 社会支持因素

社会支持包括客观支持和主观支持。客观支持是指直接的物质支持、稳定的婚姻家庭等；主观支持是个体在社会中受尊重和被支持、理解的情感体验，与个人的主观感受相关。造口患者的客观支持主要包括经济条件、家庭、朋友等；主观支持主要包括社会群体或组织使其感受到的被支持、尊重和接纳的体验。肠造口患者整体健康状况、角色功能、情感功能、社会功能、身体形象及对未来的期望与患者的社会支持水平得分呈正相关，影响造口患者的残障接受度。人在患病等应激情况下社会支持系统对预后的影响不容忽视。社会支持作为一种正性的相关刺激因素可中和主要刺激，是影响造口患者生活质量的重要中间变量之一，对术后的恢复和适应起着至关重要的作用。

(五) 自护能力

造口自护能力是预测造口人士适应状况的重要指标，影响其生理、心理、社会功能。造口术后出院患者自理能力总体处于较低水平，如果不能独立处理造口，依赖家人帮助完成，不仅使自己生活不便，也给家人带来压力，影响其生活质量。研究表明，结直肠癌根治术后 1 个月以上的 90 例造口患者中，2%总体自我护理能力处于低等水平，67%处于中等水平，31%处于高等水平，患者自护能力与生活质量和总体健康状况呈正相关，结肠造口患者的生活质量明显低于欧洲癌症研究治疗组织推荐数值。永久性肠造口患者出院后，由于缺乏专业医护服务，自我护理能力不足，因此易出现诸多不良后果，影响生存质量。

第二节　改善肠造口患者的生活质量的方法

造口不仅影响患者的生理，还造成心理、社会角色等诸多无形的伤害，对这个特殊的群体，需要给予更大的关注，针对影响造口患者生活质量的相关因素，提出改进措施，以便提高并改善造口人士生活质量。具体从人口学方面、生理方面、心理方面、社会支持方面、延续护理等方面阐述如下。

一、人口学方面

对不同年龄、性别的造口人士，给予关爱，鼓励造口患者积极乐观的态度接受面对现实，恢复健康，回归社会。造口患者生活质量偏低的重要原因是患者缺乏造口护理相关知识，饮食、衣着、休闲娱乐，训练规律排便、造口周围皮肤的护理、并发症的观察等与疾病及日常生活密切相关。护理人员应加强健康教育，提高患者的自理能力，有计划地在不同的阶段给予相应的健康指导，如术后早期如何更换造口袋、饮食指导、造口周围皮肤的护理等；出院前和出院早期帮助患者适应院外生活，教会患者在衣食住行方面尽量接近普通人；出院后定期随访指导，提高其生活能力。生活质量随着时间的改变而变化，术后3～6 个月给予专业性的护理尤为重要。经济方面，目前我国部分城市已将造口用品纳入医保和合疗范畴，随着进一步的推广，将会大大减轻患者长期使用此类物品的经济负担，避免患者使用廉价用品所产生的并发症，提高患者的生活质量。

二、生理方面

(一) 自我护理能力

造口患者早期自护能力的培养影响后期自护水平，掌握造口自我护理的方法是提高患者生活质量的关键，应注重从早期开始进行自护指导的干预，以持续提高患者的自我护理能力和生活质量。应更加关注高龄和永久性造口患者，给予更多的社会支持，使他们面对和适应生理功能的改变，最大限度地参与和回归社会。护理人员应早期评估患者情况及需求，制定适时合理的教育方法，重视永久性结肠造口患者了解规律排便的必要性，指导其通过训练，重建定时排便习惯，促使其更好回归社会。还要加强家属的健康教育，教育家属在提供照护的同时，接受患者身体形象的改变，帮助患者尽快回归家庭和社会。

（二）造口相关并发症的预防及处理

有效的造口护理需要专业人士造口治疗师（ET）的帮助，进行工作的推广，开展专业组护士培训，加强护理人员对专科知识的深入了解，以便更好地对造口患者进行系统、规范的专业知识指导，并介绍相关机构，使造口者能够及时有效地获取帮助。研究表明，医护患一体化模式可降低并发症的发生，提高造口患者自护能力和生活质量术前定位，手术方式与造口患者自护及生活质量有相关性，如永久性乙状结肠造口一次性乳突成形术能够减少造口皮肤黏膜分离的发生，且并没有增加其他并发症的发生，可提高造口人的生活质量。护理人员应根据患者的不同情况提供相应的帮助，应用造口评估工具，评估患者情况及需求，及时预防、发现、处理造口相关并发症，降低造口皮炎发生率，减轻造口患者的痛苦；指导患者根据造口的情况选择使用合适的造口护理用品，及时清空造口袋内的排泄物，减少粪便渗漏，保护造口周围皮肤，预防并发症；采用具有除臭功能的材料改善异味状况等措施，可帮助患者有效地改善生活质量。

（三）造口合并症的处理

重视 MDT 团队的协作，由相应专科的医护人员对相关合并症进行控制及治疗，并加强指导宣教，提高患者依从性。

三、心理方面

加强心理护理，提高患者的自尊和社会交往能力，根据患者不同时期的心理变化特点，适时给予心理干预。一般认为术后 1 年是造口适应的分界点，患者生理、心理处于重要的调整阶段，手术 1 年后的患者比 1 年内的患者调节适应更好。与患者讨论自身的价值所在，尤其是注意倾听患者对其自身的认知，用多种方法向患者表达对他们的正性评价以提高他们的自尊，鼓励其出院后参加社会活动、工作、学习。良好的心理干预有利于促进健康，对应激下的个体提供指导和保护，起到对应激源的缓冲作用，有助于维护良好的情绪体验。医护人员，特别是造口治疗师应有计划地根据造口患者不同时期的需求给予专业护理、饮食指导及预防保健知识，增强其自我护理能力，对其进步给予肯定，帮助患者逐步恢复面对疾病的信心，早日回归家庭社会。

四、社会支持

（一）社会支持

关于社会支持方面的研究目前多集中在与生活质量相关性层面，而切实提高造口患者社会支持需多方面综合作用，亟待个人、家庭、社会共同努力，如提高患者自主性，加强家庭成员支持，完善社会保障体制，继续增加造口用品报销比例等。如何制定合理策略，尤其从物质角度制定，提升造口患者社会支持水平，从而改善其生活质量是值得进一步探究的问题。造口患者术后由于自觉减少了户外活动，不能有效地融入社会，影响患者与周围人建立良好的人际关系，也影响其接受周围人的帮助和照顾，从而影响了生活质量。造口患者的社会支持主要来自亲人、朋友和医护人员，术后长期护理中，提高造口患者社会支持及适应水平。社会支持不单是获得帮助，作为群体的一分子，能够给他人提供帮助也是社会支持的一个重要组成部分，鼓励其参与同伴活动，或通过网络平台增加彼此交流，减轻孤单与不适感，在与社会融合的过程中，让其感受到自身的价值，从而更好地走向社会。

（二）家庭成员支持

提高家庭成员对患者的支持水平，对已婚患者而言，来自配偶的支持是很重要的，配偶是患者最亲密的人，有研究表明，造口患者获得家庭成员支持，尤其配偶支持康复较好，夫妻关系的稳定对术后的生活满意度有积极的影响。造口患者由于身体形象的改变常导致心理性性功能障碍，使双方的生活质量下降，在对患者进行教育的同时，也要对其配偶进行教育，增强其造口相关知识，使其理解、体谅患者，并提供一些可以提高性生活质量的方法和造口用品，如可以提供迷你造口袋，或者教会患者造口灌洗方法，养成规律排便，避免在性生活时使用造口袋，从而提高生活质量。

（三）造口者探访

曾经有过造口经历患者探访一个即将行造口手术的患者，通过患者间的相互帮助、情感支持、心理交流等方式，帮助新近造口的患者在心理、生理、社会等各方面恢复健康。他们能以自己切身的体会、经验帮助造口患者，给他们最切实的帮助。造口者也非常需要有同自己相同经历的病友之间的交流，在帮助他人的过程中，可以提高自身的自尊感和价值感。

五、延续护理

延续护理的内容包括患者的造口护理指导、日常生活护理，同时也要重视患者及患者家属的心理护理。随着现代信息交流沟通方式的发展，多种方便快捷的延续护理随访方式不断出现，肠造口的延续护理形式呈现多样化，包括造口联谊会、造口门诊、电话、家庭随访、短信微信教育及网络交流等方式，适合不同情况的患者，是提高造口患者生活质量的重要方面。造口门诊是延续护理的重要形式之一，一般由造口治疗师坐诊，造口治疗师的职责和普通护士不同，它包括了医疗与护理，为解决患者的医疗问题提供护理服务和健康教育。有造口治疗师指导的研究对象，获取相关知识的途径方便，获取的知识内容也更加专业，显著提高了患者的自护能力，是出院患者提供随访、教育以及支持的理想人选。随访为患者提供长期的、专业性的随访、咨询，可帮助患者应对生理、心理、社会问题；参加造口联谊会使造口者可以相互支持，共同分担苦恼、减轻孤独感，还可以使造口者逐渐适应社会，融入社会，体会到社会的关心和支持。研究显示，经常参加造口人联谊会可提高肠造口患者的生存质量与适应能力。延续性护理能使患者获得连续性、协同性的护理服务，从而达到预防病情恶化、促进机体康复、增强自护能力、提高自我效能、改善预后状况的目的。

造口患者是个特殊的群体，虽然由于术后身体形象的改变以及生活方式的转变，对造口的不适应，引起心理、生理、社会等各方面的问题，但也延续了患者的生命，造口患者的生活质量状况越来越受到各方的重视，专业的医疗护理工作的开展、国家医保政策和医疗资源下沉的政策为造口患者的生活质量保驾护航，将专科医院或三级甲等医院医护资源的先进能力和基层健康服务中心的普及能力相结合，形成由前者统一指导、由后者具体实施的护理模式，该模式可结合不同层次医护资源的优势，规避其劣势，明显提高护理质量。社会、家庭的帮助，加上患者逐步的适应、不断的努力，一定会促进其身心的康复和生活质量的提高。

（乔莉娜 樊 慧）

◇参◇考◇文◇献◇

[1] 樊慧，乔莉娜，金鲜珍，等.护理干预降低直肠癌术后永久性造口病人病耻感的效果观察[J].护理研究，2017，31(17)：2155-2156.

[2] 鲁丰华，曾慧，姬书瑶.肠造口患者自我效能与延续性护理的研究进展[J].解放军护理杂志，2016，33(5)：47-50.

[3] 乔莉娜，金鲜珍，廖春艳.医护一体化护理模式在肠造口患者全程护理中的应用研究[J].中国综合临床杂志，2015，12(31)：705.

[4] 魏青，王永媛，朱蓓.全程化护理管理对肠造口患者生活质量的影响[J].护士进修杂志，2015，12：1098-1100.

[5] 杨晓存.不同性别永久性结肠造口患者生活质量及影响因素研究[J].护士进修杂志，2013，28(6)：570-573.

[6] 张铁玲，胡爱玲，徐洪莲，等.结肠造口患者残障接受度与社会关系质量的相关性研究[J].中华护理杂志，2013，48(3)：241-244.

[7] Assistant HKKMPRNR, Professor LDPRN. Effects of planned group interactions on the social adaptation of individuals with an intestinal stoma: a quantitative study[J]. J Clin Nurs, 2014, 23(20): 2800-2813.

[8] Erwin-Toth P, Thompson S J, Davis J S. Factors impacting the quality of life of people with an ostomy in North America: results from the Dialogue Study[J]. J Wound Ostomy Continence Nurs, 2012, 39(4): 417-422.

[9] Ito N, Ishiguro M, Uno M, et al. Prospective longitudinal evaluation of quality of life in patients with permanent colostomy after curative resection for rectal cancer: a preliminary study[J]. J Wound Ostomy Continence Nurs, 2012, 39(2): 172-177.

[10] Li C C, Rew L, Hwang S L. The relationship between spiritual well-being and psychosocial adjustment in Taiwanese patients with colorectal cancer and a colostomy[J]. J Wound Ostomy Continence Nurs, 2012, 39(2): 161-169.

第二十六章
肠造口手术及治疗相关产品

第一节　肠造口手术相关器械和产品

肠造口术是一类功能要求明确且技术性很强的手术。精心的术前设计和精巧的手术操作可以带给患者位置恰当、富有生机、功能良好、易于护理的造口;而经验不足、缺乏重视、操作粗糙、匆匆了事可能带来的是各式各样的造口相关并发症,意味着患者近、远期的伤痛与不便。所以,肠造口手术是胃肠外科或结直肠外科医师应该潜心学习、用心实践的必备技能。虽然肠造口是一个精致的手术,但是位于整个手术的尾声,所以造口使用的手术器械多延续使用原手术器械,鲜少造口专用手术器械;同时,当前的腹腔镜时代,与开放手术时代的肠造口方式比较又有衍进。如何选择借助造口手术相关器材,把肠造口做得更好、更精巧,其实也是一个在反复探索中的命题。

一、肠造口的缝线选择

无论单腔肠造口,还是袢式肠造口,都要预先制备容纳造口肠段通过的腹壁通道,这是一个人为的全层腹壁缺损,也是形成造口旁疝的原因,通过腹壁处理能否达到减少造口旁疝的作用呢?现代肠造口要求腹壁通道经过腹直肌,希望能够达到节制排便的作用,同时腹直肌的钳闭机制可能减少造口旁疝的发生。而既往肠造口还纳的经验提示,腹直肌与造口肠管间可以形成较为致密的粘连,从而缩小腹壁缺损的范围。理论上不应将造口处的腹膜(包括腹直肌后鞘)与相应的腹直肌前鞘缝合,这样将妨碍腹直肌的钳闭机制,阻挡腹直肌与肠管的接触,甚至在造口处腹壁形成“漏斗样”结构,所以腹壁通道各层间不需要大量的缝合。

但是,腹壁通道关键的部位做有限并有效的缝合很重要。① 腹膜(包括腹直肌后鞘)与造口肠管间一般不需缝合。如果拉开肌肉能够看到造口肠管旁的腹膜(包括腹直肌后鞘),笔者选择间隔 1 cm 以 3-0 丝线或 3-0 可吸收缝线间断缝合腹膜、腹直肌后鞘与造口肠管的浆肌层或系膜的浆膜层。② 腹直肌前鞘切口。为了避免腹直肌前鞘切口在腹腔压力作用下的扩张,在前鞘切口的上、下两端选择用 1-0 丝线或 2-0 PROLENE 线(单丝聚丙烯线)间断缝合,一方面加强切口两端,另一方面适当缩小前鞘切口,使其直径大小约 2.0 cm(末端回肠袢式造口)、2.5~3.0 cm(结肠造口)。③ 造口肠管与造口皮肤的缝合。选择使用 4-0 抗菌薇乔线(强生爱惜康)行“3 点缝合”,缝合第一点为肠道末端全层;第二点于造口皮肤平齐处肠管浆肌层入针;第三点自造口皮肤的真皮层穿出打结,使造口肠黏膜外翻,将来不必拆除皮肤缝线。

二、造口肠管的保护性拖出

造口腹壁通道的大小与造口旁疝的发生可能有

一定关系，造口腹壁缺损直径越大，越易产生旁疝。腹壁通道通过腱膜区与肌肉区的直径一般描述为可通过2横指(3.0～3.5 cm)，但是有的作者要求直径为2.5 cm，认为这样能减少造口旁疝发生的概率。笔者认为，造口通道的孔径应该因地制宜，采用个体化原则，造口通道的直径应以脱出肠管周围可插入一示指为度。腹壁通道的直径不能太松弛，这样为造口肠段的提出增添了一些困难；而如果采用腹膜外肠造口，脱出肠管除了经过腹壁通道，还要经过侧腹膜外隧道，较腹膜内肠造口的行径更长；另外，肥胖患者或者急诊手术患者肠壁、系膜水肿，强行脱出可能伤及系膜的血供；再者，随着预置人工合成材料预防造口旁疝的手术数量增加，提出造口肠段时可能污染到腹壁隧道以及置入材料，这是该类手术最令人担心的软肋。所以术中如何顺畅、无接触地拖出拟造口肠段，是我们不得不考虑的问题。

根据我们的操作习惯，在预置轻量型聚丙烯网片的永久性乙状结肠造口时，除了术中使用腔镜用切割闭合器闭合离断乙状结肠，笔者还使用剪去手指的医用乳胶手套置入腹壁隧道，然后在手套内以两把小直角拉钩对向拉开腹壁通道，防护腹壁各层结构，将造口肠段经由手套内滑行提出，操作比较方便，不易损伤肠壁、系膜结构，同时尽可能地减少了造口肠段对腹壁通道的污染。采用同样的方式也可以借助商品化的小号切口保护圈，或者截取一段腔镜器械保护套等，达到同样拖出造口肠段的目的。

三、袢式肠造口的支撑装置

随着低位直肠癌保肛手术的增多以及新辅助放化疗的推广，预防性近端肠转流的应用很是普遍。常见转流方式是袢式末端回肠造口和袢式横结肠造口，因为前者制作、护理与还纳相对简单，袢式回肠造口更为常见。

袢式肠造口使用一枚支撑棒横跨造口支撑在肠袢之下，待造口肠管粘连于造口腹壁，无收缩内陷之虞后，2～3周后，拆除支撑棒；少数作者描述在肠袢下，间断缝合皮肤伤口，使造口肠段无法回缩，因该方法较复杂，造口范围较大，术后不易护理等，已经很少为人所用。早期支撑棒有的缝合于造口周围皮肤，这样不利于造口的护理；现代支撑棒已有商品化产品，但最为常用的还是用玻璃棒或塑料棒支撑在造口肠管之下，以1节长约10 cm橡胶管接于支撑棒两端，用以防止支撑棒的脱落。

笔者在直肠手术结束后，于腹腔镜下辨识回盲部，以10 cm丝线测量出距回盲部约30 cm处回肠，以分离钳在该处回肠与系膜交界区，两末梢血管之间分离肠旁隧道至对侧。剪取15 cm长输液器管1段，保留一端头皮针接口(图26－1)，引入腹腔，自肠旁隧道引过。在腹腔镜监视下，明确肠管方向，距肠旁隧道约1 cm之肛侧肠壁留置标记，笔者一般使用电凝在回肠浆膜层烧数点标记。然后助手夹持输液器管两端，形成一个“提手”(图26－2)。在预定右下腹处做造口腹壁通道，经腹直肌，孔径约为2 cm，经

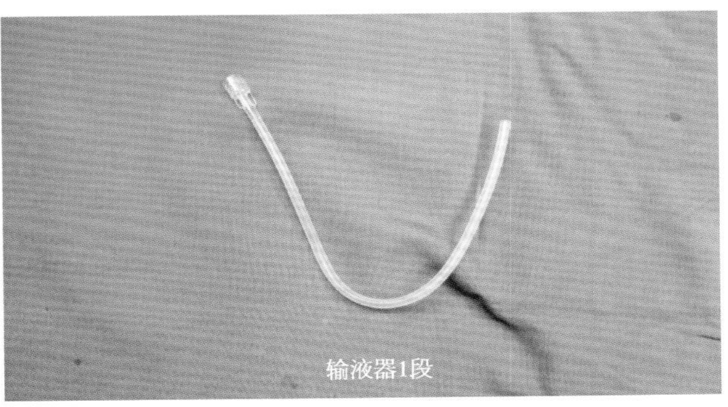

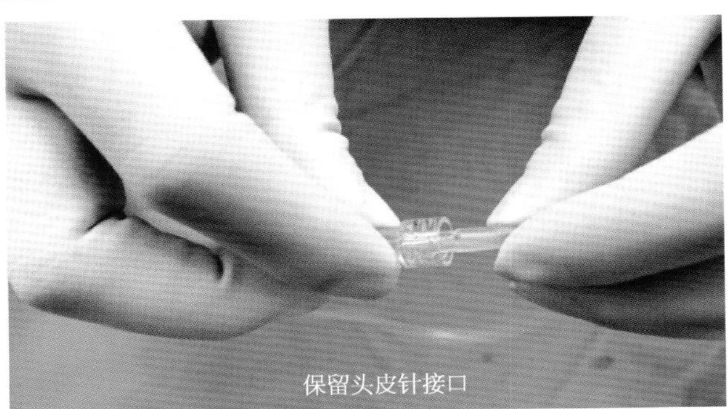

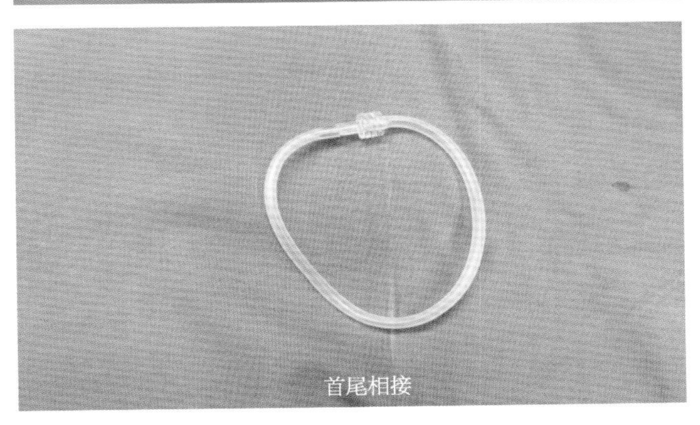

图26－1　使用保留头皮针接口的输液管制作支撑棒

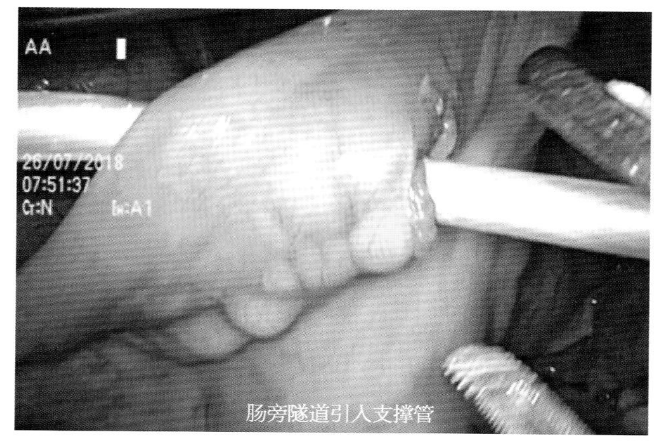

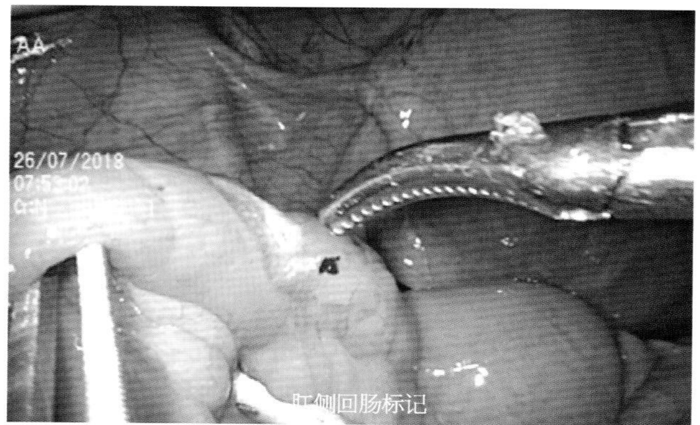

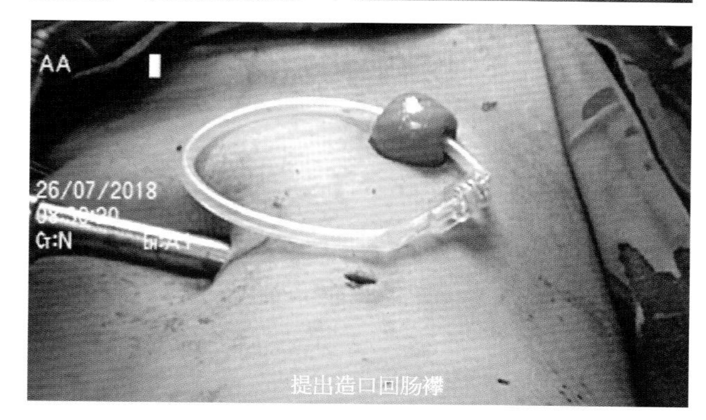

图 26-2　腹腔镜下操作提出造口回肠

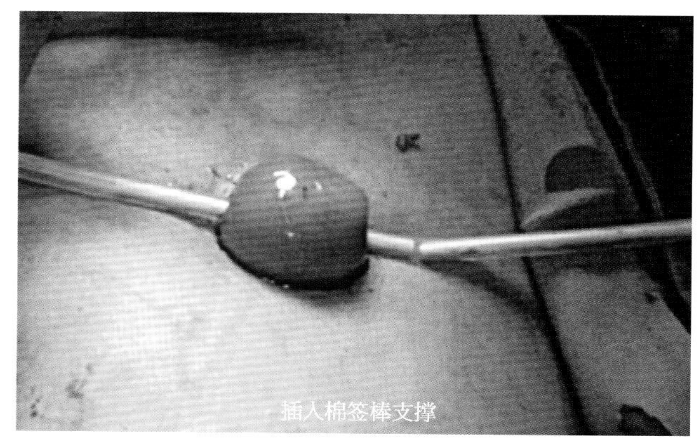

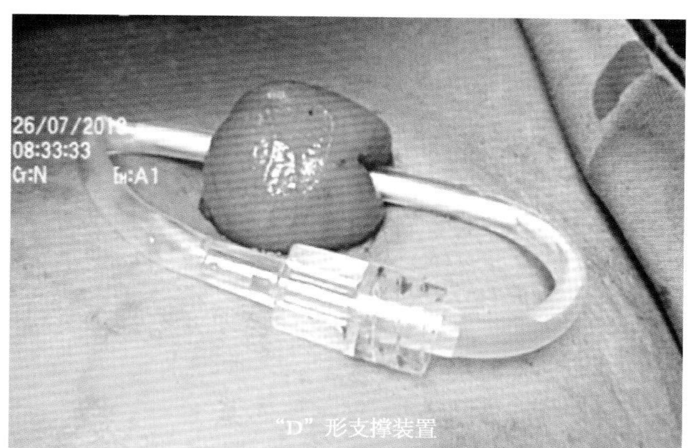

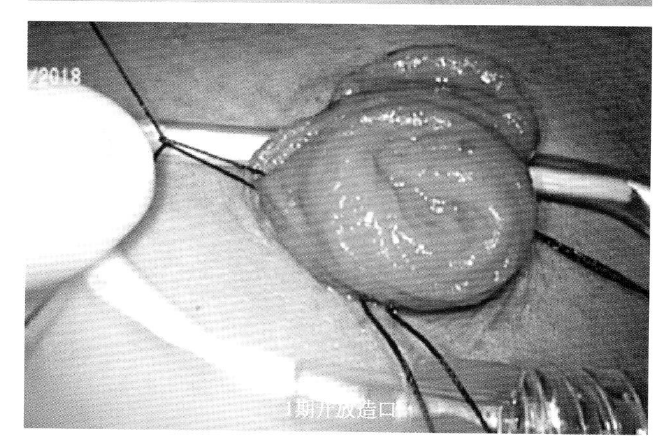

图 26-3　输液管-棉签棒的“D”形支撑装置

此提拉回肠“提手”，将回肠袢牵出腹壁隧道。注意回肠方向，口侧在左上，肛侧在右下，如果无法确定，可再建气腹，腹腔镜下观察，务必明确肠袢无扭转。用一节无菌棉签杆插入输液器管内，长度为肠袢宽度 + 2 cm，以能有效支撑肠袢为度，用另一棉签杆推送、调整好支撑棒位置后，再将输液器管首尾相接，输液器管呈“D”形，跨越伤口横担造口回肠，起到良好的肠袢支撑作用。随后在回肠肛侧的电凝标记线处切开，一期开放造口，将造口回肠黏膜外翻缝合于造口周围真皮层(图 26-3)。笔者造口后常规以丝线荷包缝合肛侧造口肠黏膜，关闭肛侧肠管，达到完全转流粪便的作用。该输液器-棉签棒制作造口支撑装置取材方便、体形纤细、易于调节，不影响造口袋的贴敷，便于造口的护理。同理，横结肠、乙状结肠等袢式肠造口均可以通过改变插入棉签棒的长度来制作合适的肠袢支撑装置。

四、肠造口术中预置网片

纳入 11 项 RCT 研究的荟萃分析表明，与传统手术组(413 例)对比，预防性植入补片组(412 例)发生造口旁疝的相对危险度为 0.23，不但有效降低了造口旁疝的发生，网片相关的感染、窦道形成等令人担心的网片相关并发症并无增多。与发生造口旁疝后的治疗相比，永久性肠造口术中Ⅰ期预置网片的花费更为经济。

PREVENT研究对比了造口腹直肌后方置入轻量型聚丙烯网片与传统造口的造口旁疝的发生率。初步报道显示，网片组（72例）的手术时间较对照组（78例）延长约25分钟（182.6分钟 vs. 156.8分钟，$P=0.018$），全组无网片感染病例。两组的并发症发生率、窦道形成、造口狭窄、疼痛或生活质量等观察指标没有差异，提示预防性植入网片是一个安全、可行的方法。我们在永久性肠造口术中置入网片预防造口旁疝方面做了一些探索（图26-4）。选用轻量型聚丙烯网片，分离腹膜与腹直肌后鞘之间间隙，将网片置于其间。四等分间断缝合网片内环与腹膜孔、腹直肌后鞘孔边缘后，再用3-0 PROLENE线连续缝合腹膜、网片内环、腹直肌后鞘，这样网片将完全包被于腹膜和腹直肌后鞘内，不与造口肠管相接触，最大程度上避免了网片被污染或者网片侵蚀肠管的可能性。但是，这种网片置入方法较为烦琐，需要术者有较为丰富的腹膜前网片置入的手术经验，同时制备合适大小的网片孔道也较难掌握，所以笔者感觉这一方法难以普及应用。

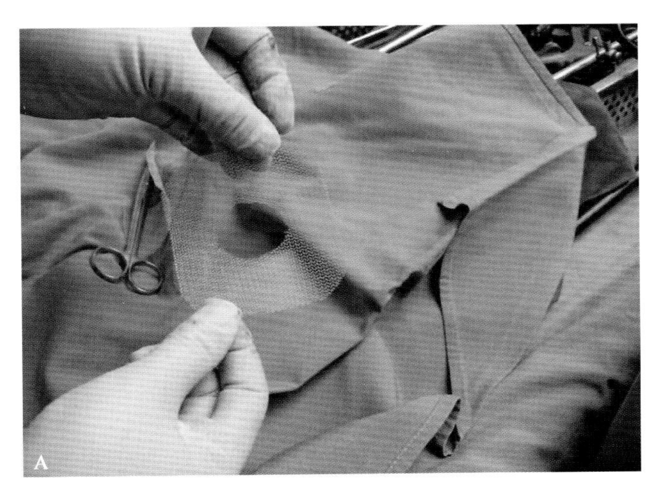

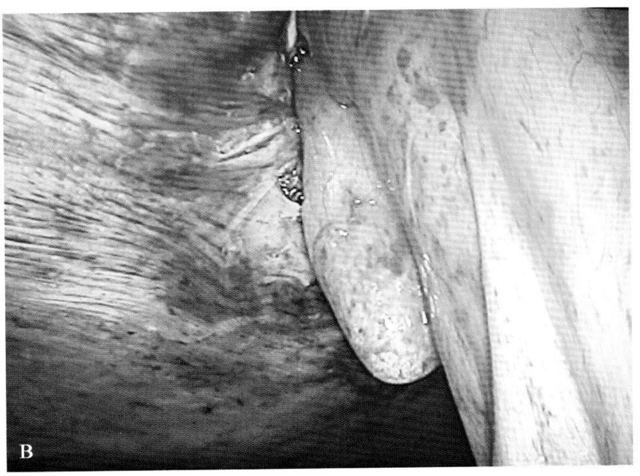

图26-4　腹膜前置入轻量型聚丙烯网片

A. 轻量型聚丙烯网片的剪裁；B. 造口完成后的腔内观

Williams等用吻合器将网片固定于腹直肌后鞘的方法（图26-5），名为钉合网片的造口加强技术（stapled mesh stoma reinforcement technique，SMART）。网片孔径的大小可以根据需要选择不同口径的吻合器制备，该方法大大降低了网片置入的手术难度，能够被初学者很好地掌握，有利于技术的普及。22例患者接受SMART手术后随访21个月，其中4例（19%）患者诊断造口旁疝，而对照组造口旁疝发生率为73%，预防效果良好。但是，该技术所置入网片与造口肠管周围有直接接触，这种接触随着时间延长有无侵蚀肠管的可能？这个疑虑需要进一步的随访观察与基础研究的解答。

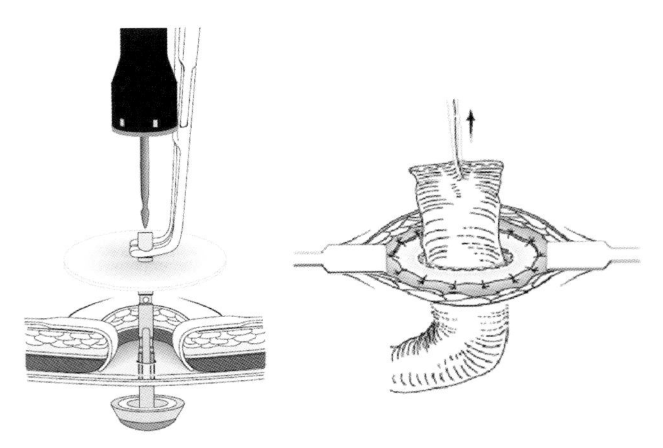

图26-5　钉合网片的造口加强手术（SMART）示意图

德迈造口旁疝专用网片（Dynamesh IPST®）是一种腹腔内放置的补片，由88%聚偏二氟乙烯（PVDF）和12%聚丙烯（PP）编织而成的3D立体网片，PVDF是可编织惰性防粘连材料，可以放置于腹腔内。2008年，Berger就用该网片术中一期置入预防造口旁疝，22例患者使用了该方法，没有发生造瘘与网片置入相关并发症，观察期内无造口旁疝发生，但该组患者平均随访时间仅为11个月，且术后监测方法也不统一，并非统一用腹壁 CT 来复查，所以说服力不足。Conde-Muíño 等为 31 例永久性造口患者术中置入 Dynamesh IPST，术后 12 月 CT 发现 2 例(6.4%)出现造口旁疝，5 例患者(16.1%)发生造口的轻度回缩，未见网片相关并发症。其他应用的造口疝专用补片还有如聚丙烯和聚四氟乙烯防粘连双面复合型补片，都有相关报道。亦有术中使用 Sugarbaker 方法Ⅰ期腹腔内置入双面材料预防造口旁疝的方法，在前述造口旁疝的治疗章节内有详述，可作为参考。这些网片价格均较为昂贵，同时固定网片还需要使用螺旋钉枪钉合，都大大增加了患者的经济负担。

肠造口预置网片的研究都有共同的特点：① 入选病例较少，一般数十例；② 术后检查手段不统一，并非全部应用腹壁 CT 来评估造口旁疝的发生；③ 术后观察期限较短，缺乏长期随访的结果。所以，术中预防性置入网片加强造瘘口仍有待于进一步的探索。

以上结合笔者单位和个人的临床实践，从大的轮廓上介绍了造口手术相关的一些器械和产品，难免有所疏漏。有的造口手术技术细节相关器械，如使用可降解吻合环做保护性回肠造口，或者吻合器制作造口肠管与皮肤的吻合。从笔者的感受出发，肠造口术是精巧而且快捷的手术，但是术后的造口换药、造口护理，是长期、艰辛的工作。现代腹腔镜微创手术时代，传统的腹带等术后护理用品应渐渐淡出，而造口腹带应提前介入，在手术后早期就当发挥保护造口周围腹壁的作用。做到这一点，需要手术医师、造口护士顺畅的配合和共同的努力！

第二节 肠造口护理相关产品

一、造口护理产品的发展

自 1776 年世界上第一例造口手术至今，随着技术及器械的不断改进，造口手术不断完善。但对患者而言，不仅关注手术本身的成功，更多的是手术后生活质量的改善。理想的造口护理产品应具备感受舒适、安全可靠、除臭、无声、隐蔽及容易使用等特点，造口用品的发展也是向着这个方向在进行，造口用品的发展对患者生活质量的提高起到了举足轻重的作用。

造口用品的发展过程最主要的是造口袋黏胶的发展过程。20 世纪 50 年代以前的造口护理产品以患者自行设计、非粘贴型造口产品为主；50 年代以后开始出现以氧化锌或普通粘膏为主要成分的粘贴型造口用品，但此类造口产品具有黏性强、吸水性差、影响皮肤呼吸、增肌皮肤浸渍的特点；60 年代后期，相继推出梧桐胶、水胶体黏胶等，这种黏胶具有柔韧性、黏着力强及吸水功能好等优点，给患者带来安全感，同时减少皮肤浸渍，且患者感觉舒适，容易去除，极少残留。90 年代，螺旋型黏胶问世，此种黏胶由两种不同的黏胶呈螺旋状相间排列组成，特别柔软，佩戴舒适，有极佳的控制性和可操作性，能完全满足各种患者的不同需求。

作为造口袋的一部分，薄膜的发展较为简单。早期的造口袋薄膜主要是普通的 PE 和 PVC 膜。这种膜质地坚硬，阻隔性能差，患者佩戴时噪声大，异味重，因此隐蔽性能较差。此后，薄膜的发展朝向阻隔性能良好、柔软、噪声小等方向发展。多家造口产品公司相继开发了高分子材料为主的复合薄膜，患者使用时感觉舒适，隐蔽性好，大大提高了患者的自信心和生活质量。

早期造口用品的品种单一，主要是一次性使用的封闭式造口袋。为了满足患者的不同需求，20 世纪 80 年代，二件式造口袋的推出，为患者术后护理带来了极大的方便。针对结肠造口患者的排便行为，又开发出了结肠造口灌洗系列，患者只需要每 1～2 天进行一次灌洗，便可促进规律排便，提高了生活质量。

为了使造口护理产品更加安全、防止渗漏、延长使用时间、保护造口周围皮肤，一系列造口附件产品陆续问世，如防漏膏、过滤片、皮肤保护膜、防漏贴环、腰带等，使得患者在使用造口袋期间感觉更舒适、更安全。

二、造口护理产品

目前，全球有10余家公司从事造口产品的开发与生产，造口用品的产出与更新越来越快、越来越繁多，为造口患者提供了一个多元化的选择范围。

（一）造口底盘

见表26-1。

表26-1　造口底盘

分类		特性	示图	使用技巧
按孔径分	预开口底盘	产品出厂时已预留固定尺寸的孔径，使用时依照造口的尺寸选择相应型号的底盘	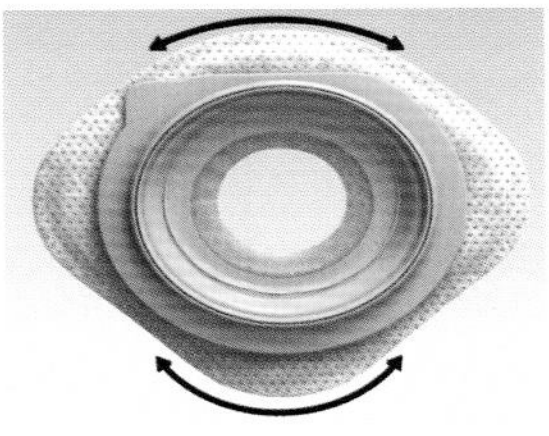	无须裁剪，操作方便，缺点是对造口的形状要求较高，只能用于固定大小的造口
	可裁剪底盘	产品出厂时预留一个小孔，背面标有尺寸，使用时依旧造口的尺寸和形状进行相应的裁剪	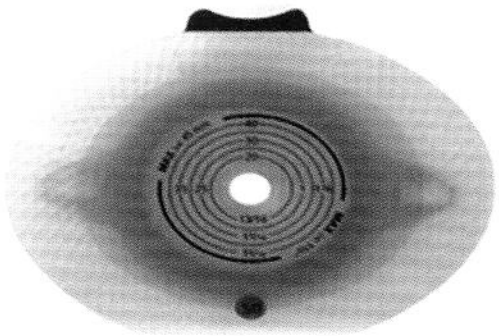	可以任意裁剪以适应不同形状、大小的造口
	可塑性底盘	是一种具有回弹记忆功能的复合材质黏胶底盘，底盘黏胶回弹后形成“龟颈”效应护住造口，使得底盘与造口及皮肤更加紧密	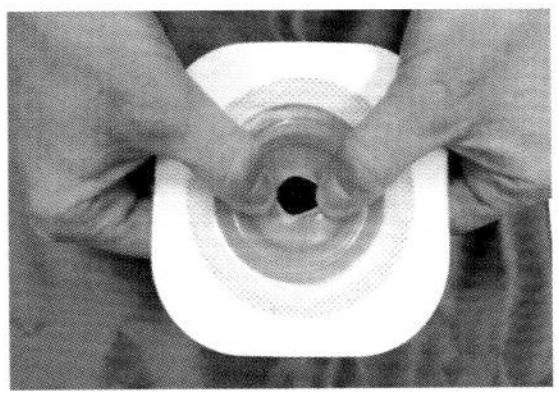	使用时无须裁剪，只需要根据患者造口的形状、大小从预开口孔将黏胶向外拉伸，可任意塑成圆形、椭圆形或不规则形，再行粘贴
按平面分	平面底盘	造口底盘平坦，适用于造口周围皮肤平坦的造口患者	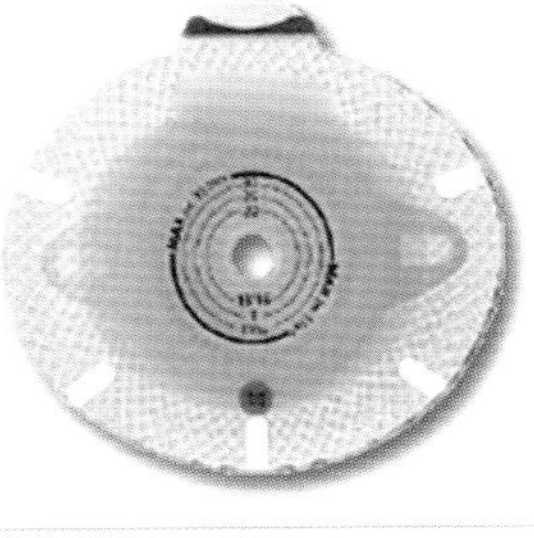	
	凸面底盘	特殊情况的造口者使用，如造口凹陷、回缩或者位置不当等	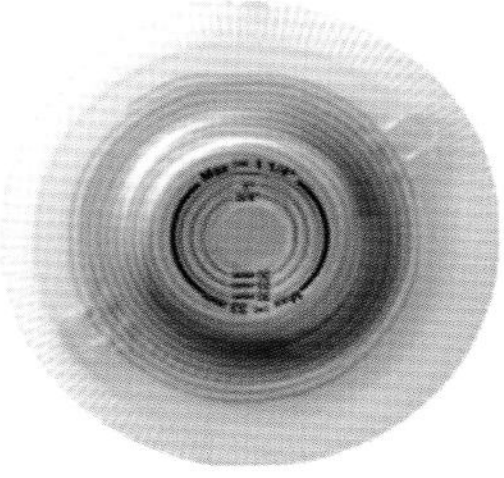	必须配合腰带使用
	轻微凸面底盘	适用于轻微回缩和凹陷造口；平齐造口中；周围皮肤皱褶造口等	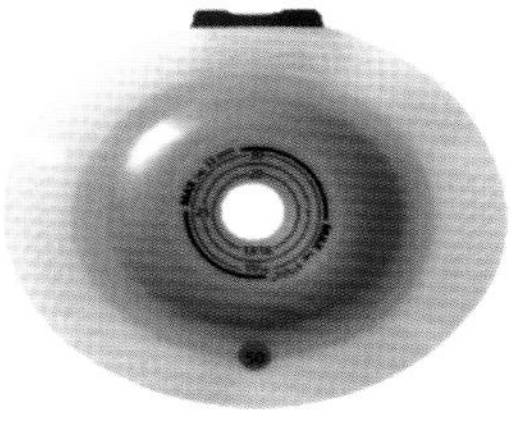	必须配合腰带使用

(二) 造口袋

理想的造口袋不仅能妥善地容纳体积、性状不能同的造口排泄物，并能有效地防止排泄物外漏至皮肤上。目前使用的造口袋除从结构上分为一件式造口袋和二件式造口袋以外，从功能上可分为肠造口袋和尿路造口袋，从排放情况可分为开口袋和闭口袋，从颜色上可分为透明袋和不透明袋，还有的含有自动排气的碳片，有的则需要另外戳孔粘贴碳片以助排气(表26－2)。

表26－2 造口袋

分类		特性	示图	使用技巧
按结构	一件式	造口袋和底盘融为一体，直接粘贴于腹壁，使用方便，底盘柔软，顺应性好，一次性粘贴，不能更换方向		适用手关节受限患者，老年人及不适应复杂操作的新造口者
	二件式	包括造口底盘和造口袋两部分，底盘粘贴于腹壁，造口袋可脱卸清洗，重复使用		可随意调整造口袋方向，方便彻底冲洗，术后恢复期患者
按功能	肠造口袋	开口袋排放口大，便于排放和冲洗		适用于排泄物成形或糊状的患者
	尿路造口袋	具有双层抗反流装置，防止排泄物逆流至造口周围引致皮肤浸渍		适用于排泄水样便和尿液的患者
按颜色	透明袋	透明，便于观察造口情况和排泄物性状		适用于手术初期造口者或年纪较大者，造口并发症者应使用
	不透明袋	肉色不透明，避免粪便或尿液对患者的视觉刺激		可以隐蔽内容物，减少视觉刺激，正常造口者、康复期患者等，许多造口人士更能接受 术后早期不适用，不便观察

续　表

分类		特性	示图	使用技巧
按开口	闭口袋	底端封闭，一次性排空，免洗，适用于粪便成形、每天更换1～2次的患者	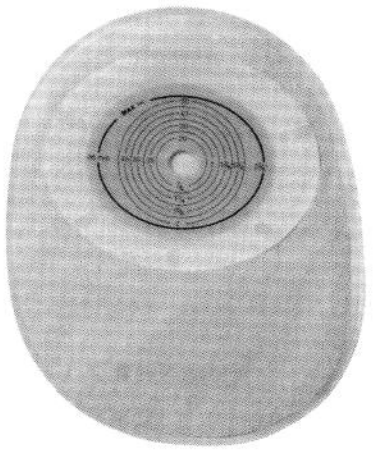	适用于粪便较成形、规律的结肠造口及结肠灌洗后患者
	开口袋	底端开放同，可多次排放和清洗	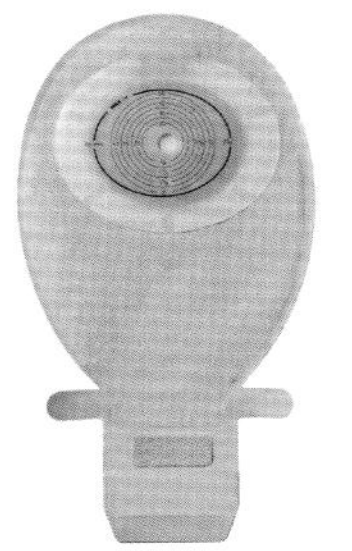	适用于粪便较多、稀薄时
特殊类型	小儿造口袋	造口袋小巧玲珑，适用于小儿造口患者	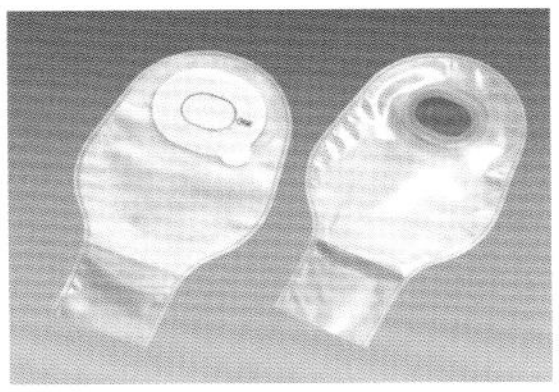	适用于儿童或造口小的患者
	迷你造口袋	造口袋小巧，柔软隐蔽，肉色不透明，附带碳片	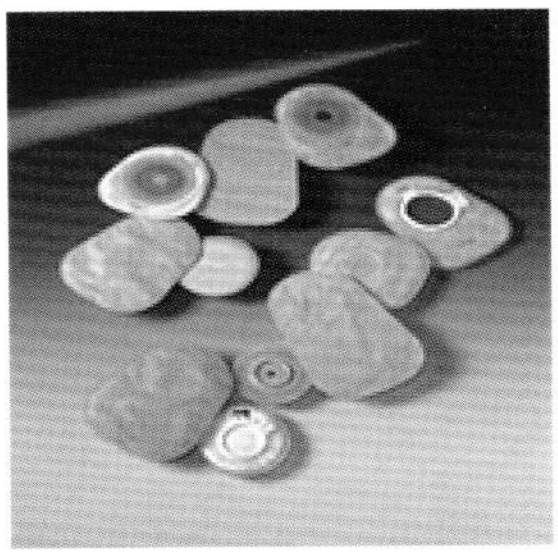	适用于社交、性生活、结肠灌洗的患者

(三) 造口附件产品

见表26-3。

表26-3　造口附件

分类		特性	示图	使用技巧
保护皮肤	造口粉	主要成分是羧甲基纤维素钠，属于新型伤口敷料，呈粉剂，主要是通过与伤口渗出液的水合作用，在受损的皮肤表面形成湿润的薄膜覆盖伤口，并能在湿润环境下，让上皮细胞的生长更快	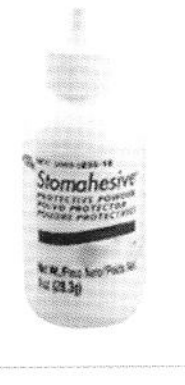	主要适用于造口周围皮肤溃疡、造口周围皮肤黏膜分离、造口周围皮肤浸渍、发红等，并可配合皮肤保护膜使用于大便失禁后的皮肤护理，也可作为日常皮肤护理用品常规使用
	皮肤保护膜	皮肤保护膜的主要成分为异丙醇、聚乙烯甲基丙烯酸丁酯、糖醋酸脂、异丁酸，通过在皮肤表面形成保护膜，隔离皮肤免受外界刺激，保护膜使剥离造口袋更容易	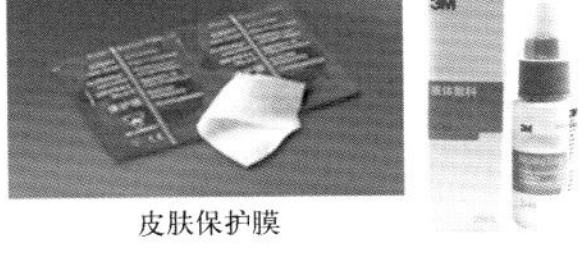 皮肤保护膜	在需要保护的皮肤上均匀涂抹，数秒后干燥，然后再均匀涂抹第二次或第三次，使用后待干燥再佩戴造口袋，可作为常规护理使用

续 表

分类		特性	示图	使用技巧
预防渗漏	防漏膏	主要作用为填平造口周围皮肤凹陷或皱褶，保持造口周围皮肤平整，预防渗漏；保护暴露的皮肤，防止排泄物侵蚀皮肤；可以吸收皮肤及排泄物水分，保持造口周围皮肤干爽，从而达到延长造口底盘的使用时间	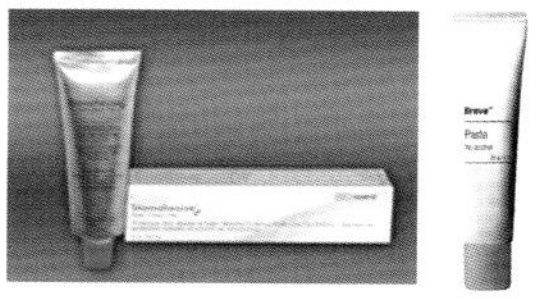	内含酒精成分的防漏膏，对酒精过敏、周围皮肤破损较大患者应避免使用
	防漏条	防漏条的硬度大于防漏膏，能起到一定的支持作用	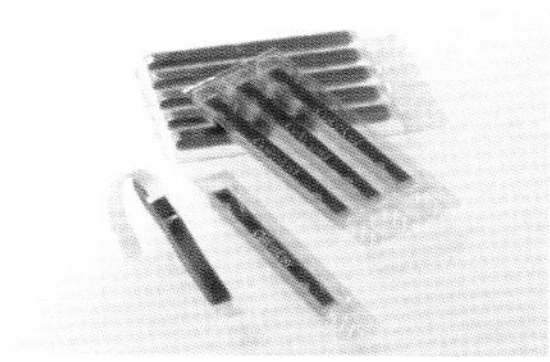	一般用于填充造口周围凹陷部
	可塑贴环	分为普通型和加厚型，普通型适用于所有造口患者进行常规佩戴，有效预防渗漏；加厚型适合造口形状较大或有造口凹陷问题的患者；造口回缩或凹陷的患者建议配合凸面或微凸型底盘使用，可起到良好效果	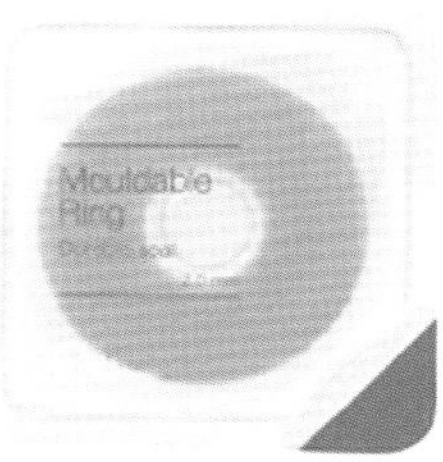	可塑易用，操作简单，可完整揭除
	腰带	腰带的主要作用为固定造口底盘，减少身体活动时对底盘的影响，增加造口者安全感；可长期使用	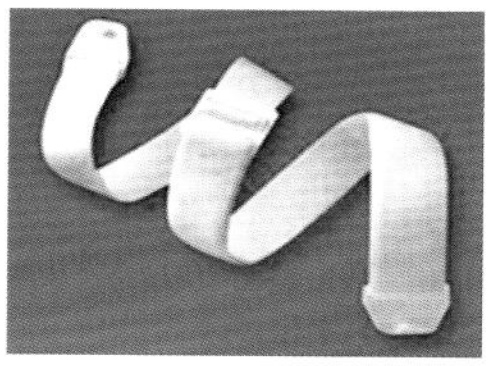	对于使用凸面底盘者必须使用腰带
其他附件	过滤片	过滤片的主要成分为活性炭，作用为排放造口袋内的气体，过滤异味，降低胀袋现象	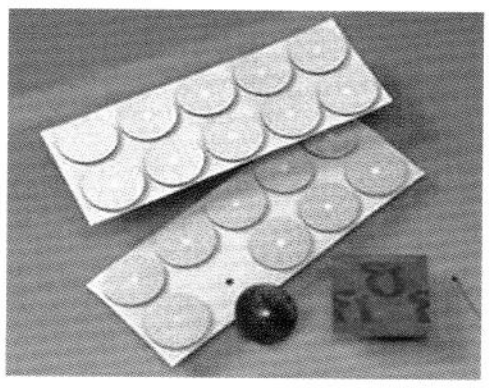	可改善患者生活质量
	清香剂	清香剂的主要成分为浓缩特质除臭液，作用为分解异味，去除造口袋内残留异味达6～8小时	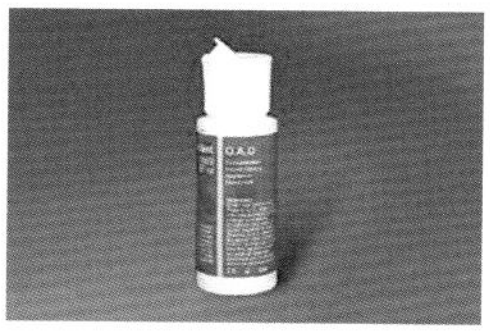	可改善患者生活质量
	灌洗器	结肠造口灌洗是定时将定量的水自造口灌入结肠，通过反射性刺激肠道排出粪便，使得造口在两次灌洗间隔无或者较少排出粪便，从而达到自行控制排便的目的	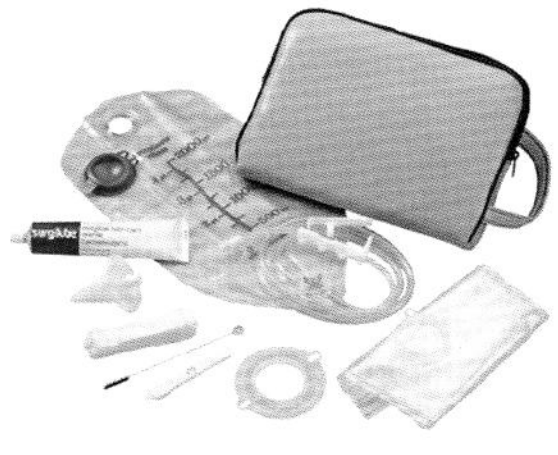	帮助患者养成定时排便的习惯，减少了异味，节省造口产品的使用，同时增加了患者的社交和自尊

（邱　健　吕桂芬）

◇参◇考◇文◇献◇

[1] 黄琦,曹烽,周金哲,等.应用吻合环复合装置对直肠癌手术行保护性回肠造口的临床研究[J].中华胃肠外科杂志,2017,20(12):1375-1380.

[2] 邱健,仝聪,张剑,等.腹膜前预置轻量型聚丙烯网片预防造口旁疝的术式初探[J].中华结直肠疾病电子杂志,2015,4(04):71-73.

[3] Berger D. Prevention of parastomal hernias by prophylactic use of a specially designed intraperitonealonlay mesh (Dynamesh IPST)[J]. Hernia, 2008, 12(3): 243-246.

[4] Brandsma H T, Hansson B M, Aufenacker T J, et al. Prophylactic mesh placement to prevent parastomal hernia, early results of a prospective multicentre randomized trial [J]. Hernia, 2016, 20(4): 535-541.

[5] Conde-Muíño R, Díez J L, Martínez A, et al. Preventing parastomal hernias with systematic intraperitoneal specifically designed mesh[J]. BMC Surg, 2017, 17(1): 41-47.

[6] Findlay J M, Wood C P J, Cunningham C. Prophylactic mesh reinforcement of stomas: a cost-effectiveness meta-analysis of randomised controlled trials [J]. Tech Coloproctol, 2018, 22(4): 265-270.

[7] López-Cano M, Serra-Aracil X, Mora L, et al. Preventing parastomal hernia using a modified sugarbaker technique with composite mesh during laparoscopic abdominoperineal resection: A randomized controlled trial[J]. Ann Surg, 2016, 264(6): 923-926.

[8] Sung Y H, Seung Y Oh, Jae H L, et al. Risk factors for parastomal hernia: based on radio logical definition[J]. J Korean Surg Soc, 2013, 84(1): 43-47.

[9] Williams N S, Hotouras A, Bhan C, et al. A case-controlled pilot study assessing the safety and efficacy of the stapled mesh stoma reinforcement technique (SMART) in reducing the incidence of parastomal herniation[J]. Hernia, 2015, 19(06): 949-954.